放射治疗质量控制系列丛书

放射治疗信息化建设与应用管理

主　编　孙新臣　刘　云　孙知信
副主编　马建新　孙向东　戴圣斌　郭建军

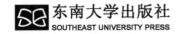

东南大学出版社
SOUTHEAST UNIVERSITY PRESS

内 容 提 要

近年来,放射治疗学科迅猛发展,设备更新及规模不断扩大,各种新技术的开展和临床应用对学科建设、人员素质、设备精度、质量控制和科室管理等提出了更高的要求。放射治疗科作为集门诊、病房、影像、治疗、设备管理于一体的综合性大型科室,构建放疗工作流程信息化、标准化、统一化势在必行。本书以计算机技术、通信技术、网络技术为基础,重点介绍了医院信息化及放疗质控管理有关系统,包括医院信息系统(HIS)、电子病历系统(EMRS)、医学影像存档与传输系统(PACS)、放疗质控管理系统(RQS)等。详细阐述了放疗信息化建设与应用管理中遇到的各种问题,侧重于放疗信息化建设及大数据、云平台技术在临床中的应用,并强调医疗信息安全体系和放疗质量管控信息体系建设。

本书可以作为放射治疗相关专业的本科生教材,亦可作为肿瘤科医师、放射治疗科医师、物理师、技师及护士等医务人员的专业参考书。

图书在版编目(CIP)数据

放射治疗信息化建设与应用管理/孙新臣等主编.
—南京:东南大学出版社,2018.10
(放射治疗质量控制系列丛书)
ISBN 978-7-5641-7607-5

Ⅰ.①放… Ⅱ.①孙… Ⅲ.①放射疗法—信息化建设②放射疗法—信息管理 Ⅳ.①R815

中国版本图书馆 CIP 数据核字(2017)第 325081 号

出版发行:东南大学出版社
社　　　址:南京市四牌楼 2 号　　邮编:210096
出 版 人:江建中
网　　　址:http://www.seupress.com
电子邮箱:press@seupress.com
经　　　销:全国各地新华书店
印　　　刷:虎彩印艺股份有限公司
开　　　本:787 mm×1092 mm　1/16
印　　　张:28.75
字　　　数:820 千字
版　　　次:2018 年 10 月第 1 版
印　　　次:2018 年 10 月第 1 次印刷
书　　　号:ISBN 978-7-5641-7607-5
定　　　价:128.00 元

本社图书若有印装质量问题,请直接与营销部联系。电话(传真):025-83791830

《放射治疗信息化建设与应用管理》
编写委员会

主　　　编：孙新臣　刘　云　孙知信

副　主　编：马建新　孙向东　戴圣斌　郭建军

主 编 助 理：李金凯

编委会成员：(按姓氏笔画顺序排)

<table>
<tr><td>马建新</td><td>连云港市东方医院</td></tr>
<tr><td>王传兵</td><td>南京医科大学第一附属医院</td></tr>
<tr><td>王沛沛</td><td>南京医科大学第一附属医院</td></tr>
<tr><td>王　剑</td><td>南京医科大学第一附属医院</td></tr>
<tr><td>史玉静</td><td>南京医科大学特种医学系</td></tr>
<tr><td>田　甜</td><td>南京医科大学第一附属医院</td></tr>
<tr><td>孙向东</td><td>中国人民解放军第八一医院</td></tr>
<tr><td>孙新臣</td><td>南京医科大学第一附属医院</td></tr>
<tr><td>孙知信</td><td>南京邮电大学物联网学院</td></tr>
<tr><td>刘　云</td><td>南京医科大学第一附属医院</td></tr>
<tr><td>李大鹏</td><td>南京医科大学第一附属医院</td></tr>
<tr><td>李金凯</td><td>南京医科大学第一附属医院</td></tr>
<tr><td>李益坤</td><td>中国人民解放军第八一医院</td></tr>
<tr><td>汪　滔</td><td>连云港市东方医院</td></tr>
<tr><td>陈松乐</td><td>南京邮电大学物联网学院</td></tr>
<tr><td>荣凡令</td><td>南京医科大学第一附属医院</td></tr>
<tr><td>顾宵襄</td><td>南京医科大学第一附属医院</td></tr>
<tr><td>郭建军</td><td>南京医科大学第一附属医院</td></tr>
<tr><td>曹远东</td><td>南京医科大学第一附属医院</td></tr>
<tr><td>戴圣斌</td><td>泰州市人民医院</td></tr>
</table>

前 言

　　恶性肿瘤发病率逐年升高,2016年国内新发肿瘤患者已接近450万,各类肿瘤的防治工作已成为一个亟待解决的重大民生问题。作为治疗恶性肿瘤的重要手段之一,放射治疗学科迅猛发展,设备更新及规模不断扩大,各种新技术的开展和临床应用对学科建设、人员素质、设备精度、质量控制和科室管理等提出了更高的要求。随着大数据、云计算、移动互联、人工智能等现代信息技术在健康医疗领域的广泛应用,健康医疗信息化对优化健康医疗资源配置、创新健康医疗服务内容与形式产生了重要影响,已成为深化医改、推进健康中国建设的重要支撑。当前医院信息系统(HIS)、放射信息系统(RIS)、医学影像存档与传输系统(PACS)在大中型医院已得到广泛普及、完善和应用,放射治疗科(放疗科)作为集门诊、病房、影像、治疗、设备管理于一体的综合性大型科室,构建放疗工作流程信息化、标准化、统一化势在必行。放疗信息化建设与管理就是将放射治疗过程中各独立分系统、各环节产生的数据信息对接整合,进行放射治疗流程的控制和管理,同时实现放疗的质量控制。通过组建远程放疗协作平台,开展远程放疗协作技术服务,建立区域中心医院与基层医院的业务关联,推进先进的放疗技术在基层医院得到有效应用,解决放疗资源分布不均和缓解患者就医难问题,实现资源高效配置和区域同质化治疗。

　　为推动放射治疗的区域同质化发展,江苏省人民医院集团放射治疗协作组于2014年11月成立。自成立以来,协作组成员遵循"与时俱进、有所突破"的原则,为形成本地化放疗操作指南做了不懈努力,并于2014年12月和2015年9月先后出版了《肿瘤放射治疗物理学》《肿瘤放射治疗技术学》等著作。在肿瘤放射治疗执行过程中,物理技术虽然起到了决定性作用,但是与大多数教科书和专著一样,把放射治疗QA的基本内容局限在物理技术方面是片面的、不完整的。放射治疗的QA应是经过周密计划而采取的一系列措施,保证放射治疗过程中的各个环节按照有关标准确切安全地执行,具体包括放疗临床、护理、物理、生物、技术、信息化、基建等方面。目前,我国关于放射治疗质量控制人才的培养还不完善,参考书籍较少,更缺乏适用于临床工作者、本科生的教材。在肿瘤高发、放射治疗需求不断增加的情况下,人才培养和储备不足,这将严重制约放射肿瘤学的发展。南京医科大学特种医学系于2011年8月5日获国务院学位委员会批准设立一级学科"特种医学"博士学位授权点,按照教育部规定,放射肿瘤治疗学是特种医学的三级学科;2012年8月29日,南京医科大学特种医学系获国家人力资源和社会保障部批准设立一级学科"特种医学"博士后流动站。鉴于此,南京医科大学特种医学系根据肿瘤放射治疗及放疗质控教学的需要,组织长三角地区在放疗质控学界有相当影响力的同道们,共同编撰了"放疗质控"系列丛书，共计3本，分别是《肿瘤放射治疗临床质量保证规范》《肿瘤放疗设备与技术质量保证规范》和《放射治疗信息化建设与应用管理》。

在肿瘤放疗行业，信息化建设按照与医疗结合的深度可以分为4层。最浅层是互联网，为患者提供放疗医疗信息的参考咨询；连接层是医院，包括HIS、PACS、电子病历系统(EMRS)等，为医患构建互通平台；临床层是科室，拥有肿瘤放疗临床与诊断数据，这需要多年对放疗临床的了解与技术积淀；最深层是设备，指加速器、赛博刀等立体定向放疗设备治疗数据，包含着最具价值的临床数据录入与输出。临床和科室层面的数据收集整理是进行放疗信息化的关键，尤其是设备层的医疗数据打通与整合，技术难度系数是最高的。

本书共11个章节，详细阐述了放射治疗信息化建设与应用管理的各种问题，侧重于放疗信息化建设及大数据、云平台技术在临床中的应用。前3章介绍了医疗信息化建设概况、HIS以及EMRS，第四章介绍了PACS技术，此4章构成了放射治疗信息化建设的医疗基础。第五章介绍了信息化建设中所用到的计算机技术、通信技术及网络技术。第六章介绍了信息化管理系统的研发，包括信息化与信息化管理概述，信息化建设指导思想、注意事项、存在的误区，以及信息化管理的组织实施。此两章构成了放疗信息化的技术基础。第七章介绍了放射治疗信息管理系统，包括放射治疗信息管理系统概述、系统功能结构、系统运行与实现，以及放射治疗信息管理系统研发的应用举例。第八章介绍了大数据技术与应用，第九章介绍了云计算技术与应用，第十章介绍了互联网远程医疗信息系统，此三章构成了同质化放疗的技术基础。第十一章介绍了医疗信息安全体系，包括医疗系统计算环境安全、医疗网络安全以及医疗信息系统数据安全。在书后将南京医科大学第一附属医院内部资料AAPM TG-100报告中文版提供给读者(仅供阅读参考，具体应用须参看原文)。该报告详细介绍了风险分析方法在放射治疗质量管理中的应用，包括效果分析(FMEA)、故障模式(FTA)的实践指南，以及用于调强放射治疗(IMRT)治疗计划质量管理(QM)设计的介绍性练习。希望读者通过本书的学习能够理解肿瘤放疗设备与技术质量保证的基本理论，掌握放疗设备与技术质控项目设计的方法和技巧，并能结合临床解决放射治疗中与设备与技术质控相关的各种问题。本书可以作为放射治疗相关专业的本科生教材，亦可作为肿瘤科医师、放射治疗科医师、物理师、技师及护士等医务人员的专业参考书。

本书的编撰不仅得到了各位作者的通力合作，而且得到了南京医科大学以及各参编单位领导的关心和支持，南京医科大学特种医学系和南京医科大学第一附属医院放疗中心也在本书编写出版的过程中做了很多协调、组织工作，谨对上述单位和个人表示衷心感谢。

鉴于我国开展现代放射治疗时间较短，从业人员根据国际标准在不断探索，书中难免有不尽完善之处，望广大读者不吝指正。

2017年11月30日于南京

目　录

3

第一章

医疗信息化概述

　　目前在医疗卫生行业的创新中,计算机与移动通信技术展示出了巨大的潜能,各国的医疗信息化建设发展到了一个新的阶段,如何利用现代信息技术提高医疗卫生服务水平、服务质量、服务效率,是世界卫生领域都在思考和探索的课题,也是制约我国卫生事业发展的重要因素。美国在该领域已潜心研究几十年,加拿大、英国及一些欧盟国家也紧随其后,成立专门的机构协调推动各地区乃至国家的医疗信息共享体系建设;在亚太地区,日本、韩国也在医疗信息化建设上取得了较大成果。此外,我国医院已逐步进入了数字化和信息化时代,大型的数字化医疗设备相继在医院中使用,各种医院管理信息系统和医疗临床信息系统正在普及。医院信息化建设使医院工作流程发生了改变和创新,并使医院得到了全面的发展。

第一节　国内外医疗信息化发展概况

一、国外医疗信息化发展概况

　　医疗卫生信息化主要从信息的共享性、资源的流动性、成本的可控性、服务的集约化和监管的有效性等方面推动医疗卫生服务体系改革,这使世界各国看到推进信息化为解决和改进全民医疗卫生服务提供的巨大机遇。一方面,各国将医疗卫生信息化作为医疗卫生体制改革的关键手段强力推进。例如,以商业健康保险体系为主体的美国,在"奥巴马医改方案"中提出,5年内投入380亿美元,用于建立标准化和电子化的全民健康系统,实现提高医疗质量、降低医疗成本的目标;实行国民卫生服务体系的英国,计划在10年中投入60亿英镑,全国建立5个区域,连接300多家医院、3万家全科医生诊所的医疗信息化工程,惠及5 000万患者和100万医务工作者;以社会医疗保险体系为主的加拿大,设立了至2020年电子健康档案覆盖全部人口的目标。另一方面,由于基于电子病历的医院信息系统向区域卫生信息系统发展,从1950年代中期开始,经过60多年的发展,西方发达国家医疗卫生信息化整体水平较高,荷兰、丹麦、芬兰等国家在电子病历应用的广度和深度上均达到较高水平,日常使用电子病历的比例高达95％以上。1990年代开始,许多国家都在积极发展基于电子健康记录的、以医疗信息交换为具体任务的区域医疗卫生信息化。欧洲电子健康行动计划、美国国家卫生信息网络等，均在以此提升整体医疗服务质量，减少医疗卫生费用开支。

二、我国医疗信息化建设现状及发展方向

我国的医疗信息化事业经过几十年的发展已粗具规模，并取得了长足进步。医疗信息化作为实现医院现代化的重要任务之一，是我国社会信息化不可缺少的重要组成部分，更是医院体系适应我国社会改革的必然之选。"现代医学的发展需要信息化，医疗改革与医疗保险制度呼唤信息化，医院要在信息化进程中提高与发展。"医疗卫生信息化已成为提高医院的科学管理、全民社会效益以及医疗卫生环境质量的重要手段。

我国医疗信息化经过了大致 4 个阶段的发展。

第一个阶段开始于 1970—1980 年代。其特点主要表现为：单一电脑终端、单一用户。最初以小型机为主，采用终端分时的方式，即各个终端依据各自分配的时间使用资源。采用这种方式的原因在于当时小型机高昂的使用成本和较低的普及率，因此只有某些大型医院和大学医疗实验室能够承担。1980 年代中期，随着个人电脑的出现和大量基于 BASIC 语言程序的普及，一些医院开始尝试着自主开发规模较小的医疗信息化系统，涵盖药品管理、病历管理和财务管理等功能。此阶段的信息化工作刚刚起步，小型机的操作环境全部以英文显示。

第二个阶段从 1980 年代中期开始启动。在此阶段，国产个人计算机出现，关系型数据库日趋成熟，相适应的操作系统逐渐适于个人操作，同时计算机的网络化开始出现，有条件的医院构建了自己的医疗局域网，在第一阶段的基础上尝试医疗管理系统的网络化，将初期的财务、药品和病历管理等子系统进行联网工作。

第三个阶段从 1990 年代开始。这一时期的主要特点是医院信息系统（HIS）开始出现，伴随着网络技术的进步和诸如 DB2 等大型数据库的出现，技术实力较强的医院逐渐整合自己的原有系统资源，并向 HIS 迈进。此时的 HIS 以患者为应用的核心焦点，其具体功能注重医疗设备和药品物资的流动规范，从使用层面上看，基本坚持了两条腿走路，即内部的信息管理系统和临床治疗系统同时发展。在该阶段，医院的数据等信息开始在部门之间传递共享，可以说，在整个医院的信息系统内部，开始打破"信息孤岛"的现象。从这个时期开始，以计算机为主的信息化工作逐渐从高效的计算工具转变为以信息共享为主的生产力。

第四个阶段是医疗区域化阶段。随着各个医院信息化工作的完善，单一医院内部的信息共享和协同已经相对成熟，但总体来说，每个医院的 HIS 还处在"信息孤岛"的形态上。为了能够实现某区域内若干医院的信息共享和协同治疗，医疗领域开始启动医疗信息系统区域网络化的工作，尝试建立医院间的信息共享平台，通过共享平台实现某区域内若干医院之间的 Call-Center、远程治疗和信息协同处理等服务。

HIS 是随着信息技术和网络技术的逐步成熟和设备成本的明显下降而逐步发展起来的，从无到有，从简单到复杂。各个医院所使用的传统的 HIS 一般通过两种方式实现：购买和自主研发。近年来，HIS 已经成为大多数医院的标配性基础设施。随着"智慧地球"概念的提出，"智慧医疗"已经成为当今的热门领域，因此 HIS 将沿着智能化道路发展，将包括决

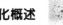

策支持、智能分析等系统在内的扩展功能涵盖进来。

第二节 医疗信息化建设

医疗信息化源于医疗技术和信息技术的发展与融合。根据国际统一的医疗信息化水平划分,医疗信息化的建设分为 3 个阶段(图 1-1),即医院管理信息系统(hospital management information system,HMIS)阶段、临床信息系统(clinical information system,CIS)阶段和公共卫生信息化(globe medical information service,GMIS)阶段。

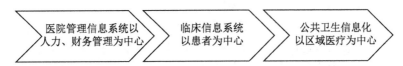

图 1-1 医疗信息化建设的 3 个阶段

1. 医院管理信息系统阶段

指利用计算机和网络通信设备收集、存储、传递、分析处理包括临床和管理的医院各个部门的所有信息。早在 1960 年代,发达国家就开始了将信息通信技术投入医疗卫生系统的应用中,以期达到降低医疗成本和医疗费用、提高医疗质量的效果,并不断探索改进医疗卫生机构运行效率的方法。随后 20 年间的研究证明,计算机与信息技术是提高医疗工作效率以及医院运营效益的最有效措施。

2. 临床信息系统阶段

指以患者信息的采集、存储、展现、处理为中心,为临床医护人员和医技科室的医疗工作服务的信息系统。临床信息系统主要包括:医生工作站系统、护理信息系统、实验室信息系统(Laboratory information systerm,LIS)、放射信息系统(RIS)、手术麻醉信息系统(AMIS)、重症监护信息系统(ICIS)、医学影像存档与传输系统(PACS)等,是围绕病患的电子病历展开的信息化建设,目标是达到医疗机构的医护人员都持有计算机终端设备,实现脱离纸质材料的信息处理以及医院各部门之间的网络互联,并在网络上传输电子病历、医疗影像等医疗资源。至 1970 年代,发达国家已经拥有了一些医疗信息系统粗具规模的大型医院,为临床信息系统的应用做好了准备。1970—1980 年代,临床信息系统逐渐在具有良好计算机网络应用基础的医院中普及。

3. 公共卫生信息化阶段

即用互联网技术把社会医疗保健资源和服务(如医疗保险、社区医疗、相关医院、远程医疗、卫生行政机关、药品供应商、设备供应商、银行等)连接起来,整合为一个系统,实现局域医疗卫生服务。这一阶段要求在某个区域内的医院、社区医疗相互之间的医疗资源可以远程共享。1990 年代至今,随着医疗理念的变化与医疗体制的阶段性变革不断深入,许多国家尤其是发达国家不断投入大量资金开展各个级别的,围绕电子病历和电子健康档案充分交流的区域性医疗信息化建设。

目前我国大部分医院信息化建设还处于医院管理信息系统建设阶段,即以划价-收费系统、财务系统为中心的医院管理信息系统,二、三级医院基本普及了医院管理信息系统。我国临床信息系统普及率较低,公共卫生信息化还处于试验阶段。相对于发达国家来说,我国的医疗信息化程度还处于较低的水平,国内医疗行业每年投入互联网技术的规模仅占医院年收入的 0.3%～0.5%,而发达国家则达到 3%～5% 的水平。

第三节　医疗信息化发展方向

中共十八届五中全会提出"推进健康中国建设"的宏伟目标,凸显了国家对维护国民健康的高度重视和坚定决心。按照中央要求,国家卫生和计划生育委员会正在研究编制《"十三五"健康中国建设规划》,推进健康中国建设。而当前我国医疗健康领域存在的突出问题中的"看病贵",贵在看大病、看重病,如果能够早预防、早诊断、早治疗,可以在很大程度上缓解看病贵问题。

从全球范围来看,现代医学已进入 4P(prevention,预防;prediction,预测;personalization,个性化;participatory,参与)时代,强调社会参与、早期预测、个性化与早期治疗,由此带来了数字医疗和健康预防向基层社区和个人家庭方面的发展,在人们身边融合了更多的健康信息采集终端,对健康数据在传输、处理、挖掘和展现等相对薄弱领域的研究得到重视,从而推动了医疗健康服务范围的扩大。因此,未来的医疗领域即将发生 3 种转变:一是民众层面,将由被动治疗变成主动管理自己的健康;二是医院层面,将由注重收治数量变成注重治愈质量;三是治疗过程,将从短期治疗痊愈前后延伸为日常预防和院后康复与保健。要达成以上目标,可以通过发展医疗"互联网+"、提升医疗效率、加强自我健康管理、提高健康意识等手段逐步实现。

一、互联网医疗

我国医疗行业存在资源分布不均且使用效率低、信息共享不畅和用户体验差等主要问题。以资源分布不均和使用效率低为例,我国卫生服务体系包括医院、基层医疗卫生机构和专业卫生医疗机构。然而医疗资源集中于城市大医院,初级全科医师队伍无法承担"守门人"角色,致使大多数患者无序流向高级别医院,造成"看病难""三长一短"(挂号、候诊、缴费时间长,看病时间短)等问题。《中国卫生和计划生育统计年鉴》数据显示,2013 年我国"三甲"医院有 1 787 所,占医院总数的 7.2%,而"三甲"医院的诊疗次数却高达 12.4 亿人次,占医院总诊疗次数的 45.2%,这也意味着 7.2% 的医院承担了 45.2% 的诊疗服务。这样一组数据反映出,"三甲"医院就诊人数多、就医难度大。另外,26.2% 的一级医院却承担 6.4% 的诊疗服务。针对这一典型问题,2013 年,国务院在《中共中央关于全面深化改革若干重大问题的决定》中首次明确提出完善合理分级诊疗模式,建立社区医生和居民契约服务关系。

事实上,互联网技术具有连接、智能和体验三大基因,这三大基因能很好地改造医疗行业的"三大问题"。首先,互联网具有连接功能,将医生和患者连接,病患可以跨越时间和空间的限制,实现实时问诊,进而提高资源使用效率。其次,互联网具有智能的功能,能够通过技术手段实现数据共享和对用户实现连续的数据监测,并通过数据分析辅助医疗诊断。最后,互联网具有用户体验良好的特征,互联网视用户体验为生命,互联网医疗能从用户角度出发,优化医疗服务流程和重新构建医疗服务评价体系,进而提升用户体验。因此,借助互联网等信息通信技术(ICT)是解决我国目前医疗健康领域困境的可能手段。

互联网能够合理分配资源,互联网问诊平台通过在线问诊、诊前咨询,初步了解用户的病症情况,引导其科学、合理就医,推动医疗资源使用情况的"倒三七"模式向"正三七"模式发展,最终实现医疗资源的合理使用,因而将成为实现分级诊疗的有效手段。事实上,互联网医疗更易在基础医疗领域实现。

二、智慧医疗

"智慧医疗"旨在利用先进的互联网及信息化技术来改善疾病预防、诊断和研究,并最终让医疗"生态圈"的各方全都受益。在理想的智慧医疗体系中,搭建有居民个人健康档案区域医疗信息平台,并利用最先进的物联网技术,实现患者与医务人员、医疗机构、医疗设备之间的互动。它是医疗行业在物联网基础上施行信息化和智能化的更高级阶段。智慧医疗主要的应用模式有两种:一种面向医院医生,称为B2B模式;另一种直接面向用户或患者,称为B2C模式。智慧医疗既能满足医生的三大需求,即自身发展需求、提升与医院互动效率需求、提升与患者互动效率需求,又能满足患者的自我健康管理、网络问诊、网络购药、提升院内就诊体验与效率和慢病管理五大需求。智慧医疗是一个以患者为中心的信息体系,由三部分组成,分别为智慧医院、医疗大数据、电子健康管理。

1. 智慧医院

智慧医院基于计算机网络技术发展,应用计算机、通信、多媒体、网络等其他信息技术,突破传统医学模式中的时空限制,实现疾病的预防、保健、诊疗、护理等业务管理和行政管理自动化数字化运作。智慧医院是数字化医院发展的新阶段,在全部医疗流程中实现全面的数字化,涵盖联机业务处理系统(OLTP)、医院信息系统、临床信息系统、互联网系统(IS)、远程医学系统(TMS)、智能楼宇管理系统(IBMS)。

21世纪初,我国部分信息化程度较高的医院在原有数字化医院的基础上,开展了智慧医院建设的尝试。随着信息技术手段的成熟以及"智慧地球"和"智慧医疗"概念的深入人心,我国中央和部分地方政府相继提出了关于智慧医疗的设计方案和实施计划。国家出台了关于智慧地球的相关文件,倡导灵活运用信息技术手段落实"新医改"政策,在医疗服务整个环节中实施协同和整合,从而建立高效透明、惠民可及的智慧医疗体系,解决医疗行业所面临的问题,从而为智慧医疗的实施提供了宏观指导。例如,2014年国家卫生和计划生育委员会提出了国家卫生、计生资源整合顶层设计规划——"4631-2工程",试图建立电子健康档案数据库、电子病历数据库和全员人口个案数据库,系统打造全方位、立体化的国家卫生和计划生育资源体系。该工程中,"4"代表4级卫生信息平台,分别是国家级人口健康管理平台、省级人口健康信息平台、地市级人口健康区域信息平台及区县级人口健康区域信息平台;"6"代表6项业务应用,分别是公共卫生、医疗服务、医疗保障、药品管理、计划生育、综合管理;"3"代表3个基础数据库,分别是电子健康档案数据库、电子病历数据库和全员人口个案数据库;"1"代表1个融合网络,即人口健康统一网络;最后一个"2"是人口健康信息标准体系和信息安全防护体系。该工程依托中西医协同公共卫生信息系统、基层医疗卫生管理信息系统、医疗健康公共服务系统打造全方位、立体化的国家卫生和计划生育资源体系。

传统医院中,患者抱怨最多的问题往往是"三长"问题,即挂号候诊时间长、取检查报告时间长、缴费报账时间长。在智慧医院体系中,"三长"问题将得到根本性缓解。

(1)诊前服务

主要包括在线智能分诊、在线预约挂号、诊前叫号查询和医院信息查询等功能。患者登录医院网站或打开掌上医院APP,选择性别、年龄,然后根据人体模型选择不舒服的部位。例如,咳嗽可以点"胸部",系统就显示从浓痰、干咳、咳痰等主要症状和伴随症状,并显示可能性疾病,推荐患者到相应的科室挂号。同时,患者还能快速方便地查询到各类健康资讯以及医院、科室和医生的全方位信息,方便患者选择。

(2)诊中服务

利用掌上医院APP、微信或支付宝服务窗等,用户可以轻松实现移动端缴费、查询报告单等功能。以往,患者为取检查、检验报告单需要等候数小时,甚至数天时间,无形中增加了患者看病的时间和金钱成本。现在,患者绑定就诊信息后可以直接在掌上医院APP或微信、支付宝服务窗中查询各类检查检验结果。部分智慧医院甚至提供了患者诊后直接在APP上与医生沟通的功能,进一步减少了患者不必要的奔波。同时,医生可以直接将各类预先整理好的疾病健康宣教资料推送给患者,提高了医患沟通的效率。

(3)诊后服务

在我国,由于医疗资源分布不均衡和医院间患者信息交流不畅,造成了大型医院人满为患、小型医疗机构无人问津的局面。同时患者如果想知道自己的历史就医记录,除了翻阅一本又一本纸质的病历外,根本无从查阅。智慧医院的出现让患者可以通过手机应用查看个人曾在医院的历史预约和就诊记录,包括门诊或住院病历、用药历史、治疗情况、相关费用、检查单、检验单、图像报告、在线问诊记录等,不仅可以及时自查健康状况,还可通过24小时在线医生进行咨询。在健全个人电子健康档案的基础上,部分智慧医院利用区域医疗平台,可以实现远程会诊、双向转诊等功能。同时,通过整合各类智能终端设备,远程监测患者生理体征,实现慢病管理智能化。

总之,智慧医院用户最直接的感受就是就诊便利带来时间上的节省。以往,挂号预约需要在门诊大厅排队至少20分钟,现在在手机上两分钟之内就能选择到合适的科室或专家。原来诊前往往需要排队等候半小时,现在通过分时在线预约和叫号查询,可以精确知道就诊的时间,在诊室门口等待的时间缩短2/3以上。同样,利用掌上医院APP,缴费和取报告单时间都大幅缩短。患者离开医院后,仍可以随时随地联系自己的主治医生。既可以免费在线咨询医生,也可以同医生视频问诊,还可以通过记录病情,得到主治医生的随时关注,享受最专业的治疗。同时也可以通过关注医生,获取最新的健康及养生知识,为医生和患者节省了大量的时间。

2. 医疗大数据

大数据的定义有多种方式,普遍比较认同的是IBM的4V定义,即数据体量巨大

（volume）、数据类型繁多（variety）、数据生成速度快（velocity）、数据具有真实性（veracity）。在满足大数据基本特征的前提下，与医疗健康服务过程和结果相关的大数据都可以称为医疗健康大数据。医疗大数据的主要应用领域有以下几个方面。

（1）比较结果研究

通过全面分析患者的特征数据和疗效数据，比较多种干预措施的有效性，可以找到针对特定患者的最佳治疗途径。研究表明，对同一患者来说，医疗服务提供方不同，医疗护理方法和效果不同，成本上也存在着很大的差异。精准分析包括患者体征数据、费用数据和疗效数据在内的大型数据集，可以帮助医生确定临床上最有效和最具成本效益的治疗方法。医疗护理系统实现 CER，将有可能减少过度治疗（如避免副作用比疗效明显的治疗方式）以及治疗不足。从长远来看，不管是过度治疗还是治疗不足都将给患者身体带来负面影响，以及产生更高的医疗费用。

（2）提高工作效率和诊疗质量

目前的临床决策支持系统分析医生输入的条目，比较其与医学指引不同的地方，从而提醒医生防止潜在的错误，如药物不良反应。通过部署这些系统，医疗服务提供方可以降低医疗事故率和索赔数，尤其是临床错误引起的医疗事故。在美国大城市儿科重症病房的研究中，两个月内，临床决策支持系统就削减了 40% 的药品不良反应事件数量。

（3）提高医疗数据透明度

提高医疗数据的透明度，可以使医疗从业者、医疗机构的绩效更透明，间接促进医疗服务质量的提高。根据医疗服务提供方设置的操作和绩效数据集，可以进行数据分析并创建可视化的流程图和仪表盘，促进信息透明和绩效的提高，使医疗服务机构提供更好的服务，从而更有竞争力。

（4）远程监控

对慢病患者的远程监控系统收集数据，并将分析结果反馈给监控设备（查看患者是否正在遵从医嘱），从而确定今后的用药和治疗方案。2010 年，美国有 1.5 亿慢病患者（如糖尿病、充血性心脏衰竭、高血压患者），他们的医疗费用占到了医疗卫生系统医疗成本的80%。远程监控系统对治疗慢病患者非常实用，远程监控系统包括家用心脏监测设备、血糖仪，甚至还包括芯片药片，芯片药片被患者摄入后，实时传送数据到电子病历数据库。通过对远程监控系统产生的数据进行分析，可以减少患者住院时间，减少急诊量，实现提高家庭护理比例和门诊医生预约量的目标。

（5）对患者档案进行深入分析

在患者档案方面应用深入分析可以确定哪些人是某类疾病的易感人群。如应用深入分析可以帮助识别哪些患者有患糖尿病的高风险，使他们尽早接受预防性保健方案。这些方法也可以帮患者从已经存在的疾病管理方案中找到最好的治疗方案。

（6）个性化治疗

一种在研发领域具有前途的大数据创新，是通过对大型数据集（例如基因组数据）的分析发展个性化治疗。这一应用考察遗传变异、对特定疾病的易感性和对特殊药物的反应的关系，然后在药物研发和用药过程中考虑个人的遗传变异因素。个性化医学可以改善医疗保健效果，比如在患者发生疾病症状前，提供早期的检测和诊断。很多情况下，患者用同样的诊疗方案但是疗效却不一样，部分原因是遗传变异。针对不同的患者采取不同的诊疗方

7

案,或者根据患者的实际情况调整药物剂量,可以减少副作用。个性化医疗目前还处在初期阶段。麦肯锡估计,在某些案例中,通过减少处方药量可以减少30%～70%的医疗成本。比如,早期发现和治疗可以显著降低肺癌给卫生系统造成的负担,因为早期的手术费用是后期治疗费用的一半。

中国目前医院管理信息系统信息化完成度较高,处于临床信息系统信息化的初期,目前在数据方面遇到的瓶颈主要为:临床信息化程度较低,历时较短,基础的医疗数据积累不足。医疗健康大数据确实充满了机会,但当前的发展也面临着不少挑战。普华永道(PwC)健康研究所最近发布的主题为《数字科技怎样在时间和空间上为医患搭起桥梁》的报告显示,最大的障碍仍旧是信息安全问题,然后是人们还不太能接受数字技术在该领域提供的服务付费。总体看来,医疗健康大数据的发展还处于相当早的阶段,无论对于中国还是美国,都在探索中。

(7)医药电商销售

医药电商销售具有便利、价优、隐私保护、更好地服务等优势,已经成为全球药品销售的一个重要渠道。美国自1990年代后期就出现了以互联网为交易平台的网上药店,据中国电子商务研究中心监测数据显示,2013年美国通过网络零售的药品高达743亿美元,约占药品零售市场的30%。相比之下,中国的医药电商仍然处于刚刚起步阶段,2013年中国医药产品的线上零售额占比仅为1.7%,可见中国医药电商潜力巨大。

医药电商平台主要用于满足医药企业拓展销售渠道、增加市场占有率和降低流通成本等需求,也可以解决部分患者对购买药品便捷性的需求。当前,医药电商面临的问题为:网售处方药种类仅部分放开,网售处方药需具备一定条件,网售处方药还需执业药师助阵,网售处方药何时放开尚未有定论,网售药品还需医保制度支持,权威的互联网药品信息平台和统一的信息传递标准尚未建立。今后医药电商将完善药企、保险、患者等平台参与方的服务,打造完整的购药电商平台生态必将成为趋势。

3. 电子健康管理

电子健康管理以健康需求为导向,以电子健康档案为基础,以电子网络为依托,提供个性化的健康服务,包括通过全面体检采集各种健康数据,建立电子健康档案,供医学专家借助计算机对个人的健康状况进行分析、评估、预测、预防和治疗的全过程。健康管理是实现"早防、早诊、早治"的重要措施之一,它包含保健食品、器械设备、健康追踪、体检、健身养生多个领域,其核心是预防医学的思想。近年来,基于政府的引导和支持,个人可支配收入的提升,生物技术、医疗器械设备技术的不断成熟以及"治未病"理念的广泛传播,健康管理已逐渐发展成为社会热点。电子健康管理作为一般医疗服务的"升级版",未来将先进的医疗手段与信息技术相结合,针对需求人群的个体差异,融合文化、技术、产品、服务等,将会衍生出多维度、多角度的服务形式和发展机会。

当前个人健康管理的应用范围和深度有限。随着医疗技术不断取得突破并民用化,慢病等疾病的管理将通过患者的自我管理实现,不仅能减轻医生的负担,而且实现更好的效果。

第二章

医院信息系统(HIS)

医院信息系统(hospital information system，HIS)在国际学术界已被公认为新兴的医学信息学(medical informatics)的重要分支,也是医学信息学领域中应用较早、发展较快、普及面较广的一个领域,是近年来我国医院计算机应用领域中非常广泛和活跃的一个分支。

第一节　HIS定义与发展

一、HIS定义

HIS是覆盖医院所有业务和业务全过程的信息管理系统,学术界公认的由莫里斯·科伦(Morris Collen)给出的定义为:利用电子计算机和通信设备,为医院所属各部门提供患者诊疗信息和行政管理信息的收集、存储、处理、提取和数据交换的能力并满足所有用户的功能需求的平台。

2002年中华人民共和国卫生部对HIS做了如下定义:HIS是指利用计算机软硬件技术、网络通信技术等现代化手段,对医院及其所属各部门的人流、物流、财流进行综合管理,对在医疗活动各阶段中产生的数据进行采集、存储、处理、提取、传输、汇总、加工生成各种信息,从而为医院的整体运行提供全面的、自动化的管理及各种服务的信息系统。

由此可见,HIS是依赖计算机科学、通信工程、电子工程、管理科学等多个学科,但又相对独立的一门新兴的交叉学科。该学科专门研究医学信息的特点及计算机处理和管理医学信息的技术,是医学信息学的一个重要分支。同时,HIS还是一门实践性很强的学科,其研究对象是信息技术以及信息技术与管理业务的结合,其应用对象主要是医院及医院内从事管理、医疗、医技、护理、科研和教学等各方面的人员。因此,HIS是现代医院信息化管理不可缺少的基础设施和支撑环境。

医院是一个复杂的机构,它既要为患者提供医疗、护理服务,同时又要维持其内部错综复杂的管理职能,所以医院的数据量极其庞大。医院的信息不仅包括患者的信息,还包括支持患者医疗活动的门诊、病房、药房、医技、设备等管理信息。早期的HIS偏重于医院的人流、物流、财流的管理,近年来随着医院对患者的信息越来越重视,实验数据和医学影像数据逐渐数字化,电子病历(electronic medical record,EMR)和护理医嘱等逐渐完善,信息处理也逐渐转向以患者信息为主。

HMIS 主要目标是支持医院的行政管理和事务处理业务,减轻事务处理人员的劳动强度,辅助医院管理,辅助高层领导决策,提高医院的工作效率,从而使医院能够以较少的投入获得更好的社会效益与经济效益。门诊、急诊挂号子系统,门诊、急诊患者管理及计价收费子系统,住院患者管理子系统,药库、药房管理子系统,财务管理与医院经济核算子系统,病案管理子系统,医疗统计子系统,人事、工资管理子系统,财务管理与医院经济核算子系统,医院后勤物资供应子系统,固定资产、医疗设备管理子系统,院长办公室综合查询与辅助决策支持系统等均属于 HMIS 的范畴。

CIS 支持医院医护人员的临床业务,收集和处理患者的临床医疗信息,丰富和积累临床医学知识,并提供临床咨询、辅助诊疗、辅助临床决策,提高医护人员的工作效率,为患者提供更多、更快、更好的服务。医嘱处理系统、患者床边系统、医生工作站系统、实验室系统、药物咨询系统等均属于 CIS 范围。CIS 相对于 HMIS 而言,是两个不同的概念。HMIS 是以处理人、财、物等信息为主的管理系统,CIS 是以处理临床信息为主的管理系统。HMIS 是面向医院管理的,是以医院的人、财、物为中心,以重复性的事物处理为基本管理单元,以医院各级管理人员为服务对象,以实现医院信息化管理、提高医院管理效益为目的;而 CIS 是面向临床医疗管理的,是以患者为中心,以基于医学知识的医疗过程处理为基本管理单元,以医院的医务人员为服务对象,以提高医疗质量、实现医院最大效益为目的。

HIS 应该既包括 HMIS,又包括 CIS。但是,随着医院信息水平的不断提高,除了上面提到的狭义的 HIS 和 CIS 外,HIS 还包括护理信息系统(NIS)、EMR、PACS、LIS 等。根据目前我国 HIS 的应用情况以及发展趋势,正在逐步实现医院信息管理系统一体化,即集 CIS、NIS、LIS、EMR、PACS 及狭义的 HMIS 等多种信息系统于一体,构成一个广义的 HIS。

医疗卫生事业关乎国计民生,而医院信息化则是医疗卫生事业得以在信息时代更好地服务于患者、服务于社会的重要支撑。医院管理信息系统是医院现代化管理的重要工具和手段,是医院深化改革、强化管理、提高效益、和谐发展的重要保障,对提高医疗质量、促进资源共享、扩展信息服务、支撑教学研究、提高医院竞争力等具有重要的意义。医院管理信息系统的作用具体可归纳为以下 4 点。

(1)优化工作流程,实现信息采集和传递的资源共享,提高工作效率。通过对现有流程的不断重组、优化并结合信息系统的运用,可以从根本上改变挂号、缴费、取药排队时间长,就诊时间短的"三长一短"现象,从而减少患者的就诊时间。

(2)深入细节管理,规范工作行为,提高运行质量。在人工管理模式下,医疗护理工作的规范难度大,而使用计算机系统,对各种医疗护理名称、术语、格式以及医疗工作的流程顺序等可以做到传统方式所不能深入的细节。通过规范医疗护理行为,可以提高医院执行力,有效避免随意行为,减少差错事务,从而提高医院运行质量。

(3)强化医院科学管理,完善内部机制,提高经济效益。在医院运营管理方面,采用传统人工管理方式,常常会出现医疗经费使用透支、经费超范围使用等管理漏洞。医院运营管理实现信息化后。通过建立统一的收支价目表和统一的收支明细账,为财务科和核算科的核算提供一致的数据源;建立电子账户,实现在各业务发生点实时刷卡记账;建立预算申

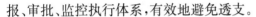

报、审批、监控执行体系,有效地避免透支。

（4）提高医院满意度,增强竞争力。应用 HIS,可以实现业务流程重组,规范管理工作,提高工作效率,规范医疗行为和医疗费用,提高医疗水平和医疗服务质量,减少医疗差错,提高患者满意度。HIS 是医院建立良好形象的一个关键因素,随着满意度的提高,医院会进一步赢得更多患者的信赖,使自己在各方面更加领先一步。

总之,通过医院管理信息系统的实施,可以有效促进医院信息化建设,实现医院内部管理一体化、员工工作高效化、部门协作关系简单化、科室收益透明化、患者费用清单化、诊疗信息电子化,使医疗服务过程更加高效、有序、规范,给医院和患者带来全新的诊疗环境和更加完善的医疗服务。

二、HIS 发展

1. HIS 在美国的发展

HIS 起源于美国。1950 年代中期,计算机开始应用于美国的医院,最初主要是对医院财务会计进行管理,并进一步实现了部分事务的计算机管理。美国的 HIS 发展大致经历了4 个阶段。

1960 年代初期—1970 年代初期,美国所开发的 HIS 的主要功能集中在护理和收费上,目的是为了满足医疗保险制度的要求。1960 年代初期,美国医院首先开发了患者护理系统,同时开发了事务处理系统和收费系统。1966 年美国医学会(American Medical Association, AMA)为了使临床服务和操作更加规范,颁布了当前诊治专用码。到 1960 年代后期,HIS 已经包含了患者的诊断和其他信息,包括根据医嘱和护理医嘱编制护理计划。为了发展和完善国家健康数据标准,1969 年形成了统一最小健康数据集(uniform minimum health data set, UMHDS)的概念,并于 1972 年被采用。美国的麻省总医院开发了著名的流动护理系统——计算机存储门诊者记录(computer-stored ambulatory record, COSTAR),该系统 1960 年代初开始形成并发展到今天,成为大规模的临床患者信息系统。第一个完整、一体化的 HIS 面向医疗问题的信息系统(problem-oriented medical information system, PROMIS)从 1968 年开始开发,并于 1971 年投入使用,其设计是基于患者而不是基于医疗和护理,其内容包括患者诊治等各方面的信息。但这一系统的应用要求改变管理结构,所以直到 20 年后才被广泛应用。1970 年代初期,莫里斯·科伦等人建立了"可集成、可扩展、可变长和可变格式"的包含 100 个患者记录的数据库。1971—1974 年,美国埃尔卡密诺(El Camino)医院最先获得了作为国家卫生服务研究和发展中心的美国医疗保健研究与质量局的基金资助,研究成功了在医院内具有管理和临床功能的医学信息系统(technical medical information system, TMIS)。美国在 1972 年的医院信息化的调查表明,当时美国还没有一个成功的、功能覆盖全医院的信息系统。

1970 年代中期—1980 年代中期,HIS 的发展速度加快,基本上覆盖了医院业务的各个方面。由于微型计算机的出现,医院信息系统的发展在硬件上分为两个发展方向:一是继续以小型计算机为主,发展多终端方式;另一个是走微型计算机路线,并通过 LAN 连接微型计算机。1970 年代中期,在成功实现局部医院信息管理的基础上,开始利用在线数据通信技术开发覆盖全医院的整体 HIS,对数据进行不间断的操作。1985 年美国全国医院数据处理工作调查表明,在 100 张床位以上的医院中,80%实现了计算机财务收费管理,70%的医院的患者挂号登记和行政事务实现计算机管理,25%的医院有了较完整的 HIS,即实现了病房医护人员直接用计算机处理医嘱和查询实验室的检验结果,10%的医院有全面计算机管理的 HIS。

1980 年代末期—1990 年代中期,HIS 的开发重点为与诊疗有关的系统,主要目的是提高医院的医疗和护理质量,此时开发主要以患者为中心,紧密结合临床与医疗设备,并利用最新的计算机技术与硬件设备系统。1989 年,为了方便卫生专家和研究者从繁冗的信息资源中提取和集成电子生物医学信息,解决类似概念的不同表达问题,美国国立图书馆发布了统一的医学语言系统(unified medical language system,UMLS);1992 年,世界卫生组织发布了国际疾病及健康相关问题统计分类——ICD-10。

1990 年代末期至今,HIS 的开发重点开始转向 EMR、计算机辅助决策、统一的医学语言系统等方面,并且开始对其应用效果进行评价。由于很多系统是由不同的开发商在不同时期完成的,系统的集成与融合也成为研究重点之一。

2. HIS 在日本的发展

日本的 HIS 开发和应用始于 1970 年代初,多数日本医院从 1980 年代以后开始进行 HIS 工作,但发展迅猛,规模相当大,采用以大型机为中心的医院计算机系统(如北里大学医院的 IBM/3090 双机系统)。当前日本的 HIS 总的趋势是系统化、网络化、综合性,开始走自上而下的开发路线,一般都由大型机作为中心,支撑整个系统工作,并尽量采用微机和网络技术,投资规模大,正在实现"ordering"工作方式,即数据从发生源直接输入计算机。1991 年的统计表明,有近 10 家实现或基本实现此种方式。支持诊疗的功能在不断加强,系统 24 小时运行。不少软件是医院和计算机公司联合开发的,一些大公司也开发了通用的医院管理信息软件包,也有些医院自己开发综合的 HIS,如北里大学医院。

从 1990 年代末期至今,日本把 EMR 的研究、推广和应用作为一项国策,在 EMR 系统的标准化、安全机制、保密机制、法律上的合法性等方面做了大量工作,并在多家医院推广使用。

3. HIS 在欧洲的发展

欧洲的 HIS 发展比美国稍晚,大多数从 1970 年代中期和 1980 年代开始。欧洲 HIS 的特点是实现了区域信息系统。如,丹麦的红色系统(red system,RS),管理 76 所医院和诊所;法国第八医疗保健中心实现了能够管理 3 所大医院和 3 所医药学院的一体化信息系统(integrated hospital information system,IHIS)。随着初级卫生保健工作的开展,欧洲各国区域性医院计算机网络将实现。目前欧共体的 SHINE(Strategic Health Informatics Network for Europe)工程已经开始,英、法、意、德的许多公司都参与了此项工程。

4. HIS 在中国的发展

我国 HIS 的发展,从 1970 年代末期萌芽至 1990 年代之前一直发展非常缓慢。随着我国经济实力的提升和技术水平的提高,从 1990 年代中期开始,HIS 以前所未有的速度发展。HIS 在中国的发展可大致分为 4 个阶段。

1970 年代末期—1980 年代初期,由于技术、资金、需求与设备的限制,以 IBM 的 M340 小型机为主,只有少数几家大型的部属综合医院和教学医院拥有。1976 年,上海肿瘤医院利用计算机进行 X 线放疗剂量的计算,两年后与复旦大学合作建立计算机病史存储、检索和分析系统。1978年,南京军区总医院率先引进DJS-130计算机设备,计划开发计算机化的医务管理系统。1980年,北京积水潭医院在王安VS-80小型计算机上实现药房财务管理。北京协和医院引进PDP-11/24小型计算机,并在其上成功开发出我国第一个ICD-CCD联合编目的病案首页管理系统。解放军总医院在引进的HP 3000/48小型计算机上实现了患者主索引、病案首页、药品、随诊、人事及图书的采编、检索、借阅等信息管理,并进行了一些病房管理的实践。

1980年代中期,我国开发了一大批应用系统,但大多数仅限于单机作业,功能非常有限。此时使用的硬件系统由小型计算机(HP 3000、HP 4500)向微型计算机转变,随着XT286的出现和国产化,以及DBASE Ⅲ和UNIX网络操作系统的出现,一些医院开始建立小型的局域网络,并开发出基于部门管理的小型网络管理系统,如住院管理、药房管理等。1984年,卫生部成立了由上海肿瘤医院、黑龙江省医院、北京积水潭医院和南京军区南京总医院组成的课题协作组,进行"计算机在我国医院管理中应用的预测研究"的课题研究。1986年,卫生部向10个单位下达研制统计、病案、人事、器械、药品、财务6个医院管理软件的任务委托书。

1980年代末期—1990年代初期,是我国HIS发展较快的阶段。卫生部医政司主持的HIS开发计划被列入"八五"攻关课题。随着网络技术的发展,HIS进入了多机、多任务、基于网络服务器的部门级信息系统阶段,于是一些有计算机技术力量的医院开始开发适合自己医院的医院管理系统。这一阶段的硬件主要以微型计算机(386、486、586)和微型计算机服务器(486、586)为主,数据库多采用FoxPro、Sybase、Oracle、Informix,网络服务器多采用NetWare和UNIX操作系统。

1990年代中期至今,随着我国经济水平与科技水平的提高、医院规模的扩大、软硬件设施的更新换代以及患者对医院服务要求的不断提高,我国的HIS发展迅猛。1993年由原国家计划委员会发起,由原电子工业部协调各部委投资100万元,正式下达了国家重点攻关课题"医院综合信息系统研究"。1995年,卫生部医院管理研究所依托该课题所开发的中国医院信息系统(Chinese hospital information system, CHIS)的问世,标志着我国HIS的研发和应用水平进入了一个崭新的阶段。1996年,卫生部正式启动"金卫工程",开发HIS是其主要内容之一。卫生部在"九五"规划中明确规定,到2000年年底,全国50%的省级医院、25%的县级以上医院要运行HIS。中国政府的多个部门于2001年联合设立了"中国西部医院管理扶贫项目",该计划要在3年内使西部医院的HIS使用率达70%左右。此时,不仅医院致力于HIS的开发,高校、科研院所与各类有条件的公司也都加入了开发HIS的热潮。系统运行与操作的软、硬件条件也都与时俱进,整个系统的开发向着大型化、网络化、标准化、细节化、快速化与实用化的方向发展。

5. HIS的发展趋势

(1) 医院信息化标准逐步完善。信息标准已经成为我国HIS建设中面临的首要问题。医院业务流程无标准、共享数据无标准等原因造成HIS的大量低水平重复开发、难以移植推广、难以数据共享等问题,对HIS的进一步发展造成了潜在的危害。从长远来看,电子病历、医学影像系统和远程医疗的发展更需要加强医院信息化标准的建设。未来医院信息化标准建设将以引入国际标准为主,同时建立国家标准。医疗电子信息交换标准HL7(health level 7)是目前国际上较为通用的一套标准,它的主要目的是发展各型医疗信息系统(如临

13

床、银行、保险、管理、行政及检验等)之间各项电子资料的标准。HL7 的应用,不仅能使医院内部不同系统的沟通大大简化,更可以使得各医院之间以及医院与其他机构的联系便利许多。

(2) CIS 成为建设重点。随着 HIS 的逐步完善,医院信息化必将大规模向临床管理信息化迈进,实现由"以收费为中心"向"以患者为中心"(图 2-1)的 CIS 的转变,只有这样才能成为真正的数字化医院。CIS 以提高医护人员的工作效率和工作质量为目标,通过完整的电子病历技术,充分整合 PACS 和 LIS 嵌入信息的、包含所有患者资料的真正意义的电子病案将出现。CIS 能够分析比对相似的病历,提高诊断的准确性,并根据患者的遗传性疾病、过敏史、环境信息,提供定制化健康管理服务。患者到医院就诊时,可以根据患者的预约、缴费、曾用药信息,提供相应服务。就诊顺

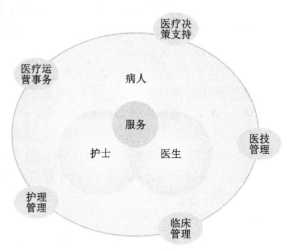

图 2-1　以患者为中心的 HIS

序、诊室位置都将发送至患者的移动设备,不仅为就医提供方便,也使患者不必向医护人员反复讲述病情。CIS 可以将患者的症状共享给相关医护人员,既能减少患者的不便,也能支持治疗团队的会诊,营造以患者为中心的环境。同时为保护患者的私人信息,将强化移动设备的信息安全。医疗团队通过对患者日常生活进行监督,借鉴类似病例、治疗方法等信息,从而为患者提供最佳的治疗方法。同时,通过就诊记录及患者信息的综合收集,可以更快更准确地了解患者情况。

(3) 专业细分化、应用软件小型化。目前,在我国 HIS 建设中,覆盖医院各管理模块的"大而全"或"小而全"的综合型 HIS 产品还是市场的主流。一家医院一般只用一个 HIS 厂商的产品,基于同一个数据库操作,不存在异构系统相连的需求。偶尔更换个别模块,也是求助于同一家厂商或实行定制。所以,在这种应用背景下,专注于实验室系统、手术室系统等专门软件的提供商很难立足。但是,随着医院各部门应用的深化以及标准的逐步建立完善,专业化细分将成为医院信息化建设的发展趋势。随着专业细分化程度的加深,应用软件的小型化、个性化的开发方向将日益突显。

(4) 新技术融入 HIS。随着医疗体制改革的不断深入,医院决策者已不满足于医院内部管理的需要,怎样改善就医条件,以现代化的管理手段为患者提供方便、快捷的服务,已经成为医院关心的问题。所以把现代信息通信技术应用到 HIS 中去,为患者提供更便捷的服务,将成为未来 HIS 发展的一个趋势。例如利用互联网技术开展网上挂号、患者选医生、费用查询等。

第二节 HIS 特征及系统结构

一、HIS 特征

HIS 是在医院管理信息系统(HMIS)基础上发展起来的,是 HMIS 在医院环境的具体应用,因此,HIS 不仅具有 HMIS 的特征,而且基于医学信息的复杂性及不确定性等特点,HIS 又具有自己的特征。

1. 以计算机为基础

没有计算机以前,医院仍然存在依赖手工的 HMIS,有了计算机之后,现代 HIS 才成为现实。无论计算机技术发生什么变革,它毕竟是机器,不可能完全代替人,也不可能完成医院信息处理的全部工作,有些工作必须由人工来完成。因此,在 HIS 中,必须研究医院信息处理工作将计算机应用到何种程度。在实际工作中,由于技术、医院信息处理的难易程度、费用、时间等因素,有些医院信息仍需要人工来完成,例如,医疗诊断等无法统一规范的信息仍需要人工来处理。总之,对于以信息技术为支撑环境的 HIS,用户和计算机系统共同构成一个系统,医院信息处理由用户和计算机系统之间的一系列交互来完成。

HIS 是一个以计算机为基础的人机系统,这一特点影响着开发者和系统用户的知识结构。"以计算机为基础"要求系统开发者必须具备计算机及其在医学信息处理中的应用知识,"人机系统"要求开发者应该了解人作为系统组成部分的能力以及人作为医学信息使用者的各种行为。

2. 以数据库为核心

从早期的文件管理到 1980 年代的数据库管理,乃至闲杂研究的数据仓库(data warehouse, DW)、数据采掘技术等为 HIS 提供了越来越强大的数据管理技术。但在 HIS 中,数据库仍是一种重要的数据管理技术,数据中心是 HIS 的支撑。

3. 为集成化、网络型的系统

HIS 以医院经营业务为主线,以提高工作质量与效率和辅助决策为主要目的,为集成化信息处理工作提供基础。在医院内部,若各种以计算机为基础的信息处理没有统一的方法、原则,那么单项应用会出现不一致和不兼容的情况,出现"信息孤岛"。例如,同一个数据项可能出现不同的定义;使用同样数据的各个应用之间产生矛盾;软件重新开发信息不能共享等。因此,在 HIS 开发过程中,无论是数据库的设计、系统结构以及功能的设计都应该遵循统一的标准、规范和规程。

随着计算机网络技术以及通信技术的发展,HIS 的应用范围已由单一部门扩大到多个部门甚至整个医院,由医院内部扩大到医院外部,并可组建区域卫生医疗网。

4. 具备完善的系统管理、监督、运行保障体系以及相应的规章制度和系统安全措施

HIS 属于迄今世界上现存的企业级信息系统中最复杂的一类,这是由医院本身的目

标、任务和性质决定的。它不仅要同其他所有 MIS 系统一样追踪管理伴随人流、财流、物流所产生的管理信息，从而提高整个医院的运作效率，而且还应该支持以患者医疗信息记录为中心的整个医疗、教学、科研活动。

（1）需要极其迅速地响应速度和联机事务处理能力。在入院抢救的情况下，迅速、及时、准确地获得患者的既往病史和医疗记录的重要性是显而易见的。当每天高峰时间门诊大厅中拥挤着成百上千名患者与家属，焦急地排队等待挂号、候诊、划价、交款、取药时，系统对联机事务处理过程（on-line transaction processing，OLTP）的要求可以说不亚于任何银行窗口业务系统、机票预定与销售系统。

（2）需要处理复杂的医疗信息。患者信息是以多种数据类型表达出来的，不仅需要文字与数据而且时常需要图表、影像等等。

（3）对信息的安全、保密性要求高。患者医疗记录是一种拥有法律效力的文件，它不仅在医疗纠纷案件中，而且在许多其他的法律程序中均会发挥重要作用，有关人事的、财务的，乃至患者的医疗信息均有严格的保密性要求。

（4）数据量大。任何一个患者的医疗记录都是一本不断增长的、图文并茂的书，而一个大型综合性医院拥有上百万份患者的病案是常见的。

（5）缺乏医疗信息处理的标准。这是另一个突出地导致 HIS 开发复杂化的问题。目前医疗卫生界极少有医学信息表达、医院管理模式与信息系统模式的标准与规范。计算机专业人员在开发信息系统的过程中要花费极大的精力去处理自己并不熟悉的领域的信息标准化问题，甚至要参与制定一些医院管理的模式与算法。医学知识的表达的规范化，即如何把医学知识翻译成一种适合计算机的形式，这是一个世界性的难题。而真正的患者电子化病历的实现有待于对这一问题的解决。

（6）需要满足高水平的信息共享需求。一个医生对医学知识（如某新药品的用法与用量、使用禁忌、某一种特殊病例的文献描述与结论等）、患者医疗记录（无论是在院患者还是若干年前已死亡的患者）的需求可能发生在他所进行的全部医、教、研的活动中，并可能发生在任何地点。而一个住院患者的住院记录摘要（病案首页内容）也可能被全院各有关临床科室、医技科室、行政管理部门（从门卫直至院长）所需要。因此信息的共享性设计、信息传输的速度与安全性、网络的可靠性等也是 HIS 必须保证的。

（7）需要克服医护、管理人员的心理行为障碍。HIS 的成功依赖于医院医护人员、管理人员的参与。医护人员及管理人员对应用计算机的心理、行为障碍，往往会导致系统应用的失败。在中国，由于普遍的教育背景，计算机的普及程度以及汉字录入的困难，使得终端用户对使用计算机采取更为普遍和强烈的抵制态度。这就要求系统的设计者付出更大的精力用于人机友善性的设计、更好的界面、更方便的帮助信息、更简单的操作方法、更易学和更快捷的汉字信息的录入等。当然，这反过来增加了系统的开销与复杂程度。

二、HIS 系统结构

医院信息化建设是一项为实现医院管理、医疗和服务的科学化、数字化和现代化的系统工程，HIS 正是为实现该目标而集先进的管理模式、计算机软件技术和网络技术于一体的复杂大系统。通常，医院信息化建设本着长远规划、整体设计、分步实施的原则进行，第一阶段主要围绕经济核算实现医院管理信息化,即通常说的"医院管理信息系统",对药品、费用及患者进行实时、全面和科学的计算机联网管理,为医院领导的管理决策提供各类统计信息;第二阶段主要围绕临床医疗活动实现临床信息化,称为"临床信息系统",包括医生工作站、电子病历等,通过系统及与之相连的 PACS、LIS 为门诊和住院医生提供有关患者的医学影像、临床检验和治疗记录等电子文档形式的医疗信息以及有关疾病等医学信息,实现医生电子办公;第三阶段则主要围绕远程会诊实现院际交流信息化,共享优秀的医学资源,称为"多媒体远程医疗和会议系统"。各医院可根据实际需要和条件,规划适合自己的信息化进程和实施方案。

系统整体结构立足"医院管理信息系统"和"临床信息系统"。同时还要考虑与将来可能与 PACS、LIS 等的连接(图 2-2,图中虚线部分即将来要连接的系统,相互有机结合)。

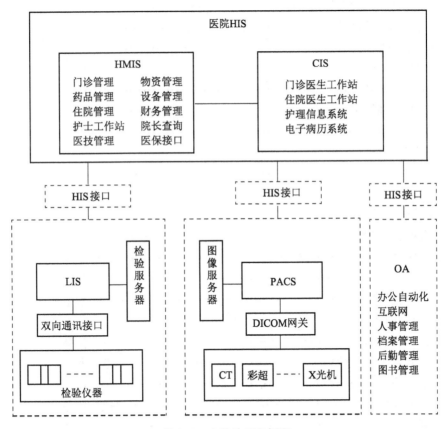

图 2-2 完整的 HIS 框图

1. 设计思想

(1) HIS 采用服务器/客户机结构,所有数据均通过客户机采集,由服务器集中处理、管理、存储,而应用程序则在客户机上处理。这种结构适应了医院信息分散处理、信息高度共享的特点,极大地提高了整个系统的性能,程序可获得满意的响应速度,性价比高、用户界面好。

(2) 体系架构遵循总体规划、分步实施的原则,将来通过接口能与医保系统、PACS、

LIS 相连。

（3）软件系统采用模块框架结构，可根据需要进行子系统的添加、裁剪、组装，便于系统扩容、升级。

（4）系统设计体现先进、适用、稳定、安全的指导方针。

（5）软件设计遵循卫生部《医院信息系统基本功能规范》。

（6）认真做好软件本地化，在确保科学性、一致性、先进性的前提下尽量满足医院信息管理的需求。

2. 系统组成

HMIS 由以下子系统组成。

（1）门诊管理系统

① 门（急）诊挂号管理 ···（挂号室）

② 门（急）诊划价收费管理 ···（收费室）

③ 门（急）诊西药房管理 ···（西药房）

④ 门（急）诊中药房管理（包括划价）·························（中药房）

（2）住院管理系统

① 住院登记结算管理 ···（住院部）

② 医嘱及护理管理 ···（住院部）

③ 住院药房管理 ···（住院部）

（3）库房管理系统

① 西药库管理 ···（西药房）

② 物资器械库管理 ···（总务办）

（4）医技管理系统

① 医技检查管理 ···（检查室）

② 检验信息管理 ···（检验室）

③ 医学影像管理 ···（X 光室、B 超室）

④ 手术信息管理 ···（手术室）

（5）其他管理系统

① 院长综合查询 ···（院办）

② 多媒体导医台（触摸屏）···（门诊大厅）

③ 病案管理 ···（挂号室）

④ 医疗统计管理 ···（医保办、院办）

⑤ 人事管理 ···（院办）

⑥ 财务管理 ···（财务）

⑦ 图书管理 ···（阅览室）

⑧ 社区医疗管理 ···（社区服务科）

⑨ 医疗保险管理 ···（医保办）

⑩ 公费医疗管理 ···（医保办）

⑪ 体检管理 ···（保健科）

（6）数据管理维护系统

基础数据库管理 ……………………………………………… (中心机房)

3. 系统结构框图(图 2-3)。

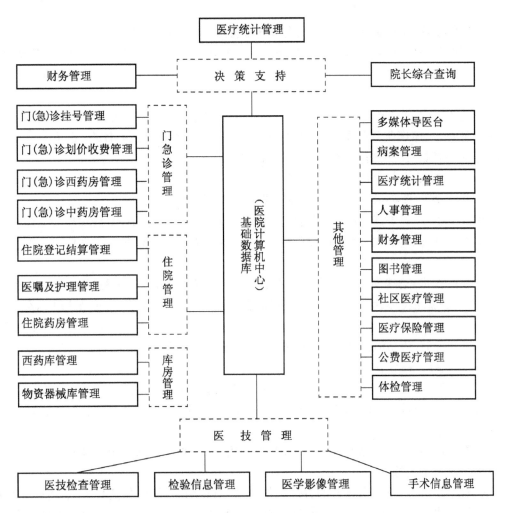

图 2-3　HMIS 软件结构图

4. HMIS 各模块功能简介

(1) 门(急)诊挂号管理

① 系统设置:出诊部门设置、出诊专家设置;出诊表编排;工本费维护、修改密码。

② 日常业务:门诊挂号、预约挂号;换号、退号;支持磁卡或 ID 卡挂号。

③ 统计查询:科室挂号统计、医生挂号统计、退号统计、操作员结算、未结算情况、门诊挂号日报表等。

(2) 门(急)诊划价收费管理

① 划价收费:具有划价收费、冲票、作废、退费、打印发票等基本功能;具有按收费方式(现金、支票)和患者类型(公费、自费、合同、大病统筹、折扣类型和医保等)的管理;具有用量限制、用药限制及库存不足的提示,药品处方暂存和回读的功能和联机智能帮助;划价、收费及发药可根据需要分开或合并。

② 交款结算：对每个操作员的收款进行结算管理和票据查询。

③ 统计查询：患者处方查询、未结算情况查询、已结算情况查询等。

（3）门（急）诊西药房管理

① 参数设置：库存量上下限设置、有效期报警限设置、修改口令。

② 药房业务：窗口发药、病区取药、病区单人取药；患者退药、住院患者退药；药品出入库（药品入库、药品出库）；药品调拨（请领单、调拨出库单、调拨入库单）；药品报废、药房盘点。

③ 业务查询：患者处方；门诊发药汇总、申请科室取药汇总、住院患者发药查询；台财（库房事务总汇、库房业务单据）、明细账（药品明细账、事务明细账）；库存、期限药品；统计查询（药品消耗报表、药房盈亏报表、药房结存报表等）。

（4）门（急）诊中药房管理

① 参数设置：库存量上下限设置、有效期报警限设置、修改口令。

② 药房业务：划价；窗口发药、病区取药、病区单人取药；患者退药、住院患者退药；药品出入库（药品入库、药品出库）；药品调拨（请领单、调拨出库单、调拨入库单）；药品报废、药房盘点。

③ 业务查询：患者处方；门诊发药汇总、申请科室取药汇总、住院患者发药查询；台账（库房事务总汇、库房业务单据）、明细账（药品明细账、事务明细账）；库存、期限药品。

④ 统计查询：药品消耗报表、药房盈亏报表、药房结存报表等。

（5）住院登记结算管理

① 出入院管理：入院登记、建立初诊患者首页信息或根据病历号直接调出复诊患者首页、预交款；床位分配、包床/退床、转床转科；患者临时出院及召回、当日退院、转科转床、结算出院。

② 费用管理：自动计算患者各项费用、总费用；查询所有明细费用、打印费用清单和收据；操作员收费上交管理。

③ 结算管理：各类费别患者的自付比例自动计算、用药限制、欠费提示；患者转床转科的自动结算；未出院中途结算、出院结算、交退款，重打结算单，重打押金收据，支持现金、支票及转账结算。

④ 操作员管理：操作员交款结算、操作员未结算款查询、操作员已结算款查询、更改密码。

⑤ 统计查询：空床；住院科室应收款、科室收入余额、科室预收款、住院处预交金；在院或出院患者信息、患者欠款、病区患者费用凭单。

⑥ 数据维护：查询更改患者资料、更改可用款下限、设置冷暖费。

（6）医嘱及护理管理

① 医嘱录入及处理：ⅰ录入医嘱。按临床实用方式将医嘱录入计算机，并进行核验。分长期医嘱、临时医嘱、药品医嘱、费用医嘱。长期医嘱一旦录入，每天执行，直到停止医嘱。临时医嘱只执行一次。ⅱ处理医嘱。医嘱经审核，确认以后将生成提药单、检查执行单和手术单。提药可以对一个患者亦可全科一次完成。ⅲ医嘱计费。提药单传到住院药房，由药房审核后自动计费。化验、检查和手术单传到相应的医技科室，由医技科室审核、划价

后自动计费。Ⅳ撤销提药单。允许提药单生成后但未取药前撤销其中某些项目,或修改收费科室。

② 其他费用处理:ⅰ录入固定费用。确定患者床位和护理等级,每天定时由服务器自动刷新其床位费、诊疗费和冷暖费。ⅱ退费。对患者某些收费项目进行冲票退费。

③ 转科转床

同时更改相关的床位费、诊疗费和管床医生。

④ 护理管理:ⅰ患者简卡。用各种图标区分住院患者、护理级别、病情危重情况。ⅱ护理档案。提供护理过程、患者病情的录入功能,护理药品、物品进行记账功能,并根据一段时间内的体温、脉搏、呼吸次数,自动生成曲线图,以便于进一步了解患者病情的转变情况。

⑤ 查询打印。

（7）住院药房管理

① 参数设置:库存量上下限设置、有效期报警限设置、修改口令。

② 药房业务:病区取药、单人取药;发药后药房库存自动调整、患者费用自动记账;住院患者退药、退手术用药;药品出入库(药品入库、药品出库);药品调拨(请领单、调拨出库单、调拨入库单);药品报废、药房盘点。

③ 业务查询:发药查询(可按科室、患者、药品、价格);发药汇总、台账(库房事务总汇、库房业务单据)、明细账(药品明细账、事务明细账);库存、期限药品。

④ 统计查询:药品消耗报表、药房盈亏报表、药房结存报表等。

（8）药库管理

① 参数设置:生产厂家、供应商、进货科目、进货付款方式、药品进货价编辑;药品基本属性(批次、包装单位、剂型、材质、来源、编码、价值);药品库存量上下限、有效期报警限、用量限制设置;修改密码。

② 药库业务:采购计划、采购入库;药品调拨(请领单、调拨出库单、调拨入库单);药品出入库(药品入库、药品出库);药品报废、药库盘点及盈亏计算、药品调价;特殊药品(毒、麻、贵、精)分类管理;对货到票未到、货到票到、票到货未到的药品入库登记,货、票分别由药库和财务验收处理;提供各种缺药药品、积压药品、失效药品的警示处理。

③ 统计查询:各类药品占入库、出库、库存的百分比;药品盈亏报表;库存等。

（9）物资器械库管理

① 参数设置:系统参数(生产厂家、供应商、进货项目)、物资参数(库存量上下限、有效期报警限、批次编辑、包装单位、来源)、添加批号、修改密码。

② 设备档案:建立管理设备电子档案。

③ 业务管理:申请、审批、采购、建档;调拨、出入库;调价;维修、报损、退库、报废、盘点。

④ 折旧:设备折旧、固定资产折旧。

⑤ 业务查询:台账(库房事务总汇、库房业务单据)、明细账(药品明细账、事务明细账)、库存、期限药品、历史价格。

⑥ 统计报表:库房结存统计、库房结存查询。

⑦ 系统维护:类别维护、设备信息修改、修改密码。

（10）医技检查管理

① 预约检查项目。

② 查询住院医生开出的申请单，进行审核，确认后计费。

③ 对已收费的患者执行检查。

④ 查询统计患者检查单明细账及检查结果。

⑤ 按检查项目、申请医生、申请科室、执行医生等方式统计某段时间内门诊部和住院部的检查情况，包括检查人次、检查项目及其收入。

（11）手术信息管理

① 填写手术申请单。

② 对术前医嘱、治疗方案、麻醉要求进行审核处理。

③ 安排并记录手术前会诊情况、手术方案、手术时间、医师等，打印手术安排通知单。

④ 确认计费。

⑤ 记录并处理患者手术过程中的信息，如用药、用血、耗材、器械、手术期间及术前诊断与术后诊断的符合情况，打印报表。

⑥ 统计查询患者所做项目的信息。

（12）检验信息管理

① 预约登记。

② 查询住院患者的检验申请单，审核确认后计费。

③ 执行检验。

④ 查询统计患者检验单明细账。

⑤ 按检验项目、申请医生、申请科室、执行医生等方式统计某段时间内门诊部和住院部的检验情况，包括检验人次、检验项目及其收入。

⑥ 将来可与 LIS 相连。

（13）医学影像管理（X 射线、B 超室）

① 预约登记检查项目。

② 查询住院患者的检查申请单，审核确认后计费。

③ 对已收费的患者执行检查。

④ 查询统计患者检查单明细账。

⑤ 按检查项目、申请医生、申请科室、执行医生等方式统计某段时间内门诊部和住院部的检查情况，包括检查人次、检查项目及其收入。

⑥ 将来可与 PACS 相连。

（14）病案管理

① 建立病案首页。

② 按 ICD-10 国际疾病、手术名称和编码进行分类管理。

③ 对病案、各种数据、工作量、医疗质量进行统计、制表和打印。

④ 为医院医、教、研提供方便灵活的检索查询和准确可靠的统计结果。

⑤ 病案借阅管理：预约、借阅登记、出库处理、借阅查询、催还管理等。

⑥ 病案质量控制和患者随诊管理等。

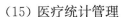

（15）医疗统计管理

① 提供医疗指标分析表和各级卫生主管部门要求填报的统计报表。

② 提供各种基础数据：ⅰ门诊挂号工作量、门诊工作量及收入报表；ⅱ入院患者情况、在院患者情况、出院患者情况、住院处预收款、欠款查询、患者可用款下限、期内住院患者费用汇总、在院患者费用汇总查询、出院患者费用汇总查询、患者费用查询；ⅲ财务一级报表（全院收入日报表、门诊收入日报表、住院收入日报表）、二级报表（门诊科室收入日报表、住院科室收入日报表）。

（16）基础数据库管理

① 该模块供系统管理员进行服务器数据库维护。

② 对科别及人员进行添加、修改及各种信息的调整，人员权限的设定及维护。

③ 患者信息维护。

④ 药品的名称、单位、剂量、价格、进货来源等信息的维护。

⑤ 各种检查、治疗费用项目维护。

⑥ 组合收费、耗材项目等的维护。

（17）财务管理

① 结算管理：门诊挂号结算、门诊收费结算、住院处结算。

② 核算管理：科室药品提成比例设置；项目提成比例设置；核算报表：一级报表（全院收入核算报表、门诊收入核算报表、住院收入核算报表）、二级报表（门诊科室收入核算报表、住院科室收入核算报表）；财务日结算报表。

③ 账务管理：按统一的模式对各种应收、应付、预付等往来款项（发生与核销）进行管理；随时输出账务分析表及往来对账清单；提供坏账准备的提取与摊销功能。

④ 财务报表：资产负债表、收入支出表、医疗收支明细表、药品收支明细表、基金变动表等。

⑤ 统计查询：提供多种账簿查询功能（总账、明细账查询）；一级、二级报表查询；操作员收费、结算、预收款、患者结算款、欠款、出院患者财务数据等查询。

（18）院长综合查询

① 财务状况：门（急）诊费用、住院患者预付金、费用汇总和欠款、出院患者费用汇总和欠款、全院收支和收支对比、全院和科室核算信息等。

② 医疗动态信息：门诊挂号分析、科室或医师门诊工作量统计分析、门诊业务分析、床位使用状况分析等。

③ 临床业务状况：门诊病历、处方、住院病历；报告单；医生排班、手术安排等。

④ 药库房查询：药品消耗、库存、定价、损耗情况。

（19）人事管理

① 数据录入及维护：员工姓名、性别、出生时间、参加工作时间、人事变动、考勤登记、劳酬等；进行添加、修改及各种信息的调整。

② 医院人员考核、再教育、调动、调离、退休、减员等的管理，做好历史档案资料记录。

③ 医院临时工、合同工的管理。

④ 与门诊、住院等信息系统相连，向各系统实时发送人员变动情况。

⑤ 人事信息统计查询、打印输出。

（20）体检管理

① 体检结果的录入、汇总：在职职工、学生、离退休人员、临时工、外单位公费医疗人员、医保人员等。

② 对不同人员健康状况、各类疾病的发病率进行医学统计；为社区医疗预防保健提供必要的数据。

（21）社区医疗管理

① 建立儿童免疫档案，对入档儿童进行登记，定期与儿童家长进行联络，随访儿童的免疫效果。

② 建立家庭成员健康档案，进行随访和定期检查并记录在案。

③ 建立儿童保健卡，记载儿童成长过程中的病状，分析评价儿童成长过程中的营养状况，按月或按年度统计数据，为儿童的成长状况提供健康咨询。

（22）图书管理

① 建立图书档案。

② 图书借阅管理。

③ 通过网络查阅图书、杂志信息。

（23）公费医疗管理

① 实现公费医疗患者就医费用的现场分解，确定公费报销部分和自付金额。

② 公费医疗患者的数据库管理，如人员添加、停用或注销，报销比例修改调整，并及时用于门诊和住院等有关站点现场。

③ 公费医疗有关统计报表的生成、查询、打印。

（24）医疗保险管理

① 实现本 HIS 与地方医保中心数据库的对接与双向传输。

② 下载医保中心关于医保的政策和具体规定；接收医保目录、黑名单、检查治疗材料目录的变动与增加的消息、IC 卡号、个人账户余额等信息。

③ 按医保中心的要求上传 HIS 中医保患者的有关资料（医药费、出院患者记录、医保药品的每日消耗量和金额等）。

④ 医院门诊以刷卡的形式对患者身份进行有效性判别，处理医保患者的门（急）诊挂号；根据用药目录、治疗目录进行划价和费用结算，统筹部分费用先由个人账户支付；个人账户用完后由个人现金支付，并打印收费单据。

⑤ 住院处对医保患者的入出院进行登记、缴款；根据医保患者用药规范、费用限制等情况，录入患者的药品医嘱、费用医嘱，并进行发药、记账处理。

（25）多媒体导医台

① 医院介绍、医院科室指南、专家介绍、药品查询、导医指南。

② 专家介绍及出诊表。

③ 药品及价格查询，检查、化验项目及价格查询

④ 门诊信息、患者费用查询。

⑤ 医院根据需求自行设置内容，包括文档、图片、视频、音乐等。软件提供屏幕保护功能，在查询间隙播放各种资料、广告。

第三节　HIS 功能分析

本节从 HIS 功能角度,介绍 HIS 中所有功能模块,并将医院的各类管理要素、制度、流程建设等操作置于一个可规范、可记录、可学习以及可传播的环境。

一、医院组织管理机构

要明确 HIS 的功能及所包含的内容,首先必须对医院的管理内容和组织结构有一个全面、系统的认识。医院工作的最终目标是为人民群众提供健康服务,围绕这一宗旨,医院的组织目标又划分为若干子目标,通过各子目标的实现,最终实现医院的总体目标。

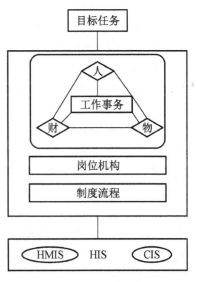

图 2-4　医院管理框架

医院的管理应以目标任务为引导,以岗位机构为框架,以制度流程为保障,以工作事务为核心,以人、财、物为要素,以软件系统为平台,医院管理框架如图 2-4 所示。只有从信息化的角度去分析、梳理、整合医院的各项工作事务,才能搭建出适合医院可持续发展的信息化平台。

HIS 在医院组织中的应用经历了一个逐步深入的过程,其中一个显著的特点就是医院信息系统不再仅支持事务数据的简单处理,而是成为大多数业务过程中的重要组成部分,成为支持医院战略目标实现的重要工具,在很大程度上改变了医院的运作方式。

1. 组织

当一个人工作时不需要组织,当需要两个人或两个人以上协同工作达到同一目的时,则对每个人的工作分工、联系方法、工作位置及职权等都必须做出规定,这就是组织。凡是有协同工作的地方就有组织,组织工作有优有劣,其产生的结果大不相同。

组织是管理的基本职能。当医院的方针、目标、规划确定好以后,关键的因素就是组织工作。医院的组织管理就是研究医院系统的结构和人的管理,搞好医院的组织管理就可提高医院系统的整体功能,组织管理在医院管理中具有重要意义。进行组织管理,做到组织化,使组织成为强有力的有机整体,就要遵守组织原则。组织原则即组织的基本规律。

HIS 与医院组织之间的关系是互动的。一方面,信息技术的应用带来了组织机构和行为上的变化。它使得组织结构趋于扁平,促使领导职能和管理职能发生转变,并改变了员工完成日常工作的手段,形成了更高程度的流程化和制度化。同时,信息技术带来的效率的提高也会导致组织中人力结构的变化和调整。另一方面,组织及其管理模式也会影响信息技术和信息系统。组织重组、人员调整、业务变化、协调关系和机制变化等无疑对系统结构和系统功能等方面产生影响。

2. 目标

组织通过经营性活动和资源分配来实现自身目标。信息技术的发展改变了组织的战略环境，从而给组织目标的制定与管理带来新的挑战。同时，信息技术与信息系统自身在组织中已经占据了重要的战略性地位，对信息技术、信息系统和信息资源的有效开发、应用和管理已经成为组织的一项战略性任务。从这种意义上来说，信息系统目标已经渗透到组织目标之中，成为现代组织目标不可分割的一部分。

一个组织的目标任务一般有两种来源：一是外部施加的，二是内部挖掘的。组织目标实现的程度、数量、类型和速度可以反映出组织运营的效率。

（1）外部来源的目标任务

外部来源的目标任务主要是当相关部门政策颁布和调整，社会环境发展变化，卫生行政、审计物价、财务、社会保障等部门相关工作发生变化时，要求 HIS 做出及时、积极的应变，以保证实施符合政策要求。例如，新的收费制度的颁布、针对某种特殊疾病的信息收集等。

（2）内部来源的目标任务

内部来源的目标任务主要是为了适应医院发展需要，由医院或院内相关部门提出新的要求，如某项工作控制流程的改变。

3. 岗位机构

岗位机构是组织运营的实际框架。岗位机构的设置是由组织目标实现的方式决定的。医院作为一个成熟的、专业性强、政府主导作用突出的组织机构，其特征是比较明显的。从大框架上来看，医院之间的差异比较小。但由于医院尤其是比较大型的医院，工作涉及面较广、复杂程度较高，各医院在组织机构的细节上仍存在较大的差别，即使是同名的部门，部门职责也不尽相同。组织机构细节上的差别，体现了医院管理文化的差别。但有一点是肯定的，那就是一个医院的组织机构的设置一定要是清晰的、有原则的、有目的的以及有一惯性的。部门的设立要符合医院整体的管理需要，保持管理风格的延续性，并杜绝随意性和盲目性。

岗位由一组关联紧密的工作事务组合而成为，岗位职责即这一组工作事务所承担责任的集合。机构是为了某一特定的工作目标，将一组关联紧密的岗位组合在一起的产物，机构职责就是这一组岗位所承担的岗位职责的集合。

医院的组织机构并不是越多越好，过于繁琐的组织机构有可能成为管理的障碍。合理分配好组织机构与岗位的关系，更加有利于医院工作事务的处理和人员的安排。

医院的组织机构主要分为医疗行政管理和医疗业务两大部分，如图 2-5 所示。医疗行政管理包括行政管理、后勤服务管理和医政管理三大部分。其中，行政管理包括了行政和党务两部分，行政有院务办公室、人力资源部、财务部、审计部、科研部、教学部、设备科、信息部等部门；党务中包括党务办公室、纪检监察科、工会、团委等部门。后勤服务管理主要包括办公物资管理、水电房屋等确保服务设施正常使用的内容，其一般会再分若干二级班组进行管理。医政管理包括医务科、护理部、院内感染管理科等。医疗业务分临床和医技辅助两大部分。其中，临床又分为门（急）诊、住院病区、手术麻醉等；医技辅助分为药剂科、检验科、放射科、超声科、心电图科、脑电图科、供应室等。以上一级科室，是医院尤其是大中型医院必备的科室。不同医院可能对科室的命名不同，如后勤服务中心、总务科等。科室名称上可能有细微差别，但工作内容大同小异。

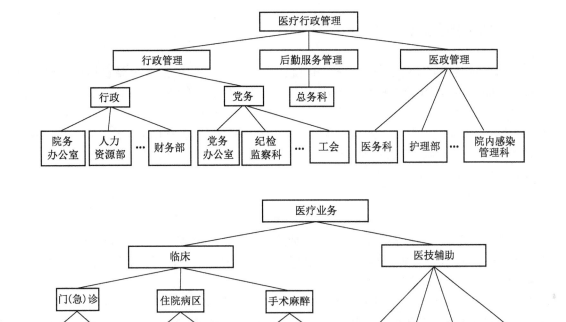

图 2-5　医院基本组织机构

医院的岗位和组织机构建设是医院运营的基础,忽视或放松岗位和组织机构建设的管理必将为医院的其他工作和长久发展带来不可轻视的后果。在 HIS 平台中,岗位和组织机构的建设具有举足轻重的地位。

4. 制度流程

制度是一个组织机构健康运营的重要保证,制度建设的优劣反映了组织机构是法治还是人治,决定了组织机构可持续发展能力的强弱。医院作为一个复杂的组织机构,制度的地位和作用更为突出。但医疗服务行业的特殊性,也导致了医院制度化管理比其他服务性行业普遍落后。

一个组织机构应该有一个关于制度的制度。这个根本制度决定了其他制度的生命周期全过程应遵循的规则,是实现真正医院制度管理不可缺少的重要环节。对制度建设的重视程度和理解程度,是 HIS 平台建设的重要相关因素之一,直接决定了 HIS 平台建设的效果。

制度重在落实,制度的落实需要执行力来保证。一个组织的执行力也是这个组织文化的重要组成部分。好的执行力需要领导高度重视、干部坚决执行以及群众意识强烈。但好的执行力,也需要制度的可操作性来支撑,缺乏可操作性的制度永远只能是空谈,甚至还会起负面作用。一个不好的制度比没有制度更糟糕。

要让制度具有可操作性,就必须让制度转化为易懂、易操作的流程。制度向流程转化必须遵守相应的规则,并且应当成为与制度并行的说明,具有与制度同样重要的地位。绝不使用没有流程图说明的制度,这应当是一个根本原则,属于根本制度的内容之一。

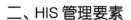

二、HIS 管理要素

人、财、物是医院管理的三大要素。医院作为一个医疗机构,这3个要素具有其独有的特征,这也决定了其岗位机构和制度流程的特殊性。所有的管理行为,最终都是从人、财、物这3个方面展开,其中人是最重要、最复杂,并最具有能动性的要素,也是核心要素。人、财、物这3个方面的信息不是各自孤立的,往往是交织起来组成具体的工作事务,而交织的纽带就是科学规律和医院的各项制度。HIS的作用之一就是明确并固化这种纽带,保证制度能在实际工作中将人、财、物的关系理顺。

1. 第一要素——人

作为三大管理要素之首,人的管理是最重要的也是最复杂的。直接使用HIS的主体,可分为两大人群:一是医院职工,包括正式职工、临时职工以及实习进修人员等;二是服务对象,包括患者、家属以及咨询者等。服务对象又可分为两大类:一是患者或辅助患者就医的家属;二是广大的普通社会群众。

服务对象使用的HIS范围相对集中,主要是查询、咨询功能。例如,在查询台或医院提供的互联网平台上,查询有关的专家、门诊、收费、科普等消息,向相关专业人士咨询等。有的还包括一些自助功能,如网上挂号、自助打印等。

医院职工的使用范围可以涵盖所有的医疗活动和管理活动,不同的角色就会有不同的应用要求。主要的人群有专业的临床医生、护士、药剂人员以及医技人员。其中,医生又包括门诊医生、病房医生、麻醉医生;护士包括病区护士、门诊各专科护士(包括输液、注射、导诊等)、供应护士、医技辅助科室护士;药剂人员包括药库管理人员、门诊药房人员、病房药房人员、临床药学人员;医技人员按专业包括检验、放射、超声、心电、脑电、病理、核医学等。另外一类人群为行政、后勤管理者,主要分布在行政、后勤及医政的相关部门中,还包括门诊办公室等管理岗位的员工。其中财务人员的分布最广泛、应用最庞杂,有的要深入医疗区中,如门诊挂号收费、住院患者出入院管理和结账管理,有的进行核算等经济管理,有的进行账务管理、工资管理等。

按照职工的工作类型,还有一些重要属性的管理需要在HIS中考虑,如:行政职务、职级,在用户权限或角色分配、办公自动化中的工作任务分配等应用中,需要精确依赖;医学专业的执业资格、处方权、手术分级资格等信息,在功能权限控制、过滤错误信息等方面的应用。这些属性的管理,可能会分散在相应的管理部门中。从被HIS管理的角度看,服务对象也可分为直接患者和其他社会人群,直接患者又可分为门诊患者和住院患者两大类。管理内容可以从客户关系和疾病载体两种角度去分析。

直接患者的管理属性中,总体上可以分为人的信息和与疾病有关的信息两部分。人的信息中,包括姓名、性别、出生年月等基本信息,医疗保险属性信息、居住地及社会关系之类的社会信息等历史信息,以及本次就诊的科别、医生、费用等即时的管理信息。与疾病有关的信息包括过敏史、既往病史等历史信息,以及本次就诊的诊断、检查、治疗等即时医疗信息。

普通门诊患者和住院患者具有显著不同的医学特征和管理特征。普通门诊患者流动性较大,住院患者流动性较小。流动性大,容易造成信息量小、真实性差、变化快、有效价值信息难以挖掘,对管理的时效性要求高等问题。普通门诊患者多数病情较轻,住院患者多数病情较重。病情较轻,涉及的医疗检查治疗手段较少,医院提供的服务以被动式服务为主、主动式服务为辅。普通门诊患者就诊流程管理封闭性差,住院患者就诊流程管理封闭性强。在普通门诊,通常患者或患者家属可以主导的就医流程环节较多,就医行为在这些环节随时可以被患者或患者家属主动中止,封闭性较差就会大大增加管理的复杂性和不确定性。同时复杂的环节,也会导致患者就医过程中的有效医疗时间比例小、行动错误率高,从而影响整体的流程效率,例如,排队环节多、等候时间长、退费退药现象比较多等。在住院部,患者或家属可以主导的就医流程环节极少。有些医院在病区内设立了住院处业务办理窗口,还有些医院设立了住院检查预约制度和帮扶制度。这些举措减少了排队等候时间,极大地方便了患者。住院就医流程的封闭性较好,患者就医过程中的有效医疗时间比例大、行动错误率低,整体流程效率较高。

对于普通门诊患者,实行的是先收费、后处置的财务制度,而住院患者实行的是预缴费用、出院结算的财务制度。门诊患者一次就诊,可能需要多次缴费,且穿插在就诊过程中,造成了重复排队、错误率高等现象。住院患者只需要在预缴费用不足时补缴费用,出院时一次结算即可。有的医院,为减少门诊排队缴费次数,实行"一卡通"门诊预存费用制度,结合完善的排队叫号系统,能有效缓解多次排队的压力。

急诊患者具有一定的特殊性,其管理流程往往需要根据具体情况而定。一般病情越急越重,其管理特征就越近似于住院患者。

人是管理活动中最活跃、能动性最强的因素,也是 HIS 中的重点和难点。正因为如此,在有关人的管理上前进一小步,对于整个医院的 HIS 建设,乃至医院管理文化的建设,都将是具有深远意义的一大步。

2.　第二要素——财

财是一个举足轻重的管理要素。在 HIS 发展之初,就主要围绕财务活动来设计和实施的。管好财务就是要管好收、支两条线。

公立医院的收入主要来源有两大部分:一是经营所得,二是外部筹集。经营所得是通过为患者提供医疗服务所得,外部筹集则主要是政府拨款和社会捐助等。

从来源上划分医疗服务收取的费用,分为门诊费用和住院费用。从费用类型上划分,医院收入分为医疗收入和药品收入。门诊费用是当时结算,为实际收入。但对于 24 小时营业的医院,由于财务入账管理上的要求,实际入账和实际收入存在一定差异。也就是说,一天实际收入的统计数字与收费员当天缴款的数字会存在差异。这就要求在管理工作中,对这两种不同的统计口径有着清楚的认识和严格的界定。有关收入的不同报表之间进行参照对比,也要注意口径问题。由于采取预交实结的财务制度,住院收入预交金与出院结算金额要分别记入不同的财务科目。一般来说,财务收入一定要经财务人员直接入账,或是实行严格的票据管理,以保证财务收入的安全可靠。

对于患者费用的收取,一般要有明确的、经过物价部门核准过的收费项目。与医疗保险(简称医保)相关的费用,还要有与医保收费目录对应的、通过医保审核的对应关系。收费项目一般分为 3 类,即药品、材料以及诊疗项目。前两类为物质消耗类,后一类是设备消耗和人力、智力消耗类。大多数 HIS 产品完全可以胜任财务收入的管理。

相对于财务的收入,财务支出就要复杂得多。总体来说,在财务支出中,一类是为直接的医疗活动而支出,一类是为管理活动而支出。支出管理是医院财务管理的难点。像许多其他机构一样,支出的管理很容易被管理者忽视。但在现代管理中,支出管理的重要性甚至有时超过了收入管理。医院财务支出虽然庞杂,但只要管理分工明确,管理部门充分承担起相应的责任,财务制度完善,系统设计合理,完全可以管理好。

3. 第三要素——物

物资主要可分为两大类:一类是固定资产,另一类是耗材。固定资产主要包括土地、房产、办公设施、医疗及其他设备。耗材从价值上,可以分为高值耗材和低值耗材;从类型上,分为药品、医用耗材、办公耗材,其中办公耗材一般不向患者收取费用;从使用上,可以分为一次性耗材和反复使用的耗材。

固定资产需按固定资产的管理制度进行管理,主要采用为一物一号、跟踪管理,即购买、维修、折旧、报损全生命周期管理,要定物理位置、定保管人员。固定资产管理应由财务部门主管,多个相关部门以及全体使用部门协助管理。

药品一般可分为两类:一类是直接为患者提供治疗的药品,另一类是为生产自制药品而准备的药品原材料,或是为分装药品使用的药用器皿、纸袋等材料。药品在医院的使用过程中,具有双重属性:一是医学属性,包括药品属性、成分、剂型、基本规格等;二是财务属性,包括生产厂家、价格、包装规格、收费编码、医保编码等。医学属性若有任何不同,都意味着药品本质的不同,医学属性或财务属性不同,意味着药品唯一收费编码不同。

药品管理如同普通物品管理,都需要对进、销、存进行全面的控制。一些大型综合性医院的药库药房每天有成千上万种药品在流动,如果没有好的管理手段,根本无法满足临床用药和库房管理的要求。单纯的药品进、销、存管理,在药房药库中的使用并不复杂,但在药品库存清点中发现的问题,由于药品用量大、品规杂、经手人多,往往难以查证清楚,管理漏洞明显。进入科室的药品,虽然在核算上可以通过计算科室支出来保障医院的整体利益,但药品使用监管的漏洞也是存在的。

为了能让药品使用的终末端管理得到加强,一是要让药品管理延伸到每个药品领用科室,二是要在门诊和住院药房实现分组管理。为方便工作,一般只对价值高、性质特殊的药品实行"领用即销"的管理办法,对于普通药品及医用材料,则周期性存盘,以盘存量差代替实销数量。

药品管理总体上有两种方式:一种是金额管理,二是数量管理。在传统方式下,为求得监控管理与工作效率的平衡,多采用金额管理。这种方式看上去没什么不妥,但实际上有很多管理漏洞(如换药)。数量管理在 HIS 的支持下,加之合理的管理模式,是完全可以实现的,也丝毫不会影响工作效率。

医用耗材的管理基本类似于药品,一般由医院的器械科来主管,所不同的是一般不像药品那样分设若干药房,而是由使用科室直接领用。所以,也需要将管理范围延伸到使用科室。对于高价值的、特殊的耗材,也要采用"领用即销"的管理办法,以保证监管到位。

办公耗材主要由医院职工领用,宜采用预算控制、核算到科、奖惩并举的综合管理方式,达到节约控制的目的。

一次性耗材(药品、一次性材料等)的特征就是只供一次使用。而临床反复使用的耗材(手术器械等),主要由供应室统一管理。供应室从库房领取,消毒后交科室使用,定期从科室回收,再消毒投入新一轮使用。同时,供应室还要负责反复使用耗材的报损管理。

三、HIS功能分析

1. HIS功能分析概述

系统功能是 HIS 在医院所能实现的各种业务活动,包括管理活动、医疗活动等。系统功能在逻辑上是有层次的,一个上层功能包括若干项下层功能,一个下层功能又包括若干项更下一层的子功能。这种层次,在系统实现时,就对应于"系统—子系统—更下一层的子系统或模块"的层次结构。

系统功能分析的基本任务就是要为了实现 HIS 的总体目标,分析并确定系统应该具有哪些功能,确定系统的功能模型。系统功能分析是系统分析的一个关键环节,是系统设计、模块划分的依据,它基本上确定了系统的规模和结构。

HIS 的系统功能分析,应本着以患者医疗信息为核心、以财务管理信息为纽带、以分析决策信息为主导的原则,本着以患者为中心、为患者服务为宗旨的指导思想。HIS 必须符合上述指导思想,满足现阶段医院信息化工作的基本需求,才能很好地使用并受到医院的欢迎和好评,才是一个好的 HIS。

(1) HIS功能分析的特点

① 多元性和复杂性。由于医院自身的性质和业务的多元性和复杂性,决定了 HIS 的系统功能比一般的管理信息系统种类更多,内容更复杂,是至今世界上管理信息系统中最为复杂的一类。

② 高可靠性。系统所支持的医疗工作与服务对象——患者的生命健康密切相关,所以对 HIS 各项功能以及这些功能的正确性、严密性、可靠性的要求比一般的管理信息系统更高、更严格。如果一般的管理信息系统运行中出了差错(如发票打印错误,钱收错了),不会发生特别严重的后果。但如果 HIS 中与医疗业务紧密相关的功能(如:诊疗医嘱处理功能、检查结果报告功能等)出了差错,就有可能产生难以挽回的后果。所以 HIS 从数据输入、加工处理、传输、存储到数据输出全过程均要保证各级各类数据的合法、准确、安全、可靠、完整的功能和技术措施。

③ 合法性。HIS 各项功能的合法性要求比一般的管理信息系统更高、更严格。HIS 首先必须保证与我国现行的有关法律、法规、规章制度相一致,并能满足医院和卫生行政机关对信息的要求。

(2) HIS功能分析的依据

① 系统目标。系统功能分析的根据是系统目标、系统范围,是医院及各个业务部门承担的任务和处理的各项业务,以及计算机系统支持这些业务的可行性。

② 各项政策法规。系统功能分析时一定不能忘记处方法、药政法、财务制度、隐私权保护法等各项政策法规,以及医院的规章制度,系统必须在遵循上述各项政策法规的前提下进行各项功能的分析。

③ 依据专业法规。卫生部信息化领导工作小组于 2002 年 2 月颁发的《医院信息系统基本功能规范》和相关文件,是系统功能分析时应遵循的具体的 HIS 专业的法规依据。它不仅是评审 HIS 的标准和依据,更是指导医院信息化建设的基本准则。

2. HIS 功能分析的内容

（1）系统功能的完整性和实用性

HIS 必须具有它所应该具有的功能，满足现阶段医院信息化工作的基本需求，为人们的管理决策提供各式各样的尽可能充足可靠的数据，尽可能满足所有授权用户对信息的各种功能需求。

HIS 不仅要像其他管理系统一样追踪并管理伴随人力资源、财流、物流所产生的管理信息，从而提高整个系统的运行效率，而且还应该支持以患者医疗信息记录为中心的整个医疗、教学、科研活动。HIS 及其下属的各级子系统，均具有各自不同的业务功能，同时还必须具有各个级别（系统级、子系统级）的尽可能完善的系统初始化功能和系统维护功能。

HIS 应能满足各级卫生行政部门对信息的要求，为地区卫生信息系统提供所需的信息。所以系统功能分析必须全面、详细，系统功能应该完整，这是系统功能分析的基本点。

系统功能应该完整，但更应该强调其实用性，实用性是评审 HIS 的主要标准。它应该符合医院现行的组织结构、管理和营运模式，能满足当前和今后一定时期内的信息需求，在提高医院的医疗服务质量、工作效率、管理水平和综合效益等方面产生积极的作用。

HIS 系统功能多而复杂，但各项功能的操作使用应简易方便，一个很难学会而被用户排斥的系统无法成为一个成功的应用系统。

综上所述，系统功能应该完整而不臃肿，实用而不奢华，这才是系统功能的完整性和实用性的完美结合。

（2）系统功能的规范性

前面已提到，HIS 各项功能的法规性要求比一般管理信息系统更高、更严格，不规范的功能会造成管理上的漏洞，引起医疗纠纷。所以在系统功能分析时必须分析哪些功能是规范的，哪些功能是可以根据医院要求修改的。

同时，还应该分析系统不应该具有哪些功能，或者不允许提供哪些功能，即哪些功能操作是禁止的。例如，系统不应该具有遇到患者欠费时就拒绝医嘱录入和自动停止执行或拒绝发药的功能；不应该提供收费员任意更改发票金额的功能；不应该提供库管员不通过出入库事务而直接修改库存量的功能等。

至少现阶段不允许 HIS 代替人们做出任何决策，HIS 只能为人们的管理决策提供各式各样的尽可能充足可靠的数据信息，然后由人们做出最终的选择和抉择。无论这种管理决策是直接或间接影响患者医疗事务，还是直接或间接影响医院管理事务，HIS 都不能代替医护人员和行政管理人员做出决策，也不应该限制人的决策行为。HIS 不应该也不允许为任何错误的决策承担责任。

对于重要数据的修改，系统必须提供有完整痕迹的修改功能，预防利用计算机犯罪，同时还要具有相关数据的同步修改功能。对于这些数据的删除，系统只能提供逻辑删除功能（标注删除标记），而不做物理删除，使数据从系统中消失。

（3）系统功能的科学性

首先，明确 HIS 的建设是医院现代化的必要技术手段和基础建设，它为管理和各项业务服务。系统功能应服从管理和各项业务的需要，这也是系统功能分析的基本点。

其次，要注意到，HIS 不仅用计算机代替了手工，更重要的是将医院管理提高到一个新的阶段、新的层次。所以，HIS 并不完全是旧的手工系统在计算机上的复制，而是一个新的、具有更强大功能的、更加科学的系统。所谓更加科学,就是根据新系统的目标与要求,确定新系统的管理模型,对业务操作流程进行优化,以求更加合理、更高效,能更好地为医院和患者服务。另外,对原系统存在问题的分析及解决方案都应在新模型中体现。为此,新系统的实施又会要求对管理和业务上的有些环节进行改革。

所以 HIS 是一项综合工程,系统功能分析应由多方面专业人员共同参与研究。其中,业务方面的人员和专家是主体,计算机方面的人员和专家的主要工作是实现和配合分析,双向复合型人员和专家是二者之间的桥梁。"三位一体"才能使新系统的管理模型和对业务操作流程的优化方案真正做到更加科学。

对于管理或业务的需求与系统功能的实现出现不一致,或是管理上一时难以改变,或是系统功能暂时无法实现等情况,需要相关人员以及有关领导(或主要领导)参与,认真地分析问题的性质和程度,研究确定最佳综合解决办法。这时候不能简单化,以免走向两个极端:过分激进(改不了也得改)和过分保守(能改也不改),这两个极端均无利于系统的建设。

(4) 系统功能之间的关系

HIS 是一个整体,各个子系统中不同层次、不同类型的功能运行于医院中密切相关的部门之间。因此,这些功能相互之间直接或间接地有着许多联系。而从系统工程的角度,在系统功能上,如果这些功能联系过紧,或者相互之间过分制约、过分依赖,都是不利的。常见的联系有以下 3 种。

① 互相依存。有时两项功能之间是互相依存的,例如,必须有 A 功能,才能有 B 功能。举例来说,在门诊用药处方划价收费处理过程中,如要具有按照当前门诊药房的库存量是否满足本处方的需求量来判断是"有药→收费→患者去药房取药"还是"缺药→医生修改处方"的判断功能,则在门诊药房必须同时具有完善的库存管理功能,特别是窗口发药时,具有实时消减库存量的功能,否则前面的判断功能无法实现。

② 互相排斥。有时两项功能是相互排斥的,有了 A 功能,就不能有 B 功能。例如,医院物价部门拥有全院的收费标准统一维护功能,收费窗口则不能提供收费标准的增、改、删功能,否则将会造成数据的不一致和混乱。

③ 数据共享。几乎所有子系统都共享着系统内的全部的标准字典。

(5) 系统功能的时序性

医院因资源或经费的限制,近期内无力建设一个完整的 HIS,这时可以先实现一部分功能,暂缓另一部分功能的开发。即使全部功能都要实现,也要有先后顺序的计划。所以,在分析系统功能时不仅要分析系统应该具有哪些功能,还要从以下几方面分析这些功能的时序性,即分析哪些是必须在先,哪些可以在后。这项分析也是今后制订系统实施计划的重要依据。

时序性首先要服从医院管理的需要和条件。例如,医院刚改造好门诊大楼,病区尚待整理调整,那么医院从管理上就应要求先建设门诊系统。

一般在实施 HIS 项目时,门急诊信息管理、住院患者信息管理、病房医嘱管理、财务信息管理、医院药品信息管理等功能往往会首先实现,而其他功能尽管在医院管理中也很重要,且同系统的主要目标均有联系,但由于资源的限制,或者其他信息可以从其他子系统间接地获取,因此这些功能往往会放在后面实现。

如上所述,有时两项功能之间是相互依存的,必须有 A 功能才可能有 B 功能,那么应该先实现 A 功能再实现 B 功能。例如,药名、规格、药价的管理功能必须在先,库存管理功能在后,否则,库存管理无从管起;住院患者信息管理、病房医嘱处理在先,病案管理在后,否则病案管理方面接收不到相关数据,需要重复录入数据,这样不仅费事,还容易造成系统内部数据不一致;一线窗口事务和部门管理功能必须在先,院长综合查询功能在后,否则院长查不到任何信息。

（6）系统功能的单元性

分析系统功能时不仅要分析系统应该具有哪些功能,还要细分这些功能的基本单元。例如,药品调价这项功能由负责药品调价的专人(多为药品会计)负责,这是一个基本功能单元,而有的医院会把这项功能分为西药调价由西药库管理人员负责,中药调价由中药库管理人员负责,那么系统功能分析时就要将这项功能细分为西药调价和中药调价两项功能单元,今后系统设计以及模块划分时也做同样处理。

分析系统的各个操作单元应该分清楚其操作对象,这个操作单元可能是一个班组,也可能是一个人。这不仅是今后系统设计、模块划分的依据,而且是用户划分和用户权限定义的依据。

（7）系统功能的地域性

HIS的功能具有普遍性,即全国的医院都具有这些功能,这时分析系统功能的基本点,但同时也要分析系统功能的地区性差别。例如,有的地区对药品管理要求管到产地,不同产地的同一种药,要作为不同的药来管理,有的地区就不需要;另外,不同地区的医保和公费医疗政策运作方式不同,系统处理功能和方式也有相应的差别。

不仅不同地区有差别,不同医院间也有差别。例如,儿童医院对药品的最小单位(片或支)还要进一步拆分,经常有用几分之一支的药量,收几分之一支的药费的处理要求,而在一般医院,都是按最小单位来计价收费的。

（8）系统功能的适应性

系统功能都是基于医院的管理模式,其中很多都是与政策有关的,随着时间的推移和政策的变化,会对系统提出新的要求,相应的功能也要及时调整。所以,系统要具有一定程度的灵活性,尽可能多地提供客户可定义的功能,以适应这种变化。

HIS与手工管理方法是互相并存,互为支持的。医院中不可能一下子全部实现计算机管理,总是有些部门实现了计算机管理,而有些部门仍为手工方式。在信息系统的建设过程中,即使同一部门,也可能是一部分人或一部分工作实现了计算机管理,而另一部分人或另一部分工作仍为手工方式。

所以,HIS应具有能适应上述两种方式相互协调的能力,如接受手工单据录入,输出供手工操作的文本、卡片、单据等数据衔接功能。

（9）系统功能的容错性

就其本质而言,系统功能分析是指分析系统应该能处理什么事情、完成什么任务。但在系统的操作运行过程中,难免会有各种各样的问题和错误。这些问题和错误有的是人为的,有的是设计时没有考虑到的,如果不及时排除纠正,就会出问题,还会传递到下一环节,例如,一个人的属性中没有性别,年龄达到4位数等。所以系统在执行特定功能时,应检测数据的合法性、逻辑合理性,并及时予以提示,排除这些问题和错误是必要的,这就是系统功能的容错性。

系统容错功能应从多方面采取措施实现。要靠系统的容错性来解决出现的所有问题和错误是不可能的,管理上的规范和操作人员的严格细致与熟练是必要的。

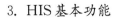

3. HIS基本功能

作为计算机系统的一种管理信息系统而言,HIS本质上具有对数据和信息的采集、存储、处理、传递和提供5个基本功能,满足所有授权用户对信息的需求,满足各种业务处理的功能需求。

(1) 数据和信息的采集功能

系统必须具有数据和信息的采集功能。系统中任何处理功能,乃至分析决策无不依赖这些数据资料,如果把系统看作是一个工厂,那么数据资料就是原材料。

原始数据和信息的采集主要是在各项业务处理的第一线进行(如收费窗口、库房、病房、医技科室等),尽量确保数据在何处发生,就在何处采集。只有在一线采集,才能确保数据的实时性和真实性。原始数据和信息的采集要实时、及时,管理和监控措施才能及时有效,否则信息的时效性就会降低;采集的原始数据和信息必须真实、正确,这样系统的处理结果才会正确,才会有价值。

根据原始数据和信息的采集性质和形式的不同,采集的方法和手段也不同。大部分是通过键盘录入或其他各种形式(如条形码、磁卡、IC卡等)。近年来,随着大型自动化仪器设备的智能化,实验室系统、医学影像处理系统的建设,HIS可从这些仪器的输出端直接接收结果数据和影像。

(2) 信息的存储功能

系统必须具备存储信息的功能。医院的数据资料是非常宝贵的医疗资源,它对医疗、管理、科研和教学都有着不可估量的价值。数据资料除了包括原始资料外,还包括人和系统对原始数据进行处理后所得到的结果。

不仅当前工作要利用数据资料,在今后工作中也要利用它,对它的利用将不受时间与空间的限制。医院的各项业务每天都在产生大量的数据,这些数据要保留一定时期,有些则是要永久保留的,所以数据量极其庞大,且是与日俱增的。因此,要高度重视数据资料的存储管理。系统应该具有很完善的存储管理功能、措施和制度。

在涉及信息的存储问题时,要考虑存储量、信息格式、存储方式、使用方式、安全保密等问题。

当前工作正在使用的数据,应保存在当前工作机内,一般都利用硬盘存储。由于医院数据量大,经常会因此降低系统的运行速度,出现数量与日俱增、速度与日俱慢的情况。所以,应该采取分库存房的办法,即建两个数据库,一个是当前工作库,用于日常运行的所有功能;另一个是历史工作库,主要用于历史数据的查询。系统应提供数据自动转移功能,一般是在每天夜间运行这项功能,每天转移一批数据,使当前工作库的数据量基本保持在一个定量,以保证系统运行的速度。

系统应由完善的数据复制(备份)功能,为防止发生意外事故,对备份的数据资料进行异地存放是必要的。

(3) 信息的加工处理功能

系统必须具备对数据进行各项加工处理的功能。此项功能是整个系统功能的主体,对已经收集到的信息进行各种各样的加工处理,以完成系统承担的各项业务,可以使信息更有意义,提高其利用效率。

对数据的各种加工处理的功能,几乎囊括了从"原始数据资料输入—处理—结果输出到机外"的全部处理功能。HIS对数据的各种加工处理功能的要求与方式有很多,系统功能分析的工作基本上都围绕这些要求与方式所进行。

各部门、各子系统不仅对数据加工处理的逻辑功能要求不同，而且对加工处理的性能要求也不同。各事务处理的第一线，如窗口、病房对加工处理的速度要求较高。对于同一批数据，由于使用目的不同，加工的方式不同，得到的结果也不同。如同样是药品的采购数据，为库管员提供的加工处理功能和结果与为院长查询系统提供的加工处理功能和结果就不同。

（4）信息的传递功能

系统必须具备对数据进行传递的功能。HIS 是在全院范围的大规模的网络环境中运行的一个整体，各部门、各子系统在系统上处理自身业务，实现自身功能的同时，时刻都在为系统提供各种各样的信息，又时刻都在从系统中得到各式各样的信息，即系统时时刻刻都在进行着数据信息的传递。

信息的传递问题如果解决得不好，经常成为系统运行效率的瓶颈。在涉及信息的传递问题时，要考虑传递量、传递方式、传递速度等问题。所以信息的传递是与信息的存储、系统的结构结合在一起统筹考虑的。

（5）信息的提供功能

系统必须具备向用户提供信息的功能。医院耗费大量资金建设信息系统，其目的就是要利用信息系统为各项工作服务。它必须具备提供信息的手段、机制，以供使用者利用，否则它就不能实现其自身的价值。

信息系统的服务对象是管理以及医院的各项业务，应为医院及其所属各部门提供患者医疗信息、财务核算信息、行政管理信息和决策分析信息。

信息的提供与利用是五个基本功能中的核心，一切功能都与其息息相关。它是系统建设的出发点，也是系统建设的归宿。

信息的种类和服务对象不同，其表达和提供信息的方式也不同。信息表达的方式一般有数字方式、文字方式、表格方式、图形方式以及图像方式。信息提供的方式一般有屏幕方式、打印方式、绘图方式以及电子文件方式。

4. HIS 功能体系

HIS 的五个基本功能作用于医院的各部门、各种性质的业务活动，实现着多种多样的业务功能，支持医院及各业务部门承担的任务和处理的各项业务。人们通常说的 HIS 的系统功能，实际上指这些业务功能。

HIS 的功能不但非常丰富，而且错综复杂，绝对不是一张二维或三维表所能概括的。它是一个十分庞杂的业务功能体系、一个多维综合的整体。从不同的侧面看，它有着各自不同的一整套功能，以下将从 8 个不同层面来分析其功能体系。

（1）按处理的信息分析

按处理的信息分析，HIS 具有 2 大类功能：① 管理信息处理功能，如物资管理、划价收费；② 临床信息处理功能，如医生工作站功能、检验科接收医嘱和检验结果采集发送。这两大类功能再按部门和职能，又可分为几十项。

（2）按功能的层次分析

按功能的层次分析，HIS 具有各层次的功能：① 窗口一线事务处理功能，如门诊挂号；② 部门级管理功能，如药剂科采购计划审核；③ 院长级决策支持功能，如提供上年财务核

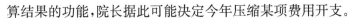

算结果的功能,院长据此可能决定今年压缩某项费用开支。

（3）按专业深度分析

按专业深度分析,HIS具有3个级别的功能:① 一般日常事务处理功能,如入院通知功能、划价收费功能;② 专业业务支持功能,如药理咨询;③ 专业知识处理功能,如疾病诊疗支持。

（4）按任务分工(职能)分析

按任务分工分析,HIS具有4大类功能:① 医疗支持与管理功能,如医嘱处理;② 管理支持功能,如财务核算;③ 科研支持与管理功能,如科研成果一览表功能;④ 教学支持与管理功能,如进修人员安排计划功能。

（5）按运作阶段分析

按运作阶段分析,HIS具有4个阶段的功能:① 计划功能,如制订各科开诊时间和就诊人数计划;② 执行功能,如按上定计划进行挂号;③ 管理功能,如按上定计划加强门诊医生出勤管理;④ 控制功能,如根据实际就诊人数情况调整门诊计划。

（6）按系统前后台分析

按系统前后台分析,HIS具有2大功能:① 前台应用系统功能,如上述各项功能;② 后台系统支持与系统管理功能,如服务器端的集群功能、数据备份等。

（7）按空间范围分析

按空间范围分析,HIS具有两大功能:① 院内信息处理功能,如上述各功能;② 院外系统衔接功能,如与医保系统接口、与厅局系统接口。

（8）按运行环境分析

按运行环境分析,HIS具有2大类功能:① 联网运行功能;② 脱网单机运行功能。

一个完整的 HIS 应该具有上述不同层次、不同方面的功能,还要合理、相互协调、有条不紊地编织集成在一起。

5. HIS 功能划分结果

HIS 是不同任务、不同层次的部门间互相交叉的网状系统。每个部门的功能与数据之间的逻辑关系比较复杂、凌乱,因此仔细认真地分析系统的信息加工过程,按照系统总体目标的需要,依据上述的原则和总体要求,兼顾上述 8 个侧面,运用一定的方法,对系统的所有功能谨慎地、科学地划分和选择子系统是十分重要的环节。

一个子系统通常包含一群关系密切的功能,一个高层模块对应其中的一组功能,而一个底层模块则对应其中的一项功能。

子系统的划分要遵循高内聚、低耦合的原则,即尽量保持每个子系统的相对独立性。每个子系统内部应该有着密切的逻辑联系,而各子系统之间则是关联性越弱越好,只能容许其保持共享数据库数据的关系。只有严格遵照此项原则划分和设计的子系统才能实现子系统的功能拆分与组合。

子系统的划分要尽量不打破现有的组织体制,要量力而行,照顾手工处理时的组织形态。这与以往的文献观点也有所不同,以往的文献经常强调子系统划分要尽量摆脱现有的组织体制的约束,实现"理想化的划分"。但事实上,这是不可能的,也会给今后的工作带来很多麻烦。在实施 HIS 的过程中,遇到医院的管理方式、组织体制上有不合理、不规范的地方时,要与医院领导商量,进行调整。不能调整的,在不违反有关法规、原则的前提下,酌情处理。

子系统的划分要便于 HIS 的分阶段开发与实现,便于系统的拆分和组合,要为今后包括患者医疗信息管理在内的完整的信息系统的开发工作打下基础,给模块的增添留下余地。

　　HIS 所包含的内容渗透到医院所属的所有科室,从行政到医疗,从教学到科研,没有一个单位不同其他部门进行信息沟通,系统应选择那些与系统总体目标关系密切的子系统,即与医疗、决策管理、财务、经济核算密切相关的子系统。

　　HIS 功能划分结果如图 2-6 所示。

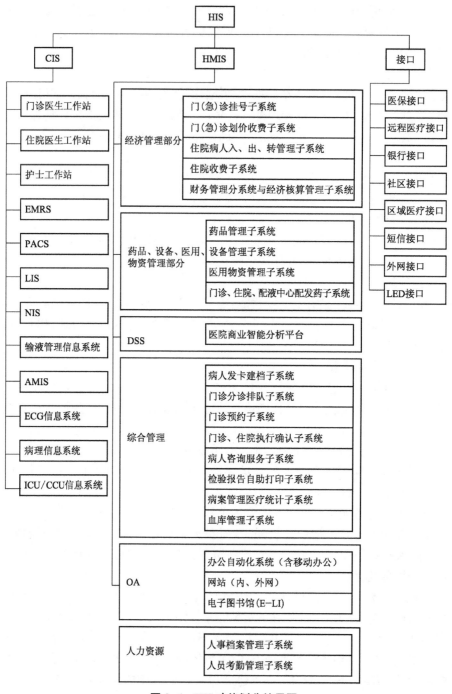

图 2-6　HIS 功能划分结果图

第三章

电子病历系统(EMRS)

　　我国医院已进入了数字化和信息化时代,大型的数字化医疗设备在医院中使用,各种医院管理信息系统和医疗临床信息系统正在普及。医院信息化使医院工作流程发生了改变和创新,并使医院得到了全面发展,也为电子病历(electronic medical record,EMR)的推广和应用提供了良好的现实条件。电子病历系统(electronic medical record system,EMRS)既是一个面向医院管理层的信息系统,又是一个面向科室的信息系统。EMRS 面向临床医生,满足医生日常书写病历的需求,它包括病历书写、医嘱下达、开检查(检验)申请单、查询报告单、填写首页等功能。它将患者在院期间的所有医疗信息通过计算机管理,并给医生临床工作提供许多有益帮助,是一个真正意义上的临床信息系统。通过 EMRS,可以将传统病案中的大部分内容电子化。EMR 的应用可以改变患者信息资料的交换与存储方式,优化医院服务流程;实现临床信息系统自动化,更好地满足临床医护人员应用需求;实现医院行政管理的信息化和自动化,辅助院领导全面掌握医院各方面情况;为科学决策支持系统建立、扩充新的数据资源。

第一节　EMR 概述

一、EMR 概念

1. EMR

　　国家卫生部颁发的《电子病历基本架构与数据标准》中 EMR 的定义为医疗机构的医务人员对门诊、住院患者(或保健对象)临床诊疗和指导干预所使用的信息,系统生成的文字、符号、图表、图形、数据以及影像等数字化的医疗服务工作记录,是居民个人在医疗机构历次就诊过程中产生和被记录的完整、详细的临床信息资源,是静态的概念。EMR 具有主动性、完整和正确、知识关联、及时获取等特征,是医疗机构对门诊、住院患者(或保健对象)临床诊疗和指导干预的数字化医疗服务工作记录,是信息技术和网络技术在医疗领域的必然产物,是医院病历现代化管理的必然趋势,其在临床的初步应用,极大地提高了医院的工作效率和医疗质量,但这还仅仅是电子病历应用的起步。

2. EMRS

EMRS是基于计算机和信息网络的电子病历收集、储存、展现、检索和处理系统,主要指系统功能方面,是动态的概念。尽管从概念上可以严格区分EMR与EMRS,但由于二者关系非常紧密,常用EMR统称EMR与EMRS。EMRS不仅是病历的电子存储,而且是整个医疗过程的全面信息化。医护人员需要更简洁高效的工作流程,利用精简和自动化的工具来代替重复劳动,提高效率,把时间用于对患者的护理和技能提升;需要更便捷、更直接的集成技术,整合医学影像、病理、超声、胃镜、检验、监护、麻醉、医嘱、护理等20多个临床业务子系统,可以建立全功能的医生工作站和整体护理信息系统;依托院区局域网,建立互联互通、在线协同的医护诊疗工作站,形成"闭环医嘱链",实现医药护技全岗位协同,临床辅诊全科协同,下达执行、检查报告全过程协同,较好解决部门独立、条块分割、各自为政的现状,从而全面提高临床诊疗效能。利用信息系统,综合新医改,明确提出"以医院管理和电子病历为重点,推进医院信息化建设"的要求后,各地纷纷加强电子病历系统的建设,并在提升医疗质量、优化管理流程等方面取得了一定进展和成效。

二、EMR国内外研究水平和应用现状

1. 国外现状

早在2007年2月21日,致力于卫生信息标准开发的国际组织HL7宣布《电子病历系统功能(ANSI/HL7 EHR)》(以下简称EHR功能)获得美国国家标准局(ANSI)正式批准,成为世界上第一个关于EMR的国家标准。在1970年代,荷兰和英国的社区医疗系统就已使用EMR记录患者就诊情况,在改善疾病的统计质量上起了很大作用。进入21世纪,EMR已经在美国、日本、英国、新加坡、荷兰等国家有了相当程度的研究和应用。其中,美国是研究EMR最早的国家,并且居世界领先水平。2003年,美国13%的医院使用EMRS,到2004年底增加到19%。目前美国政府已在全国范围内大力推广、普及EMR的应用工作。例如,印第安纳大学医学分校利用EMR预测癌症早期患者的死亡率,波士敦EMR协会正在研究通过互联网传输急救患者的EMR问题。日本EMR发展方面起步较早,政府认可其法律地位,2006年,厚生省在全国推广静冈县的EMRS,政府投入8 800万日元对该系统进行升级并免费在全国推广。英国在EMR发展上,采取了完全由政府主导的策略。目前,英国已将EMR的IC卡应用于孕妇孕期信息、产程启示及跟踪观察。新加坡卫生部为了推动EMR的建设,专门成立了医药法律工作小组,探讨患者健康资料流转、患者隐私、病历保密等医药法律问题,并为此起草了必要的法律、道德和政策性框架。荷兰的EMR的格式由全国医师协会的委员会制定,然后由几个制造商进行开发,据统计已有60%以上的家庭医生使用了EMR。

2. 国内现状

1994年卫生部提出"希望到本世纪末,我国将有若干家医院能够真正实现完整的EMRS"。经过20多年来的研究和发展,我国的EMR也得到了突飞猛进的发展,HIS已粗具规模。特别是随着国家"金卫"工程的展开,许多医院相继建立起医院范围的信息系统,

为我国 EMR 的研究和应用奠定了坚实的基础。国家卫生部监制的"金卫卡"将向全社会推出,患者可在医院通过计算机网络直接和银行、医保中心和保险机构联网。"金卫卡"可保存持卡人终生的医疗保健信息,使患者的医疗活动变得简单、方便、快捷。"军字1号"工程的广泛使用,对我国电子病历的发展必将带来深远影响。"军字1号"系统实现了由传统的医院信息系统向电子病历系统的过渡,"军字1号"包括了医生工作站、护士工作站、手术、检查、检验及费用结算等多个功能模块。其中医生工作站是传统的医院信息系统向 EMR 迈进的主要环节,也是 EMR 丰富内容的集中体现。"军字1号"医生工作站面向临床医生,提供了开立医嘱、书写病历、开立电子申请单、查询报告单等功能。目前国内已有较多医院初步建立起 HIS、LIS 和 PACS,已能初步产生数字化的病历文件。但由于现有病历文件本身的缺陷,患者在各医疗机构就诊的医疗信息(包括文字、数据、图像)在医院之间和社区服务中心之间以及医院与社区服务中心之间在不能相互传输、调阅和利用,给医疗资源造成浪费,并在一定程度上影响了患者的治疗效果。于是,在 HIS 中引入了 EMR。目前我国进行的经济体制和医疗体制改革中,EMR 的引进可以提高医院管理的科学化程度和质量,提高日常医疗工作质量和效率,同时做好医疗信息的社会化服务,为政府医疗行政部门和国家有关决策部门提供更加真实准确的数据,避免资源浪费,达到信息共享。香港特区医院管理局推出了患者卡(patient card)来记录患者检查、检验结果、X 片、CT 片及处方等完整的医疗过程。2005 年香港 40 多间公立医院,引入了一个全球最大的 EMRS,把患者的临床放射诊断影像存储,并能透过内网提取及发放,节省了传输时间,加快了医生诊断。不过,这个新系统也只能处理放射诊断影像等病历,仍然无法处理综合性病历、医疗报告等。在国内,法律上还没有明文规定病历电子化的合法性,EMRS 的发展尚处于初级阶段,仍然存在很多问题待解决。经过了近 20 年的发展,许多医院相继建立起医院范围的信息系统,为我国 EMR 的研究和应用奠定了坚实的基础。国家卫生部监制的金卫卡将向全社会推出,可保持持卡人终生的医疗保健信息,持卡人可通过计算机网络直接和银行、医疗保险中心、保险机构联网,使医疗活动变得简单、方便、快捷。

目前国内的 EMR 多采用 Word 文档格式,医生可以选择模版录入。Word 格式虽然操作简单,但其真实性却遭到质疑,电子病历中没有医生签字,并且修改过的日期、内容等经过覆盖,无法查询原始记录,而丧失了法律效力。就现阶段而言,国内的 EMR 刚刚起步,缺乏行业规范标准,使得各个医疗信息系统的格式不尽相同,表现形式上局限于文字的处理,还没有真正体现出计算机化管理的优势,不利于信息的管理、传递与共享。在我国部分医院已建立起相当规模的计算机网络信息管理系统,但由于各种主客观原因,导致电子病历的结构化和标准化做得仍不够,此外,国家在政策、法律上尚未对电子病历的法律效力给出明确的要求和规范。这些因素制约着国内电子病历的发展。我国发布的《关于深化医药卫生体制改革的意见》,明确提出大力推进医药卫生信息化建设。在医疗服务领域,着力推进以医院管理和电子病历为重点的医院信息化建设,充分利用现代管理和信息技术,提高医疗服务质量和效率,预防和减少医疗差错,控制和降低医疗费用,促进解决社会关注的"看病难、看病贵"等问题。按照国务院医药卫生体制改革领导小组的总体部署,为加强我国电子病历标准化和规范化建设,配合公立医院改革试点工作,自 2008 年起卫生部信息化工作领导小组、卫生信息标准专业委员会、统计信息中心、卫生部有关业务司局和国家中医药管理局等部门共同组织相关业务单位、医科院校、试点医疗机构和大批专家,开展了国家

EMR信息标准基础与应用研究以及数字化医院试点示范建设,取得了包括《电子病历基本架构与数据标准》在内的多项重要成果。《电子病历基本架构与数据标准》是我国卫生领域制定、发布的首部国家级具有中西医结合特点的电子病历业务架构基本规范和数据标准,主要包括2部分共计6个模块内容:第一部分是"电子病历基本架构",包括①电子病历的基本概念和系统架构,②电子病历的基本内容和信息来源;第二部分是"电子病历数据标准",包括③电子病历数据结构,④电子病历临床文档信息模型,⑤电子病历临床文档数据组与数据元标准,⑥电子病历临床文档基础模板与数据集标准。电子病历的各项规范和标准是一个不断研究和补充完善的过程,将随着业务发展和实际需要在今后应用中不断优化、不断发展。

第二节 EMRS主要模块

一、EMRS架构

EMR是CIS的核心部分,由医疗机构为患者创建、使用和保存电子病历;EMR和其他系统接口传递信息获取数据,并且统一存储和进行管理。EMR的体系架构符合健康档案的时序三维结构模型,健康档案系统架构是通过数据元建立的一个数据集。三维结构第一维x轴是生命阶段;第二维y轴是健康和疾病问题,即在x轴的不同阶段出现疾病问题;第三维z轴就是针对y轴问题所采取的卫生服务活动。三维在电子病历中分别代表:患者就诊时间、所患疾病和医疗服务活动或干预措施。

系统架构:系统分为首页、病程、医嘱和检查4个部分,各部分数据之间相互关联、整合、共享。其中病程包括以下9个功能模块。

(1)住院志模块:用于住院志书写。

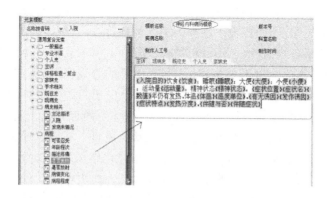

图3-1 病历模板定制实现界面

(2)病程记录模块:用于连续编排的病程记录书写。

(3)其他记录模块:用于不连续编排的病程记录和某些特殊病程记录书写。

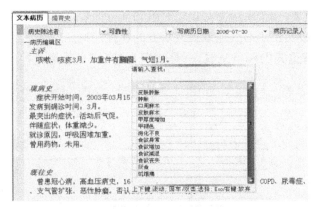

图 3-2 病史信息中列表功能的实现界面

(4)检验申请模块:用于检验申请单书写和检验结果查询。

(5)检查申请模块:用于检查申请单书写和检查结果查询。

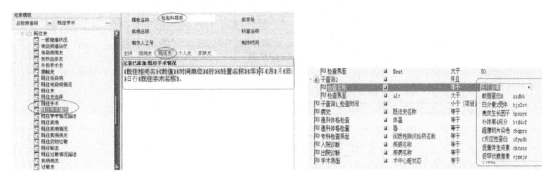

图 3-3 输入模块实现界面 图 3-4 检查项目列表功能实现界面

(6)知情文件模块:用于知情同意书书写。

(7)数据栏模块:用于住院志、病程记录、其他记录、检验申请、检查申请和知情文件6个模块的关联信息,以及检验、检查结果信息的共享。

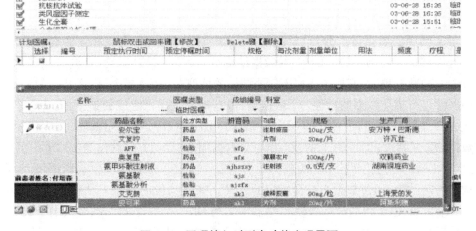

图 3-5 医嘱输入时列表功能实现界面

（8）质量监控模块：用于病历书写规定时限和部分内容形式质量监控。

（9）扩展接口模块：用于与其他系统或功能的连接。

以上功能模块着重突出两条主线，一是病历文件，二是质量监控。模块之间信息共享通过数据栏实现。

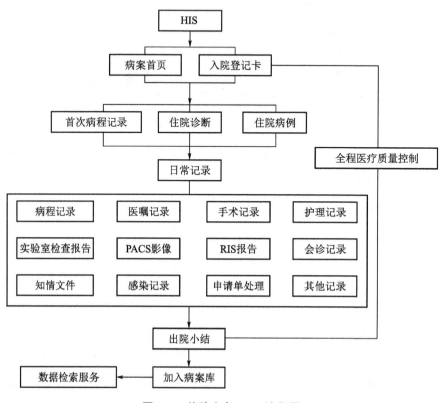

图 3-6　住院患者 EMR 流程图

二、EMR 数据分析

EMR 在医院内部通过文档形式来记录各项医疗活动，因此，文档是 EMR 的主要组成部分。将文档中的数据设定分类、层级关系，其中有包含、被包含或相互嵌套关系，便于对文档进行管理、归档、调阅等。EMR 的数据结构分为 4 层：①数据元：是数据标准化后不可再拆分的最小数据单元，它位于 EMR 数据结构的最底层，通过标志、定义、表示和允许值等一系列属性进行描述数据的特性。②数据组：由基本的数据元组成的集合，但其除了数据元还能包含嵌套的数据组，因而具有层次性结构。数据组通过数据元赋值，如症状、手术、用药等数据。③文档段：即逻辑上的段，由若干数据组组成。文档段作为 EMR 中的段落章节，对生成 EMR 结构化架构和数据检索十分有益。文档段的数据提供临床语境，为数据元定义增加特定约束，通过数据组获得特定的定义。如文档段的目录有体格检查、主诉、病史等。④临床文档：位于数据结构最顶层的临床文档，是一个完全的信息对象的定义，一个临床文档局部在某时间段内保持不变，由一个受委托的人或组织维护，文档鉴定适用于整个

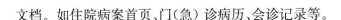

文档。如住院病案首页、门（急）诊病历、会诊记录等。

三、病历系统的记录内容

1. 概况

（1）患者基本信息。

（2）基本健康信息。

（3）卫生事件摘要。

（4）医疗费用记录。

2. 门（急）诊诊疗记录

包括的子记录分别为：

（1）门（急）诊病历：分为门（急）诊病历、急诊留观病历。

（2）门（急）诊处方：分为西医处方和中医处方。

（3）门（急）诊治疗处置记录：指一般治疗处置记录。

（4）门（急）诊护理记录：指护理操作记录。

（5）检查检验记录：分为检查记录和检验记录。

（6）知情告知信息：指医疗机构须主动告知患者和（或其亲属），或需要患者（或患者亲属）签署的各种知情同意书。

3. 住院诊疗记录

包括的子记录分别为：

（1）住院病案首页。

（2）住院志：包括入院记录、24小时内入出院记录等。

（3）住院病程记录：包括首次病程记录、日常病程记录、上级查房记录、疑难病例讨论、转科记录、抢救记录、会诊记录、术前讨论、术后首次病程记录、出院小结、死亡记录、死亡病例讨论记录等。

（4）住院医嘱：分为长期医嘱和临时医嘱。

（5）住院治疗处置记录：包括一般治疗处置记录和特殊治疗记录两部分。

（6）住院护理记录：包括护理操作记录和护理评估与计划两部分。

（7）出院记录：无子记录。

（8）检查检验记录：与门诊检查检验记录相同。

（9）知情告知信息：与门诊知情告知信息相同。

4. 健康体检记录

指医疗机构开展的，以健康监测、预防保健为主要目的（非因病就诊）的一般常规健康体检记录。

5. 转诊（院）记录

指医疗机构之间进行患者转诊（转入或转出）的主要工作记录。

6. 法定医学证明及报告

指医疗机构负责签发的各类法定医学证明信息，或必须依法向有关业务部门上报的各

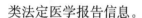

类法定医学报告信息。

7. 医疗机构信息

指负责创建、保存和使用 EMR 的医疗机构法人信息。

以上内容具体解释见《电子病历基本架构与数据标准》

第三节　EMRS 特点和意义

一、EMRS 特点

（1）建立结构化病历。将住院志分为 4 类，基本内容定义为 14 项，病程记录定义为 26 项主项，自定义子项，采用结构化存储。

（2）提供自由文本录入和结构化或半结构化数据录入两种录入方式。如常见症状、体征及关键词等结构化或半结构化数据模板。

（3）实现各种病历数据元素的整合、检索和共享，使患者信息资源得到有序、有效的整合与利用。如系统定义的数据可以自动生成，各种检查申请和诊疗申请可自动写入医嘱等。

（4）屏蔽外部文件复制，即其他患者的文本和系统之外的文本不能复制，患者本人的文本和系统提供的"知识库"内容可以复制。

（5）具有高度的安全性，以保证患者信息的真实性。

（6）特殊打印功能。从形式上具有重打、续打、选页打印；从内容上具有原件打印和清洁打印，清洁打印即屏蔽修改过的记录，使文件版面整洁清晰。

（7）对病历书写时限和部分病历内容能实时监控。

（8）在线预警，为临床医师提供实时性辅助提示。

（9）建立在线帮助知识库。如医疗护理技术操作常规库、疾病治愈好转标准库、症状库、体征库和临床用药手册等 20 个知识库，辅助临床诊断、用药和检查决策。

（10）病历信息查询、检索、统计和分析。

（11）辅助临床教学。

（12）扩展功能。按照国际通行标准进行模块化扩展，如与 PACS 接口（DICOM3.0）、远程会诊和教学接口（TCP/IP）、兼容 HL7 接口、语音识别输入接口，以及与医疗保险和个人信息服务等系统的接口。

二、EMRS 意义

1. 确保病历书写的规范化及标准化

传统手写病历虽然有统一的首页、书写格式和规范，但书写的随意性很大，不同医生所写的病历很难统一规范，而通过计算机的统一管理，电子病历格式更易实现模式化、规范化,使病历的版面格式统一,字体类型和大小统一,专业术语的应用更科学,诊断更加规范,这些明显方便了阅读、会诊和检查等工作的进行。通过建立病历标准模板,方便同病种病历的书写。EMR 通过模板的规范化,使医生不易忽略入院记录中的既往史、过敏史、家族史,确保了平时病历书写中各种医疗制度的落实,同时对医院本身医疗质量、临床工作、学术水平、管理水平的提高均有不可低估的作用。

2. 提高临床医生的工作效率

手写病历是完全由临床医师用笔书写完成的,根据病历书写的规范,一份完整的病历包括入院记录、体格检查、专科检查、病历摘要、首次病程记录等多项,前后重复地抄写大量相同的内容,使病历书写成为医生特别是实习医生、住院医生的沉重负担,每天必须花大量的时间用于书写病历,而用于观察病情和实际操作的时间相对很少,这无形中使诊疗水平打了折扣,不利于年轻医生的培养。繁重的文字工作难免会出现“天书”的情况,WHO 不久前公布了一项统计数字:约 6% 的患者发生错误的治疗,其中医生字迹潦草是导致护士和患者错误执行的主要原因,而 EMR 将此类错误的发生率几乎降至零。EMR 的一大优点就是格式化地列出了各种记录中一些内容,如个人史、既往史及体格检查中一些具有共性的阴性体征,医生在书写时只需将发现的阳性体征记入即可,可简便进行粘贴复制,大大减少了许多重复的过程,将医生从繁重的病历书写中解放出来,提高了医生书写电子病历的效率和质量,更有利于病案质量的监控。

3. 提高医疗质量

质控人员可以通过查阅各种病历的书写情况,并将一些病历修改的信息通过提示窗口发至科室或及时公布,保证了病历完成的时效性及准确性,从而在一定程度上杜绝了医疗事故的发生。2001 年美国国立医学研究所在题为“横跨质量的鸿沟”的报告中指出,医疗事故每年导致约 9 万余例原本可以避免的死亡,而 EMR 的使用让医疗变得更加安全。医生可以随时联机检索患者的历次住院情况,了解以前的诊断思路、诊断结论、治疗过程及最终疗效;在紧急情况下,EMR 可以帮助医生人员迅速、直观、准确了解以前所接受治疗及检查的准确资料,可以迅速对患者的病情做出初步的判断,缩短了诊断时间,使治疗更及时、有效,为抢救生命赢得宝贵时间。EMR 可以确保诊疗过程的连贯性、完整性和一致性,因为从门诊、急诊到病房,所有相关的医护人员看到的均是统一格式和内容的患者病历,这就确保了所有的诊疗方案均是在充分了解患者整个病情和既往病史后做出的,而不是仅仅依赖于某一专科医生对某一局部症状的孤立或片面的诊断。美国贝斯以色列女执事(Beth Israel Deaconess)医疗中心由于使用了 EMR,急救过程中的出错率降低了 50%。

4. 降低医疗费用

虽然纸质病历全面记录了患者本次住院的整个医疗过程,但对于门诊的诊疗情况,只是做了概括性的记录,同时患者出院、病历归档后,不便于医生随时查阅。EMR 详细记录了本次诊治信息,也包含了既往史、个人史等相关信息,等于为患者建立了一份健康档案,具有终身可依赖的保健价值;同时避免了不必要的重复性医疗检查,控制了医疗费用,减轻了患者经济负担。同时医院管理层及战略决策制定者可以方便地从中提取各种分析数据,用于指导管理政策及经营战略的制定。智能化的 EMR 还可用于患者服务,如社区的医疗管理、医疗电子商务、患者健康资料查询、患者满意度调查、患者的健康教育等。因此,EMR 不但在功能上满足纸张病历的功能,且提高了超越纸张病历的服务功能。

5. 提高医疗纠纷举证能力

病历是具有法律效力的医学记录,为医疗事故鉴定、医疗纠纷争议提供医疗行为事实的法律书证,如遇到法律纠纷时,没有书写的内容被视为没有询问、检查,那么法院将视为过失,这将对医院造成很大的被动,甚至是损失。通过符合规范的病历记录,避免了语义模糊、书写潦草、缺页、漏项等问题,减少了可能出现的会对医院各方面造成不良影响的、但是可以避免的错误,为举证倒置提供有力的法律依据,不仅维护了医院和医务人员的合法权益,而且对医院名誉、经济效益都能带来益处。

6. 加强质量管理,提升服务档次,促进医院管理水平提高

实施 EMRS 后,程序设定开具一张电子处方不超过 5 种药品、毒/麻/精神类药品必须输入患者身份证号、药品配伍禁忌提醒、重复开药提醒、重复检查提醒、不合格处方的"驳回"处理等操作控制,在客观上规范了医疗质量管理,有效杜绝了重复挂号、开药、检查的实际问题,避免医生向患者随意开大处方、大检查等问题。医务科、全质办和物价审计科可以通过 EMRS 数据库方便、有效地监控到门诊医生的每一项操作,促使医院质量管理进一步提高。

7. 抗菌药物分级管理,手术分级管理,提高医疗质量

根据医院以上两项管理制度规定,将所有抗菌药物与手术分级标记,以限制各级医师越级使用抗菌药物、无资格医师越级手术,加强医疗安全,提高医疗质量。

8. 稳定和扩大病源

EMRS 为患者提供了长期健康记录,并且支持健康记录快速检索,为医务人员决策提供更多的历史参考资料,提高患者对医院的认可度。

第四节　EMRS 使用过程中的注意事项及安全机制

一、注意事项

(1) 必须做好系统数据初始设定工作。

(2) 严格安全管理。

(3) 严密组织数据切换。

(4) 保证相互之间的组织协调。

(5) 加强医务人员保密安全教育。

(6) 严格医嘱查对制度。

(7) 电子病例模板规范。

(8) 加强管理监控。

二、安全机制

（1）必须有效地解决 EMR 等医疗管理系统网上身份认证的真实性和可靠性的问题。

（2）对登录 EMR 的用户通过身份认证网关，实现对用户身份的认证，确保登录系统的用户身份的可信性。

（3）对 HMIS 中数据处理各环节（产生、传输、存储和查询）进行全面改造和完善，使之符合《中华人民共和国电子签章法》中对可靠电子签章和数据电文的要求。

（4）对临床科室的医生、医技科室的技师等与医疗活动直接相关的软件系统操作人员，在执行软件操作时进行电子签章认证，以保证医疗行为数据是授权操作产生的，操作者对其不可抵赖；软件系统中所有医疗行为数据，在其归档为历史或由历史转为现用时，同时进行电子签章认证和时间戳认证。

（5）对所有的电子签章，在其签名的同时进行时间戳认证，以保证电子签章数据的合法性、有效性。

（6）对于关键数据的存储，可选用主机加密服务器进行数据的加密，确保关键数据的存储安全。

第五节　EMR 实现方式

49

一、EMR 构架

1. 建立结构化病历是实现 EMR 的基础

患者信息具有复杂多样性和医生描述自主性的特点。EMRS 要实现对患者信息的采集、存储、传输、加工和服务，必须首先解决患者信息的有序化和结构化，这是 EMR 的基础，也是 EMR 信息后续处理的基本要求，事实证明把叙述性信息结构化是非常困难的。EMRS 依据《医疗事故处理条例》《病历书写基本规范》《医疗护理技术操作常规》及医疗卫生行业规范等，采用标准化和功能细化的方法将患者信息进行结构化存储，为实现病历信息的整合、检索、共享和监控等功能奠定了基础。

2. 开发专用编辑器是实现 EMR 的关键

因为在不同的录入过程中患者信息所定位置不明确，内容不完全相同，加上汉字编码本身的特殊性，很难确定其数据编辑规则。这种数据的随意性导致现有通用的汉字编辑器无法对其进行准确定位及自动存取，致使大量重复的患者信息无法自动生成，信息资源无法共享，质量监控无法实现，打印无法进行续打和清洁打印，以及特殊模板无法使用等技术问题。因此，必须开发一种特有的编辑器，以实现一般编辑器不能实现的特殊功能，为 EMR 带来的各种功能扩展和信息服务。专用编辑器提供了自由文本录入和结构化或半结构化数据录入的方式，对结构化存储与非结构化方式录入进行了有益探索。

3. 拥有完备的数据安全技术是启动 EMR 的保障

病历作为司法依据,其真实性至关重要。系统着力从 3 个层面加强安全性:①在病历文件层面,采用加密存储格式,在存放和传输过程中确保文件安全;实行保存修改记录痕迹技术,保证病历信息的原始性。②在系统层面,对已签名的记录不能删除;建立系统工作日志,记录登陆、退出、书写、修改、保存、签字、打印等操作;建立系统工作日志备份机制。③在管理层面,建立用户名、密码、权限;建立医生等级管理,确保谁书写,签谁的名。通过建立以上 3 个层面的技术和管理举措,较好地解决了 EMR 的安全性,从而保证病历信息的真实性。

4. 构建在线帮助"知识库"是辅助医生提高临床决策水平的有效途径

"知识库"是指系统可以通过计算机以电子方式访问和解释的医学知识集合。知识库资料主要来源于国际、国内的标准编码或名称、卫生行业的规范、各学科的经典著作等,主要用于辅助临床诊断和治疗、辅助检查结果分析、辅助合理用药、辅助疗效判断和辅助教学。知识库有利于提高医生的诊治水平和医疗质量,同时又是一种紧密结合临床实践有效的学习办法。

5. EMRS 是提高病历质量的有效措施

病历书写中存在的主要问题是涂改现象突出,随意书写病史,不适当复制造成"张冠李戴"的现象,缺某项记录内容,完成病历记录不及时和缺签名、替别人签名等。实施 EMRS 之后,以上问题得到了明显纠正和改善。①实时监控功能较好地解决病历记录内容缺项和不及时记录的问题。保证病历质量最根本的措施就是实行实时监控。但用人工进行实时监控每一份病历的质量是无法实现的。系统通过对每份病历的书写时限和书写内容形式实时监控,使病历质量监控客观、公平、易行。值得注意的是,EMRS 监控着重解决病历质量的形式问题,在此基础上,补充病历内涵质量的人为监控,对病历质量的评价才能更全面、准确。②屏蔽外部文件复制,从根本上解决了由不适当复制造成的"张冠李戴"现象。③EMRS 拥有大量的在线提示文本,提示该写什么、怎样写。只要医生认真阅读提示,并按提示执行,将使随意书写病历、遗漏重要体征等得到明显改善。④电子病历中书写签名和书写时间的记录均由系统自动生成,较好地遏制了缺签名、替别人签名,随意更改书写时间,补写住院志、病程记录以及"三日确诊"统计欠准确等人为干扰因素。⑤提供各种标准模板对规范医疗文件书写、预防医疗纠纷、沟通科间信息起到积极作用,如知情文件表述准确、内容全面、符合法律规范,作为司法证据是非常重要的。又如临床上常遇见护士与检验科之间因标本等引发争议,新开展项目尤为突出。EMRS 生成的检验单详细地提供了标本种类、容器类型、标本量、送检室和注意事项等,使护士一目了然,较好地解决了由于护士与检验科之间由于信息不对称而引发的问题。⑥EMR 是提高病历书写效率的有效方法:病历信息中有大量的数据元素是重复的。EMRS 通过自动生成患者基本信息(姓名、性别、年龄、职业、单位、住院号)、病历摘要、指定的检验结果,自动生成各种检查、检验申请单,配合各种标准模板的调用等功能,大大地提高了书写效率。同时,自动生成的文本对提高书写准确性也十分有利。

二、病历编辑器

1. 模板文字颜色的意义

模板文字使用不同的颜色,目的是为了更醒目地显示不同含意的文字内容。模板采用了 3 种颜色。

（1）蓝色为注释。注释在正文保存的同时会自动删除。

（2）红色为"关键词"或"知识库"。左键单击可调出"关键词"或"知识库"。

（3）黑色为普通正文内容。

2. 模板中各种符号的意义

模板中使用符号起到标识作用，共采用了 5 种符号。

（1）○、●为"行选择"标志符。○标识大多为阴性内容，●标识大多为阳性内容。左键单击为去除该行内容。

例如："既往史"

平时体质良好、一般、较差。

○ 无特殊疾病史。

● 何时曾患"诊断名称"。注意记录诊治情况及疗效。

○ 否认肝炎、肺结核、疟疾、菌痢等传染病史。

● 何时（年）曾患"常见传染病及地方病"。

● 曾接种麻疹活疫苗、乙型肝炎疫苗、甲型肝炎疫苗、流行性乙型脑炎疫苗。

○ 无过敏史。

● 曾有过敏，过敏源不详。

● 对青霉素、链霉素、磺胺、花粉、粉尘、油漆、鱼、虾、蟹过敏。

○ 无输血史。

● 何时（年）曾输何成分血型。

● 曾输血，成分不详。

（2）红色下画波浪线为"单选项"的标志。例如平时体质良好、一般、较差。

（3）绿色下画波浪线为"普通多选项"的标志。例如对青霉素、链霉素、磺胺、花粉、粉尘、油漆、鱼、虾、蟹过敏。

（4）褐色下画波浪线为"有无多选项"的标志。例如无咳嗽、咳痰。

3. 行选择

行选择就是选择需要的那一行文字，包括完整意思的折行文字，不需要的不选。操作方法：左键单击为去除该行内容。保留下来的内容为需要的内容。例如，"既往史"提供了 12 行内容，其中过敏史有 3 行内容供选择：如要保留"无过敏史"，则左键单击其余两行删除。

4. 单选择

操作方法：左键单击需要的内容。

例如平时体质良好、一般、较差，只能选其一。

5. 普通多项选择

操作方法：左键单击为去除的内容，保留下来的为需要的。

例如：对青霉素、链霉素、磺胺、花粉、粉尘、油漆、鱼、虾、蟹过敏。如点击青霉素、链霉素，则去除青霉素、链霉素；如点击全部则去除全部选项；如不点击则全部保留。

6. 有/无多项选择

操作方法：左键单击为有的内容，保留下来的为无的内容。

例如无咳嗽、咳痰。单击咳嗽、咳痰，则出现有咳嗽、咳痰。

7. 关键词

关键词是引导一组文字的词，用红色字表示，如意识。

操作方法：方法一，左键单击模板中已提供的红色词；方法二，拖黑模板中已提供的关键词；方法三，模板中未提供，但关键词库中有的，可单击右键或点击"编辑"(E)选择"知识库"中的"关键词"查找；方法四，在模板中没有提供关键词时，如果能准确录入关键词的名称，录入后选定文本(拖黑该词)。例如：第一种情况，模板中已提供意识一词，可用方法一或方法二，即可调出神志清晰、嗜睡、意识模糊、昏睡、轻度昏迷、中度昏迷、深度昏迷、谵妄一组文字供选择；第二种情况，如果没有提供意识一词，可在光标的位置输入意识一词，不需变红该词，按以上方法操作便可调用意识有关的内容；第三种情况，模板中既没有提供意识一词，一时又难以准确录入意识一词时，可按鼠标右键或点击"编辑"(E)选择"知识库"中的"关键词"查找，便可调用意识有关的内容。

8. 调用知识库

"知识库"是临床常用的理论、知识和工具书等资料的集合，如常见疾病诊疗规范。操作方法：方法一，左键单击模板中已提供的红色词；方法二，模板中未提供，但知识库中有的，可右键单击或点击"编辑"(E)选择"知识库"后查找。例如：左键单击常见疾病诊疗规范可自动调知识库；或者，直接右键单击或点击"编辑"(E)选择"知识库"，均可查找知识库中已有的、需要的内容。

9. 建立健全 EMR 管理体制

院方结合自身的实际情况以及工作重点，建立健全 EMR 管理体制，通过责任到人的管理方式进行患者隐私保密信息的保障工作，并且保障医院的医疗安全。

10. 对工作人员进行培训

要求进行信息录入的工作人员具有高度的责任感以及一定的专业素养，能够仔细认真地进行病患信息的录入，完成存储和传输等工作的操作。

11. 建立完善的 EMR 存储备份体制

由于 EMRS 的存储信息量很大，EMRS 在实现患者的信息长期保存的同时，需要为故障发生时的信息安全建立完善的备份体制，将数据恢复至断电前的状态，通过建立分级的数据归纳方案进行有关信息的存储。针对已经过期的病历能够实现自动归档，针对需要提取的病历能够提供联机恢复等。

第四章

医学图像存档与传输系统(PACS)

第一节 PACS 发展历史与结构组成

一、PACS 发展

1. 发展历史

自伦琴于 1895 年发现 X 射线照相术的成像方法用于医学诊断以来,经过 100 多年的技术改进和优化,医学影像这种基于胶片媒体的无损伤快速获取方法凭其高质量的诊断早已被广大医务人员所接受和认可,并且被广泛地应用于医疗诊断。

医学影像在医疗诊断中发挥着重要的作用,是医疗诊断的主要依据。医学影像这种特殊的作用使得医生在对患者进行检查时,多数情况下需要获得患者的影像和放射科医生的诊断意见,以此作为诊断依据。在整个治疗过程中,医生同样需要患者在不同治疗阶段的影像,通过对比,及时了解治疗的效果并制订今后的治疗计划。由此可见,在医学诊断和治疗过程中,要有一个机构或系统来管理医学影像和相关信息,方便不同部门的医务人员获取和观察这些信息,提高诊疗水平和工作效率。

计算机技术的诞生对传统医疗领域产生了两次巨大的冲击,使其发生了革命性的变革。一是医疗信息系统的建立,极大地提高了医院信息管理能力;另一个就是新的医学影像成像获取方式,特别是数字成像方式的引入,为医疗领域带来了又一次变革。

1972 年亨斯菲尔德(Hounsfield)引入的第一台用于临床的计算机辅助 X 射线断层照相(computed tomography, CT)扫描仪是医学成像领域的一个重大突破。由于计算机具有了强大的计算重构能力,使得 CT 可以利用 X 射线的投影图像和 Radom 变换原理,采用数字信号处理技术将 X 射线由各个方向穿透人体获得一维投影,通过 Radom 变换来重构二维断层影像。这种计算机辅助 X 射线断层成像及重构技术很快就被用于其他的成像系统,如单光子发射计算机辅助断层成像(single photon emission computed tomography, SPECT)、正电子发射断层成像(positron emission tomography, PET)和核磁共振成像

(magnetic resonance imaging，MRI)等。

伴随着微电子技术的发展和高精度数字集成电路的出现，数字技术被应用于模拟信号的采样、量化和后期处理。这些技术应用于医学领域又产生了很多新的医学诊断和成像技术。如超声(ultrasound，US)、核医学(nuclear medicine，NM)、数字减影(digital subtraction angiography，DSA)及数字荧光透视(digital fluoroscopy，DF)。数字技术的引入和计算机微处理器性能的不断提高，在促进医学成像质量提高的同时，更加方便了对患者病情的诊断和观察。如采用实时超声技术，医生可以动态地观察和评价患者的心脏供血系统。利用数字减影技术，医生可以了解静脉和动脉血管状况，从而有利于对病情的确诊。

随着信息技术的飞速发展和计算机应用水平的不断提高，人们呼唤着数字医学影像处理、存档及传输技术产生。

在1980年代初期，柏林技术大学的海因茨·U.勒姆克(Heinz U. Lemke)教授首次提出了数字放射系统(digital radiology system，DRS)的概念，并讨论了数字医学影像的传输和显示问题。不久，医学影像存档与传输系统(picture archiving and communication system，PACS)的概念就在DRS基础上形成了。

PACS是指包括医学影像采集、存储、传输和显示等过程的全数字系统。主要是指将医院内的各类X射线、CT、MRI以及超声等医学影像数字化以后，输入计算机中进行分类归档存储和处理，并通过计算机网络进行传输，使医院内各个科室和部门能够进行医学影像信息的共享，或通过远程网络传输进行远程医疗服务，使医学影像信息得到最大限度的利用。同时，采用目前高科技的数字存储设备，来替代传统的以胶片为介质的存储方式，极大地提高了影像查询检索速度，降低了人工劳动和成本。这样的信息系统，对于提高医院的工作效率、提供优质的医疗服务、提高综合诊断水平、推动医学研究和教学水平的进步具有十分积极的意义。

1982年1月由SPIE(society of photo-optical instrumentation engineers)组织在美国加利福尼亚州召开了第一个关于PACS的国际会议，在这次会议上进一步明确了PACS的概念、作用和意义。此后这项会议与医学成像会议(Medical Imaging Conference)合并，每年2月在南加利福尼亚州举行。在日本，1982年7月JAMIT(Japan association of medical imaging technology)举办了第一次国际讨论会，这项会议与医学成像技术会议(Medical Imaging Technology Meeting)合并后，每年举办一次。在欧洲，自1983年以来，Euro PACS (picture archiving and communication system in Europe)组织每年都举办会议讨论PACS。PACS的概念、作用和意义已被广大医学影像领域的研究者、医学影像设备的生产和销售商等所接受和认识，成为"医学信息高速公路"的代名词。

直到1980年代末，全世界已经有许多PACS投入实际运行了，这些可称为第一代的PACS。第一代的PACS多采用封闭的集中式体系结构，它在小范围内成功地实现了医学影像文件的有效共享。但是各PACS所采用的信息格式不相同，使得它们之间相对孤立，无法进行数据交流。

随着医学成像技术以及计算机和网络技术的高速发展，1990年代初，第二代PACS诞生了。从这时起，PACS开始遵从ACRNEMA和早期的DICOM(digital imaging and communications in medicine，医学数字成像和通信)标准，能够直接从医学成像设备采集影像数据，并具备了初步的网络通信能力。第二代PACS采用了基于Client/Server的体系结构，增强了 PACS 的互联性和开放性,使系统逐步走向大型化。

如今,可以说正是新一代 PACS 蓬勃兴起的时代,其特征是对医学工业标准的高度依赖,特别是对 DICOM 标准和 HL7(health level 7)标准的依赖。这些医学工业标准使得 PACS 内部、各 PACS 之间以及 PACS 与 HIS 等其他医疗信息系统之间进行信息和数据的交换成为可能。同时,新一代 PACS 对医学影像的质量、影像处理及传输效率提出了更高的要求。

2. PACS 研究现状

PACS 主要跟影像成像设备打交道,为了实现各个设备之间有效的通信,对标准的遵循非常必要。因此支持影像成像设备之间通讯的 DICOM 标准成为 PACS 的一个基础标准。现在对 PACS 的要求,都是需要支持 DICOM 标准的,但是 DICOM 标准本身是一个纷繁复杂的庞大体系,包含了医疗影像存储和通信的方方面面,各个 PACS 开发商对于 DICOM 标准的支持程度不一样,造成了各个 PACS 之间,以及 PACS 和医疗影像成像设备之间的交互不顺畅。既然 DICOM 标准已经成为医疗影像数字化的事实标准,就需要在 PACS 中加强对于 DICOM 标准的支持,除了简单的支持 DICOM 存储、打印、检索等之外,还需要支持 DICOM MPPS、DICOM Worklist、DICOM Structure Report 等进一步的应用,同时 DICOM 标准还在不断地修改完善之中,对于一些新增的标准,也需要得到必要的支持。

除了 DICOM 标准,还存在与 HIS 之间进行交流的 HL7 标准。这个标准实际上是 HIS 信息交流的标准,对于 PACS 与 HIS 之间的交流,通过使用 HL7 标准,可以从 HIS 获取信息,并将 PACS 的检查结果返回给 HIS。但是 HL7 标准在我国的 HIS 中实际推广得不是很好,大部分的 HIS 厂家都没有使用 HL7 标准,而是各个厂家之间自己定义接口,比如直接开放部分数据库、使用中间层软件、做成一体化软件等方式来解决 HIS 跟 PACS 的交流问题。但是这样做会导致各个接口不统一,在做系统连接的时候,将会花费大量的时间来处理和维护各个不同的接口,因此 HIS 信息交流的标准化问题势在必行的。然而直接使用现在的 HL7 标准,并不符合我国现在的 HIS 应用。在这个标准的遵从方面,还有很多工作要做。

一体化医疗机构(integrating the healthcare enterprise,IHE)是由北美放射学会(Radiological Society of North America,RSNA)、美国医疗卫生信息与管理系统协会(Healthcare Information and Management System Society,HIMSS)和其他一些专业社团、部门在 1998 年发起的一项为期五年的举措。其目的,一是通过医疗专家和产业界的合作来改善患者信息的获取,保证用于医疗决策的所有患者信息是有效的、正确的、标准的和安全的;二是应用及整合 HL7、DICOM 及 XML 等现有医疗信息及医疗影像传输标准,以减少医疗资源的浪费。IHE 定义了不同的计算机或设备间交换信息的标准过程,在医疗机构中建立起一个完善的工作流程,对于 IHE 定义的工作流程的支持,也是 PACS 发展的一个方向。

因为 PACS 处理的是大量的影像,因此存储成为一个不可避免而且是在投资上占用大量资金的问题。如何将现在日益提高的存储技术应用到 PACS 中,从而获得更大更廉价的存储空间,这一直是 PACS 开发商和医院所共同关心的问题。使用 SAN 加 NAS 的技术,可以获得非常大的存储空间,而且这个空间是可以扩展的,但是价格比较昂贵。现在又出现了性价比较高的 IDE 磁盘阵列,通过使用这种廉价的磁盘阵列,也可以获得海量的存储空间,因此将 IDE 磁盘阵列作为一个二级的存储局域网,可以获得近似无限的存储空间。

随着硬件的不断更新,PACS对于海量存储的需求越来越容易得到较小代价的解决方案。

因为每个医院的工作流程和规模都不太一样,在实际应用PACS的时候,每一个医院的应用情况都不同,这就需要将现有医院的工作流程进行建模,抽象出流程中各个关键点,做成不同的软件模块,然后将不同的模块进行组合,形成适合医院实际应用情况的PACS。这一点对于PACS的产品化是一个关键点,只有这样,PACS才能具有伸缩性和可扩展性,适用于大、中、小规模的医院。

对于PACS的研究,除了在信息化技术方面的研究,还有医疗辅助诊断方面的研究。在医疗辅助诊断方面,需要跟第一线的医疗工作者们合作,根据医疗工作的需求,增加和补充PACS中影像后处理的功能,例如三维重建、虚拟内窥镜、卷积滤镜等,以及影像自动分析计算的功能,例如喷射分数测量、疑似病灶定位等。根据不同的影像类别,在医疗辅助诊断方面还有大量的工作需要去做。

二、PACS 结构和工作流程

PACS网络中,包括基本功能性工作站和业务流程性工作站。基本功能性工作站就是PACS中必须存在的,实现PACS整个数据流转的关键性工作站。业务流程性工作站是根据医院的业务流程,将主流程进行细化,增加出来的一些完成部分功能的工作站,比如上述例子中提到的"报告处理机",就是根据录音报告的流程,增加的业务流程性的工作站。

1. 逻辑结构

DICOM网关:PACS中,通过使用DICOM网关来接收支持DICOM协议的影像设备所放送过来的影像,合并影像和患者的检查申请单,将影像通过FTP协议发送到保存影像的FTP服务器中进行存储。同时支持自动路由,在接收影像的同时将影像转发到部分设定好的诊断工作站的观片缓存中。

影像采集:通过使用视频采集工作站来采集视频输出设备的影像,然后将影像转换成DICOM格式,保存到PACS中。

预约登记:通过预约登记工作站,确认患者的报到,为患者分配诊室。

技师工作站:提供给技师使用,用于确认每一次的检查开始和检查完成,并输入本次检查的相关信息。

诊断工作站:观察患者影像,查看患者历史检查和其他相关检查的结果,为患者编写影像诊断报告。

管理工作站:对PACS中的基础数据进行管理,包括检查项目分类、影像存储设备、用户权限等。同时对存储的数据进行管理,做归档和反归档的操作。

门诊医生工作站:门诊医生为患者进行诊断时,录入诊断描述,下达影像检查申请单,浏览影像检查结果图像和报告,填写电子病历的内容。

住院医生工作站:住院医生为患者进行诊断时,录入医嘱,下达影像检查申请单,浏览影像检查结果图像和报告。

2. 功能结构

PACS主要是在整个医院诊断流程中围绕医学影像而设计的计算机系统,其目的就是

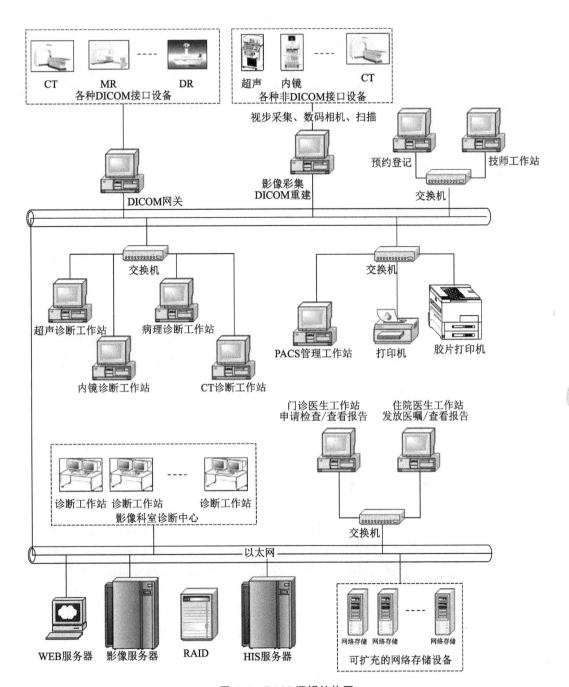

图 4-1　PACS 逻辑结构图

为了提高医学影像及其相关信息在医院诊断和交流中的使用效率和便捷性。PACS 在功能上包括以下的内容:影像采集、影像观察、影像输出、影像存储、影像报告、检查预约登记。

影像报告和检查预约登记,一般属于 RIS 环节,但是广义的 PACS 将传统 PACS 和 RIS 相结合,将影像及其相关信息的整体作为处理的对象,形成影像信息系统。

（1）影像采集包括多种采集渠道：DICOM 影像采集、视频信号影像采集、扫描仪采集、影像文件采集等。其中 DICOM 影像采集又可以分为推式和拉式。

（2）影像观察是 PACS 的重点，也是一般进行 PACS 功能演示的看点，影像观察工作站会提供多种不同的观察功能，来帮助医生对影像进行诊断，如影像放大、影像旋转、伪彩显示、影像拼接、影像对比、定位线重建、矢冠状位重建、三维鼠标、三维重建、虚拟内窥镜等。

（3）影像输出是 PACS 和外界交流的手段，包括如下几种方式：影像发送、影像打印、影像刻录等。影像发送是 PACS 通过遵循 DICOM 通信协议的标准，将影像发送到指定的程序接收端上；影像打印是影像硬拷贝的输出，通过胶片打印机或是普通纸张打印机，将获取的影像打印出来，使用户可以在不需要其他辅助设备的情况下，直接对硬拷贝的影像进行观察；影像刻录是将影像的内容和诊断结果刻录到可移动存储设备中（如光盘等），用户通过使用计算机可以观察影像。

（4）影像存储是 PACS 投资中的重点，存储硬件的选择和存储结构的设计，直接影响到PACS 长期使用的便捷、稳定和安全。

（5）影像报告是在影像观察的基础上，将检查所见和诊断结果编写成报告的过程。影像报告的操作和影像观察的操作实际上是交互的。

（6）检查预约登记是产生医学影像的前期步骤，是一个纯文本的过程，将患者的基本信息进行登记，开具影像检查的申请单。在影像采集系统中，接收到影像后，将该申请检查的患者信息和患者影像进行合并，从而完成一个患者的检查，等待进行诊断。

3. 工作流程

（1）检查信息登记输入

前台登记工作站录入患者基本信息及检查申请信息，也可通过检索 HIS（如果存在 HIS并与 PACS/RIS 融合）进行患者信息自动录入，并对患者进行分诊登记、复诊登记、申请单扫描、申请单打印、分诊安排等工作。

（2）Worklist 服务

患者信息一经录入，其他工作站可直接从 PACS 主数据库中自动调用，无须重新手动录入；具有 Worklist 服务的医疗影像设备可直接由服务器提取相关患者基本信息列表，不具备 Worklist 功能影像设备通过医疗影像设备操作台输入患者信息资料或通过分诊台提取登记信息。

（3）影像获取

对于标准 DICOM 设备，采集工作站可在检查完成后或检查过程中自动（或手动）将影像转发至 PACS 主服务器。

（4）非 DICOM 转换

对于非 DICOM 设备，采集工作站可使用 Mivideo DICOM 网关收到登记信息后，在检查过程中进行影像采集，采集的影像自动（或由设备操作技师手动转发）转发至 PACS 主服务器。

（5）图像调阅

患者在检查室完成影像检查后，医师可通过阅片室的网络进行影像调阅、浏览及处理，并可进行胶片打印输出后交付患者。

（6）报告编辑

患者完成影像检查后由专业人员对影像质量进行评审，并进行质量分析。完成影像质量评审控制后，诊断医生可进行影像诊断报告编辑，并根据诊断医师权限，分别进行初诊报告、报告审核工作。审核完成的报告通过打印机进行输出后由医师签字后提交，同时诊断报告上传至主服务器存储备份。打印完成后的报告不能再进行修改，但可以只读方式调阅参考。

三、影像数据采集

1. DICOM 影像采集

对于遵守 DICOM 协议的影像成像设备，可以直接使用 DICOM Storage 存储服务来实现影像的传输。影像成像设备将影像发送到 PACS 的 DICOM 网关，由 DICOM 网关来实现影像的压缩并将影像和患者申请单融合。

对于影像和患者申请单的融合，使用了影像中的患者 ID 关键字。在影像成像设备上新建一次检查的时候，采用 PACS 生成的标志 ID 作为患者 ID 输入影像成像设备中，这样本次检查生成的影像中就会包含该患者 ID。PACS 的 DICOM 网关接收到影像后，根据影像中患者 ID 查找数据库中标识 ID 相同的记录，将影像和患者检查记录融合到一起。

为了防止在影像检查设备上输入患者 ID 时出现手工错误，而导致影像不能保存到 PACS 中，在接收影像的过程中，如果接收到的影像患者 ID 在数据库中找不到匹配的检查记录，则生成临时检查记录。然后在影像医技工作站中可以通过"提取检查记录"的功能，将临时记录转换成跟某个检查申请相匹配的正常检查记录。

2. 视频影像、扫描影像和数码相机影像的采集

视频影像的采集主要用于超声、内镜、病理等影像成像设备，这些设备通过视频信号做影像的输出。PACS 中设立影像采集工作站，在该工作站中安装视频采集卡，将影像成像设备的视频输出通过视频线连接到视频采集卡的输入中，即可以通过影像采集工作站来监视影像成像设备的视频输出。

扫描影像的采集主要是针对已经生成的历史胶片，通过扫描仪，将胶片转换成数字影像，并保存成 PACS 中的影像。

数码相机的采集主要是处理医生通过数码相机拍摄的一些用于对外交流和教学的影像，这些影像也可以保存到 PACS 中。

四、影像流程控制

影像的数据流程控制包括影像归档、影像反归档、影像自动路由等。

影像数据的存储，是将影像保存成文件直接存在磁盘，然后在数据库中保存该影像的索引。同时这些索引是分级的，有一级存储（在线）设备中影像的索引，二级存储（近线）设备中影像的索引。每次打开影像时，都会将影像复制 1 份，放在本机缓存中。在对影像进行检索时，将首先检查本机缓存中是否已经有了影像，如果有，则直接调用，没有则查询一级存储设备中是否有影像索引，如果有，直接调用，如果没有，则再查询二级存储设备来获取

影像索引。

1. 归档和反归档

归档就是将影像从一级存储设备转移到二级存储设备,同时修改数据库中影像索引信息。归档可以分为:只归档、归档且删除、只删除 3 种方式。

(1) 只归档的方式,只是将患者检查的影像从一级存储设备复制到二级存储设备,不删除原来一级存储设备中的影像文件,然后在患者本次检查的数据库记录中,添加二级存储设备信息。

(2) 归档且删除的方式,首先将患者检查的影像从一级存储设备复制到二级存储设备,然后在患者本次检查的数据库记录中,添加二级存储设备信息,删除一级存储设备信息,最后删除原来一级存储设备中的影像文件。

(3) 只删除的方式,直接在患者本次检查的数据库记录中删除一级存储设备信息,然后删除原来一级存储设备中的影像文件。

反归档就是将影像从二级存储设备转移到一级存储设备,同时修改数据库中影像索引信息。反归档的操作实际上就是归档的逆操作,反归档操作也分成:只归档、归档且删除、只删除 3 种方式。

2. 自动路由

图像自动路由是在 DICOM 网关接收到图像以后,直接将图像发送到相应影像类别的观片工作站中,让医生进行影像观片时,可以直接从本地硬盘的缓存中读取影像,不需要再通过网络来获取影像,减少网络压力,提高获取影像的速度。

在指定观片工作站中,将影像的本机缓存目录设置为 FTP 目录,则自动路由程序将符合条件的影像发送到该 FTP 目录来,预先为观片工作站做好影像的缓存。

自动路由的实现,可以是将指定影像类别的影像发送到指定的观片工作站中,或者将某个检查设备生成的影像发送到指定观片工作站中。例如,将 CT 的影像发送到专门的 CT 观片工作站中,或是将设备型号为 Prestige 的数字胃肠设备生成的影像发送到专门的数字胃肠观片工作站中。

五、影像存储

PACS 的数据中,患者信息和报告等字符信息保存在数据库服务器,影像数据采用文件的形式,保存在 PACS 服务器中。

医学影像文件的数据量通常很大,存储与管理影像为 PACS 的一个重要功能。为了增大存储容量,同时减少对存储设备的投资,将 PACS 的数据按照其使用的频率进行分类,划分为使用频率高的在线数据和使用频率较低的近线数据,分别采用不同的存储介质。在现实的操作中,影像资料使用频率的高低,主要是跟影像的成像时间有关系。

对于时间在 3 个月以内的数据,医生调阅的机会极高,每天医生需要根据当天生成的影像进行诊断,或者调阅患者的历史诊断进行复诊,或者调阅患者几天内的影像进行会诊等。这类数据属于使用频率高的数据。对于数据生成时间在 3 个月以后的数据,它们被调用的频率大大降低,一般在患者复诊的时候,或者医生做教学或研究的时候才会被调用属于使用频率低的数据。

在线数据的数据量,可以根据投资的要求进行设定,从几百个 G 到几个 T 都可以。近线数据的数据量,则是需要 T 级别的,而且随着时间的推移,医院的影像数据量是逐日递增的,为了确保所有生成的影像资料得到很好的保存,近线的数据量应该也是可以无限扩充的。

为了实现近线数据的无限扩充,同时伴随着存储硬件的发展,现在可以使用磁盘阵列组成存储局域网的方式来获取近似于无限大的存储空间,并且效率不会降低,价格相对便宜。

用于搭建存储局域网的每一个存储点,可以有多种选择,可以用 PC 服务器加 SCSI 磁盘阵列,或是使用较便宜的 PC 服务器加 IDE 磁盘阵列。

使用存储局域网的方式,在第一次投资时,只需购买一个存储点,当存储空间不够时,再增加一个存储点,以后每次只在存储空间不足之前,才增加存储局域网中的存储点。采用存储局域网,可以减少第一次投资的压力,而且等到当前的存储容量满后,硬件的价格也会下降,此时可以用更少的价钱购买到容量更大,性能更好的存储设备,保护了用户的投资。图 4-2 为 IDE 磁盘阵列组成的存储局域网。

采用存储局域网的形式,每一个存储点直接挂到网络上,只要在

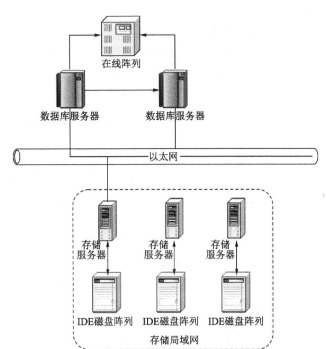

图 4-2　IDE 磁盘阵列存储局域网

数据库中记录每一个存储点的信息,就可以直接使用该存储点,从而实现了近线存储设备的无限扩充。

医院影像科室的关键影像数据是存放在各个影像成像工作站的硬盘、磁盘阵列和 PACS 服务器的磁盘阵列、磁带库、存储局域网等设备上的。如果服务器主机发生问题,可以采用维修与替换的方法解决,而一旦存储设备发生故障,造成数据丢失,则损失将无法估量。因此,对于存储设备的选用要慎重,应首先考虑产品的安全性和可用性。

对于医院的图像数据,除了考虑在线、近线的存储外,还需要考虑对影像资料做备份,因为影像资料的数据总量太大,如果使用在线备份,成本特别高。为此,可以考虑做离线备份,使用磁带或 DVD 来做离线的备份,成本较低,而且数据的安全性也提高了。

对于在线、近线、离线的数据存储,在硬件方面可以考虑:在线存储、近线存储、离线存储。

(1) 在线存储

对于在线存储的数据,因为用户的访问频率比较高,要求是存取速度快。为了实现在线存储,采用 PACS 服务器直接连接的 FC 磁盘阵列。采用 FC 磁盘阵列时,根据影像数据单个数据量大、传输不如事务系统频繁的特点,适合使用 RAID 5 的磁盘阵列,该磁盘阵列的磁盘利用率为: $T(n-1)/n$,其中 T 为总的存储容量,n 为磁盘阵列中磁盘的个数。

（2）近线存储

对于近线存储的数据,用户对于数据的访问频率相对下降,但是要求存储的容量大。根据此特点,同时分流服务器数据流量的瓶颈,可以使用存储局域网。构成存储局域网的方式可以有两种:使用 NAS 设备,或是使用 PC 服务器＋RAID-5 磁盘阵列。NAS 设备价格较贵,性能较好。PC 服务器＋RAID-5 磁盘阵列的优点是存储介质价格便宜,速度比较快。

（3）离线存储

使用磁带或 DVD 进行离线存储,对于用户需要重新调用的历史数据,需要人工寻找磁带或 DVD 盘,将相应的磁带或 DVD 盘放入驱动器进行读取和数据恢复。对于使用了存储局域网的情况,实际上存储局域网里的数据是可以无限扩充的,如果存储局域网内数据不被破坏,是没有必要去调用离线存储设备里的数据的。

第二节　PACS 运行

一、PACS 使用制度

PACS 使用涉及硬件、软件、网络、数据等多方面,建立完善的使用制度就是要保证数据的完整性、机密性。

（1）任何诊疗申请单必须先到 RIS 登记,方可进行检查。

（2）登记室应准确无误地录入患者资料,认真核对患者的基本信息、检查部位、检查方法以及检查设备等,发现资料缺失应及时追补。初诊患者通过 RIS 顺序编排新号,应做到所有影像检查统一有 1 个号码——"一号制";复诊患者要在系统中查找出原诊号,按原诊号登记检查,以供诊疗历史参考。申请单扫描录入 PACS,保证医生调阅患者临床资料。

（3）特殊检查应给患者预约安排检查时间,并向患者交代检查诊疗前的准备及注意事项。

（4）登记室要及时掌握患者分诊、待诊等设备工作量信息,必要时报告技师长分流检查患者。

（5）非工作人员不得进入登记室或操作登记室工作站。

（6）技师在设备上通过 Worklist,"三查三对"后进行扫描检查,将影像数据上传到服务器。不准少传或多传影像数据到服务器,若发现错误检查或错误影像数据上传,请与系统管理员联系。

（7）诊断报告:书写报告前,查看患者诊疗申请单,认真核对患者影像号、姓名、性别、年龄、申请科别、住院号(门诊号)、检查部位、方法和目的等基本资料,认真查看患者影像信息是否相符、完整,是否符合诊断要求,防止差错。

① 患者申请单:患者影像号、姓名、性别、年龄、检查项目、检查部位、检查方法、检查日期以及主诉、现病史、临床诊断等。

② 基本信息区:核对患者影像号、姓名、性别、年龄、检查项目、检查部位、检查方法、检查日期等。

③ 影像征象录入区:影像征象描述区域,包括病变解剖部位、形态、大小、数目、密度或信号、边缘与周围组织的关系、功能改变等等。

④ 诊断意见与建议区:影像诊断结论及进一步检查建议。

⑤ 签名区:诊断医师、审核医师签名及摄片、报告时间。

⑥ 质量控制区:对该患者的疾病阳性率进行选择,必须填写,这是 QA/QC 的管理内容。若该功能不操作,将不能打印报告,报告将不能完成。

⑦ 模板区:PACS 具有公共模板和个人模板,能方便、快捷地进行报告的书写,提高工作效率。选择需要的模板,双击后即在报告单影像征象区和诊断建议区生成报告,简单修改后就能完成报告。个人可按需求进行模板的生成与修改维护,生成的模板将以个人 ID 自动保存。

⑧ 图像后处理:具有影像放大、缩小,窗宽窗位调整,亮度灰阶对比度调节,图像反转功能,各种值测量及各种重要功能:MPR、SSD、VE、VR、MIP、CPR 等。

⑨ 补充相关资料(带老片、补充病史、补充检体诊断、补充其他检查资料或看患者后)后出报告。

(8) 报告确认:书写好的诊断报告,确认后立即完成报告打印,一旦报告打印,立即自动存档,将不能进行报告修改。请在报告打印前认真核对患者信息以及报告书写内容是否准确! 下级医生书写的报告可以直接确认打印报告,也可用"保存"报告的方式给上级医生进行修改审核确认或发回重新诊断。

(9) 确认后的报告修改与补充报告:若下级医生书写的报告确认后还需重新改写,则需请上级医师协助进行修改,并将前报告追回销毁,新修改后的报告将覆盖前报告。同级别医生不能相互修改报告。补充报告须由上级医师重新书写,可在原报告上修改,也可单独书写并存档。

二、PACS 工作站管理制度

PACS 面对的是庞大的数据维护,而且是面对不容出错的患者的医疗数据库,制定严格的工作站管理制度是保证 PACS 正常运行的基础与前提。

(1) 不准在 PACS 工作站上安装、运行任何游戏或其他与诊疗工作无关的软件。

(2) 不准删除和修改 PACS 工作站系统文件,不准擅自修改应用程序相关设置。

(3) 不准在 PACS 网络上接入其他外接设备,不准破坏网络设施。

(4) 严禁在 PACS 网络工作站上使用软盘、U 盘、光盘及其他拷贝设备。如有工作需要,经主任同意后请与系统管理员联系。

(5) 严禁利用 PACS 工作站处理个人文档。

(6) PACS 工作站授权的账号及密码,请妥善保管,如果未保管好个人的账号和密码,由此产生的后果将由个人承担全部责任。密码设置应选择不易被破译的数字及字母组合并且妥善保管。如果不能成功登录 PACS,请核对输入是否有误、大小写是否区分,如果确认信息正确但还是不能登录 PACS 工作站,请与系统管理员联系。

（7）任何人不准私自拷贝患者资料。科内人员有教学科研需求，须在系统管理员协助下拷贝。科外及外院因需拷贝患者资料，必须严格履行病历档案管理。

（8）在 PACS 诊断工作站上，根据科研、教学需要可以建立个人病例夹。用于科研、教学的特殊病例，请添加到个人病例夹中，按时间或病种名称建立病例档案。病例夹与个人 ID 关联，不能相互查阅和调用。

（9）非 PACS 授权人员不得擅自操作 PACS 工作站。

（10）爱护 PACS 网络设备，尤其注意防尘，保持所在房间的清洁。

（11）系统管理员负责 PACS 网络及相关设备的安装与维护，负责 PACS 站点的扩展。

（12）PACS 网络出现故障时请先通知系统管理员，切勿擅自处理。

（13）信息中心负责保证 PACS 网络后台主设备的正常运行和所有影像资料的存贮、备份管理。

三、PACS 安全及紧急预案

PACS 安全包括硬件系统安全、软件系统安全、影像数据安全等几个方面。

硬件系统安全采用高可靠性服务器集群模式，当一台服务器发生故障时，仍然能够保证 PACS 正常运转。PACS 的软件使用权限关系到整个系统软件的应用安全，因此系统使用中应严格验证用户身份和使用权限，对于可更改部分软件功能应严格限定只有管理员才可以应用。每个用户使用独立的用户名和密码。影像数据安全性是 PACS 安全性的重点，需要遵循以下几个原则：①以受检者为中心记录影像数据；②确保数据安全性；③影像数据不能随便更改，确有人为错误需要更改需要当事人提交管理员更改并做记录存档；④影像数据未经授权不能随意获取。

PACS 紧急预案，当 PACS 遇网络故障（设备、工作站互相无法连通/无法传输影像），排除单机故障后，采取下列措施：① 立即报告系统管理员和信息中心，等待系统修复。② HIS、PACS 故障，无法登记、编号、写报告时：ⅰHIS、PACS 不可用时，采用手工流程进行登记摄片检查，直接在检查设备上以临时编号进行检查（具体编号如"机型＋数字"，例如 CT 设备就为 CT1601、CT1602、CT1603，依此类推），在申请单上认真记录该患者临时编号和英文姓名，同时将检查患者的资料在检查设备上锁定，不准删除，保证影像不丢失。以便网络故障排除后，补传入 PACS 归档。ⅱ患者检查完后，进行胶片打印，交报告医生阅片并人工书写报告，使用 Word 文档书写发出报告，待排除网络故障后，重新录入 PACS 存档。ⅲ PACS 恢复正常后，按正常工作模式录入患者申请资料并分诊到相应检查设备，扫描申请单，记录分诊后患者的影像号和检查流水号。ⅳ 在检查设备上将患者的临时编号等信息修改为正确分诊后的影像编号，加入分诊后的检查流水号，将修改后的患者影像资料补传到存贮服务器归档，不能正确归档资料由系统管理员手动归档。ⅴ 医生检查患者影像是否已归档，若已正确归档，将人工报告再次录入工作站存档。③ 设备故障导致患者影像丢失。如患者还未离开，尽快为其重拍，并向患者解释清楚，尽量取得患者谅解。如患者已经离开检查室，将申请单交登记室，由登记室负责通知患者前来重拍。技师长、系统管理员和信息中心负责与厂家配合查出影像丢失原因及修复。

四、PACS 管理员职责

（1）在科主任领导下负责 PACS 网络管理工作。

（2）负责 PACS 网络设备的安装、维护与保养，负责 PACS 数据库的归档管理工作，并及时记录在册。

（3）PACS 发生故障不能自行解决，应及时报告主任和信息中心，协调处理。

（4）完善 PACS 建设，与软件方积极沟通协作，为医院提供更加完善的 RIS/PACS。

（5）协助科主任督促本规章制度的执行与落实。

五、PACS 运行过程中与 HIS/RTIS 集成

放射治疗信息系统(RTIS)，是放射科的登记、分诊、影像诊断报告以及放射科的各项信息查询、统计等工作的管理系统，RTIS 与 PACS 紧密相连，构成医院数字医疗设备、影像及报告管理的解决方案。

医院信息系统(HIS)利用计算机和通信设备，为医院所属各部门提供受检者诊疗信息和行政管理信息，具有收集、存储、处理、提取和数据交换的能力，是满足医院各部门所需要的功能平台。

由于特殊原因，过去 PACS 是一个独立的系统，没有与 HIS 连接，无法获取患者的基本资料和费用信息，所以把 RTIS 独立出来，并由开发 PACS 的公司进行了研发。其实它起到了 PACS 与 HIS 之间连接桥梁的作用，现阶段多数医院已经把 RTIS 归到 PACS 或 HIS 的医技工作站中，使它们有机联系在一起。

当影像检查前需要从临床医师处接收医嘱信息时，这些信息会通过信息系统之间的集成接口从 HIS 发送到 RTIS，而后这些信息会被 RTIS 传送到影像采集设备。在医嘱信息从 HIS 传到 RTIS 的过程中，使用了 HL7 标准，HL7 是医疗领域不同应用之间电子数据传输协议。HL7 的采用使得不同模块之间实现了互联互通；医嘱信息从 RTIS 传输到影像采集设备，则使用到了 DICOM 工作列表里的 Worklist 协议。影像数据采集后传送到 PACS 服务器及相应存储设备，之后这些影像的浏览地址会通过 RTIS 传递给 HIS 供临床医师浏览。HIS/RTIS 集成在医院各临床科室与放射科之间，架起一座传输桥梁，这样的传输方式效率更高，避免了人工错误，真正实现了无纸化传输应用。

第三节　国际标准和规范

一、HL7 标准

目前在医疗机构的信息传输环境中有两个重要的影响因素制约着医院医疗信息的共

享：①医疗传输环境中缺乏信息处理的一致性；②产生的信息处理结果需要在用户和厂商间进行协商。因此，在现在的医疗信息传输机构中急需找寻出一种适合标准化的卫生信息传输协议来使临床医学更加规范，并且通过管理信息发送格式来降低各医疗机构互相传输信息所造成的成本，同时各个机构还要把提高医院各信息系统之间的数据信息互享的程度作为首要解决的问题。HL7（health level 7）标准已经成为医疗信息行业中应用最为广泛的医院各机构间信息互享与交换的国际标准之一。

1. HL7 标准知识以及应用

HL7 是美国国家标准学会（ANSI）授权的标准开发机构，是一个专门组织与研发医疗机构及医用仪器设备进行数据信息交换的标准。HL7 是以国际标准化组织 OSI 参考模型的第 7 层（应用层）为研究基础的医疗卫生信息互享与交换的协议，由于应用层是整个参考模型系统互联协议的顶层，因此它直接面向应用服务。HL7 作为顶层交换协议，采用消息机制实现信息交换。HL7 从 v2.3 版本开始得到 ANSI 的认可，随着信息交换技术的发展，目前世界上普遍流行应用的是 HL7 3.0 版本。

2. HL7 标准基本概念

HL7 标准是以 OSI 参考模型所发布的第 7 层（应用层）为研究基础的医学信息交换以及病患相关信息共享的协议，由成立于 1987 年的 Health Level Seven 标准组织制定。

在以 HL7 标准为基础的数据交换过程中，HL7 标准主要用于医疗机构各种数据交换的共享以及机构内部各部门间的资源互通等相关内容。其中数据互享与交互的内容包括病患在医疗机构治疗过程中所产生的各种医疗资料，比如病历资料、相关报告等医疗信息。HL7 标准侧重于文本传输。HL7 标准的数据互享的基本原理是使每个系统的数据首先转换成符合 HL7 相关标准的消息类型，然后按照协议的通信规则发送至接收系统即 HL7 服务器端，接收方通过对接收到的 HL7 消息进行解析，再转化为应用程序数据，从而实现系统间的数据交换。从传输过程以及实现原理上很容易看出，HL7 消息的构建和解析是实现信息系统数据交换的关键技术。

3. HL7 标准国内应用前景

2001 年 7 月，中国以 HL7 CHINA 的名义正式成为 HL7 的国际会员，力求制定符合 HL7 FOR CHINA 的标准。由于当今世界信息交换过程中，HL7 是以美国医疗业务为蓝本制定的标准技术，我国医院医疗现状距离世界标准还有一定的距离，因此 HL7 标准进一步研究拓展和本地化是我国必须高度重视的一项工作。所以我们应尽快建立 HL7 组织机构，健全机制。目前中国对 HL7 的研究主要集中在 HL7 v2.x，中国 HL7 协会在 2005 年完成了 HL7 2.4 版的翻译工作，中国引入 HL7 已成为必然。

4. HL7 标准国外应用前景

在美国和加拿大等国家健康信息基础建设中 HL7 扮演了很重要的角色，它们大都进行过多次的医疗卫生信息网的相关建设工程，同时将 HL7 标准列为主要发展中心。

在美国，HL7 主要应用于美国国家疾病监测系统（National Electronic Disease Surveillance System，NEDSS）。HL7 提升了美国确认与追踪急性感染疾病、监控疾病发展趋势与面对生化恐怖攻击等方面的实时反应能力以及扩大了美国国家信息基础建设（National Information Infrastructure，NII）的规模。

在加拿大，HL7 为医疗健康数据的申报与获取提供了统一的国家标准。加拿大国家网上申报标准计划(national e-claims standard project，NeCSP)就是通过 HL7 在医疗机构获取资料时为其提供资料的一致性与数据交换的基础。

5．HL7 标准实现的功能

信息交换(message interchange)、软件组织(software components)、文档与记录架构(document and record architecture)、医学逻辑(medical logic) 是 HL7 实现的主要功能。

HL7 标准可以在不同的系统中进行接口的编址,这些系统可以发送或接收一些信息,包括:就诊者住院/登记、出院或转院(ADT)数据、查询、资源和就诊者的计划安排表、医嘱、诊断结果临床观察、账单、主文件的更新信息、医学记录、安排、就诊者的转诊以及就诊者的护理。HL7 可以采用点对点方式或 HL7 服务器方式实现,它采用面向对象技术,使用消息驱动,可以避免交叉调用的混乱。

HL7 标准是一种协议标准,用于不同医疗系统之间的信息交换。

6．HL7 工作原理

HL7 标准主要用于发生在 OSI 参考模型第 7 层即应用层上的被交换的信息数据的格式、时间以及错误的定义及处理方法,因此 HL7 标准主要应用于医疗系统间的大量数据交换,它作为 OSI 模型的顶层信息交换协议,实现了医疗机构间的复杂数据交换,实现了各医疗信息机构间的信息共享。HL7 是基于消息机制来实现数据交换和系统集成的,它规定了数据的基本元素和结构。

HL7 标准支持各种通信协议和各种环境下的通信,HL7 标准的主要内容包括:① 患者信息管理;② 患者的入院信息、出院信息和转院信息;③ 各种医院服务项目的管理,如手术管理、检查管理、化验管理、用药管理、医用材料管理及饮食服务管理等;④ 财务信息管理,患者个人账户管理,医疗保险理赔和支付;⑤ 检查结果和化验结果的回报;⑥ 档案信息管理;⑦ 病例信息管理;⑧ 医疗服务预约管理。

7．HL7 标准定位

(1) 尽量专注于 Layere 7 的实现。

(2) 不同技术环境的不同系统间的资料交换。

(3) 提供及时的传输方式。

(4) 可定制化的标准规格。

(5) 建构在已被广泛接受的标准协议上。

(6) 并不设定成为"即插即用"的界面标准。

8．理解 HL7 标准时必须要理解并准确定义的术语概念

(1) 触发事件(trigger events)

触发事件是指在一个已真切发生的事件系统中产生了数据流动传输的请求。如患者的入/出/转院(ADT)在 HL7 中对应 ADT 事件。在处理触发事件的应用系统中进行信息传递的过程被称作一个主动更新。

(2) 消息(message)

消息是各个相关系统间传输数据的最小应用单位,由排列有序的各段所组成。每个消息的用途都以一个消息类型来表示,一个消息对应自己相关的每个事件,每一个消息的类型都用三个字符代码标志。

(3) 段(segments)

数据字段逻辑组合体现了段的特性。同时在一个消息中,段可选也可不选,段在消息中可出现一次,也可多次重复出现。因此段在消息中所体现的并不是最为关键的,它的形式是多样的,同时这也体现了它的灵活性。

(4) 字段(fields)

字段实际上就是一个字符串,是段的最小组成单位。当对段进行相关定义的时候,需要指出每个字段的相关具体信息,其中包括位置(position)、最大长度(maximum length)、数据类型(data type)、可选性(optionality)、重复性(repetition)、表(table)、ID 号(ID number)、名称(name)。

(5) 消息分隔符(message delimiters)

在消息的构成中,要用到一些特殊的字符分隔上述消息的组成元素,包括消息段结束符、字段分隔符、组件分隔符、子组件分隔符、重复字段分隔符和转义字符。消息段结束符通常应用回车符(在 ASCII 中,16 进制 0D),还有分隔符定义在 MSH 消息段中,字段的分隔符通常在第 4 个字符的位置,其他分隔符是定义在编码字符字段中。

9. HL7 在 HIS 中的应用

HL7 是医疗领域不同应用之间电子数据传输的协议,是由 HL7 组织制定并由 ANSI 批准实施的一个行业标准。它的主要目的是要发展各型医疗信息系统间,如临床、保险、管理、行政及检验等各项电子资料的标准。HL7 从 HIS 接口结构层面上定义了接口标准格式,并支持使用现行的各种编码标准,如 ICD-9/10、SNOMED 等。HL7 采用消息传递方式实现不同模块之间的互联,十分类似于网络的信息包传递方式。每一个消息可以细分为多个段、字段、元素和子元素。

为了支持实现 HL7,一些公司开发了 HL7 引擎(类似于网络驱动程序),通常是一组支持 HL7 通信的过程调用函数或控件,应用程序按照 HL7 引擎的约定提供参数,模块之间的通信则由 HL7 引擎完成。以往国内 HIS 集成大多采用开放数据库、允许对方程序直接读写的方式,这种方式的优点是简单、效率高,缺点是通用性、安全保密性不好。如果众多厂家任意打开对方数据库读写,将无法保证系统的正确性,可能导致灾难性的后果。国内也有公司自己开发了专用 API 接口,这种方法提高了安全性,增加了复杂性。以上两种系统集成方法的共同缺点是,需要为不同厂家的同类产品开发相应的接口程序。HL7 实际上是一组标准的 API 接口,这样可以大大简化不同厂家同类应用程序接口的复杂度和工作量。典型的 HL7 通信是一种点对点方式,这种系统连接方式对于减少不同应用的接口数量没有明显效果。近年来,为了解决系统的复杂度问题,HL7 服务器解决方案开始出现。HL7 服务器作为系统集成的中心结点,与多个子系统互连,可以大大简化多个系统互联的接口数量。

HL7 可以规范临床医学和管理信息格式,降低医院信息系统互连成本,提高医院信息系统之间信息共享的程度。在美国及越来越多的欧洲国家,HL7 被用作医疗系统中文字及数字信息的标准接口。而 HL7 在国内的应用还未见报道,这是因为囊括医院各管理模块的综合型 HIS 产品还是市场的主流。但是,随着医院信息系统由管理为中心向以患者为中心的临床信息系统(CIS)转变,随着专业化细分的发展,以 HL7 标准实现系统互联将成为必然趋势。

二、DICOM 标准

1. DICOM 标准

DICOM 标准,是由美国放射学会(ACR)和美国电器制造商协会(NEMA)组织制定的专门用于医学影像的存储和传输的标准名称。DICOM 标准是医学影像存储和通信的标准,现在已经被国内外许多生产医疗器械、医疗诊断设备以及相关医疗诊断软件的生产商所采用,并逐渐成为医学影像文件格式和传输协议的国际标准。DICOM 标准源于美国,随着各国医疗信息技术的发展,DICOM 已经成为北美、欧洲以及日本和韩国等各国医疗影像系统的标准。国外占主流的 PACS 生产商有 GE、SIMENS、PHILIPS、AGFA、FUJI 等。这些 PACS 以其友好的人机交互界面和方便快捷的辅助诊断工具为特点,帮助医生实现对病灶的快速定位和精准诊断,减缓了患者受病痛折磨的时间,减少了误诊的发生率。在国内,基于 DICOM 标准的 PACS 研究和发展仍处于起步阶段。目前,在我国从事基于 DICOM 标准的 PACS 开发的公司有东软、英飞达、联想集团、浪潮、国强等。这些 PACS 主要根据不同医院的特定情况和需求而开发,具有很大的灵活性和适应性,对比于国外的 PACS 移植到国内医院具有很大优势。现在像北京天坛医院、首都宣武医院、北京协和医院、中国医科大学盛京医院等大医院都已经使用了大型的基于 DICOM 标准的 PACS,基本上实现了计算机化的诊疗。

2. DICOM 标准的组成格式和交换方法

DICOM 标准中详细定义了影像及其相关信息的组成格式和交换方法,利用这个标准,人们可以在影像设备上建立一个接口来完成影像数据的输入/输出工作。

(1)它是一个通过网络进行通信的标准方式:允许一个厂商向另一个厂商的存档系统中存储信息,允许一个厂商查询另一个厂商存档系统中存储的信息,允许一个厂商从另一个厂商的存档系统中调阅信息。

(2)它是一个打印影像的标准方式:允许一个厂商向另一个厂商的打印机打印影像。

(3)它是一个存储信息的标准方式:允许一个厂商与另一个厂商使用标准媒体(例如CD)交换信息提供一个标准的文件格式,它指定影像和患者数据应该如何存储。

3. DICOM 的内容

DICOM 标准涵盖了医学数字影像的采集、归档、通信、显示及查询等几乎所有信息交换的协议,以开放互联的架构和面向对象的方法定义了一套包含各种类型的医学诊断影像及其相关的分析、报告等信息的对象集,定义了用于信息传递、交换的服务类与命令集以及消息的标准响应,详述了唯一标志各类信息对象的技术,提供了应用于网络环境(OSI 或 TCP/IP)的服务支持,结构化地定义了制造厂商的兼容性声明。

4. DICOM 的组成

DICOM 标准经历了一个从无到有、从简单到复杂的发展过程。在标准的制定过程中不断听取工业界、学术界、医疗界等各方面的意见和建议,注意标准的可扩充性和可扩展性,经历了 ACR-NEMA 1.0 和 2.0 的版本到目前的 DICOM 3.0 版本,标准的组成也在不断地加以补充,目前标准共有以下 16 个基本部分和扩充部分。

（1）介绍和概述（introduction and overview）：给出了标准的设计原则，定义了标准中使用的一些术语，对标准的其他部分做了一个简要的概述。

（2）一致性（conformance）：一致性是指符合 DICOM 标准的设备能够互相连接、互相操作的能力。标准要求设备制造商必须给出本设备所支持的 DICOM 功能的说明，即一致性声明。包含三个主要部分：本实现中可以识别的信息对象集合、本实现支持的服务类集合和本实现支持的通信协议集合。

（3）信息对象定义（information object definitions）：对医学数字影像存储和传输方面的信息对象提供了抽象的定义。每个信息对象定义是由其用途和属性组成的。

（4）服务类规范（service class specifications）：服务类是将信息对象与作用在该对象上的命令联系在一起，并说明了命令元素的要求以及作用在信息对象上的结果。服务类可以简单理解为 DICOM 提供的命令或提供给应用程序使用的内部调用函数。

（5）数据结构和语义（data structure and semantics）：说明了 DICOM 应用实体如何构造从信息对象与服务类的用途中导出的数据集信息，给出了构成消息中传递的数据流编码规则。

（6）数据字典（data dictionary）：是 DICOM 中所有表示信息的数据元素定义的集合。标准中为每一个数据元素指定了唯一的标记、名字、数字特征和语义。

（7）消息交换（message exchange）：消息是由用于交换的一个或多个命令以及完成命令所必需的数据组成，是 DICOM 应用实体之间进行通信的基本单元。这部分说明了在医学影像环境中的应用实体用于交换消息的服务和协议。

（8）消息交换的网络支持（network communication support for message exchange）：说明了 DICOM 实体之间在网络环境中通信服务和必要的上层协议的支持。这些服务和协议保证了应用实体之间有效地和正确地通过网络进行通信。

（9）消息交换的点对点通信支持（point-to-point communication support for message exchange）：说明了与 ACR-NEMA2.0 相兼容的点对点通信环境下的服务和协议。在 DICOM 3.0 中，该部分已淘汰。

（10）数据交换的介质存储和文件格式（media storage and file format for data interchange）：这一部分说明了一个在可移动存储介质上医学影像信息存储的通用模型，提供了在各种物理存储介质上不同类型的医学影像和相关信息进行交换的框架，以及支持封装任何信息对象定义的文件格式。

（11）介质存储应用框架（media storage application profiles）：用于医学影像及相关设备信息交换的遵从性声明，给出了心血管造影、超声、CT、核磁共振等影像的应用说明和 CD-R 格式文件交换的说明。

（12）数据交换的存储功能和介质格式（storage functions and media formats for data interchange）：它提供了在医学环境中数字图像计算机系统之间信息交换的功能。这部分说明了在描述介质存储模型之间关系的结构以及特定的物理介质特性及其相应的介质格式，具体说明了各种规格的磁光盘、PC 机上使用的文件系统和 1.44M 软盘，以及 CD-R 可刻写光盘。

（13）打印管理点对点通信支持（print management point-to-point dommunication support）：定义了在打印用户和打印提供方之间点对点连接时，支持 DICOM 打印管理应用实体通信的必要的服务和协议。在 DICOM 3.0 中,该部分已淘汰。

(14) 灰度标准显示函数(grayscale standard display function):这部分仅提供了用于测量特定显示系统显示特性的方法。这些方法可用于改变显示系统以与标准的灰度显示功能相匹配或用于测量显示系统与标准灰度显示功能的兼容程度。

(15) 安全框架(security profiles):该部分为 DICOM 3.0 标准新增部分。该部分定义了安全框架的遵从性声明。安全框架通过引用外部已开发的安全标准,使用诸如 PKI、智能卡等安全技术。

(16) 内容映射资源(content mapping resource):该部分也为 DICOM 3.0 标准新增部分,定义了 DICOM 信息对象结构化文档的模板,信息对象所使用的编码术语集合,DICOM 维护的术语词典,针对不同国家的编码术语的翻译。

5. 关于 Worklist 基本概念

在 RIS 与 PACS 的系统集成中。Wordlist 的连接为其主要工作之一。Wordlist 成像设备工作列表,它是 DICOM 协议中众多服务类别中的一个。它的功能是实现设备操作台与登记台之间的通信,完成成像设备和信息系统的集成,称为 Basic Worklist Management Service(简称 Worklist)。

配置影像检查设备(Modality)的 Worklist 首先要阅读该设备的"DICOM 一致性声明(DICOM Conformance Statement)"中关于 Worklist 的部分,了解设备对 Worklist 的支持程度。

(1) 熟悉以下基本概念有助于阅读 DICOM 一致性说明。

① VR(value representation):描述了数据元素的种类(字符串、数字、日期等)以及这些值的格式。在 DICOM 标准第五部分 Data Structures and Encoding 的第 25 页中列出了所有的 VR。

② data set(数据集):一个数据集表示了一个 DICOM 对象,它进一步由 Data Element(数据元素)组成。而数据元素包括了 tag(唯一的)、值的长度以及值。数据元素中可能包含 VR。

③ 数据元素类型:一个数据元素是否在一个数据集中出现,取决于该数据元素的类型。

④ AE title(Application Entity Title):是配置影像检查设备 DICOM 服务(Worklist、Storage、Print 等)必不可少的参数之一。对于某一台影像检查设备,其各个 DICOM 服务可以对应不同的 AE Title,当然这些 DICOM 服务也可以对应同一个 AE Title。AE Title 是一个字符串,但是这个字符串在我们要配置的 RIS/PACS 的网络中必须是唯一的。因此,AE Title 是这个网络中某一个(或几个)DICOM 服务的唯一标识。

(2) DICOM 中 Worklist 功能

① 从 RIS 或者其他系统下载患者信息,以免重复登记。

② Worklist 只是一个传输协议,DICOM 的 Worklist 其实就是 C-FIND 服务,有点类似于 Query/Retrieve,SCU 在 C-FIND 命令集后面加上一些查询字段,SCP 把查询结果放在 C-FIND-RSP 后面返回去。

③ 在 CT 或 MR 等工作站上,如果没有 Worklist 功能,新检查一个患者的时候,要输入患者全部的基本信息,这样比较麻烦,而且容易出错。有了 Worklist 功能后,可以直接从服务器上读取患者的基本信息,不用输入,而且不易出错。实质上还是 C-FIND,不过需要

71

MPPS 等的支持。

（3）Worklist 在 PACS 中的工作流程

患者在 HIS 上注册，经 HL7 消息传至 RIS，RIS 上便有了患者的登记信息。做检查时，成像设备通过 DICOM Worklist 从 RIS 上取得需做检查的患者列表，选择后做检查。检查完成后，影像便可以传到 PACS 中进行存储。在这个过程中，患者信息仅在 HIS 端输入一遍，但它流经 RIS、Modality 以及 PACS，可以节省时间，减少错误，规范流程，互联互通，形成数据共享。理想的情况下，让医生专注于检查及诊断，而缩短的时间，也会提高患者的满意度。

6. 影像设备操作过程步骤（modality performing procedure step，MPPS）

DICOM MWL 的应用，实现了患者信息的自动录入，减少了技师在设备控制台上再次输入患者信息的环节，从而大大降低了信息重复录入的工作量和输入错误的几率。然而，成像设备何时开始进行检查、何时完成检查，及检查操作过程中是否发生一些事件，如何将它们与日常业务流程管理密切相关的信息通知给相应的工作流管理者，使得 PACS/RIS 系统能够及时准确地知道当前正在做什么检查、哪些检查在什么时间已经完成、哪些影像已经采集可以去查询和获取了，这是 PACS/RIS 系统业务管理流程的一个重要环节。DICOM 协议中定义了 MPPS 服务，应用 MPPS 服务，成像设备就可以向 PACS/RIS 传递检查执行过程中的各种状态信息. 从而改善和加强工作流程的管理。

在一个完整的常规检查流程中，患者进入医院后先进行登记预约，然后到相应的科室进行检查，完成到诊、检查、采集影像、检查完成等业务，随后影像传输到 PACS 里，据此进行阅片、诊断，接着出一份报告，有时还打印胶片，检查完成后患者离开。在这一过程中 PACS/RIS 与设备进行的信息交互主要包括：设备检查前，使用 DICOM Modality Worklist 功能从 RIS 中获取已登记的患者信息；设备检查过程中，通过 DICOM MPPS 功能将检查状态发送给 PACS/RIS；在检查完成后，设备通过 DICOM Storage 功能将影像发往 PACS 进行存储管理。

MPPS 是工作流（Workflow）和业务管理的一个重要功能。DICOM 标准针对工作流管理定义了 MWL、MPPS、SPS 等服务，这些服务是连接 HIS、PACS、RIS 和设备之间的纽带。当前这方面的应用在国内还在起步，随着 PACS 的不断发展，工作流管理已经成为未来 PACS 发展的趋势。如何将 PACS、RIS 和成像设备更好地融合到一起，实现符合医院业务功能的工作流，从而能够更好地满足日常业务工作的需要，是实现全功能的数字化放射科的重要内容，也是未来几年 PACS 发展的重点。

7. DICOM 的应用研究

DICOM 的应用主要分 3 类，包括 DICOM 图像格式（DICOM 和非 DICOM 格式的转换，DICOM 图像压缩等）、DICOM 通信、DICOM 图像采集。

（1）DICOM 图像格式

DICOM 图像格式的转换主要集中在静态或动态非 DICOM 和 DICOM 医学影像的转换，因此。为了便于携带、浏览、与其他系统兼容，有时也需对 DICOM 文件和非 DICOM 文件格式进行转换必须清楚 DICOM 和非 DICOM 文件格式及其相关规则。张华矧主要对动态和静态 DICOM 图像转换进行研究，分析了 DICOM 图像和 BMP 图像格式，并针对单帧 DICOM 进行非 DICOM 图像转换做了详细介绍，同时简要分析了多帧 DICOM 图像进行媒体流合成的思路。刘晓磊等人在详细分析了 BMP 图像和 DICOM 图像格式基础上,运用 VC++面向对象技术实现了普通 BMP 图像向 DICOM 图像的转换,促进了非 DICOM 图像在 PACS 中的应用。聂代伟等人基于目前国内大多数医院非 DlCOM 设备所产生图像不适合医疗软件系统的兼容问题,在详细分析了非 DICOM 和 DICOM 格式基础上,采用 VC++实现了非 DICOM 向 DICOM 医学影像的转换和 DICOM 向非 DICOM 图像的转换,促进了非 DICOM 图像和 DICOM 图像在 PACS 内外不受限制地灵活使用。维尔·A. 穆萨(Wail A. Mousa)等人用 Matlab 设计了一个可根据 DICOM 图像的大小尺寸,适当调节图像清晰度的 DICOM 图像转换程序,为医学影像处理软件的开发提供了借鉴。刘伯强等人用 VC++实现了由 DICOM 转换成位图,再由位图转换成其他一般图像,转换过程中可以修改亮度、对比度、图像过滤、分割等复杂操作。DICOM 图像的转换一般依靠现存图像编程软件对 DICOM 和非 DICOM 图像进行解析并做相应的格式变换处理,或采用网关服务器的方式进行自动的非 DICOM 图像向 DICOM 图像转换。图像转换一般来说都采用处理图像能力较强的面向对象编程语言(如 C++、PASCAL 等)及专业的数值计算和图像处理编程软件(如 Mathematica,Matlab 等)来实现。

（2）DICOM 通信

DICOM 通信主要基于客户端/服务器模式,并通过 SCU 和 SCP 服务类交互地实现信息传输。DICOM 标准是 PACS 所遵守的通信协议。DICOM 医学影像存储、管理、检索等相关应用都要建立在 TCP/IP 协议上的 DICOM 上层协议层。DICOM 通信采用面向对象方法进行信息的传递,方便了面向对象语言对通信模型的开发和设计。纪现才等人基于 TCP/IP 协议详细分析了 DICOM 网络协议层次,并把 DICOM 中的消息服务单元结构组成和服务对象对通信过程做重点分析,同时运用 Visual C♯. Net 开发了一套可以实现 DICOM 所有服务的组件,为 PACS 中 DICOM 的复杂通信和二次开发 DICOM 通信程序提供了良好的辅助平台。孙浩等人基于 DICOM 通信模型,提出了一种新的具有 PDU 服务类和服务器端同时接受多个服务请求的 DICOM 通信模型,并运用 Visual C++实现了 DICOM 网络通信的客户端和服务器端,为网络专业人员对 DICOM 通信的深入研究和开发提供了借鉴。何清华等人在详细分析了 DICOM 网络通信模型基础上,把 DICOM 通信机理和 TCP/IP 协议进行了结合,并运用 Visual C++开发了一个能够实现图像传输、存储、查询等功能的 DICOM 网络通信库,为 PACS 中 DICOM 网络通信的开发提供了有利的专业资料。余冬兰等人用 LEADTOOLS 医学软件开发包,采用面向对象编程思想实现了基于 DICOM 通信模型的医学影像获取、查询等操作,为医学领域的网络专业人员进行 DICOM 网络通信的开发提供了一套可行方案。李维贤等人采用 DICOM 通信模型、ECP 服务器/ECP 客户端、TCP/IP、数据库技术等,实现了局域网的智能式体外反搏动(External Counter Pulsation,ECP)缺血性心脏病医疗中心系统,为实现网络化的心脏病诊断和治疗提供了良好的技术条件。DICOM 通信的实现一般是依靠 C/S 模式的软件或硬件方式,并可采用面向对象的方式实现 SCP 和 SCU 的交互。采用面向对象的方式设计 DICOM 通信模型易于实现,而且能够直接和 PACS 及 TCP/IP 网络协议兼容,便于实现医院内部各系统之间的无缝连接。

（3）DICOM 图像采集

DICOM 图像的采集主要是依靠 PACS 进行自动化网络的采集。PACS 进行完全自动的医学影像采集,在大多数情况下采集影像的质量和完整性都比较好,但是由于人为的设置和干预,使得部分影像在采集中丢失。为了减少误诊和缩短患者的诊断时间,国内外许多学者对丢失影像的恢复作了细致的研究。端妮等人利用图像采集网关服务技术,并通过使用 DICOM Query/Retrieve(检索/获取简写 Q/R)服务的 C-FIND 类把成像设备图像序列和采集网关数据库图像进行对比,实现丢失图像的确定,并通过 C-MOVE 和 C-STORE 类进行图像恢复,为减少医院的损失和挽救患者的生命提供了可靠保证。SL Lou 等人探讨了基于 DICOM Q/R 和无 DICOM Q/R 用于丢失图像恢复的两种方法,并对比了两种方法的优缺点,两种方法的核心都是确定 CT 和 MRI 图像序列是否结束。同时 SL Lou 等人还进行了临床实验,相比之下 DICOM Q/R 更能达到实践的标准,在获得几百个图像序列的时候没有一个图像丢失,避免和减少人为改变 DICOM 通信设置而带来的 PACS 图像获取数据库数据的丢失,DICOM Q/R 是很好的功能单位。可见 DICOM Q/R 服务类能够进行丢失图像的快速准确恢复,挽回医院的损失和节省患者的重复检查费用。无论是运行于网关服务器上还是工作站上,都是采用面向对象可编程技术,这就为实现各医院面向对象的不同需求提供可能。

随着信息技术的发展,DICOM 标准在 PACS 中的应用暴露了一些弊端:在基于 DICOM 标准的 PACS 中,其核心是 DICOM 网络,所有进出 DICOM 网络的医学影像数据及其相关的文本信息都要经过网关或者接口进行格式和通信协议的转换;医学影像和相关文本信息位于不同的系统(PACS、HIS 等),信息分散,不同系统的标准和协议也不尽相同,并且不支持分布式操作,使系统不能完全共享;随着系统的不断升级、复杂化,DICOM 系统的容错性、开放性、互联性以及可维护性显得越来越困难。公共对象请求中介结构(common object request broker architecture, CORBA)技术的出现为分布于不同网络节点的对象相互协作提供了便利的条件,利用 PACS 网络进行全面的影像质量控制。其结果是:建立在以 PACS 为基础的影像质量管理流程,能对放射科的影像质量进行全面的掌控,相比使用 PACS 以前放射科的影像质量水平有了大幅度提高。医院影像存储与传输系统与医院其他信息系统的结合非常重要,从实际出发,着重介绍医院影像存储与传输系统在医院信息化管理中的应用。CORBA 支持在物理上分散的资源在逻辑上进行一定的耦合,构成一个整体,可以容易地进行数据共享和区域互联。CORBA 是基于分布式对象技术,把图像和文本信息都看作组件对象进行处理,并利用流行的面向对象处理技术对 PACS 和 HIS 等系统进行分布集成。CORBA 具有代理服务性、客户端和服务器独立性、兼容性、分层设计性、分布对象设计性等优点,这为把 CORBA 技术引入 PACS 提供了前提。为实现远程数字医疗、区域化 PACS、国家甚至全球的 PACS,CORBA 技术可以和 DICOM 标准结合的方式,充分利用两者的优势。由于 DICOM 的弊端,DICOM 标准将只限于医学影像成像设备和显示工作站间,还有其他采用 DICOM 协议的工作站与工作站间的通信。而主流的网络设计框架将采用分布对象设计的 CORBA 技术,CORBA 基于三层的 PACS 体系结构技术,将逐渐取代 DICOM 标准的 PACS 两层体系结构,这使得通信更具兼容性和信息共享性,也是真正实现医院远程医疗的重要手段。DICOM 是 PACS 中医学影像格式所必须遵守的标准,是医学影像查询、获取、采集等通信的基础。DICOM 主要针对 PACS 的影像处理、远程医疗、医院信息化、影像归档和通信等功能的应用。

三、IHE 集成化医疗企业

医院是一个具有相当特殊性和复杂性的信息化环境。这是因为医院整体信息化的构建和实现，不可避免地需要包括多种不同来源的、涉及不同的专业工作流管理和处理过程的医学信息系统。由于这类医学信息系统及软件应用通常是异源性的、相对独立和多中心运行的，其可能的后果是所谓信息孤岛（information island）现象的产生，即在不同的专业信息系统和软件应用间存在数据传递过程障碍，以及数据访问格式的不兼容，前者导致医院信息化环境中信息系统及其工作流集成的问题，后者则可能影响数据信息的互操作性（interoperability）的实现。这类特点，在医院的医学影像学科信息化环境中表现尤为突出，如在医院放射科的信息化建设中，不仅涉及两个具有相当专业性和特殊性的信息系统，即PACS 和 RIS，同时还必须面对来自不同提供商的影像采集设备和影像处理设备，并解决这些设备功能操作和执行所依托的不同来源的软件应用和信息系统间的交互和数据通信。此外，作为构成放射科以及医院整体信息化环境的组成部分，PACS 和 RIS 除必须实现其相互间流程集成和数据通信外，还应该解决与 HIS 以及医院信息化环境中其他医学信息系统间的流程整合和数据交互。这是一个具有相当复杂性并要求执行强有力的协调处理的任务，建立一套适合医院信息化环境运作的流程执行和管理模型，用以规范和指导这一任务的顺利实施和实现，即是北美放射学会（RSNA）和医疗卫生信息与管理系统协会（HIMSS）发起并主持一体化医疗机构（IHE）研究和示范的基本目的。

1. IHE 发展过程简介

IHE 活动的第一阶段，被定义为一个多年度实施的项目，即一个被分为 5 个年度执行和实现的计划，其重点集中在放射科环境中的影像设备、医学影像学信息管理系统（如 PACS 和 RIS），以及与医院其他相关信息系统及流程间的集成过程。RSNA 和 HIMSS 的年度会议被作为 IHE 相关活动、验证和展示的主要平台，基于此平台同步地组织反映该年度 IHE 技术现状和进展内容的验证和示范。从 RSNA 和 HIMSS 的 1999 年度学会开始，截止到 2003 年的第 5 个 IHE 年度，已完成并发布 13 个"IHE 集成模型"（IHE profiles），定义了超过 40 个以上的"事务处理"（transactions），这些"profiles"和"transactions"已基本上覆盖了放射科信息化环境中 PACS 和 RIS 工作流常规的执行过程，以及 PACS—RIS 系统间流程集成和数据通信的主要操作环节；同样，也涉及部分与医学影像学检查流程相关的 HIS 管理域的工作流和数据流过程。

IHE 年度示范的内容包括了两个不同维度的发展，一个维度是在医院诊疗环境中以患者入院并执行医学影像学检查过程的纵向发生的工作流及处理过程，这是 IHE 1～4 年度研究和示范的基本内容；从 IHE 第 5 年度开始，IHE 的研究和示范除了在医学影像学领域进一步向纵深发展外，将主要开始它的另一个维度，即向医院其他学科领域和信息化环境中的工作流和功能处理过程相关内容的横向扩展。此外，在宏观的层面，IHE 在世界范围内的横向扩展过程也成为 IHE 发展的一个特殊维度，从 IHE 第 3 年度（2001 年），IHE 的活动从北美相继扩展到了欧洲和日本，经 IHE-USA、IHE-Europe 和 IHE-Japan 的共同努力使 IHE 真正成为一个具有广泛代表性和被普遍认可的国际性研究和应用示范活动。

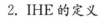

2. IHE 的定义

IHE,是北美放射学会和美国医疗卫生信息与管理系统协会于 1998 年成立的组织,其目标是促进医疗信息系统的集成,为不同子系统之间的互联提供集成方案。需要注意的是,IHE 并不是定义新的集成标准,而是基于现有成熟的标准(例如 DICOM、HL7 和其他一些系统集成的行业标准)制定的一套集成方案。IHE 定位在制定一套规范的流程,并通过 DICOM、HL7 等信息系统实现这种流程,以实现不同系统的集成。IHE 是旨在提高医疗计算机系统之间更好地共享信息的技术框架。IHE 通过提高已有通信标准之间的协同使用水平,如 DICOM 和 HL7,来满足特殊临床需要,以便为患者提供最佳服务。用 IHE 技术框架统一起来的医疗系统可以更好地与其他系统通信互联、更易于实施,并且能使医疗服务人员更高效地使用相关信息。IHE 技术框架的出现使预想变成了现实,通过提高医疗系统之间的整合,消除壁垒,为患者提供最佳医疗服务。目前国内还没有统一为 IHE 定名,我们暂且翻译为一体化医疗机构。

3. IHE 的管理组织及基本活动形式

（1）IHE 的组织和管理机构

目前 IHE 主要的组织和管理机构包括 IHE 计划委员会(IHE Planning Committee)、IHE 技术委员会(IHE Technical Committee),以及后续建立的 IHE 战略发展委员会(IHE Strategic Development Committee),三者的协调可确保 IHE 活动的组织、技术文档的定义、发展需求的确定等关键任务成功地实施。

① IHE 计划委员会:其工作角色是决定医学领域的系统集成需求,以及医学信息系统相关的技术规范方面的需求,并负责计划和安排每年的项目实施任务,以及确定年度 IHE 活动中的示范和验证过程的实施原理、纲要和目标等。

② IHE 技术委员会:负责基于相关的现有医学通信标准,草拟 IHE 技术架构的技术规范细节,以解决和实现由计划委员会提交的相关 IHE 执行需求和原理。

③ IHE 战略发展委员会:建立于 IHE 2002 年度,其基本任务是协调和指导 IHE 活动向更广泛的医学领域和更为纵深的应用层次扩展,同时还承担确定将 IHE 的处理过程扩展至整个医院信息化环境中的各类工作流程集成需求。

（2）IHE 的基本活动形式及其主要内容

IHE 主要通过组织一个权威性的活动,倡导和鼓励在基于现代医院工作流程执行过程的信息系统间进行集成的努力。IHE 同时也成为一个研究和讨论医疗信息系统集成过程的论坛,致力于定义和构造应用于完成各类医学和临床目标的信息通讯和处理规范的技术架构(technical frame-work),并同时提供一个对这个技术架构内容的应用实施进行严格测试的平台。IHE 还创立了一个独特和相当有效的发展和推广方式,即在主要的专业学术会议上,以一种公开的,将实践和验证过程直接结合的模式,用于推广 IHE 观念,获取新的集成需求,以及准备和产生的新的技术执行规范。IHE 的活动以 1 个年度的周期循环,确保能够快速地对新产生的集成需求进行响应,并及时地对新的集成机制应用过程实施验证和示范。

IHE 组织的基本活动和内容主要包括下述几方面。

① IHE 连通性测试(connection test)

Connection 是 IHE 组织的核心活动,即基于专业的年度学会,建立 IHE 专门的活动平台,以 IHE 集成模型和 IHE 技术架构作为基础,征集参与 IHE 集成执行过程测试和验证的系统提供商,在此活动平台上示范其软件的 IHE 原理实现能力和执行进程。Connectathon 活动通常由主持 IHE 活动的专业学术协会如 RSNA 或 HIMSS 负责和管理,并组建专门的技术项目管理小组(technical project management team)实施指导。

IHE 通过组织"connection"期望实现的目标包括 4 个方面:① 确定现有 IHE 技术架构原理执行方面存在的问题和缺陷,以便能够及时获得修订和改善。Ⅱ 确定参与测试的系统可能存在的兼容性或集成相关的问题,并协助探讨和寻找解决这类问题的方法和技术。Ⅲ 通过连通性测试过程促进 IHE 兼容系统的增长和发展。Ⅳ 为 IHE 潜在用户和信息系统商提供一个直观地了解和认识 IHE 执行和处理过程的环境,扩大 IHE 的影响。

② 构成问题的确认和证明

IHE 的基础任务之一,即是确认医院信息化过程的有关流程集成和功能集成的问题和需求,不仅关注于医院不同专业学科及临床诊疗执行过程中的集成需求,同样也涉及医疗机构和组织间必要的集成需求。这一过程,主要是通过在 IHE 组织的各种活动平台,由临床医师、IT 领域专家以及医院管理者共同参与,从其各自的专业角度,确定在医学信息系统的数据访问、临床信息化操作工作流、医学管理工作流,以及与医院 IT 基础结构相关的处理等具有共性的集成问题。对集成问题的确认和证明也是 IHE 活动的首要步骤。

③ 构建 IHE 集成模型规范

这是在一个集成需求被确认后,随之需要实施的步骤和完成的内容。对于一个已通过适当的案例证明的集成需求,IHE 的相关委员会将基于医疗行业应用的相关的标准和通行的 IT 业应用标准,选定需要的标准执行机制,用于建立对集成需求的解决方案或处理流程的定义和规范。这类基于现行标准的特定技术性选择,最终即形成 IHE 集成方案(IHE integration profiles)并被文档化。新构建的 IHE 集成方案文本将被提交公开发布、讨论和评估,以确保获得最大程度的一致性接受和认可。

(3) IHE 的应用和遵从需求

IHE 的目的不是产生新的行业标准,而是推动更为广泛和一致性地合理应用现有医疗行业标准,优化地解决患者临床诊疗处理流程中的各类需求。IHE 执行的机制源于目前医学信息系统已广泛接受和采用的标准,如 DICOM 标准和 HL7 标准,而 IHE 原理关注的重点则在于定义和规范应用这类标准解决实际工作流集成和操作的相关问题。尽管 DICOM 标准和 HL7 标准在医学信息管理系统中的应用,为医院信息化环境不同的信息系统间实现无缝集成和数据无障碍通信提供了一个可被普遍应用的标准实现方式,但是并没有完全解决如何在信息化环境建立以后,真正确保充分发挥信息系统所能够提供的潜力和效率的问题。要实现这一目标,需要对信息化运作环境中最优化的标准机制应用和执行方式,以及有效率的流程执行过程和管理模型进行研究、探讨,这就是 IHE 所要进行的实践。

IHE 技术架构本身并非一个医学领域新的行业标准,IHE 组织的验证和示范活动同样也不代表一种对医学信息系统产品的认证过程。IHE 活动的基本要旨,即根据医院用户环境的需求、应用相关标准,如 DICOM 标准、HL7 标准及其他应用标准,协调或整合医学信息系统产品的数据通信和执行能力,使其能够最优化地适应用户信息化运行环境,为医院带来更可靠的信息化管理和执行方面的效率。虽然 IHE 技术架构不具有行业标准类的强

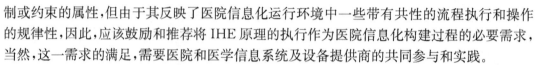

制或约束的属性,但由于其反映了医院信息化运行环境中一些带有共性的流程执行和操作的规律性,因此,应该鼓励和推荐将 IHE 原理的执行作为医院信息化构建过程的必要需求,当然,这一需求的满足,需要医院和医学信息系统及设备提供商的共同参与和实践。

既然 IHE 技术架构执行机制的基础是业内广泛采用的行业标准,因此,医学信息系统产品对 IHE 集成模型原理的遵从,有助于减少系统产品可能包含的兼容性问题,提高系统产品满足医院用户的特定工作流集成能力方面的顺应性。同理,从医院的角度,强调执行在 IHE 集成模型框架下定义的相关标准遵从过程,在实践中将可能减少医院应用于系统配置和系统间接口方面的投入及成本,确保较高层次地实现信息系统间的流程集成和功能互操作性。

IHE 鼓励系统提供商可以通过 IHE 组织的活动过程或其他层面和方式,发布其产品的 IHE 集成陈述(IHE integration statement),描述其产品所提供和支持的 IHE 集成模型的类型、层次和水平,便于扩展与潜在医院用户间的沟通、交互及交流范围和层面。而作为 IHE 集成机制潜在用户的医院,在考虑构建其 IHE 流程执行需求方案和规划时,通过 IHE 的相关活动和发布的技术文档,认识和熟悉 IHE 集成模型内容、过程和实现方式,可以为相关系统产品的论证过程提供必要的参考信息,确保其引进和获取的医学信息系统产品执行 IHE 集成能力的可靠性和适用性。

4. IHE 与 DICOM、HL7 的关系

在 IHE 技术架构中,定义了大量的位于医院信息化流程中的执行角色(actor)以及操作和处理(tran saction)机制。这类定义,主要基于现行的被医疗行业广泛应用和执行的标准,在现阶段主要依据 DICOM 标准和 HL7 标准已经定义并实践的原理和处理机制。当然,随着 IHE 活动的跨学科领域扩展,在今后的发展中,IHE 所引用和规范的相关执行过程同样可能基于其他领域的业界标准实现。简言之,现行医学标准提供 IHE 所关注的医院信息化流程中的相关角色、操作和处理的定义,IHE 则为这类角色、操作和处理机制构建其优化整合及合理应用的框架和模型。

在具体的实施方式中,IHE 技术架构可能会对标准的某些执行过程给予特殊的、适应 IHE 流程执行方式的定义,但这类定义产生的前提是与标准的执行过程不发生矛盾和抵触。IHE 技术架构并非一个新的标准体系,它仅仅是对现有业界标准应用和执行过程的规范和合理的实施操作方式的定义。因此,IHE 技术架构可以被作为应用现行标准,解决医学信息系统涉及的集成问题的指导性文件。

医学信息系统提供商的产品对 IHE 的执行,可以通过产生一个 IHE 集成陈述文档对其产品遵从 IHE 技术架构的状态进行描述。尽管 IHE 的执行过程和机制源于标准的既有定义,但这类医学信息系统产品的 IHE 集成陈述文档仍然不能取代特定标准所要求的相关遵从性陈述文档,如产品的 DICOM 遵从性陈述(DICOM conformance statement)文档,系统提供商有必要分别产生 IHE 集成陈述和特定标准的遵从性陈述文档。而作为用户方的医院,在需要时也应要求和查阅系统提供商产品相关的 IHE 和特定标准的遵从性陈述文档,以协助确认医学信息系统产品执行 IHE 和执行相关标准各自不同的细节信息。

IHE 并不是定义新的集成的标准,而是首先着眼于支持现有的成熟的标准,例如 DICOM 和 HL7。IHE 是一个厂商和用户的共同体,用现有标准,尤其是 DICOM 和 HL7 来完成 IHE 的集成目的。IHE 在放射系统集成技术框架中根据需要,在不同的地方分别使用了 DICOM 或 HL7 的标准实现 IHE 流程。总的情况看,在 PACS、RIS 和放射设备互

连中主要使用 DICOM 标准，在与 HIS 互连中主要使用 HL7 标准。

第四节　PACS 临床应用

一、医学影像科室的临床应用

1. 如何评估医院上 PACS 的效益

购买 PACS 设备的评估论证是一项非常棘手和复杂的课题。技术的飞跃进步导致硬件价格的下降和系统总体性能的提高，与过去昂贵、笨重的设备相比较，现在更多一些冷静的思考和循序渐进的策略，这使得 PACS 的评估论证相对于过去比较容易。

实施 PACS 项目前，必须进行财务论证并得到核准，这就要求确定一个在合理时间范围内的投资回报（return on investment，ROI）时间表，一般 3 年。因为医院级集成 PACS 的实施和应用现在才刚刚开始，并且 PACS 带来的效益是难以确定和进行定量分析的，所以目前有关 PACS 的费用和效益关系的研究仍然很难满足要求。

许多早期安装的 PACS 是利用基金完成的，而不是建立在可行的系统解决方案以及对费用和效益的评估基础上。但是现在，医院首先要进行投资回报的模拟评估，然后再确定 PACS 的配置，并论证来自制造商的可行方案，这是确保项目成功的良好开端。过去 PACS 费用和效益的评估将注意力集中在胶片花费减少、处理和运输胶片的人员减少、储存胶片的空间减少以及等效工作时间（full-time equivalent，FTE）减少等。虽然这些效益是确实存在的，但大多数都是 3 年以上的长期效益，不能适应医院行政管理人员要求的回报标准。因此在与医院管理者评估和论证 PACS 的投资回报时间表时，需要扩展涉及的范围，建立完善的评估模型，要从整个医院的角度论证，而不能局限在影像科一个部门。

2. PACS 的临床应用

（1）图像数字化，计算机多功能处理

PACS 实现了数字成像技术，影像的清晰度大大提高，可对影像进行窗宽、窗位调节、边缘增强、灰阶变换、对比度增强等一系列计算机处理，又可采用回放、缩小、整体局部放大等方式显示，以及实现测量面积、距离、角度等多功能。

（2）图像存入硬盘、磁带机等介质内，实现无胶片化

PACS 图像的存储从时间上可以分为在线、近线和离线存储，根据调用的频率分层次存储，整个设计流程趋向于实用性、人性化。

（3）DICOM 3.0 协议的应用，实现了数据的无损传输

DICOM 3.0 标准由美国放射学会（ACR）和国际电子学会（NEMA）共同制定，它设计了自己的网络通信协议和信息交换机制，支持图像压缩方法，使图像在快速传输的同时也实现了无损传输。

（4）提高了工作效率

PACS 实现了多种医学影像信息的科内查询、传送、调阅及院内所有设备的影像存储和

分布、分诊,影像的存储、归档等,在完成同样工作量的同时,节约了人力、物力,合理地安排了工作,有效地提高了工作效率,使更多的有经验的各科室医务人员能参加医疗会诊。把工作数量统计、耗材统计、收入概算、质量评估、效益评估等以前让人头疼的烦琐工作,一下子变得简单易行、清晰明了。

(5) 图文报告系统

在 PACS 环境下,应用计算机专用报告系统可根据不同病变生成固定模块,缩短了书写报告时间,使报告书写规范化,可生成图文并茂的诊断报告,实现了诊断报告与图像的同步传输,明显缩短了报告周期,更方便于报告的统一管理、调阅、研究。

(6) 远程会诊

影像的数字化、网络化使其可通过计算机及网络实现远程传输,更多的有经验的医生坐在自己的办公室里便可以共同研究患者的情况,提高诊断的准确性、治疗的及时性。

二、PACS 效益

(1) 住院日减少

住院日(length of stay,LOS)减少的理论依据是 PACS 提高了放射科医师和临床医师之间的影像通信传输效率,因此能够更快地做出诊断,减少患者平均住院日,使年收治住院患者数增加,医院经济效益增加,同时患者的支出也有一定减少,产生良好的社会效益。

(2) 胶片节省

医院实现彻底的无胶片化是不现实的,但部分无胶片化是可行的。在传统工作模式下,医院留底保存的影像存储在 MOD(magneto-optical disk,磁光盘)、CD-R(compact disk-recordable,刻录盘),以及 WORM(write once read many,写一次读多次磁光盘)等光存储介质中,实现管理无胶片化,降低了影像科室的经营成本。此外,管理无胶片化同时减少了激光相机和洗片机的磨损,延长了设备使用寿命;降低了洗片药水的消耗,有利于保护环境;减少了胶片存储占用的空间,为医院节省了日益宝贵的建筑使用面积。

(3) 等效工作时间减少

PACS 提高了临床医师和放射科医师的整体工作效率,意味着在每日工作总量不变的前提下,等效工作时间相应减少了,只需聘请较少的医师就能完成工作,为医院节省了劳务开支,是 PACS 间接投资回报的理论依据。

第五节 PACS 进展与应用评价

一、PACS 发展趋势

1. 应用范围不断扩大

PACS 最初是从处理放射科的数字图像发展起来的。然而随着 PACS 标准化的进程,尤其是 ACR-NEMA(American College of Radiology & National Electrical Manufactures' Association,美国放射学会和美国电器制造商学会)DICOM 3.0 标准的普遍接受,目前的 PACS 已扩展到所有的医学影像领域,如心脏病学、病理学、眼科学、皮肤病学、核医学、超声学、电子内窥镜、显微图像以及牙科学等。

2. 多媒体技术逐步引入

多媒体技术是 1990 年代计算机发展的时代特征,也是计算机技术的又一次革命。所谓多媒体技术,指的是计算机交互式综合处理文本、图形、图像和声音等多种媒体信息的技术。近年来,多媒体技术在教育中的长足发展已经非常引人注目,但它在医疗卫生中的应用却还处于发展阶段。有人预料,PACS 的主要功能中将包含多媒体功能。

3. 采用最先进的存储技术

在计算机中一页文字资料仅占几千字节(KB),而一张数字化的 X 射线片将产生上百万字节(MB)的信息量,这就是所谓"兆字节问题",也是 PACS 面临的诸多挑战之一。可以说,从 PACS 诞生的那天起,人们就致力于探索最经济、最可靠的图像存储方式,而且始终得益于计算机存储技术的发展。目前近线存储一般用磁盘阵列,而远线存储有 WORM、MO、CD-R/RW 光盘库及磁带库,这给医学影像的长期保存带来了可实现的基础。DVD-R/RW 技术的发展和普及将取代其他光盘的使用。

4. 远程医疗中的 PACS

近年来,远程医疗备受关注。远程医疗的出现使传统的会诊观念发生了根本的变化,即医疗专家可以在千里之外的办公室甚至家中观看通过通信网络传来的电子病历资料,从而为一些小医院、边远地区的诊所提供会诊服务,这就是所谓的远程会诊,还可以指导和遥控进行治疗,这统称为远程医疗。远程医疗与图像的获取、传输、存储均有关系。

5. 综合业务数字网(integated services digital network,ISDN)

ISDN 是一种先进的数字通信系统,它将取代现有的大部分电话系统,使音频和非音频的业务一体化。这一技术的引入,将使异地的医学影像设备以极高的数据流(欧洲为 144 Mbps,美国为 155 Mbps 或者 622 Mbps)相连接成为可能。到那时,人们不仅可以快速地获得存储在各医院、各诊所中的患者影像,而且可以随时请远在外地的专家进行会诊(影像将同时在各自的显示器上出现),这就是真正的远程影像学。从这种意义上讲,远程影像学将完全同 PACS 合并,而远程诊断将成为 PACS 的重要功能之一。随着 HIS、PACS、LIS 的一体化和集成一体化电子病历的出现,远程诊断将演变为远程医疗。

6. 提效减费

集成一体化的 EMRS,可以降低管理费用,方便医生协同工作,降低远程医疗的技术复杂度,而 PACS 与 HIS、LIS 集成一体化设计则是关键。

二、医学影像诊断教学实验 PACS

PACS 的飞跃发展使它不仅仅可以为影像科、医院服务,也可以为影像学学生的培养提供非常大的便利。医学影像诊断教学实验 PACS 就是为满足高校医学影像相关专业课程的教学和科研需求而专门设计的教学系统,以丰富的临床一线用户操作使用需求为基础,打造更贴近于临床使用同时又满足教学使用的专业化影像教学系统。

（一）系统功能

1. 影像处理标准模块

支持 DICOM 3.0 标准和 JPG、JPEG 格式的影像资料，可进行调节窗宽、窗位、缩放、测距、旋转、明度调整、图像漫游等 DICOM 图像处理功能，并且有查看图像标签、编辑影像描述等辅助功能。

2. 独家可加密的影像存储，便捷的影像上传

支持远程导入从医院 PACS 或者其他方式获取的影像资料，并可对上传影像进行加密，使其不会被非法使用。随系统赠送一定数量的 DICOM 和 JPEG 影像资料，安装即可使用。

3. 影像分类检索，论坛功能

系统内建有专用论坛，学生可以进行提问，老师可以进行解答，使问题能够及时反馈，方便学生之间以及学生与老师间的交流探讨。

对影像的基本信息进行数据库管理，具有多种检索功能。

4. 校园网内随时随地使用——无接口数量限制

支持通过校园内部网和因特网的限制性访问，无论是教室、图书馆、实验室，还是学生宿舍，安装客户端即可使用，对教师授课、学生课下学习提供方便。另外还支持在线交流、在线提交实验报告等丰富功能。

（二）建立医学影像诊断教学实验 PACS 的好处

1. 节约时间

挑选适合的教学图片，并进行储存，在教学中不断添加更好的教学图片，逐渐建立一套完善的电子图片库，这样保证学生看到的都是相同图像、质量较好的教学图片。

2. 节约成本

随着放射科软硬件的不断升级，放射科已经逐渐成为一个无胶片的科室，影像胶片全部归患者所有，如果拍摄额外的实验课用胶片会增加影像科的成本，而医学影像诊断教学实验 PACS 具有节约成本的优点。

3. 有利于提高实验课的效率

在传统影像教学中，小班阅片实验课占较大比例，但老师每次上实验课时必须准备一大堆体积大、重量可观的教学片，既不方便，又容易混淆和丢失。医学影像诊断教学实验 PACS 出现后，实验课时，学生可直接在与 PACS 连接的电脑上进行操作，通过查询功能直接获取所需的图像，操作方便，简捷快速，节约大量人力物力。老师可从大量繁杂的重复性工作中"解放"出来，致力于教学内容、技巧和教学质量的探讨与改革。

4. 有利于课后知识的巩固

传统教学中，当学生在相应实验课程过后，不方便再次观看已经放入片库的实验教学图片，使影像图片的复习产生困难。使用 PACS 后，学生可以在课后登录医学影像诊断教学实验 PACS，浏览相应的图片，学到相应的影像知识，为今后进入临床实习工作打下了良好的基础。

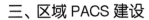

三、区域 PACS 建设

在全国区域化医疗卫生改革浪潮中，影像医疗借助持续快速发展的 PACS 技术常常率先进入信息化行列。然而，令人困惑的是国内若干区域 PACS 项目在实现互通、互联及数据中心建设目标之后，影像医疗业务依然滞留于机构内部模式，距离跨机构、跨学科、跨地域资源共享、业务协同、优质均等服务等区域化医疗卫生改革目标尚有相当一段距离，随着国家医疗资源的联网，项目建设的必要性更加显现。

1. 跨医院、跨部门、多系统的大协作

医疗影像的信息容量占据所有医疗信息总量的 90％以上，更重要的是，数字医疗影像在国际上已经拥有公认的 DICOM 文件存储及传输标准，系统建设也有 IHE 规定的集成和工作流程规范。在医疗影像信息化产品中，PACS 是医疗信息产品里最具可实施性和投资保护的产品。

随着医院的不断扩展、医院之间信息交流的不断增加、远程会诊的需求以及社区医疗服务的不断推广，建立区域性、广域网范围的卫生医疗网络要求日益强烈。由此可见，区域性影像信息共享及协同平台并非建设一家医院 PACS 的范畴，而是跨地区、跨医院、跨部门、多系统的大协作，是医疗影像 PACS 建设的最高层次，系统建设的复杂性、安全性、高效性和灵活性要求也更高。

2. 减少重复检查和投资

区域 PACS，利用网络系统把所有医院的患者就医信息连接起来，实现患者在某一家医院进行检验检查后，即可在区域范围内的其他医院对相关的影像图像和报告进行调阅，避免患者在多家医院的重复检验检查，从而降低患者的就医成本，带来医院、医生和患者的"共赢"。同时，可以实现对医学影像检查设备资源的合理配置、整合与共享，从而节省医疗资源的重复设置，减少医疗设备投资浪费。

3. 支撑远程影像诊断和远程诊断

国家正在着力解决群众看病难、看病贵问题，努力缩小城乡之间、地区之间、不同收入群众之间的医疗卫生服务差距，但各级医疗力量的提高不是一朝一夕就可以解决的，建立区域 PACS 可以快速共享专家资源，进行远程诊断、远程会诊和远程培训。

数字图像的一个主要优势在于它们能够被送达到放射科以外的地方进行浏览和远程会诊。

4. 保护已有投资

区域 PACS 可以减少患者重复检查和医院设备的采购量，减少整个区域内的胶片使用量，减少乡镇医院 PACS 建设和维护费用，改善医疗流程和质量。统一的影像存储平台，可接受所有类型的医疗影像的存储和传输任务，以及持续的客户化开发、升级和应用培训服务。开放的网络应用接口，能够根据医院医疗信息管理的要求与指定的 HIS 等系统自由集成，使得用户能够对原始的标准医疗影像进行浏览和操作。

四、PACS 建设原则

针对区域各医疗机构情况,区域 PACS 的设计将采用成熟的、先进的、开放的及符合国际标准的系统结构、计算机技术和网络安全技术来建设,以保证系统具有先进水平。

区域 PACS 应遵从领先性、高性能、实用性、经济性、一致性、可扩展性等原则进行建设,充分利用各医院现有基础设施、设备和信息技术资源,保护各医院原有投资,考虑体系架构的可伸缩性。遵循硬件、应用软件及用户界面的整体设计原则,实现各医疗机构现有 PACS 与区域 PACS 的无缝融合,以实现医学影像信息区域内共享,避免出现信息孤岛。

区域 PACS 数据共享既要考虑满足当前区域内复杂的业务需求,又要考虑适应区域持续的发展,考虑未来区域的医疗业务和技术发展方向。为满足各级医疗机构的要求,在系统设计中遵循以下原则:

1. 实用性和先进性

当今的计算机技术日新月异,因此要求选择的方法、技术、工具、设备不仅要保证具有先进性,而且要保证技术方向的正确性。方案要结合考虑实用和兼顾今后发展的目的,不论在服务器、软件及中间件等软硬件产品方面,还是在方法论、工具方面,都应选择当今国际上成熟的、主流的并领先的产品和技术来适应更高的数据处理要求,以满足区域 PACS 实施后未来 3~5 年的需求发展,并应具有良好的扩展潜力,以适应未来业务的发展和技术升级的需要。

2. 安全性和可靠性

通过多种安全技术和防护手段,保证系统自身的安全性,保证服务不会中断。关键设备或设备核心部件应当采取冗余设计,能够避免单点故障导致系统整体或重要功能的丧失,保证系统平稳运行,最大限度地减少停机时间而且包括便于故障排查、恢复和日常的运行维护的机制。

3. 开放性、互连性和标准化

系统建设必须采用国际、国家标准、协议和接口,能实现区域内异构 PACS 的互联与集成。在区域 PACS 中,最重要的是 DICOM 和 HL7 标准和卫生健康委员会关于健康档案和电子病历的数据标准。区域 PACS 不但应满足这些标准,还应设计对非标准 PACS 的接入和转换。实现标准化后才能进行数据交换和共享,以及满足下一步健康档案系统对接的需求。

4. 经济性与投资保护

方案所选用的技术和产品应全部遵循通用的国际或行业标准,各系统模块之间应有良好的兼容性和较高的性能价格比。从长远来看,这也便于系统的升级和移植或运行其他应用软件,实现整体效益,而且能以较低的成本、较少的人员投入来维护系统运转,提供高效能与高效益的医疗信息服务。

5. 易管理和易操作性

系统这支持全面、完善、便捷、统一的系统管理和应急处理预案,保证一旦发生问题能在最短的时间内处理解决,且系统应具有良好的用户操作界面。集成完备的运行监视系统、良好的管理界面工具或远程控制台,易于管理人员对其进行管理和维护,系统参数的维护与管理应通过操作界面实现。

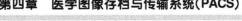

五、PACS 总体框架

系统总体框架是以安全保障体系和管理标准体系为保障,以公卫网和影像数据中心为支撑,以影像数据为应用对象,实现区域影像数据的共享与交换。

1. 区域 PACS 数据中心

建立一个影像数据中心,连接区域内所有医院,用于存储患者在就诊过程中所产生的所有文字信息和影像,例如存储设备部署在"××市人民医院"。各医院生产的数据存储在本地,同时,为影像数据中心提供一个备份数据。

2. 区域 PACS 信息共享与交换平台

建立一个区域 PACS 信息共享与交换平台,采用 Web 方式发布到各个医院临床工作站,可以与医院 HIS 或 EMBS 进行嵌入式集成,方便医护人员使用。在该平台上,医生可以完成会诊和转诊业务,同时,也可以借助此平台实现患者在各医院之间的影像信息共享和调阅。

3. 应用系统及接口

遵循 IHE 技术框架,采用国际标准的 HL7 接口和 DICOM 接口与各相关系统进行通讯。区域 PACS 信息交换平台可支持多个接口组的方式,每个接口组按照医院数据量的大小来确定连接一家或者多家医院,避免由于数据量过大而对接口吞吐量造成影响。

4. 服务对象

区域 PACS 可以为多种机构和个人提供服务,如政府职能部门、卫生监管部门、医院和患者等。

5. 安全保障体系

从技术安全、运行安全和管理安全三方面构建安全防范体系,切实保护系统的可用行、机密性、完整性、抗抵赖性、可审计性、可控性。

6. 管理标准体系

为了保证系统的有效运行及与后续建设系统有效的集成,在系统建设和运行中,必须遵循和制定相关的业务规范、技术标准和运行管理规范。

六、PACS 应用评价

PACS 的应用给放射科管理带来革命性的变化,改变了影像中心医师的诊断模式,并给临床阅片带来了极大方便,为患者提供全新的医疗服务,同时为影像中心和临床科的科研和教学工作带来极大方便,也为远程影像学的建立与发展提供了基础条件。

1. 异地访问

影像胶片的异地访问,需要人力或者物力将媒介送到目的地才能完成,但是在 PACS 中,院内的异地访问,即放射科(影像科)以外的调用可以通过网络方便、准确、快速地完成,保证了临床医疗的需求。同样院外或者市外、省外、国外的调用也可以通过相应的操作完成。

2. 唯一性和安全性

影像及相关信息的数字化,保证了图像的唯一性,无论如何调阅,第一次和最后一次调阅的影像都是完全一致的。使用数字化存储,从根本上改变了原有的胶片保存方式,不再发生保存胶片时易出现的如模糊、丢失等问题,最大限度地满足了医院长期安全保存胶片的需求。

3. 同步显示

原有胶片为实体,仅能在一个时间的空间内供给阅读,使用 PACS 后,可以在不同空间下同时调阅一张胶片,拥有同步显示的优点。

4. 快速传输

理论上数字影像在网络中可以达到光速的传输速度,即使考虑网络因素,在具有良好性能的网络中,患者的一次 CT 影像在网络中的传输仅需要数秒时间。随着互联网的发展,互联网的速度越来越快,使得目前医院间通过互联网传输影像成为可能。

5. 易于观察和诊断

在显示器上利用 PACS 软件自带的辅助诊断功能可以调节窗宽窗位、测量 CT ,更可以方便地数据测量,如心胸比的测量,并可进行影像后处理,从而使病变显得更加清楚而易于诊断。

6. 精准治疗

目前的治疗设备如伽玛刀、基于加速器的 X 刀、适形放疗、外照射治疗计划系统、神经外科的影像导航设备、计算机集成诊疗系统等,都使用 CT、MRI、DSA、PET 等一种或多种成像设备所获的精确影像数据,来作为病灶位置定位、三维重建、组织吸收系数矫正、剂量计算以及器械引导的依据。在无网络统一管理和统一数据格式的情况下,存在着扫描仪、磁光盘、点对点网络等重复建设的浪费。

7. 提高管理水平

PACS 提供大量的辅助管理功能,通过 PACS 的管理程序可以简洁地掌握放射科(影像科)的工作状态、人员水平等管理信息。通过授权控制,简便地管理图像数据库,在保证临床使用的前提下,满足了影像科内部资料保存的需要。

第五章

信息化的技术支撑

　　信息化管理的实现离不开计算机技术、通信技术和网络技术,其中,计算机技术是信息化管理的基础,通信技术为信息化管理提供动力,网络技术的发展与应用为信息化管理提供了海量的客观原始数据。在科技飞速发展的时代背景下,计算机通信网络技术应用到医院管理中是必然趋势。与传统工作方式相比,计算机信息化管理技术在一定程度上使医院的管理效率和水平得到很大的提升,促进整个医疗行业快速发展。

第一节　计 算 机 技 术

　　计算机是现代一种用于高速计算的电子计算机器,可以进行数值计算,又可以进行逻辑计算,还具有存储记忆功能,是能够按照程序运行,自动、高速处理海量数据的现代化智能电子设备。由硬件系统和软件系统所组成、没有安装任何软件的计算机称为裸机,可分为超级计算机、工业控制计算机、网络计算机、个人计算机、嵌入式计算机 5 类,较先进的计算机有生物计算机、光子计算机、量子计算机等。

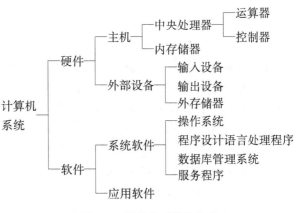

图 5-1　计算机系统的组成

一、计算机硬件系统

(一) 硬件组成

计算机硬件是指计算机系统中由电子、机械和光电元件等组成的各种物理装置的总称。这些物理装置按系统结构的要求构成一个有机整体,为计算机软件的运行提供物质基础。简言之,计算机硬件的功能是输入并存储程序和数据,以及执行程序把数据加工成可以利用的形式。从外观上来看,计算机由主机箱和外部设备组成。主机箱内主要包括 CPU、内存、主板、硬盘驱动器、光盘驱动器、各种扩展卡、连接线、电源等,外部设备包括鼠标、键盘、显示器等。

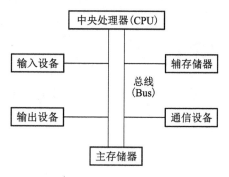

图 5-2　计算机的硬件组成

现代计算机的硬件系统,无论是何种机型,具备何种功能,一般由 6 大部分组成,如图 5-2 所示。

中央处理器(control processing unit,CPU)主要由控制器(control unit,CU)和运算器(ALU,arithmetic and logic unit)组成,其中控制器是计算机的"神经中枢",它指挥计算机各部分按照指令功能的要求自动协调地进行所需的各种操作;运算器是依据程序的指令功能,在控制器的控制下直接完成各种算术运算、逻辑运算及其他操作。主存储器用来暂时存放现行处理程序的指令和数据,并直接与运算器、控制器发生联系,交换信息。辅存储器是主存储器的后备和补充,它和主存储器统称为存储器,用于存放运算结果、将来要用的程序和数据或者暂时不参加运算的程序、数据和中间结果。输入设备是将原始数据、程序和控制信息等转换成计算机所能识别的信号,送入到计算机的存储器中。输出设备则是把计算机的运算结果或中间结果,以人们所能识别的各种形式表示出来。通信设备是对计算机在通信网络中的信息传递进行控制。以上各部分之间的数据和控制信号的传递是由总线来完成的。

(二) 硬件的功能

1. 中央处理器

中央处理器是一台计算机的运算核心和控制核心,主要包括运算器和控制器两大部件,此外,还包括若干个寄存器和高速缓冲存储器及实现它们之间联系的数据、控制及状态的总线。它与内部存储器和输入(输出)设备合称为电子计算机 3 大核心部件,其功能主要是解释计算机指令以及处理计算机软件中的数据。计算机的性能在很大程度上由 CPU 的性能所决定,而 CPU 的性能主要体现在其运行程序的速度上。影响运行速度的性能指标包括 CPU 的工作频率、Cache 容量、指令系统和逻辑结构等参数。

CPU 从最初发展至今已经有 40 多年的历史,这期间,按照其处理信息的字长,CPU 可以分为 4 位微处理器、8 位微处理器、16 位微处理器、32 位微处理器以及 64 位微处理器等等。目前世界上生产 CPU 的主要厂商有 Intel、AMD、IBM、VIA 及 Transmeta 等,但绝大部分市场份额被 Intel 和 AMD 两家公司所垄断。Intel 处理器的产品线非常齐全,从低端的赛扬系列处理器、奔腾系列处理器到高端的多核酷睿系列微处理器和服务器专用的至强处理器应有尽有。AMD 公司推出的 CPU 产品因具有较高的性价比而赢得用户的好评,占据了一定的市场份额。

2. 存储器(memory)

存储器是现代信息技术中用于保存信息的记忆设备。其概念很广,有很多层次,在数字系统中,只要能保存二进制数据的都可以是存储器;在集成电路中,一个没有实物形式的具有存储功能的电路也叫存储器,如 RAM、FIFO 等;在系统中,具有实物形式的存储设备也叫存储器,如内存条、TF 卡等。计算机中全部信息,包括输入的原始数据、计算机程序、中间运行结果和最终运行结果都保存在存储器中,它根据控制器指定的位置存入和取出信息。有了存储器,计算机才有记忆功能,才能保证正常工作。计算机中的存储器按用途可分为主存储器(内存)和辅助存储器(外存),也有分为外部存储器和内部存储器的分类方法。外存通常是磁性介质或光盘等,能长期保存信息。内存指主板上的存储部件,用来存放当前正在执行的数据和程序,但仅用于暂时存放程序和数据,关闭电源或断电,数据会丢失。

CPU 不能像访问内存那样,直接访问外存,外存要与 CPU 或 I/O 设备进行数据传输,必须通过内存进行。在 80386 以上的高档微机中,还配置了高速缓冲存储器,这时内存包括主存与高速缓存两部分。对于低档微机,主存即为内存。把存储器分为几个层次主要基于两个原因。

首先,合理解决速度与成本的矛盾,以得到较高的性能价格比。半导体存储器速度快,但价格高,容量不宜做得很大,因此仅用作与 CPU 频繁交流信息的内存储器。磁盘存储器价格较便宜,可以把容量做得很大,但存取速度较慢,因此用作存取次数较少,且需存放大量程序、原始数据(许多程序和数据是暂时不参加运算的)和运行结果的外存储器。计算机在执行某项任务时,仅将与此有关的程序和原始数据从磁盘上调入容量较小的内存,通过 CPU 与内存进行高速的数据处理,然后将最终结果通过内存再写入磁盘。这样的配置价格适中,综合存取速度则较快。

为解决高速的 CPU 与速度相对较慢的主存的矛盾,还可使用高速缓存。它采用速度很快、价格更高的半导体静态存储器,甚至与微处理器做在一起,存放当前使用最频繁的指令和数据。当 CPU 从内存中读取指令与数据时,将同时访问高速缓存与主存。如果所需内容在高速缓存中,就能立即获取;如没有,再从主存中读取。高速缓存中的内容是根据实际情况及时更换的。这样,通过增加少量成本即可获得很高的速度。

其次,使用磁盘作为外存,不仅价格便宜,可以把存储容量做得很大,而且在断电时它所存放的信息也不丢失,可以长久保存,且复制、携带都很方便。

(三) 输入/输出设备(input/output,简称 I/O 设备)

计算机和外界联系要通过输入/输出设备才能实现,I/O 设备是计算机的终端设备,也称为计算机的外部设备。常见的 I/O 设备有以下几种。

(1) 键盘(keyboard),键盘是最广泛使用的字符和数字输入设备,由一组按阵列方式排列的按键组成,外观呈扁平板装置,一般与主机箱分离,通过螺旋形电流与主机系统相连接。用户可以从键盘上输入程序或数据,使人和计算机直接进行联系。

(2) 鼠标(mouse),它是计算机显示系统纵横坐标定位的指示器,因形似老鼠而得名"鼠标"。鼠标的使用是为了使计算机的操作更加简便快捷,来代替键盘繁琐的指令。鼠标按其工作原理的不同分为机械鼠标和光电鼠标,机械鼠标主要由滚球、辊柱和光栅信号传感器组成。当拖动鼠标时,带动滚球转动,滚球又带动辊柱转动,装在辊柱端部的光栅信号传感器采集光栅信号。光电鼠标是利用传感器产生的光电脉冲信号反映出鼠标器在垂直和水平方向的位移变化,再通过电脑程序的处理和转换来控制屏幕上光标箭头的移动。

（3）触摸屏（touch screen），又称为"触控屏""触控面板"，是一种可接收触头等输入信号的感应式液晶显示装置，当接触了屏幕上的图形按钮时，屏幕上的触觉反馈系统可根据预先编程的程序驱动各种连接装置，可用以取代机械式的按钮面板，并借由液晶显示画面制造出生动的影音效果。触摸屏作为一种最新的电脑输入设备，是目前最简单、方便、自然的一种人机交互方式。它赋予了多媒体以崭新的面貌，是极富吸引力的全新多媒体交互设备。

从技术原理来区别触摸屏，可分为 5 个基本种类：矢量压力传感技术、电阻技术、电容技术、红外线技术、表面声波技术。其中矢量压力传感技术触摸屏已退出历史舞台；红外线技术触摸屏价格低廉，但其外框易碎，容易产生光干扰，曲面情况下失真；电容技术触摸屏设计构思合理，但其图像失真问题很难得到根本解决；电阻技术触摸屏的定位准确，但其价格颇高，且怕刮易损；表面声波触摸屏解决了以往触摸屏的各种缺陷，清晰且不容易被损坏，适于各种场合，缺点是屏幕表面如果有水滴和尘土会使触摸屏变得迟钝，甚至不工作。

按照触摸屏的工作原理和传输信息的介质，把触摸屏分为 4 种：电阻式、电容感应式、红外线式以及表面声波式。每一类触摸屏都有其各自的优缺点，要了解哪种触摸屏适用于哪种场合，关键就在于要懂得每一类触摸屏技术的工作原理和特点。

（4）光读机（optical character recognition，简称 OCR），它是利用光学方式识别条码并自动转换为计算机可处理的数字形式，条码一般包含了标识某种事物若干属性的信息，所以光读机是一种数据自动录入装置，常用于医院、超市、图书馆等。

（5）书写板（pen-based input），书写板是一种特殊的屏幕，人们用一种特殊的笔可以在屏幕上进行书写，通过软件处理，计算机能识别出手写的符号或文字，并以一种标准的文本格式进行存储。

（6）扫描仪（scanner），是利用光电技术和数字处理技术，以扫描方式将图形或图像信息转换为数字信号的装置。它通常被用于计算机外部仪器设备，通过捕获图像并将之转换成计算机可以显示、编辑、存储和输出的数字化输入设备。扫描仪对照片、文本页面、图纸、美术图画、照相底片、菲林软片，甚至纺织品、标牌面板、印制板样品等三维对象都可作为扫描对象，提取和将原始的线条、图形、文字、照片、平面实物转换成可以编辑及加入文件中的装置。

扫描仪可分为两大类型：滚筒式扫描仪和平面扫描仪，近几年由此研发出笔式扫描仪、便携式扫描仪、馈纸式扫描仪、胶片扫描仪、底片扫描仪和名片扫描仪。滚筒式扫描仪一般使用光电倍增管 PMT（photo multiplier tube），因此它的密度范围较大，而且能够分辨出图像更细微的层次变化；而平面扫描仪使用的则是光电耦合器件 CCD（charged-coupled device），故其扫描的密度范围较小。CCD 是一长条状有感光元器件，在扫描过程中用来将图像反射过来的光波转化为数位信号。

（7）语音输入装置（voice input device），能将语音信号输入并转换为计算机可识别数字形式储存起来，又称语音识别装置，其最终目标是实现像人那样具有识别语音的能力。语音输入装置的特点是：使用方便，不需要特殊训练；信息传递速度快，容易理解；容易唤起人们的注意力；操作者可以腾出手和眼来进行其他作业；特别适用于对话。

（8）显示器（display），通常也称为监视器，它是一种将一定的电子文件通过特定的传输设备显示到屏幕上再反射到人眼的显示工具。其技术参数包括可视面积、可视角度、点距、色彩度、对比值、亮度值、响应时间、扫描方式等。根据制造材料的不同,可分为阴极射线管显示器(CRT)、液晶显示器(LCD)、等离子显示器(PDP)等。

(9) 打印机(printer),是计算机的输出设备之一,用于将计算机处理结果打印在相关介质上。衡量打印机好坏的指标有3项:打印分辨率、打印速度和噪声。打印机的种类很多,按打印元件对纸是否有击打动作,分击打式打印机与非击打式打印机;按打印字符结构,分全形字符打印机和点阵字符打印机;按一行字在纸上形成的方式,分串式打印机与行式打印机;按所采用的技术,分柱形、球形、喷墨式、热敏式、激光式、静电式、磁式、发光二极管式等打印机。

二、计算机软件系统

软件系统(software system)是指由系统软件、支撑软件和应用软件组成的计算机软件系统,是计算机系统中由软件组成的部分。软件系统包括操作系统、语言处理系统、数据库系统、分布式软件系统和人机交互系统等。操作系统用于管理计算机的资源和控制程序的运行。语言处理系统是用于处理软件语言等的软件,如编译程序等。数据库系统是用于支持数据管理和存取的软件,包括数据库、数据库管理系统等。数据库是常驻在计算机系统内的一组数据,它们之间的关系用数据模式来定义,并用数据定义语言来描述;数据库管理系统是使用户可以把数据作为抽象项进行存取、使用和修改的软件。分布式软件系统包括分布式操作系统、分布式程序设计系统、分布式文件系统、分布式数据库系统等。人机交互系统是提供用户与计算机系统之间按照一定的约定进行信息交互的软件系统,可为用户提供一个友善的人机界面。操作系统的功能包括处理器管理、存储管理、文件管理、设备管理和作业管理。其主要研究内容包括:操作系统的结构、进程(任务)调度、同步机制、死锁防止、内存分配、设备分配、并行机制、容错和恢复机制等。

语言处理系统的功能是各种软件语言的处理程序,它把用软件语言书写的各种源程序转换成为可为计算机识别和运行的目标程序,从而获得预期结果。其主要研究内容包括:语言的翻译技术和翻译程序的构造方法与工具,此外,它还涉及正文编辑技术、连接编辑技术和装入技术等。

数据库系统的主要功能包括数据库的定义和操纵、共享数据的并发控制、数据的安全和保密等。按数据定义模块划分,数据库系统可分为关系数据库、层次数据库和网状数据库。按控制方式划分,可分为集中式数据库系统、分布式数据库系统和并行数据库系统。数据库系统研究的主要内容包括:数据库设计、数据模式、数据定义和操作语言、关系数据库理论、数据完整性和相容性、数据库恢复与容错、死锁控制和防止、数据安全性等。

分布式软件系统的功能是管理分布式计算机系统资源和控制分布式程序的运行,提供分布式程序设计语言和工具,提供分布式文件系统管理和分布式数据库管理关系等。分布式软件系统的主要研究内容包括分布式操作系统和网络操作系统、分布式程序设计、分布式文件系统和分布式数据库系统。

人机交互系统的主要功能是在人和计算机之间提供一个友善的人机接口。其主要研究内容包括人机交互原理、人机接口分析及规约、认知复杂性理论、数据输入、显示和检索接口、计算机控制接口等。

(一) 系统软件

系统软件是指控制和协调计算机及外部设备,支持应用软件开发和运行的系统,是无须用户干预的各种程序的集合,主要功能是调度、监控和维护计算机系统;负责管理计算机系统中各种独立的硬件,使得它们可以协调工作。系统软件使得计算机使用者和其他软件将计算机当作一个整体而不需要顾及底层每个硬件是如何工作的。系统软件包括操作系统、语言系统和通信软件系统。

1. 操作系统

操作系统(operating system,简称 OS)是管理和控制计算机硬件与软件资源的计算机程序,是直接运行在"裸机"上的最基本的系统软件,任何其他软件都必须在操作系统的支持下才能运行。实际上,用户是不用接触操作系统的,操作系统管理着计算机硬件资源,同时按照应用程序的资源请求,分配资源,如划分 CPU 时间、开辟内存空间、调用打印机等。目前流行的典型操作系统有以下几种。

(1) Unix

Unix 是一个多用户、多任务操作系统,支持多种处理器架构,按照操作系统的分类,属于分时操作系统。类 Unix(Unix-like)操作系统指各种传统的 Unix 以及各种与传统 Unix 类似的系统。它们虽然有的是自由软件,有的是商业软件,但都相当程度地继承了原始 Unix 的特性,有许多相似处,并且都在一定程度上遵守 Posix 规范。类 Unix 系统可在非常多的处理器架构下运行,在服务器系统上有很高的使用率,例如大专院校或工程应用的工作站。

(2) Linux

基于 Linux 的操作系统是 1991 年推出的一个多用户、多任务的操作系统,它与 Unix 完全兼容。Linux 的设计是为了在 Intel 微处理器上更有效地运用,最大的特点在于它是一个源代码公开的自由及开放源码的操作系统,其内核源代码可以自由传播。Linux 有各类发行版,通常为 GNU/Linux,如 Debian(及其衍生系统 Ubuntu、Linux Mint)、Fedora、openSUSE 等。Linux 发行版作为个人计算机操作系统或服务器操作系统,在服务器上已成为主流的操作系统。

(3) Mac OS X

Mac OS 是一套运行于苹果 Macintosh 系列电脑上的操作系统。Mac OS 是首个在商用领域成功的图形用户界面。Mac OS X 于 2001 年首次在商场上推出。

(4) Windows

Windows 是由微软公司成功开发的一个多任务的操作系统,它采用图形窗口界面,用户对计算机的各种复杂操作只需通过点击鼠标就可以实现。

Microsoft Windows 系列操作系统是在微软给 IBM 机器设计的 MS-DOS 的基础上设计的图形操作系统。Windows 系统,如 Windows 2000、Windows XP 皆是创建于现代的 Windows NT 内核。NT 内核是由 OS/2 和 Open VMS 等系统上借用来的。Windows 可以在 32 位和 64 位的 Intel 和 AMD 的处理器上运行,但是早期的版本也可以在 DEC Alpha、MIPS 与 Power PC 架构上运行。

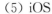

（5）iOS

iOS 操作系统是由苹果公司开发的手持设备操作系统。iOS 与苹果的 Mac OS X 操作系统一样，也是以 Darwin 为基础的，因此同样属于类 Unix 的商业操作系统。

（6）Android

Android 是以 Linux 为基础的开放源代码操作系统，主要使用于便携设备。Android 操作系统由 Andy Rubin 开发，最初主要支持手机。2005 年由谷歌收购注资，并组建开放手机联盟开发改良，逐渐扩展到平板电脑及其他领域上。

（7）WP（Windows Phone）

WP 是微软发布的一款手机操作系统，它将微软旗下的 Xbox Live（游戏）、Xbox Music（音乐）与独特的视频体验集成至手机中。微软公司于 2010 年 10 月 11 日正式发布了智能手机操作系统 Windows Phone，并将其使用接口称为"Modern"接口。

（8）Chrome OS

Chrome OS 是由谷歌开发的一款基于 Linux 的操作系统，发展出与互联网紧密结合的云操作系统，工作时运行 Web 应用程序。

Chrome OS 同时支持 Intel x86 以及 ARM 处理器，软件结构极其简单，可以理解为在 Linux 的内核上运行一个使用新的窗口系统的 Chrome 浏览器。对于开发人员来说，Web 就是平台，所有现有的 Web 应用可以完美地在 Chrome OS 中运行，开发者也可以用不同的开发语言为其开发新的 Web 应用。

2. 语言系统

计算机语言的种类非常多，总的来说可以分成机器语言、汇编语言、高级语言 3 大类。

电脑每做的一次动作、一个步骤，都是按照已经用计算机语言编好的程序来执行，程序是计算机要执行的指令的集合，而程序全部都是用我们所掌握的语言来编写的。所以人们要控制计算机一定要通过计算机语言向计算机发出命令。

（1）机器语言

机器语言是指一台计算机全部的指令集合。电子计算机所使用的是由"0"和"1"组成的二进制数，二进制是计算机语言的基础。

因此程序就是一个个的二进制文件，一条机器语言成为一条指令，指令是不可分割的最小功能单元。而且，由于每台计算机的指令系统往往各不相同，所以，在一台计算机上执行的程序，要想在另一台计算机上执行，必须另编程序，造成了重复工作。但由于使用的是针对特定型号计算机的语言，故而运算效率是所有语言中最高的。机器语言，是第一代计算机语言。

（2）汇编语言

为了减小使用机器语言编程的困难，人们进行了一种有益的改进：用一些简洁的英文字母、符号串来替代一个特定的指令的二进制串，比如，用"ADD"代表加法，"MOV"代表数据传递等。这样一来，人们很容易读懂并理解程序在干什么，纠错及维护都变得方便了，这种程序设计语言就称为汇编语言，即第二代计算机语言。然而计算机是不认识这些符号的，这就需要一个专门的程序，专门负责将这些符号翻译成二进制数的机器语言，这种翻译程序被称为汇编程序。

汇编语言同样十分依赖于机器硬件，移植性不好，但效率仍十分高，针对计算机特定硬件而编制的汇编语言程序,能准确发挥计算机硬件的功能和特长,程序精炼而质量高,所以至今仍是一种常用而强有力的软件开发工具。

(3) 高级语言

由于汇编语言程序依赖于计算机硬件,其可读性和可移植性都很差;但一般的高级语言又难以实现对计算机硬件的直接操作(这正是汇编语言的优势),于是人们盼望有一种兼有汇编语言和高级语言特性的新语言——C语言。

高级语言有:Basic(True basic、Qbasic、Virtual Basic)、C、C ++ 、PASCAL、Fortran、智能化语言(LISP、Prolog、CLIPS、OpenCyc、Fazzy)、动态语言(Python、PHP、Ruby、Lua)等。高级语言是绝大多数编程者的选择。和汇编语言相比,它不但将许多相关的机器指令合成为单条指令,并且去掉了与具体操作有关但与完成工作无关的细节(如使用堆栈、寄存器等),这样就大大简化了程序中的指令。由于省略了很多细节,所以编程者也不需要具备太多的专业知识。高级语言主要是相对于汇编语言而言,它并不是特指某一种具体的语言,而是包括了很多编程语言,流行的 VB、VC、FoxPro、Delphi 等,这些语言的语法、命令格式都各不相同。

3. 通信软件系统

通信软件系统是用以管理数据传输的程序系统。当信息系统中的计算机需要联成网络时,就需要配置这种软件。它通常包括:①中断程序,是指挥通信技制装置与中央处理机间的数据传输是否应进行的程序;②报文排队程序,是控制和管理报文的存取、发送与处理顺序的程序;③错误控制程序,是用来处理和纠正所接收到的报文中错误的程序。

(二) 应用软件

应用软件是和系统软件相对应的,是用户可以使用的各种程序设计语言,以及用各种程序设计语言编制的应用程序的集合,分为应用软件包和用户程序。应用软件包是利用计算机解决某类问题而设计的程序的集合,供多用户使用。同时,应用软件是为满足用户不同领域、不同问题的应用需求而提供的,它可以拓宽计算机系统的应用领域,放大硬件的功能。常见的应用软件分为以下几类。

1. 文字处理软件

用于输入、存储、修改、编辑、打印文字材料等,例如 Word、WPS 等。

2. 信息管理软件

用于输入、存储、修改、检索各种信息,例如工资管理软件、人事管理软件、仓库管理软件、计划管理软件等。这种软件发展到一定水平后,各个单项的软件相互联系起来,各种信息在其中合理地流动,形成一个完整、高效的管理信息系统,简称 MIS。

3. 辅助设计软件

用于高效地绘制、修改工程图纸,进行设计中的常规计算,帮助人们寻求更好的设计方案。

4. 实时控制软件

用于随时搜集生产装置、飞行器等的运行状态信息,以此为依据按预定的方案实施自动或半自动控制,安全、准确地完成任务。

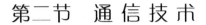

第二节　通信技术

一、通信发展简史

1830年代,有线电报通信试验成功后,用电磁系统传递信息的电信事业便迅速发展起来。它的兴起与发展,大致经历了电报的发明和应用、电话的发明和应用、大容量自动化通信网的发展和应用、数字通信的诞生和发展等4个时期。

(一)电报时代

电报的发明和应用是电气通信的开始,人们利用电报,可以远距离快速地传送文字信息。1835年美国人S. F. B. 莫尔斯创造了电报通信用的莫尔斯电码,1837年他得到机械师A. L. 维尔的帮助,研制出了电磁式电报机(后来被称为莫尔斯人工电报机),并在纽约试验成功。此后莫尔斯人工电报机和莫尔斯电码在世界各国得到广泛的应用。电报最初用架空铁线传送,只能在陆地上使用。1850年英国在英吉利海峡敷设了海底电缆,1866年横渡大西洋的海底电缆敷设成功,实现了越洋电报通信。后来,各大洲之间和沿海各地敷设了许多条海底电缆,构成了全球电报通信网。

电报设备从最初的完全由人工操作的莫尔斯人工电报机,发展到自动化程度相当高的电子式电传打字机,电报传输也从有线传输发展到无线电传输,从直流电报信号传输发展到多路音频载波电报传输等。随着电子计算机、数据通信、卫星通信、光纤通信等新技术的出现,电报通信进一步向着电子化和自动化方向发展。此外,还出现了直接传送文字、图表、照片等信息的传真电报。

(二)电话时代

美国科学家A. G. 贝尔于1876年发明了电话。有了电话,人们可以远距离进行交谈。最早的商用电话局于1878年设立于美国纽黑文市,有21家用户。1880年许多城市之间也架设了电话线,开通了长途电话。欧洲一些国家也纷纷设立电话局。越洋通信采用短波无线电比海底电报电缆更为经济方便,不但能通电报,还可以通电话。在这期间,电话交换技术亦有很大发展,最初采用磁石电话交换机,最多只能有几百号电话用户,随着用户的增加,出现了共电电话交换机,可有几千用户。随后,纵横制电话交换机、半电子制电话交换机等自动电话设备也相继问世,促使电话通信有了更大的发展。

(三)大容量自动化通信网

大容量自动化通信网的发展和应用于1890年代,电话通信已相当发达,世界上各大城市都装置了自动电话交换机,电话用户更多了,同时长途电话的需求迅速增加,这就要求有大容量的长距离传输设备,要求架空明线和长途电缆以增加传输电话的能力。1918年出现了载波电话,在一对铜线上可开通4路电话。1941年开始使用的同轴电缆上可以开通480路电话,随后发展至1 800、2 700路甚至1万多路电话。1950年代初,无线电通信采用微波接力方式,由于它建设速度快,成本低,可节省大量铜和铅,能越过无法敷设电缆的地区等,很快就被各国采用。微波线路上也可装用1 800～2 700路载波电话,通信能力大大提高。同轴电缆和微波接力通信的发展,为建设全国自动长途电话网奠定了基础。许多国家如美国、日本、英国等都在1950—1970年代建成了全国长途电话自动化网络。国际电话的自动化,由于卫星通信的发展和海底同轴电话电缆的建成,在1960—1970年代也得到普遍的推广。

(四) 数字通信时代

数字通信诞生和发展于1939年,英国人A. H. 里夫斯发明了脉码调制,可以将长期以来电话通信使用的模拟信号变成数字信号,但当时采用电子管,成本过高,难以推广。1948年晶体管发明后,直到1962年才制成了24路脉码调制设备并在市内通信网中应用。1960年代集成电路尤其是大规模集成电路的出现,使脉码调制方式变为简单易行。1975年脉码调制设备已发展到4 032路。同时存储程序控制电子交换机亦已研制成功,具备了由模拟网发展到数字网的条件。采用数字通信对电报和数据通信有更大的优越性,一条数字电话电路可以比模拟电话电路传递效率提高十几倍至几十倍。在大力推广电子计算机在各个领域中应用的时代,数据通信占有重要的地位。因此通信网正由模拟网向着数字网方向发展。各种电信业务,包括电话、电报、数据、传真、图像等将合并在一个通信网内,这种通信网称为综合业务数字网。

二、数据通信的基本概念

(一) 信息、数据、信号和信道

1. 信息

信息是对客观事物属性和特性的描述,可以是对事物的形态、大小、结构、性能等全部或部分特性的描述,也可以是对事物与外部联系的描述。信息是字母、数字、符号的集合,其载体可以是数字、文字、语音、视频和图像等。

2. 数据

数据是指数字化的信息。在数据通信过程中,被传输的二进制代码(或者说数字化的信息)称为数据。数据是信息的表现形式或载体。数据分为数字数据和模拟数据。数字数据的值是离散的,如电话号码、邮政编码等;模拟数据的值是连续变换的量,如身高、体重、温度、气压等。数据与信息的区别在于,数据是信息的载体或表现形式,而信息则是数据的内在含义或解释。

3. 信号

数据通信中,信号是数据在传输过程中电磁波的表示形式,因此数据只有转换为信号才能传输。信号是运输数据的工具,是数据的载体,是数据的表现形式,信号使数据能以适当的形式在介质上传输。从广义上讲,信号包含光信号、声信号和电信号,人们通过对光、声、电信号的接收,才知道对方要表达的消息。

信号从形式上分为模拟信号和数字信号。模拟信号指的是在时间上连续不间断,数值幅度大小也是连续不断变化的信号,如传统的音频信号、视频信号等。数字信号指的是在时间轴上离散,幅度不连续的信号,可以用二进制"1"或"0"表示,如计算机、数字电话、数字电视等输出的都是数字信号。图 5-3 给出了模拟信号和数字信号的图示。

4. 信道

信道是信息从发送端传输到接收端的一个通路,它一般由传输介质(线路)和相应的传输设备组成。在数据通信系统中,信道为信号的传输提供了通路。

(二) 数据通信系统

1. 数据通信系统模型

数据通信的目的是在两个用户之间交换信息。数据通信系统是指以计算机为中心,用通信线路连接分布在各地的数据终端设备而完成数据通信的系统。图 5-4 以公用电话网(PSTN)数据通信为例,给出数据通信系统的一般模型。

从图中可以看出,数据通信系统一般由 3 部分组成:源系统、传输系统和目的系统。在一次通信中,产生和发送信息的一方叫信源方,接收信息的一方叫信宿方,传输信息的通道叫信道。

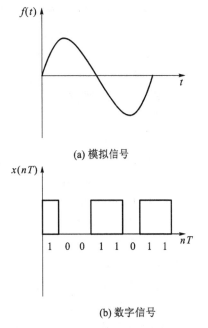

(a) 模拟信号

(b) 数字信号

图 5-3　模拟信号和数字信号

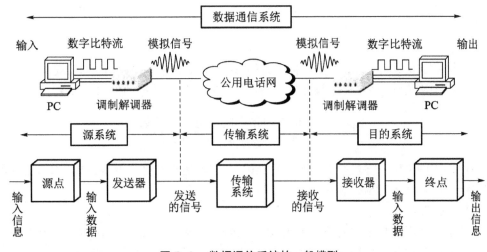

图 5-4　数据通信系统的一般模型

源系统一般包括源点和发送器。源点是指产生数据的信源计算机,也叫发送方;发送器是指和源点相连的调制解调器等设备,它的主要功能是将计算机产生的数字数据转换为电话网上能传输的模拟信号。

目的系统一般包括终点和接收器。终点是接收数据的信宿计算机,也叫接收方;接收器是指和终点相连的调制解调器等设备,它的主要功能是将公用电话网上传输来的模拟信号转化为信宿计算机能够识别和接收的数字数据。

传输系统也包括两个部分:传输信道和噪声源。传输信道一般表示向某一方向传输的介质。一条物理信道上可以有多条逻辑信道(采用多路复用技术)。噪声源包括影响通信系统的所有噪声,如信道噪声、发送和接收设备产生的噪声等。

2. 数据通信的主要技术指标

数据通信的主要技术指标包括数据传输速率、信号传输速率、信道容量、误码率、信道带宽、信道延迟等参数。

(1) 数据传输速率

数据传输速率也称为比特速率,是指单位时间内通过信道传输的二进制位数(比特数)单位是"位/秒",记为"bit/s"。在实际应用中,常用的数据传输速率单位有 kbit/s、Mbit/s、Gbit/s。其中: $1 \text{ kbit/s} = 10^3 \text{ bit/s}$;$1 \text{ Mbit/s} = 10^6 \text{ bit/s}$;$1 \text{ Gbit/s} = 10^9 \text{ bit/s}$

(2) 信号传输速率

码元是携带信息的数字单位,是指在数字信道中传送数字信号的 1 个波形符号,常常用时间间隔相同的符号来表示 1 位二进制数字。

信号传输速率也称为码元速率或波特速率,是指单位时间内通过信道传输的码元个数,单位是波特,记为 Baud,以"B"表示。

(3) 信道容量

信道容量表示一个信道传输数据的能力,通常用单位时间内可传输的最大比特数来表示,单位是"位/秒",或记为"bit/s"。信道容量一般是指信道的最大数据传输速率,即信道的极限容量,而数据传输速率则是指实际的数据传输速率,一般都小于信道极限容量。信道容量的大小由信道的频带"F"和可使用的时间"T"以及能通过的信号功率与干扰功率之比决定。

(4) 误码率

在传输数据的过程中,由于受各种因素的影响,总会出现一些差错,通常把信号传输过程中的错误率称为误码率,它是衡量差错的指标。在二进制数据的传输过程中,

$$误码率 = \frac{接收的错误的二进制比特数}{传输的总的二进制比特数}。$$

在计算机网络中,一般要求误码率低于 10^{-6},如果达不到这个性能指标,则需要采取适当的差错控制方法进行检错和纠错。

(5) 信道带宽

信道带宽在不同环境中有不同的定义。在通信系统中,带宽是指在给定的范围内可用于传输的最高频率与最低频率的差值。例如,短波通信使用的频率范围为 $3 \sim 30 \text{ MHz}$,则它的带宽为 28 MHz。在网络系统中,信道带宽是指计算机通信通道的容量,以 Mbit/s 为单位,例如以太网的带宽为 10 Mbit/s。

(6) 信道延迟

信道延迟是指信号从发送方发出经过信道到达接收方所需要的时间。它由发送方和接收方之间的距离以及信号在信道中的传播速率决定。

三、数据传输介质

传输介质也称为传输媒体或传输媒介。在通信过程中,计算机及网络设备之间需要传输介质来进行信息与数据的连接与传递,也可以说,传输介质是数据传输系统中发送方和接收方之间的物理通路。一般来说,传输介质可分为两大类:导向传输媒体(也叫有线介质)和非导向传输媒体(也叫无线介质)。在导向传输媒体中,电磁波被导向沿着固体媒体(铜线或光纤)传播,而非导向传输媒体就是指自由空间,在非导向传输媒体中电磁波的传输通常称为无线传输。常见的有线介质如双绞线、同轴电缆和光纤,常用的无线介质如无线电波、微波、红外线等。

(一)导向传输媒体

1. 双绞线

双绞线是由两条相互绝缘的导线按照一定的规格互相缠绕(一般以顺时针缠绕)在一起而制成的一种通用配线,属于信息通信网络传输介质。双绞线过去主要是用来传输模拟信号,但现在同样适用于数字信号的传输。双绞线采用了一对互相绝缘的金属导线互相绞合的方式来抵御一部分外界电磁波干扰,更主要的是降低自身信号的对外干扰。把两根绝缘的铜导线按一定密度互相绞在一起,可以降低信号干扰的程度,每一根导线在传输中辐射的电波会被另一根线上发出的电波抵消,"双绞线"的名字也是由此而来。

双绞线一般由两根 22～26 号绝缘铜导线相互缠绕而成,实际使用时,双绞线由多对双绞线一起包在一个绝缘电缆套管里,典型的双绞线有 4 对的,也有更多对双绞线放在一个电缆套管里的。与其他传输介质相比,双绞线在传输距离、信道宽度和数据传输速度等方面均受到一定限制,但价格较为低廉。

双绞线可以分为非屏蔽双绞线(unshielded twisted pair,UTP)和屏蔽双绞线(shielded twisted pair,STP),如图 5-5 所示。屏蔽双绞线就是在双绞线的外面再加上一层用金属丝编织成的屏蔽层,以提高双绞线的抗电磁干扰能力,它的价格当然要比非屏蔽双绞线贵一些,安装时也困难一些。非屏蔽双绞线外面只有一层绝缘胶皮,因而重量轻、易弯曲、易安装、组网灵活,非常适用于结构化布线,所以一般在无特殊要求的计算机网络布线中,常使用非屏蔽双绞线。

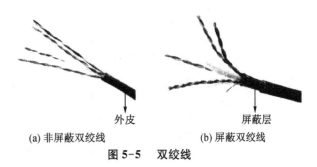

(a) 非屏蔽双绞线　外皮　(b) 屏蔽双绞线　屏蔽层

图 5-5　双绞线

双绞线按电气性能分类,主要可以划分为三类、四类、五类、超五类、六类、七类双绞线等类型,数字越大,也就代表着级别越高、技术越先进、带宽也越宽,当然价格也越贵。目前三类、四类线在市场上几乎没有了,在一般局域网中常见的是五类、超五类或者六类非屏蔽双绞线。各类型号双绞线的带宽和应用描述如表 5-1 所示。

表 5-1　非屏蔽双绞线的种类

双绞线类别	带宽/传输频率	典型应用
三类双绞线	16 MHz	低速网络,模拟电话,目前已从市场上消失
四类双绞线	20 MHz	短距离 10BASE-T 以太网和令牌网,目前甚少见到
五类双绞线	100 MHz	主要用于 10BASE-T 和 100BASE-T 以太网
超五类双绞线(SE)	100 MHz	10BASE-T 快速以太网、某些 1 000BASE-T 吉比特以太网
六类双绞线	250 MHz	1 000BASE-T 吉比特以太网、ATM 网络
七类双绞线	600 MHz	用于 10 吉比特以太网

　　双绞线通常用来连接两个 RJ-45 接口(又称为水晶头)。RJ-45 接口通常用于数据传输,最常见的应用为网卡、集线器、交换机和路由器上的以太网接口。RJ-45 插头的头部有 8 个金属片,这 8 个金属片用来将双绞线与 RJ-45 接口连接在一起,金属片的上方用于与 RJ-45 插头中的 8 根金属丝接触,金属片的下方比较尖锐,用于分别插入双绞线的 8 根线中,从而能够与双绞线紧密地结合在一起。要把两个 RJ-45 的接口连通起来,就要根据接口的引脚定义,将两端的接收信号与发信号对应连接起来,也就是一端的发信号高电平一定要连接到另一端的接收信号高电平,一端的发信号低电平要连接到另一端的接收信号低电平。为了方便进行连接,通常双绞线用 4 种不同的颜色进行区分(橙、绿、蓝、棕),每种颜色又分为纯色和与白色的间隔色两种,每种颜色对应的这两根线互相绞合在一起成为一对双绞线。

　　由于 RJ-45 接口有两种不同的引脚定义,因此需要有两种不同的连接方式,如图 5-6 所示。针对这两种不同的连接方式,RJ-45 插头上 8 根线的线序也有两种:TIA/EIA 568A 和 TIA/EIA 568B(TIA/EIA 568 是 ANSI 于 1996 年制定的布线标准,该标准指出网络布线有关的基础设施,包括线缆、连接设备等的内容。字母"A"表示 IBM 的布线标准,而 AT&T 公司用字母"B"表示)。RJ-45 插头上的线序通常用线的颜色顺序来表示。

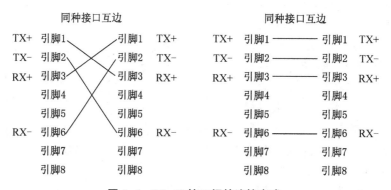

图 5-6　RJ-45 接口间的连接方式

　　TIA/EIA 568B 标准中线两端的插头线序一样,又称为正线或者直通线,从左至右的线序为:橙白—1,橙—2,绿内—3,蓝—4,蓝六—5,绿—6,棕白—7,棕—8。

　　TIA/EIA 568A 标准中线两端的插头线序不一致,称为反线或者交叉线,也叫对连线,一端为正线的线序(TIA/EIA 568B标准),另一端从左至右为:绿白—1,绿—2,橙白—3,蓝—4,蓝白—5,橙—6,棕白—7,棕—8。

在网络连接中,对传输信号来说它们所起的作用分别是:1、2用于发送,3、6用于接收,4、5、7、8是双向线;对与其相连的双绞线来说,为降低相互干扰,标准要求1、2必须是绞缠的一对线,3、6也必须是绞缠的一对线,4、5相互绞缠,7、8相互绞缠。由此可见实际上两个标准568A和568B没有本质的区别,只是连接RJ-45时8根双绞线的线序排列不同,在实际的网络工程施工中较多采用568B标准。

2. 同轴电缆

同轴电缆由内导体铜质芯线(单股实心线或多股绞合线)、绝缘层、网状编织的外屏蔽层(也可以是单股的)以及保护塑料外层所组成,如图5-7所示。由于外屏蔽层的作用,同轴电缆具有很好的抗干扰特性,被广泛用于传输较高速率的数据。

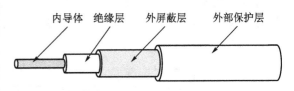

图5-7 同轴电缆示意图

在局域网发展的初期曾广泛地使用同轴电缆作为传输媒体,但随着技术的进步,在局域网领域基本上都是采用双绞线作为传输媒体。在网络中,同轴电缆适合传输速率为10 Mbit/s的数字信号,但具有比双绞线更高的带宽。同轴电缆的带宽取决于电缆长度,1 km的电缆可以达到1~2 GB/s的数据传输速率;还可以使用更长的电缆,但是传输速率要降低或要使用中间放大器。目前,同轴电缆大量被光纤取代,但仍广泛应用于有线电视网络和某些局域网。

3. 光纤

光纤是光导纤维的简称,是新一代的传输介质,与铜质介质相比,光纤有一些明显的优势。因为光纤不会向外界辐射电子信号,所以使用光纤介质的网络无论是在安全性、可靠性,还是在网络性能方面都有了很大的提高。通常把多条光纤扎成束,再加上外壳,构成光电线缆,简称光缆,如图5-8所示。

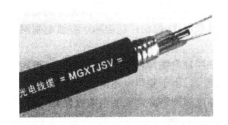

图5-8 光缆

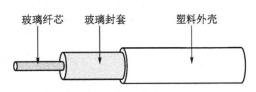

图5-9 单根光纤的结构

光纤由纤芯、封套以及外壳组成,图5-9所示为单根光纤的结构。中心一般是玻璃纤芯,纤芯外包围着一层折射率比纤芯低的玻璃封套,又叫包层,最外层是一层薄的塑料外壳。塑料外壳可以吸收光线、防止串音、保护玻璃封套。透明玻璃制成的纤芯和玻璃封套可使光线沿着纤芯传播,纤芯的折射率高于玻璃封套的折射率,可以保证光线在纤芯与玻璃封套的接触面上进行全反射,并沿光纤向前传播,如图5-10所示。

光纤系统主要由3部分组成:光发送器、光纤介质和光接收器。发送端的光发送器利用

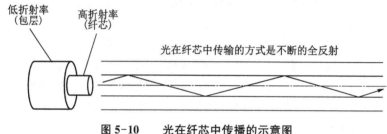

图 5-10　光在纤芯中传播的示意图

电信号对光源进行光强控制,从而将电信号转换为光信号;光信号经过光纤介质传输到接收端;光接收器通过光电二极管再把光信号还原为电信号,如图 5-11 所示。

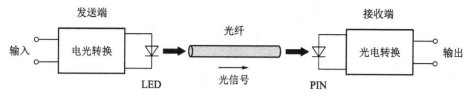

图 5-11　光电转换示意图

　　根据纤芯中光束的多少,光纤可以分为单模光纤和多模光纤。对于单模光纤,纤芯直径减小到光波波长,光在光纤中的传播没有反射,沿直线传播;单模光纤用激光作为光源,传输距离非常远,数据传输速率很高,价格昂贵。对于多模光纤,纤芯直径较粗,光在光纤中可能有许多种沿不同途径同时传播的模式;多模光纤的传播距离短,数据传输速率较低,价格便宜,用发光二极管作为光源。单模光纤和多模光纤的传输原理如图 5-12 所示。

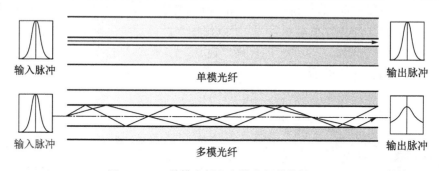

图 5-12　单模光纤和多模光纤的传输原理

　　与双绞线和同轴电缆比较,光纤通信具有很多优点:传输信号的频带宽,通信容量大;信号衰减小,传输距离长;抗干扰能力强,应用范围广;具有极高的数据传输速率和极低的误码率;原材料资源丰富;抗雷电和电磁干扰性能好;抗化学腐蚀能力强,适用于某些特殊环境下的布线;体积小,重量轻,这在现有电缆管道已拥塞不堪的情况下特别有利。当前光纤已经成为远程传输的主要介质,并逐步应用到了高速局部网络的传输中。

　　(二)非导向传输媒体

　　前面提到的 3 种介质都属于有线传输介质,但有线传输并不是在任何时候都能实现的。无线传输介质是指利用各种波长的电磁波充当传输媒体的传输介质。无线传输所使用的频段很广,目前多采用无线电波、微波、红外线和激光等。

1. 无线电波

无线电波是指在自由空间(包括空气和真空)传播的射频频段的电磁波。无线电波(频率范围 10～16 kHz)是一种能量的传播形式,电场和磁场在空间中是相互垂直的,并都垂直于传播方向,在真空中传播速度等于光速。无线电波技术的原理在于,导体中电流强弱的改变会产生无线电波。利用这一现象,通过调制可将信息加载于无线电波之上。当无线电波通过空间传播到达收信端,无线电波引起的电磁场变化又会在导体中产生电流。通过解调将信息从电流变化中提取出来,就达到了信息传递的目的。无线电波有以下两种传播方式。

(1) 直线传播(即沿地面向四周传播)

在 VLF、LF、MF 波段,无线电波沿着地面传播,在较低频率上可以在 1 000 km 以外检测到它,在较高频率上距离要近一些,也称为地波传播,过程如图 5-13 所示。

(2) 靠大气层中电离层的反射传播

在 HF、VHF 波段,地表电波被地球吸收,但是到达电离层(离地球 100～500 km 高度的带电离子层)后它被反射回地球,在某些情况下,电波可能反射多次,也称为天波传播,过程如图 5-14 所示。

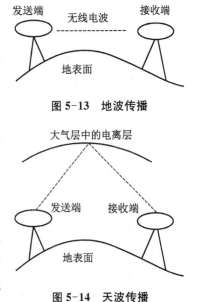

图 5-13　地波传播

图 5-14　天波传播

2. 微波

微波通信在数据通信中占有重要的地位。微波的频率范围为 3 000 MHz～300 GHz(波长 1～10 m),但主要使用 2～40 GHz 的主频范围。微波在空间主要是直线传播。由于微波会穿透电离层而进入宇宙空间,因此它不像短波那样可以经电离层反射传播到地面上很远的地方。传统的微波通信主要有两种方式,即地面微波接力通信和卫星通信。

由于微波在空间是直线传播,而地球表面是个曲面,因此其传播距离受到限制,一般只有 50 km 左右。但若采用 100 m 高的天线塔,则传播距离可增大到 100 km。为实现远距离通信,必须在一条无线电通信信道的两个终端之间建立若干个中继站。中继站把前面一站送来的信号经过放大后再发送到下一站,故称为“接力”。大多数长途电话业务使用 4～6 GHz 的频段范围。

微波接力通信可传输电话、电报、图像、数据等信息。其主要特点为:①微波波段频率很高,其频段范围也很宽,因此其通信信道的容量很大;②因为工业干扰和电磁干扰的主要频谱成分比微波频率低得多,对于微波通信的危害比对短波和光波通信小得多,因此微波传输质量较高;③与相同容量和长度的电缆载波通信比较,微波接力通信建设投资少,见效快,易于跨越山区、江河。

当然,微波接力通信也存在一些缺点:①相邻站之间必须直视(常称为视距),不能有障碍物;②有时一个无线电发出的信号也会分成几条略有差别的路径到达接收天线,因而造成失真;③微波的传播有时也会受到恶劣气候的影响;④与电缆通信系统比较,微波通信的隐蔽性和保密性较差;⑤对大量中继站的使用和维护要耗费较多的人力和物力。

常用的卫星通信方法是在地球站之间利用位于约 36 000 km 高空的人造同步地球卫星作为中继站的一种微波接力通信。卫星通信的最大特点是通信距离远,且通信费用与通信距离无关。同步地球卫星发射出的电磁波能辐射到地球上通信覆盖区为 18 000 km²,面积约占地球表面的 1/3。只要在地球赤道上空的同步轨道上等距离放置 3 颗相隔 120°的卫星,就能基本上实现全球的通信。和微波接力通信相似,卫星通信的频带很宽,通信容量很大,信号所受的干扰也较小,通信比较稳定。

3. 红外线

目前广泛使用的家电遥控器几乎都采用红外线传输技术。红外线通信是利用950 nm 近红外波段的红外线作为传递信息的媒体。发送端将基带二进制信号调制为一系列的脉冲串信号,通过红外发射管发射红外信号。接收端将接收到的光脉冲转换成电信号,再经过放大、滤波等处理后送给解调电路进行解调,还原为二进制数字信号后输出。常用的红外线传输有通过脉冲宽度来实现信号调制的脉宽调制和通过脉冲串之间的时间间隔来实现信导调制的脉时调制两种方法。

红外线通信有两个最突出的优点:不易被人发现和截获,保密性强;几乎不会受到电气、人为干扰,抗干扰性强。此外,红外线通信设备体积小,重量轻,结构简单,价格低廉。但是红外线必须在直视距离内通信,且传播受天气的影响。由于红外线的穿透能力较差,易受障碍物的阻隔,一般作为近距离传输介质。

4. 激光

激光束也可以用于在空气中传输数据。激光的工作频率为 $10^{14} \sim 10^{15}$ Hz,和微波相似,至少需要两个激光站,每个站点都拥有发送信息和接收信息的能力。激光设备通常安装在固定的位置上,一般安装在高山的铁塔上,并且天线相互对应。由于激光束能够在很长的距离上聚焦,激光的传输距离很远,能传输几十千米。激光方向性很强,不易受电磁波干扰。但外界气候条件对激光通信的影响较大,如在空气污染、雨雾天气等能见度较差的情况下可能导致通信中断。激光技术与红外线技术类似,因为它也需要无障碍直线传播,任何阻挡激光束的人或物都会阻碍正常的传输。激光束不能穿过建筑物和山脉,但可以穿透云层。

四、数据通信方式

在计算机网络的通信中有两种通信方式,即并行通信和串行通行。并行通信一般用于计算机内部各部件之间或近距离设备传输数据;串行通信常用于计算机之间的通信。

(一)串行通信和并行通信

数据在信道上传输时,按照使用信道的多少可以分为串行通信与并行通信两种基本方式。

1. 串行通信

串行通信方式中,把要传输的数据编成数据流,在一条串行信道上进行传输,一次只传输一个二进制位,接收方再将这一串二进制比特流转化为数据,从而实现串行通信。串行通信中,必须保证发送方和接收方之间的同步,才能正确传输并接收数据。串行通信中由于一个比特一个比特传输,数据传输的速度较并行传输慢,但是只占用一条信道,通信成本较低,而且信号串扰较小,可用于长距离传输。串行通信方式如图5-15所示。

2. 并行通信

并行通信方式中,把要传输的数据以组为单位分为多组(一般以字节为单位),每组信息的多位数据在多个并行信道上同时传输,如果需要还可以附加一位校验位。接收设备可同时接收到这些数据,不需要做任何变换就可直接使用。和串行通信相比,并行通信的特点为:①一位(比特)时间内可传输多个比特(一般以一个字节为单位进行并行传输),传输速度快;②每位数据传输要求一个单独的信道,通信成本高;③由于信道之间的电容感应,远距离传输时,可靠性较低。因此,并行通信一般适用于近距离传输,并行通信方式如图5-16所示。

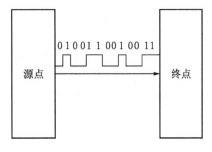

图 5-15　串行通信方式

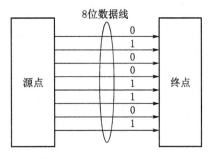

图 5-16　并行通信方式

(二) 数据传输的同步技术

在网络通信过程中,通信双方要交换数据,需要高度地协同工作。为了正确地解释信号,接收方必须确切地知道信号应当何时接收和处理,因此定时是至关重要的。在计算机网络中,定时过程称为位同步。通信双方必须在通信协议中定义通信的同步方式,并且按照规定的同步方式进行数据传输。按通信的同步方式来分,数据传输可以分为同步通信和异步通信。

1. 同步通信

所谓"同步",是指数据块与数据块之间的时间间隔是固定的,必须严格地规定它们的时间关系。同步通信一般以数据块为传输单位。每个数据块的头部和尾部都要附加一个特殊的同步字符或比特同步序列,标记一个数据块的开始和结束,一般还需要附加一个校验序列(如16位或32位的CRC校验码)对数据进行差错控制。同步传输的数据格式如图5-17所示。同步通信的优点是每个数据块进行一次同步,开销小、效率高,适合大量数据的传输。缺点是如果传输中出现错误,将影响整个数据块的正确接收。

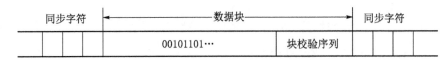

图 5-17　同步方式的数据块结构

2. 异步通信

所谓"异步",是指字符和字符(一个字符结束到下一个字符开始)之间的时间间隔是可变的,并不需要严格限制它们之间的关系。异步通信以字符为传输单位,在发送每一个字符时,在字符前附加一位起始位标记字符传输的开始,在字符后附加一位停止位标记字符传输的结束,从而实现收发双方数据传输的同步。异步通信模式如图5-18所示。

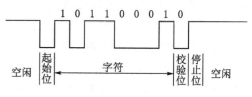

图 5-18　异步传输模式

异步通信时,起始位对应于二进制值"0",以低电平表示,占用1位宽度;停止位对应于二进制值"1",以高电平表示,占用1~2位宽度,一个字符占用5~8位,具体取决于数据所采用的字符集。例如,电报字符码为5位,ASCII码字符为7位,汉字码为8位。此外,还要附加1位奇偶校验位对字符进行简单的差错控制。发送方在发送数据之前,一直输出高电平,起始位信号的下跳沿就是接收方的同步参考信号。接收方利用这个变化,启动定时机构,按发送的速率顺序接收字符;发送字符结束时,发送端又使传输线处于高电平状态,等待发送下一个字符。可见异步传输方式中,收发双方虽然有各自的时钟,但是它们的频率必须保持一致,并且每个字符传输时都要同步一次,从而保证数据传输的正确。异步通信的优点是实现方法简单,收发双方不需要严格的同步;缺点是每个字符都要加入"起始位"和"停止位"等位,增加了开销,效率也较低,不适合高速数据传输。

在数据传输的同步技术中,一般串行通信广泛采用的同步方式有同步通信和异步通信两种,而并行通信则一般都是同步通信。

(三)数据通信的方式

通信线路可由一个或多个信道组成,根据信道在某一时间信息传输的方向,可以分为单工、半双工和全双工3种通信方式。

1. 单工通信

所谓单工通信是指传送的信息始终是一个方向的通信,对于单工通信,发送端把信息发往接收端,根据信息流向即可决定一端是发送端,而另一端就是接收端。如听广播和看电视就是单工通信的例子,信息只能从广播电台和电视台发射并传输到各家庭接收,而不能从用户传输到电台或电视台;再如计算机主机与输出设备(打印机或显示器)等。

2. 半双工通信

所谓半双工通信是指信息流可以在两个方向传输,但同一时刻只限于一个方向传输。对于半双工通信,通信的双方都具备发送和接收装置,即每一端可以是发送端也可以是接收端,信息流是轮流使用发送和接收装置的,如对讲机的通信就是半双工通信。

3. 全双工通信

所谓全双工通信是指同时可以做双向的通信,即通信的一方在发送信息的同时也能接收信息。全双工通信一般采用多条线路或频分法来实现,也可采用时分复用或回波抵消等技术,这种全双工通信方式适合计算机与计算机之间的通信,如同两个人正在面对面的交谈。

(四)信号的传输方式

电信号也叫信号,信号每秒变化的次数叫频率,单位赫兹(Hz)。信号的频率有高有低,就像声音有高有低一样,低频到高频的范围叫频带,不同的信号有不同的频带。

1. 基带传输

在数据通信中,由计算机或终端等数字设备直接发出的二进制数字信号形式称为方波,即"1"或"0",分别用高(或低)电平或低(或高)电平表示。人们把方波固有的频带称为基带,方波电信号称为基带信号。

在信道中直接传输这种基带信号就称为基带传输。在基带传输中,整个信道只传输一种信号,通信信道利用率低。一般来说,要将信源的数据经过转换变为直接传输的数字基带信号,这项工作由编码器完成。在发送端,由编码器实现编码;在接收端由译码器进行解码,恢复发送端原发送的数据。基带传输是一种最简单、最基本的传输方式。基带信号是典型的矩形电脉冲信号,其频谱包括直流、低频和高频等多种成分。由于在近距离范围内,基带信号的功率衰减不大,从而信道容量不会发生变化,因此在局域网中通常使用基带传输技术。

2.频带传输

远距离通信信道多为模拟信道,如传统的电话(电话信道)只适用于传输音频范围(300～3 400 Hz)的模拟信号,不适用于直接传输频带很宽、但能量集中在低频段的数字基带信号。频带传输就是先将基带信号变换(调制)成便于在模拟信道中传输的、具有较高频率范围的模拟信号(称为频带信号),再将这种频带信号在模拟信道中传输。计算机网络的远距离通信通常采用的是频带传输。基带信号与频带信号的转换是由调制解调技术完成的。

3.宽带传输

通过借助频带传输,可以将链路容量分解成两个或更多的信道,每个信道可以携带不同的信号,这就是宽带传输。宽带传输中的所有信道都可以同时发送信号,如 CATV、ISDN 等。

第三节　网络技术

一、计算机网络概述

(一)计算机网络的定义

在计算机网络发展过程的不同阶段,人们对计算机网络提出了不同的定义。不同的定义反映了当时网络技术发展的水平,以及人们对网络的认识程度。这些定义可以分为3类,即广义的观点、资源共享的观点和用户透明性的观点。从目前计算机网络的特点看,资源共享观点的定义能比较准确地描述计算机网络的基本特征。相比之下,广义的观点定义了计算机通信网络,而用户透明性的观点定义了分布式计算机系统。

资源共享观点将计算机网络定义为"以能够相互共享资源的方式互联起来的自治计算机系统的集合"。资源共享观点的定义符合目前计算机网络的基本特征,这主要表现在以下几个方面。

1.建立计算机网络的主要目的是实现计算机资源的共享

计算机资源主要指计算机硬件、软件、数据与信息资源。网络用户不但可以使用本地计算机资源,而且可以通过网络访问联网的远程计算机资源,还可以调用网中几台不同的计算机共同完成一项任务。一般将实现计算机资源共享作为计算机网络的最基本特征。

2. 互联的计算机是分布在不同地理位置的多台独立的"自治计算机"

"自治计算机"就是每台计算机有自己的操作系统,互联的计算机之间可以没有明确的主从关系。每台计算机既可以联网工作,也可以脱网独立工作;联网计算机可以为本地用户服务,也可以为远程网络用户提供服务。

3. 联网计算机之间的通信必须遵循共同的网络协议

计算机网络是由多个互连的节点组成的,节点之间要做到有条不紊地交换数据,那么每个节点都必须遵守一些事先的约定和通信规则,这些约定和通信规则就是通信协议。

这就与人们之间用语言进行沟通一样,要么大家都使用汉语,要么大家都使用英语,如果一个说汉语、一个说英语,那么就需要找一个翻译。

现代计算机网络的完整定义为:"利用通信设备和线路,将分布在不同地理位置的、功能独立的多个计算机系统连接起来,以功能完善的网络软件(网络通信协议及网络操作系统等)实现网络中资源共享和信息传输的计算机系统。"

判断计算机是否互联成计算机网络,主要看它们是不是独立的"自治计算机"。如果两台计算机之间有明确的主从关系,其中一台计算机能强制另一台计算机开启与关闭或者控制另一台计算机,那么其中一台计算机就不是"自治"的计算机。根据资源共享观点的定义,由一台中心控制单元与多个从站组成的计算机系统不是一个计算机网络。因此,一台带有多个远程终端或远程打印机的计算机系统也不是一个计算机网络。

(二)计算机网络的基本功能

计算机网络的功能有很多,其中最重要的 3 个功能是数据通信、资源共享和分布处理。

1. 数据通信

数据通信是计算机网络最基本的功能,可支持用户之间的数据传输,如电子邮件、文件传输、IP 电话、视频会议等。

2. 资源共享

(1)硬件共享。用户可以使用网络中任意一台计算机所附接的硬件设备,包括利用其他计算机的中央处理器来分担用户的处理任务。例如,同一网络中的用户共享打印机、共享硬盘空间等。

(2)软件共享。用户可以使用远程主机的软件(系统软件和应用软件),既可以将相应软件调入本地计算机执行,也可以将数据送至对方主机,运行软件并返回结果。

(3)数据共享。网络用户可以使用其他主机和用户的数据。

3. 分布处理

分布处理是指对于大型的课题,可以分为许许多多的小题目,由不同的计算机分别完成,然后再集中起来,解决问题。

(三)计算机网络的分类

计算机网络的分类方法有多种,其中最主要的有两种:按网络传输技术分类和按网络覆盖范围分类。

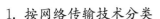

1. 按网络传输技术分类

网络所采用的传输技术决定了网络的主要技术特点,因此根据网络所采用的传输技术对网络进行分类是一种很重要的方法。

通信信道的类型有两类:广播通信信道与点对点通信信道。在广播通信信道中,多个节点共享一个通信信道,一个节点广播信息,其他节点必须接收信息。而在点对点通信信道中,一条通信线路只能连接一对节点,如果两个节点之间没有直接连接的线路,那么它们只能通过中间节点转接。

显然,网络要通过通信信道完成数据传输任务,网络所采用的传输技术也只可能有广播方式与点对点方式两类,因此,相应的计算机网络也可以分为广播式网络与点对点式网络两类。

2. 按网络覆盖范围分类

计算机网络按照其覆盖的地理范围进行分类,可以很好地反映不同类型网络的技术特征。由于网络覆盖的地理范围不同,它们所采用的传输技术也就不同,因而形成了不同的网络技术特点与网络服务功能。

按覆盖的地理范围划分,计算机网络可以分为局域网(LAN)、城域网(MAN)和广域网(WAN)3 类。

(1)局域网

局域网用于将有限范围内(如实验室、大楼、校园等)的各种计算机、终端与外部设备互联成网络。局域网按照采用的技术、应用范围和协议标准的不同可以分为共享局域网与交换局域网两类。局域网技术的发展非常迅速,并且应用日益广泛,是计算机网络中活跃的领域之一。

从局域网应用的角度看,局域网的技术特点主要表现在以下几个方面。

① 局域网覆盖有限的地理范围,它适用于机关、校园、工厂等有限范围内的计算机、终端与各类信息处理设备联网的需求。

② 局域网提供高数据传输速率(10 Mb/s～10 Gb/s)、低误码率的高质量数据传输环境。

③ 局域网一般属于一个单位所有,易于建立、维护与扩展。

④ 从介质访问控制方法的角度,局域网可分为共享介质式局域网与交换式局域网两类。

局域网可以用于个人计算机局域网、大型计算设备群的后端网络与存储区域网络、高速办公室网络、企业与学校的主干局域网。

(2)城域网

城市地区网络常简称为城域网。城域网是介于广域网与局域网之间的一种高速网络。

城域网设计的目标是要满足几十千米范围内的大量企业、机关的多个局域网互联的需求,以实现大量用户之间的数据、语音、图形与视频等多种信息的传输功能。

(3)广域网

广域网也称为远程网。广域网覆盖一个国家、地区,或者横跨几个洲,形成国际性的远程网络。广域网的通信子网主要使用分组交换技术。广域网的通信子网可以利用公用分组交换网、卫星通信网和无线分组网,将分布在不同地区的计算机系统互联起来,达到资源共享的目的。

随着网络技术的发展,LAN 和 MAN 的界限越来越模糊,各种网络技术的统一已成为发展的趋势。

(四)计算机网络的拓扑结构

1. 网络拓扑的定义和用途

通常将网络中的计算机主机、终端和其他通信控制与处理设备抽象为节点,通信线路抽象为线路,而将节点和线路连接形成的几何图形称为网络的拓扑结构。网络拓扑结构可以反映出网络中各实体之间的结构关系,是建设计算机网络的第一步,也是实现各种协议的基础,它对网络性能、系统可靠性与通信费用、建设网络的投资等都有重大影响。计算机网络拓扑主要是指通信子网的拓扑构型。

2. 基本网络拓扑结构的类型

基本网络拓扑结构有总线形、星形、环形、树形与网状拓扑等,如图 5-19 所示。其中总线形拓扑属于广播式的通信子网,其他属于点对点通信子网的拓扑构型。

(1)总线形拓扑

在总线形网络中,使用单根传输线路(总线)作为传输介质,网络中的所有节点都要通过接口串接在总线上。网络中的每一个节点发送的信号都在总线中传送,并被网络上的其他节点所"收听",但在任一时刻只能由一个节点使用总线传送信息,网络中的所有节点共享该总线的带宽和信道,因而总线的带宽成为网络的瓶颈,网络的效率也随着网络节点数目的增加而急剧下降。

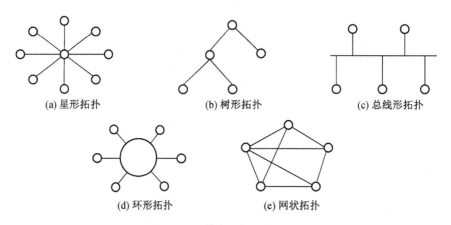

(a) 星形拓扑　　(b) 树形拓扑　　(c) 总线形拓扑

(d) 环形拓扑　　(e) 网状拓扑

图 5-19　基本网络拓扑结构

(2)星形拓扑

在星形拓扑构型中,节点通过点对点通信线路与中心节点连接,中心节点控制全网的通信,任何两节点之间的通信都要通过中心节点。因此,星形拓扑构型简单,易于实现,便于管理,但是网络的中心节点是全网可靠性的瓶颈,中心节点的故障可能造成全网瘫痪。

(3)环形拓扑

在环形拓扑构型中,节点通过点对点通信线路连接成闭合环路。环中的数据将沿一个方向逐站传送。环形拓扑结构简单,传输延时确定,但是环中的每个节点与连接节点之间的通信线路都会成为网络可靠性的瓶颈。环中的任何一个节点出现线路故障,都可能造成网络瘫痪。为保证环路的正常工作,需要较复杂的环维护处理。环节点的加入和撤出过程都比较复杂。

（4）树形拓扑

在树形拓扑构型中,节点按层次进行连接,信息交换主要在上、下节点之间进行,相邻及同层节点之间一般不进行数据交换或数据交换量小。树形拓扑可以看成是层形拓扑的一种扩展,树形拓扑网络适用于汇集信息的应用要求。

（5）网状拓扑

网状拓扑又称无规则形拓扑。在网状拓扑构型中,节点之间的连接是任意的,没有规律。网状拓扑的主要优点是系统可靠性高,但是结构复杂,必须采用路由选择算法与流量控制方法。目前实际存在与使用的广域网结构,基本上都采用网状拓扑构型。

（6）卫星通信网络的拓扑构型

在卫星通信网络中,通信卫星就是一个中心交换站,通过分布在不同地理位置的地面站与各地区网络相互连接。地区网络可以采用上述任何一种网络拓扑结构。

在实际的网络应用中,网络拓扑结构往往不是单一类型的,而是由上述几种类型混合而成的。

二、网络协议与体系结构

计算机网络是一个复杂的计算机与通信系统的集合,在其发展过程中逐步形成了一些公认的、通用的建立网络体系的模式,可将其视为建立网络体系通用的蓝图,称为网络体系结构,用以指导网络的设计与实现。

(一) 网络协议

在计算机网络中,网络协议是计算机网络中互相通信的对等实体间交换信息时所必须遵守的规则的集合。协议子要素主要有语法（包括数据格式、编码和信号电平等）、语义（包括用于协调同步和差错处理的控制信息）和时序（包括速度匹配和排序等）。

当前的计算机网络的体系结构是以 TCP/IP 协议为主的互联网结构,对等实体通常是指在计算机网络体系结构中处于相同层次的通信协议进程。网络协议为传输的信息提供严格的格式（语法）和传输顺序（时序）,而且还定义所传输信息的词汇表和这些词汇所表示的意义（语义）。

网络协议是计算机网络中不可缺少的组成部分,但计算机网络的整套协议是一个庞大复杂的体系,为了便于对协议的描述、设计和实现,现在都采用分层的体系结构。所谓层次结构就是指把一个复杂的系统设计问题分解成多个层次分明的局部问题,并规定每一层所必须完成的功能。层次结构提供了一种按层次来观察网络的方法,它描述了网络中任意两个节点间的逻辑连接和信息传输。

网络体系结构中的顶层执行用户要求做的工作,直接与用户接触,可以是用户编写的程序或一个发出的命令。除顶层外,各层都支持其上一层的实体进行工作,这就是服务。底层直接与物理介质相连接,通过物理介质使不同的系统、不同的进程沟通。网络中低层协议向相邻的高层协议提供服务,相邻的高层则通过原语或过程调用相邻低层的服务。因此,高层可看成是低层的用户,低层是高层的服务提供者。不同系统的相同层次称为同等层(或对等层)。不同系统同等层之间存在的通信叫同等层通信。

相邻协议层之间的接口是指两个相邻协议层之间所有调用和服务访问点以及服务的集合。两相邻协议层通信实体交换信息的地方称为服务访问点,它是相邻两层实体的逻辑接口。每个服务访问点都有一个唯一的地址,供服务用户间建立连接之用。相邻层之间要交换信息,其接口必须遵守相同的规则,这就是接口协议。从一个层过渡到相邻层所做的工作,就是两层之间的接口问题,在任何两层之间都存在接口问题。

通常将计算机网络的分层、各层协议和层间接口的集合,称为网络的体系结构。换种说法,计算机网络的体系结构就是这个计算机网络及其部件所应完成的功能的精确定义。需要强调的是:这些功能究竟是用何种硬件或软件完成的,则是遵循这种体系结构的实现的问题。

(二)网络体系结构的研究内容

要研究计算机网络体系结构,首先要从根本上理解划分层次的概念,网络协议的结构为什么一定要采用层次式的管理、如何来分层、分成几层、各层实体功能怎样定义以及采用什么协议进行通信等问题都应当是网络体系结构研究的主要内容。

计算机网络中的协议采用层次结构有以下优点。

1. 各层之间相互独立

高层并不需要知道它的低层如何实现功能,而仅仅需要知道该层通过层间接口所提供的服务。由于每一层只实现一种相对独立的功能,因而可将一个难以处理的复杂问题分解为若干个较容易处理的更小一些的问题。这样,整个问题的复杂程度就下降了。

2. 灵活性好

当任何一层发生变化时,如由于技术的进步促进实现技术的变化,只要层间接口关系保持不变,则在这层以上或以下均不受影响。此外,对某一层提供的服务还可进行修改。当某层提供的服务不再需要时,甚至可以将这层取消。

3. 结构上可分开,各层都可以用最合适的技术来实现,并易于实现和维护

因为整个系统已被分解为若干个易于处理的部分,这种结构使得一个庞大而又复杂的系统的实现和维护变得容易控制。

4. 有利于促进标准化,这主要是因为每层的功能与所提供的服务已有精确的说明

如何划分协议的层次是网络体系结构的一个重要问题。层的划分必须适当,层次太多会造成系统处理时间增加和分组长度增加,从而增加系统的开销。这在要求高速传输的网络中是不允许的。但是,层次太少又会使每一层的协议太复杂,而且会造成每层功能不明确,相邻层间接口不易确定,从而使协议的可靠性降低。通常每一层所要实现的一般功能往往是下面的一种功能或多种功能:①差错控制,使网络对端的相应层次的通信更加可靠;②流量控制,控制发送端的发送速率不要太快,从而使接收端来得及接收;③分段和重装,发送端将要发送的数据块划分为更小的单位,在接收端将其还原;④复用和分用,发送端几个高层会话复用一条低层的连接,在接收端再进行分用;⑤连接的建立与释放,交换数据前先建立连接,数据传送结束后释放连接。

如何定义层之间的接口是网络体系结构的关键内容之一。为了保证接口的服务调用操作和响应的功能完整性,它们被设计成在执行过程中不允许中断的原语。在设计网络体系结构时,首先必须要定义每一层所要完成的功能集合,然后定义上下层之间的接口,最后才设计为完成所需功能的协议。清晰的接口和具有明确含义的功能集合不仅使协议的设计和实现变得容易,而且使得在相同层中用不同的协议实现代码代替另一种协议实现代码成为可能,只要这两种实现代码都能向上层提供相同的服务。

总而言之,研究计算机网络体系结构,使其在更大范围内实现资源共享和通信,那么必将需要一个共同的可以参照的标准,这也是网络体系结构发展的必然要求。这样,才能保证不同厂商设备或系统之间实现互通。因此,世界上一些主要的标准化组织在这方面做了卓有成效的工作,研究和制定了一系列有关数据通信和计算机网络的国际标准。

(三) OSI 参考模型

OSI(open system interconnect),即开放式系统互联。一般都叫 OSI 参考模型,是 ISO(国际标准化组织)在 1985 年研究的网络互联模型。该体系结构标准定义了网络互连的 7 层框架(物理层、数据链路层、网络层、传输层、会话层、表示层和应用层),即 OSI 开放系统互连参考模型。在这一框架下进一步详细规定了每一层的功能,以实现开放系统环境中的互连性、互操作性和应用的可移植性。

1. 划分原则

根据分而治之的原则,OSI 将整个通信功能划分为 7 个层次,划分原则是:①网络中各节点都有相同的层次;②不同节点的同等层具有相同的功能;③同一节点内相邻层之间通过接口通信;④每一层使用下层提供的服务,并向其上层提供服务;⑤不同节点的同等层按照协议实现对等层之间的通信;⑥根据功能需要进行分层,每层应当实现定义明确的功能;⑦向应用程序提供服务。

2. 分层

第 7 层应用层:OSI 中的最高层。

为特定类型的网络应用提供了访问 OSI 环境的手段。应用层确定进程之间通信的性质,以满足用户的需要。应用层不仅要提供应用进程所需要的信息交换和远程操作,而且还要作为应用进程的用户代理,来完成一些为进行信息交换所必需的功能。它包括:文件传送访问和管理 FTAM、虚拟终端 VT、事务处理 TP、远程数据库访问 RDA、制造报文规范 MMS、目录服务 DS 等协议;应用层能与应用程序界面沟通,以达到展示给用户的目的。在此常见的协议有:HTTP、HTTPS、FTP、TELNET、SSH、SMTP、POP3 等。

第 6 层表示层:主要用于处理两个通信系统中交换信息的表示方式,为上层用户解决用户信息的语法问题。它包括数据格式交换、数据加密与解密、数据压缩与终端类型的转换。

第 5 层会话层:在两个节点之间建立端连接,为端系统的应用程序之间提供了对话控制机制。此服务包括:建立连接是以全双工还是以半双工的方式进行设置,尽管可以在层 4 中处理双工方式;会话层管理登入和注销过程。它具体管理两个用户和进程之间的对话。如果在某一时刻只允许一个用户执行一项特定的操作,会话层协议就会管理这些操作,如阻止两个用户同时更新数据库中的同一组数据。

第 4 层传输层:常规数据递送面向连接或无连接,为会话层用户提供一个端到端的可靠、透明和优化的数据传输服务机制,包括全双工或半双工、流控制和错误恢复服务。传输层把消息分成若干个分组,并在接收端对它们进行重组。不同的分组可以通过不同的连接传送到主机,这样既能获得较高的带宽,又不影响会话层。在建立连接时传输层可以请求服务质量,该服务质量指定可接受的误码率、延迟量、安全性等参数,还可以实现基于端到端的流量控制功能。

第 3 层网络层:本层通过寻址来建立两个节点之间的连接,为源端的运输层送来的分组选择合适的路由和交换节点,正确无误地按照地址传送给目的端的运输层。它包括通过互连网络来路由和中继数据;除了选择路由之外,网络层还负责建立和维护连接,控制网络上的拥塞以及在必要的时候生成计费信息。

第 2 层数据链路层:在此层将数据分帧,并处理流控制。本层屏蔽物理层,为网络层提供一个数据链路的连接,在一条有可能出差错的物理连接上,进行几乎无差错的数据传输(差错控制)。本层指定拓扑结构并提供硬件寻址,常用设备有网桥、交换机。

第 1 层物理层:处于 OSI 参考模型的最底层。物理层的主要功能是利用物理传输介质为数据链路层提供物理连接,以便透明的传送比特流。常用设备有(各种物理设备)网卡、集线器、中继器、调制解调器、网线、双绞线、同轴电缆。

数据发送时从第 7 层传到第 1 层,接收数据则相反。上 3 层总称应用层,用来控制软件方面;下 4 层总称数据流层,用来管理硬件。除了物理层之外其他层都是用软件实现的。数据在发至数据流层的时候将被拆分。在传输层的数据称为"段",在网络层的数据称为"包",在数据链路层的数据称为"帧",在物理层的数据称为"比特流",总称为 PDU(协议数据单元)。

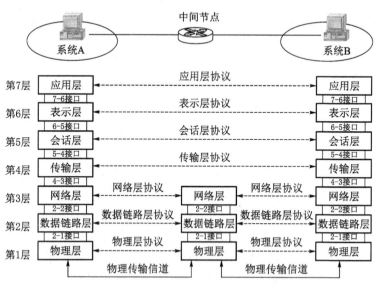

图 5-20　OSI 参考模型层次示意图

3. 各层功能

(1) 物理层(physical layer)

物理层是 OSI 参考模型的最底层,它利用传输介质为数据链路层提供物理连接。它的主要功能是通过物理链路从一个节点向另一个节点传送比特流,物理链路可能是铜线、卫星、微波或其他通信媒介。它关心的问题有:多少伏电压代表"1"? 多少伏电压代表"0"? 时钟速率是多少? 采用全双工还是半双工传输? 总的来说物理层关心的是链路的机械、电气、功能和规程特性。

(2) 数据链路层(data link layer)

数据链路层是为网络层提供服务的,解决两个相邻结点之间的通信问题,传送的协议数据单元称为数据帧。

数据帧中包含物理地址(又称 MAC 地址)、控制码、数据及校验码等信息。该层的主要作用是通过校验、确认和反馈重发等手段,将不可靠的物理链路转换成对网络层来说无差错的数据链路。

此外,数据链路层还要协调收发双方的数据传输速率,即进行流量控制,以防止接收方因来不及处理发送方的高速数据而导致缓冲器溢出及线路阻塞。

(3) 网络层(network layer)

网络层是为传输层提供服务的,传送的协议数据单元称为数据包或分组。该层的主要作用是解决如何使数据包通过各结点传送的问题,即通过路径选择算法(路由)将数据包送到目的地。另外,为避免通信子网中出现过多的数据包而造成网络阻塞,需要对流入的数据包数量进行控制(拥塞控制)。当数据包要跨越多个通信子网才能到达目的地时,还要解决网际互连的问题。

(4) 传输层(transport layer)

传输层的作用是为上层协议提供端到端的可靠和透明的数据传输服务,包括处理差错控制和流量控制等问题。该层向高层屏蔽了下层数据通信的细节,使高层用户看到的只是在两个传输实体间的一条主机到主机的、可由用户控制和设定的、可靠的数据通路。

传输层传送的协议数据单元称为段或报文。

(5) 会话层(session layer)

会话层主要功能是管理和协调不同主机上各种进程之间的通信(对话),即负责建立、管理和终止应用程序之间的会话。会话层得名的原因是它很类似于两个实体间的会话概念,例如一个交互的用户会话以登录到计算机开始,以注销结束。

(6) 表示层(presentation layer)

表示层处理流经结点的数据编码的表示方式问题,以保证一个系统应用层发出的信息可被另一系统的应用层读出。如果必要,该层可提供一种标准表示形式,用于将计算机内部的多种数据表示格式转换成网络通信中采用的标准表示形式。数据压缩和加密也是表示层可提供的转换功能之一。

(7) 应用层(application layer)

应用层是 OSI 参考模型的最高层,是用户与网络的接口。该层通过应用程序来完成网络用户的应用需求,如文件传输、收发电子邮件等。

4. 数据封装过程

OSI 参考模型中每个层次接收到上层传递过来的数据后都要将本层次的控制信息加入数据单元的头部,一些层次还要将校验码等信息附加到数据单元的尾部,这个过程称为封装。每层封装后的数据单元的叫法不同,在应用层、表示层、会话层的协议数据单元统称为

data(数据),在传输层协议数据单元称为 segment(数据段),在网络层称为 packet(数据包),数据链路层协议数据单元称为 frame(数据帧),在物理层称为 bits(比特流)。

当数据到达接收端时,每一层读取相应的控制信息根据控制信息中的内容向上层传递数据单元,在向上层传递之前去掉本层的控制头部信息和尾部信息(如果有的话),此过程称为解封装。这个过程逐层执行直至将对端应用层产生的数据发送给本端的相应的应用进程。

以用户浏览网站为例说明数据的封装、解封装过程。当用户输入要浏览的网站信息后就由应用层产生相关的数据,通过表示层

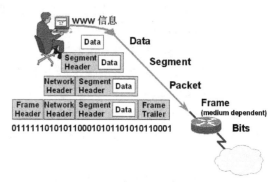

图 5-21　数据的解封装过程示意图

转换成为计算机可识别的 ASCII 码,再由会话层产生相应的主机进程传给传输层。传输层将以上信息作为数据并加上相应的端口号信息以便目的主机辨别此报文,得知具体应由本机的哪个任务来处理。在网络层加上 IP 地址使报文能确认应到达具体某个主机,再在数据链路层加上 MAC 地址,转成 bits 信息,从而在网络上传输。报文在网络上被各主机接收,通过检查报文的目的 MAC 地址判断是否是自己需要处理的报文,如果发现 MAC 地址与自己不一致,则丢弃该报文,一致就去掉 MAC 信息送给网络层判断其 IP 地址,然后根据报文的目的端口号确定是由本机的哪个进程来处理,这就是报文的解封装过程。

三、常用网络设备

网络设备与通信线路组成计算机网络,网络设备有网内连接的设备和网间连接的设备。网内连接设备主要有网卡、集线器、交换机等,而网间连接设备有网桥、路由器、网关等。

(一) 网卡

网卡也叫网络适配器,计算机通过网卡与网络实现连接。网卡将源端计算机的数据转变成为网络线缆上传输的电信号发送出去;另一方面从网络线缆上接收信号并把电信号转换成在计算机内传输的数据。

按照 OSI 层次模型,网卡工作在数据链路层、物理层,属于两层设备。网卡的主要功能为完成并行数据和串行信号之间的转换、数据编码、数据帧的装配和拆装、数据帧传输的差错校验、流量控制、介质访问控制和数据缓冲等。

每台联网的计算机都安装着一块网卡,网络通过网卡找到通信指定的计算机,即网络通过网卡上的地址进行物理寻址。每块网卡在厂家生产时,都分配了一个唯一的地址,这个地址全世界都是唯一的,这个地址称为 MAC 地址,网络在数据链路层的寻址通过 MAC 地址实现。

(二) 集线器

由于传输线路噪声和线路衰减的影响,信号的传输距离受到限制,为了延伸传输距离,

需要使用中继器。中继器的主要功能是对接收到的信号进行再生整形放大,以扩大网络的传输距离。

网络中起中继器作用的设备是集线器。集线器又被称为 Hub,Hub 是集线器的英文表达。"Hub"是"中心"的意思,它表达了将接入计算机的线路都集中到集线器上实现连接。集线器的工作原理和中继器相似,也是对接收到的信号进行再生整形放大,保证信号质量。集线器同时是一个多端口的中继器设备,它把收到的信号经过再生放大后并广播到其他所有端口,以保证所有端口都具有同样质量的信号。

集线器工作在总线方式,任意一台连接在集线器上的计算机发出的数据信息,都能够通过总线传输到集线器上的所有端口,即所有连接在集线器上的计算机能接收到任何一个计算机发出的数据信号。集线器正是基于这种方式实现了连接在上面计算机相互间的通信。

按照 OSI 参考模型,集线器工作在参考模型第 1 层,即"物理层"。

(三) 交换机

1. 工作原理

交换技术存在电路交换、报文交换和分组交换。网络中主要采用分组交换技术,分组交换技术通过网络中的交换节点将数据分组不断向目的端转发(交换),使其最终到达目的端。交换技术就是按照通信两端传输信息的需要,把需要传输的信息从输入端送到输出端的技术,网络中各节点实现交换的设备是交换机。

交换机通过交换连通需要传输的一对端口,即在需要传输的一对端口间建立起独立的传输通路,使得传输的数据帧可以从入端端口送入交换机,从出端端口送出,完成交换。交换机在交换时,对于不需传输的端口间则不连通,即不建立传输通路。交换机可以同时为多对需要传输的端口之间建立通路,当两个以上的站需要发送时,只要目的站点不同,都可以同时进行,由于使用互不相干的通道,它们的传输相互不会发生冲突。

按照 OSI 参考模型,交换机可以工作在不同的网络层次。工作在数据链路层和物理层的交换机为二层交换机;工作在网络层、数据链路层和物理层的交换机为三层交换机;而工作在传输层、网络层、数据链路层和物理层的交换机为四层交换机。

2. 二层交换机

二层交换机工作在 OSI 参考模型的数据链路层,数据链路层传输的是数据帧,使用的地址是 MAC 地址,二层交换机根据 MAC 地址完成数据帧的交换。二层交换机的外部结构与集线器一样,有许多端口,联网的计算机连接到各个端口,实现网络的连接。二层交换机使用 MAC 地址转发表完成交换,当两台主机需要通信时,发送端计算机发出的数据帧传输到交换机,交换机根据送入数据帧的目的地址,查找 MAC 地址表,找到通往目的主机的端口,通过交换机为它们建立传输通道,该帧从通往目的主机的端口送出,到达目的主机,完成交换。

MAC 地址转发表记录了所有连在交换机各个端口的主机的 MAC 地址与端口的对应关系,交换机的交换是根据 MAC 地址转发表实现交换的。交换机要实现数据帧的交换,首先要建立 MAC 地址表转发,交换机的 MAC 地址表转发是在网络连接完毕加电后通过自学习自动建立起来的。

117

3. 虚拟局域网技术

虚拟局域网 VLAN 技术是将一个局域网络划分成一个个逻辑上隔离的虚拟网络(网段)的技术。网络通过划分虚拟网络,可以有效地提高网络带宽利用率,网络组建中广泛使用 VLAN 技术。

VLAN 技术将一个局域网络划分成一个个逻辑上隔离的虚拟网络(网段),在被划分的这些虚拟网络中,处于同一个虚拟网络中的主机可以相互直接访问,而不同虚拟网络中的主机不能直接访问。图 5-22 表示一个网络被划分成了 3 个虚拟局域网。

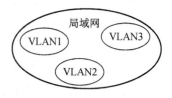

图 5-22　虚拟局域网技术

当一个网络划分成若干 VLAN 时,由于处于不同 VLAN 的终端不能通信,还带来网络安全性的提高。在不需要直接通信的网段或含有敏感数据的用户组,可以通过 VLAN 划分,起到隔离作用,提高了网络的安全性。

在实际中,VLAN 的划分需要在支持 VLAN 协议的交换机上来实现,交换机支持的 VLAN 划分主要有 6 种方式。

(1) 基于端口划分 VLAN

这是最常应用的一种 VLAN 划分方法,应用也最为广泛、最有效,目前绝大多数 VLAN 协议的交换机都提供这种 VLAN 配置方法。这种划分 VLAN 的方法是根据以太网交换机的交换端口来划分的,它将 VLAN 交换机上的物理端口和 VLAN 交换机内部的 PVC(永久虚电路)端口分成若干个组,每个组构成一个虚拟网,相当于一个独立的 VLAN 交换机。

对于不同部门需要互访时,可通过路由器转发,并配合基于 MAC 地址的端口过滤。对某站点的访问路径上最靠近该站点的交换机、路由交换机或路由器的相应端口上,设定可通过的 MAC 地址集。这样就可以防止非法入侵者从内部盗用 IP 地址从其他可接入点入侵的可能。

(2) 基于 MAC 地址划分 VLAN

这种划分 VLAN 的方法根据每个主机的 MAC 地址来划分,即对每个 MAC 地址的主机都配置它属于哪个组,它实现的机制就是每一块网卡都对应唯一的 MAC 地址,VLAN 交换机跟踪属于 VLAN MAC 的地址。这种方式的 VLAN 允许网络用户从一个物理位置移动到另一个物理位置时,自动保留其所属 VLAN 的成员身份。

(3) 基于网络层协议划分 VLAN

VLAN 按网络层协议来划分,可分为 IP、IPX、DECnet、AppleTalk、Banyan 等VLAN 网络。这种按网络层协议来组成的 VLAN,可使广播域跨越多个 VLAN 交换机。这对于希望针对具体应用和服务来组织用户的网络管理员来说是非常具有吸引力的。而且,用户可以在网络内部自由移动,但其 VLAN 成员身份仍然保留不变。

(4) 根据 IP 组播划分 VLAN

IP 组播实际上也是一种 VLAN 的定义,即认为一个 IP 组播组就是一个 VLAN。这种划分的方法将 VLAN 扩大到了广域网,因此这种方法具有更大的灵活性,而且也很容易通过路由器进行扩展,主要适合于不在同一地理范围的局域网用户组成一个 VLAN,不适合

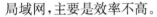

局域网,主要是效率不高。

（5）按策略划分 VLAN

基于策略组成的 VLAN 能实现多种分配方法,包括 VLAN 交换机端口、MAC 地址、IP 地址、网络层协议等。网络管理人员可根据自己的管理模式和本单位的需求来决定选择哪种类型的 VLAN 。

（6）按用户定义、非用户授权划分 VLAN

基于用户定义、非用户授权来划分 VLAN,是指为了适应特别的 VLAN 网络,根据具体的网络用户的特别要求来定义和设计 VLAN,而且可以让非 VLAN 群体用户访问 VLAN,但是需要提供用户密码,在得到 VLAN 管理的认证后才可以加入一个 VLAN。

4. 三层交换机

三层交换机是带有路由功能的交换设备,三层交换机工作在网络层,网络层传输的是数据包(分组),使用的地址是 IP 地址,三层交换机根据 IP 地址完成数据分组的交换。三层交换机在构造上既要考虑完成路由选择的任务,还要保持二层交换所具有的快速交换功能,所以三层交换机的构造是在二层网络交换机基础上引入第三层路由模块实现三层路由功能。三层交换机具有第 3 层模块和第 2 层模块,它根据数据分组情况,灵活地在网络第 2 层或者第 3 层进行数据包转发,即三层交换机是一个带有第 3 层路由功能的第 2 层交换机。

三层交换机工作原理:三层交换机采用一次路由(三层实现)、多次转发(二层实现)的技术实现转发。当交换机收到需要路由的一个数据包时,三层交换机先进行路由功能,根据数据分组的 IP 地址,为该数据包找到目的网络的对应端口,转发出去,而后续具有同样源地址和目的地址的数据包达到时,三层交换机直接采取二层的转发方式进行快速转发,从而大大提高了数据转发速度。

具体地说,当一个源数据包进入三层交换机后,交换机经过第 3 层模块完成该对数据包的路由功能,找到对应转发端口,转发到该网络,同时交换机建立了一个该数据包的目的 IP 地址与目的 MAC 地址的映射关系,当后续具有同样源地址和目的地址的数据包到达交换机时,交换机直接根据数据包 IP 地址对应的 MAC 地址采用二层模块进行转发,而不再经过第 3 层的处理。

这种直接从二层通过而不是再次路由的方式,消除了路由器进行路由选择而造成网络的延迟,提高了数据包转发的速度和效率。三层交换的目标非常明确,即只需在源地址和目的地址之间建立一条快捷的二层通道,而不必经过路由器来转发同一信息源的每一个数据包。

三层交换机的路由功能主要用于局域网中网段划分之后网段之间的通信问题,它的二层交换功能解决了数据的高速问题,这种三层、二层结合的工作方式对网段之间的数据转发带来了较高的速度,给网络组网带来极大的优势,在网络中得到了广泛的应用。

（四）网桥

网桥(bridge)将同处于一个总线网段范围内的网络隔离成若干网段,减小它们的冲突域,从而在一定程度上减小了发生冲突的概率,解决由于冲突致使传输效率下降的问题。网络中将网络隔离成不同网段是由网桥来实现的,网桥既实现网络的隔离,还实现被隔离的不同网段的互联,实现不同网段间的数据转发,完成网络的数据传输功能。网桥除了用于被分割成若干网段的总线网的互联外,也可以用于不同局域网的互联。

119

按照 OSI 参考模型,网桥工作在数据链路层,它存在若干端口,每一个端口连接一个网段或一个局域网,所以网桥又是一个实现局域网互联的设备。网桥使用 MAC 地址在各网段或局域网间转发数据帧,实现了不同局域网的通信。在实际中,网桥主要用于同一网络的不同网段的互联,完成帧的过滤与转发。

(五)路由器

路由器工作在 OSI 参考模型的网络层,路由器用于互联通信子网内逻辑上分开的网络,为互联的各个网络间传输的数据分组进行路由选择和数据转发。

路由器依据内部路由表实现路由选择和数据转发,路由表中记录了网络中连接的网络与路由器端口的关系,为传输的数据包指出应该从路由器的哪个端口进行转发,使数据包能达到目的网络。路由器对数据包的转发有直接交付和间接交互两种情况。当数据包已经到达与目的网络相连的路由器时,经过该路由器的转发就可到达目的网络,这种情况称为直接交付,即已经可以直接交付给目的网络。当数据包还没有转发到与目的网络相连的路由器时,还要经过该路由器继续转发到下一个路由器,这种情况称为间接交付。

在数据包转发过程中,每个节点路由器只负责转发到下一节点,经过每个路由器不断地转发,数据包最终达到目的网络,传输给目的主机。这种工作模式称为路由的逐跳性,即每个路由器只负责本路由器的转发行为,不影响其他路由器的转发行为,每个路由器的转发是相互独立的。

路由表是路由器在网络组网完成后,路由器根据网络拓扑情况通过自己学习建立起来的。路由表除了路由器自己学习建立起来外,还可以由网管人员根据网络连接情况人为设置建立起来,这两种方式分别对应于动态路由和静态路由。网络中存在不同的路由协议,不同的路由协议收集不同的网络状态信息,采用不同的路由算法确定路由。

(六)网关

网关(gateway)又称网间连接器、协议转换器,网关用于不同体系结构的网络之间的互联。不同体系结构的网络主要是协议不同,需要通过网关实现协议转换。

根据情况的不同,网关可以在不同的层次进行协议转换,网关的协议转换一般是一对一的协议转换。如不同的通信子网互联,网关在网络层实现通信协议的转换;如两个网络在传输层使用了不同的传输协议,则它们的互联需要在传输层实现传输协议的转换;在应用层的应用系统使用了不同的数据格式,则使用网关完成数据格式的转换。

根据应用任务网关可以分为如下几类。
(1)协议网关:协议网关主要用于使用不同通信协议的网络之间实现协议转换。
(2)应用网关:应用网关主要用于使用不同数据格式的应用系统间的数据格式转换。
(3)安全网关:安全网关主要用于网络安全控制,安全网关是各种技术的融合,是一个较为复杂的设备。

四、网络新技术

(一)IPv6 协议

目前,以 IPv4 为核心的互联网获得了巨大的成功,已经深入人们生活的方方面面。但是,随着移动通信、物联网、无线传感器网络和多媒体实时通信的发展,人们对互联网提出了更高的要求,IPv4 当初设计上的一些不足和局限就渐渐暴露出来,如地址空间耗尽、路由表庞大、配置复杂、服务质量保障、安全性等问题。

与 IPv4 相比,IPv6 具有以下几个优势。

(1) IPv6 具有更大的地址空间。IPv4 中规定 IP 地址长度为 32,最大地址个数为 2^{32};而 IPv6 中 IP 地址的长度为 128,即最大地址个数为 2^{128}。与 32 位地址空间相比,其地址空间增加了 $2^{128}-2^{32}$ 个。

(2) IPv6 使用更小的路由表。IPv6 的地址分配一开始就遵循聚类(aggregation)的原则,这使得路由器能在路由表中用一条记录(entry)表示一片子网,大大减小了路由器中路由表的长度,提高了路由器转发数据包的速度。

(3) IPv6 增加了增强的组播(multicast)支持以及对流的支持(flow control),这使得网络上的多媒体应用有了长足发展的机会,为服务质量(quality of service,QoS)控制提供了良好的网络平台。

(4) IPv6 加入了自动配置(auto configuration)的支持。这是对 DHCP 协议的改进和扩展,使得网络(尤其是局域网)的管理更加方便和快捷。

(5) IPv6 具有更高的安全性。使用 IPv6 网络的用户可以对网络层的数据进行加密,并对 IP 报文进行校验,在 IPv6 中的加密与鉴别选项提供了分组的保密性与完整性,极大地增强了网络的安全性。

(6) 允许扩充。如果新的技术或应用需要时,IPv6 允许协议进行扩充。

(7) 更好的头部格式。IPv6 使用新的头部格式,其选项与基本头部分开,如果需要,可将选项插入基本头部与上层数据之间。这就简化和加速了路由选择过程,因为大多数的选项不需要由路由选择。

(8) 新的选项。IPv6 有一些新的选项来实现附加的功能。

(二)无线网络新技术

近年来,越来越多的人通过移动终端,如笔记本电脑、智能手机等设备连接到互联网。人们希望能够随时随地对网络进行访问,并且在移动时仍然能够保持大容量的通信,这些都必须依赖于无线网络。所谓无线网络,既包括允许用户建立远距离无线连接的全球语音和数据网络,也包括为近距离无线通信而进行优化的红外线及射频技术。

有固定设施的无线网络就是我们熟知的无线局域网和蜂窝网,其特点是网络中必须存在一个集中控制点——基站,所有无线主机的网络收发都必须经过基站来转发,无线主机之间就是近在咫尺也不能直接通信。如果基站接入了更大的网络,无线主机还可以与远方的无线或有线主机进行通信。在无线局域网中,基站就是常见的无线接入点 AP,而蜂窝网的基站则是手机通信的蜂窝塔。

无固定设施的无线网络,主要包括自组织网络(Ad Hoc network)及其更高的组织形式——无线 Mesh 网络,另外,还包括迅速发展的、特殊的无线网络——无线传感器网络。

1. 自组织网络——Ad Hoc 网络

Ad Hoc 来源于拉丁语,意思是"for this",引申为"for this purpose only",也就是"为某

种目的设置的,特别的",即 Ad Hoc 网络是一种有特殊用途的网络。在自组织模式的组网方式中,网络中没有基站这样的基础设施,无线主机只能与在其天线通信覆盖半径内的其他主机直接通信。如果发送方与接收方距离太远以致无法直接通信时,则必须由多个相邻的,可直接通信的无线主机组成一条接力通讯链路,把信息从一个无线主机传输到相邻的另一个无线主机,最终传递到远方的无线主机,即数据包在无线主机之间多跳到达目的地。多个地位平等的无线终端通过这种的方式组织成一个多跳的临时性自治通信系统,每个通信结点都具有路由和转发功能,无须设置任何中心控制结点(图 5-23)。因此,可以适应于快速变化网络拓扑,具有很强的抗毁性,这是 Ad Hoc 网络与其他通信网络的最根本区别。Ad Hoc 网络的结点通过分层的网络协议和分布式算法相互协调,实现网络的自动组织和运行。

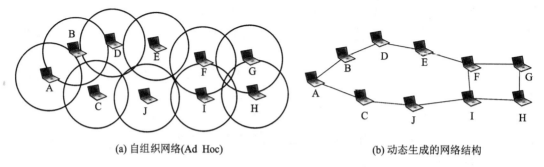

(a) 自组织网络(Ad Hoc)　　　　　　　　(b) 动态生成的网络结构

图 5-23　自组织模式(Ad Hoc 网络)

尽管 Ad Hoc 网络存在许多需要解决的技术问题,但由于它适用于无法或不便于预先铺设网络基础设施或需要网络快速展开的场合,因此 Ad Hoc 网络首先应用于军用通信领域,在民用领域也越来越具有广泛的应用前景。

2. 无线 Mesh 网络

无线 Mesh 网络(wireless Mesh network,WMN),可以说是广域网(WLAN)和点对点模式(Ad Hoc)两种网络的结合体,它融合了两者的优势,是一种组网方便、支持多跳、高容量高速率的网络,可以很方便地提供可靠的网络覆盖(图 5-24)。

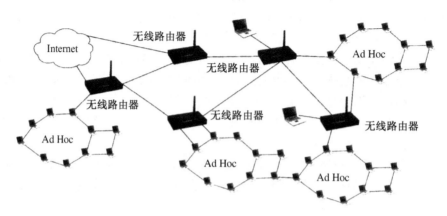

图 5-24　无线 Mesh 结构图

无线 Mesh 网络的实现方式很多，一般是采用多个固定（也可以移动的）基站以网状的方式实现和扩大网络的覆盖。其中，有若干基站作为业务接入点与有线网相连，其余基站通过无线方式与业务接入点相连。

整个网络分为 3 层(图 5-24)：最底层是一个个典型的 Ad Hoc 网络，可以在没有其他基础设施的条件下独立运行，其中的节点移动和拓扑变化较大，通过多跳连接和路由转发相互通信，并可以连接到高层的无线网状路由层的某个无线路由器以扩大网络的连接范围与带宽；中间无线网状路由层可以是基于基础设施模式或移动模式的网状结构，无线路由器节点的移动和拓扑变化小，支持更高的数据传输率，且可靠性相对高一些。最上一层是对传统宽带无线域网（如 WLAN）接入点连接组网的支持，最终可以通过这些接入点（网关或路由器）连接到互联网或其他不同网络。无线 Mesh 网络的核心是中间无线网状路由结构层，是扩大无线网络覆盖和容量的关键部分。因此，WMN 在拓扑上不同于纯粹的 Ad Hoc 网络，因为 WMN 没有孤立拓扑，可以支持回程连接，也区别于传统的 WLAN 单跳的 AP 接入方式，WMN 可以支持可靠多跳连接和路由转发，换句话说，WMN 拥有比 Ad Hoc 网络和无线局域网更灵活的结构优势。

3. 无线传感器网络

无线传感器网络(wireless sensor network，WSN)是大量静止或移动的微型无线传感器以自组织和多跳的方式构成的无线网络，其目的是采用互相协作方式，对网络覆盖区域内的多种环境或对象的信息进行监测、感知和处理，并传送到远处的基站供用户进一步处理。WSN 使用大量小型、廉价和低功耗的无线传感器，实现了数据采集、处理和传输的三种功能，集成了传感器、嵌入式计算、低功耗无线通信和微电子的最新技术。而这正对应着现代信息技术的三大基础技术，即传感器技术、计算机技术和通信技术。

如果说互联网的发展改变了人与人之间的沟通方式，并构成了逻辑上的信息世界，那么无线传感器网络的发展则改变了人类与自然界的交互方式，将逻辑上的信息世界与真实的物理世界融合在一起。通过无线传感器网络，人类与真实的物理世界直接进行交互，这些交互信息通过互联网在信息世界中传播，因此极大地扩展了互联网的功能和人类认识物理世界的能力。

由于无线传感器网络无须固定设备支撑，可以快速部署，同时具有易于组网、不受有线网络的约束等优点，将被广泛应用于灾难自救、医疗救护、环境检测、森林火险报警、台风或火山监测等方面，特别是在未来军事领域中。无线传感器网络在未来具有广泛的应用前景，它将掀起一轮新的产业浪潮。

4. 4G 通信技术

所谓 4G，一般是业界人士对第 4 代移动通信的通俗称呼，而国际上的官方叫法是 IMT-Advanced。较之于 3G 通信技术，4G 通信技术有一个非常明显的特点，即 4G 通信技术可以有效地引入高质量的视频通信。从实践来看，这一先进技术已被应用在很多的领域。就信息数据的传输速率来说，这已经有了很大地提高。比如，4G 通信技术基本上可以实现静止状态以 1Gbps 流量、移动过程中以 100 Mbps 流量的传输速率，连续地传输数据。目前来看，就 4G 的应用现状及其功能而言，同样也进行了新的创新和扩展。4G 通信设备可以随意固定在不同的位置，甚至可以在无平台或者跨越不同的频带网络之中提供较高水准的无线服务，它可以在任何的地方使用宽带接入互联网，能够提供定时定位、数据采集以及远程控制等各种功能。

目前的 4G 通信系统中,最常用到的关键技术有正交频分复用技术(OFDM)、智能天线、软件无线电、基于 IP 的核心网以及 MIMO 等。4G 网络通信新技术的特点包括:通信速度更快、网络频谱更宽、通信更加灵活、智能性能更高、兼容性能更平滑、频率使用效率更高、实现更高质量的多媒体通信和通信费用更加便宜等。

(三)物联网

物联网是新一代信息技术的重要组成部分,也是"信息化"时代的重要发展阶段。其英文名称是:"internet of things(IoT)"。顾名思义,物联网就是物物相连的互联网。这有两层意思:其一,物联网的核心和基础仍然是互联网,是在互联网基础上的延伸和扩展的网络;其二,其用户端延伸和扩展到了任何物品之间进行信息交换和通信,也就是物物相息。物联网通过智能感知、识别技术与普适计算等通信感知技术,广泛应用于网络的融合中,也因此被称为继计算机、互联网之后世界信息产业发展的第三次浪潮。物联网是互联网的应用拓展,与其说物联网是网络,不如说物联网是业务和应用。因此,应用创新是物联网发展的核心,以用户体验为核心的创新 2.0 是物联网发展的灵魂。

1. 定义

物联网是一个基于互联网、传统电信网等信息承载体,让所有能够被独立寻址的普通物理对象实现互联互通的网络,具有智能、先进、互联 3 个重要特征。国际电信联盟(ITU)对物联网做了如下定义:通过二维码识读设备、射频识别(RFID)装置、红外感应器、全球定位系统和激光扫描器等信息传感设备,按约定的协议,把任何物品与互联网相连接,进行信息交换和通信,以实现智能化识别、定位、跟踪、监控和管理的一种网络。

根据国际电信联盟的定义,物联网主要解决物品与物品(thing to thing,T2T)、人与物品(human to thing,H2T)、人与人(human to human,H2H)之间的互联。但是与传统互联网不同的是,H2T 是指人利用通用装置与物品之间的连接,从而使得物品连接更加简化,而 H2H 是指人之间不依赖于 PC 而进行的互联。因为互联网并没有考虑到对于任何物品连接的问题,故我们使用物联网来解决这个传统意义上的问题。物联网顾名思义就是连接物品的网络,许多学者讨论物联网中,经常会引入 M2M 的概念,可以解释成为人到人(man to man)、人到机器(man to machine)、机器到机器。从本质上而言,在人与机器、机器与机器的交互,大部分是为了实现人与人之间的信息交互。

2. 关键技术

在物联网应用中有 3 项关键技术。

(1)传感器技术

传感器技术是计算机应用中的关键技术。大家都知道,到目前为止绝大部分计算机处理的都是数字信号。自从有计算机以来就需要传感器把模拟信号转换成数字信号,这样计算机才能处理。

(2)RFID 标签

RFID 技术是一种传感器技术,是融合了无线射频技术和嵌入式技术为一体的综合技术,RFID 在自动识别、物品物流管理有着广阔的应用前景。

(3)嵌入式系统技术

嵌入式系统技术是综合了计算机软硬件、传感器技术、集成电路技术、电子应用技术为一体的复杂技术。经过几十年的演变,以嵌入式系统为特征的智能终端产品随处可见,小到人们身边的 MP3,大到航天航空的卫星系统。嵌入式系统正在改变着人们的生活,推动着工业生产以及国防工业的发展。如果把物联网用人体做一个简单比喻,传感器相当于人的眼睛、鼻子、皮肤等感官,网络就是神经系统用来传递信息,嵌入式系统则是人的大脑,在接收到信息后要进行分类处理。这个例子很形象地描述了传感器、嵌入式系统在物联网中的位置与作用。

3. 技术及架构

物联网架构可分为 3 层:感知层、网络层和应用层。

感知层由各种传感器构成,包括温湿度传感器、二维码标签、RFID 标签和读写器、摄像头、红外线、GPS 等感知终端。感知层是物联网识别物体、采集信息的来源。

网络层由各种网络,包括互联网、广电网、网络管理系统和云计算平台等组成,是整个物联网的中枢,负责传递和处理感知层获取的信息。

应用层是物联网和用户的接口,它与行业需求结合,实现物联网的智能应用。

4. 具体特征

和传统的互联网相比,物联网有其鲜明的特征。

首先,它是各种感知技术的广泛应用。物联网上部署了海量的多种类型传感器,每个传感器都是一个信息源,不同类别的传感器所捕获的信息内容和信息格式不同。传感器获得的数据具有实时性,按一定的频率周期性地采集环境信息,不断更新数据。

其次,它是一种建立在互联网上的泛在网络。物联网技术的重要基础和核心仍旧是互联网,通过各种有线和无线网络与互联网融合,将物体的信息实时准确地传递出去。在物联网上的传感器定时采集的信息需要通过网络传输,由于其数量极其庞大,形成了海量信息。在传输过程中,为了保障数据的正确性和及时性,必须适应各种异构网络和协议。

再次,物联网不仅仅提供了传感器的连接,其本身也具有智能处理的能力,能够对物体实施智能控制。物联网将传感器和智能处理相结合,利用云计算、模式识别等各种智能技术,扩充其应用领域。从传感器获得的海量信息中分析、加工和处理出有意义的数据,以适应不同用户的不同需求,发现新的应用领域和应用模式。

此外,物联网的精神实质是提供不拘泥于任何场合、任何时间的应用场景与用户的自由互动,它依托云服务平台和互通互联的嵌入式处理软件,弱化技术色彩,强化与用户之间的良性互动、更佳的用户体验、更及时的数据采集和分析建议、更自如的工作和生活,是通往智能生活的物理支撑。

第六章

信息化管理的研发

第一节 信息化与信息化管理概述

信息的传递和交流是人类生存的基本需求,改变和改进人类信息处理、传递和交流的方式也是人类为之孜孜不倦努力的方向之一。人类历史上曾经有过 4 次比较重要的、与信息和信息处理技术相关的技术革命,包括语言的产生、文字的创造、造纸和印刷术的发明以及电报、电话和电视的发明。以数字计算技术和微处理技术为代表的现代信息技术的发明拉开了当代信息革命的序幕,并对人类社会产生了巨大影响。信息化是当今世界经济和社会发展的大趋势,是推动经济发展和社会变革的重要力量。

一、信息化概述

(一) 信息化的含义

目前,关于信息化有以下几种理解。

1. 侧重于信息技术发展及其应用的"信息化"

这类观点从信息技术的角度出发,注重信息化的技术特征,强调信息技术的发展与应用。有学者认为,信息化就是要在人类社会的经济、文化和社会生活各个领域中广泛而普遍地采用信息技术;也有学者认为,信息化就是计算机化,或者再加上通信化。总之,信息化就是指用现代信息技术武装国民经济各部门和各领域,以极大地提高社会劳动生产率。

2. 立意于经济角度的"信息化"

这类观点从信息产业的成长和发展方面出发,强调信息产业在国民经济中的地位与作用。有学者认为,信息化是信息产业高度发达且在产业结构中占优势地位的社会——信息社会前进的过程,它反映了由可触摸的物质产品起主导作用向难以触摸的信息产品起主导作用的根本性改变;有学者认为,信息化是生产特征转换和产业结构演进的动态过程,这个过程由以物质生产为主向、以知识生产为主转换,由相对低效益的第一、二产业向相对高效益的第三、四产业演进;有学者认为,信息化就是指社会经济结构从物质与能量为重心向信息与知识为重心转变的过程;也有学者认为,信息化是指社会经济的发展从以物质和能量为经济结构的重心向以信息为经济结构的重心转变的过程,在这个过程中,不断地采用现代信息技术装备国民经济各部门和社会各领域,从而极大地提高社会劳动生产率;还有学者认为,信息化就是要加快国民经济各部门之间、部门内部及企业间的信息沟通与交流,促进企业技术改造,使企业的发展更适应新技术的发展和不断变化的市场需求,从而加快经济的运行节奏,促进经济发展。

3. 强调知识、信息利用的"信息化"

这类观点从信息资源的开发利用方面出发,从信息的收集、加工、传递角度界定信息化概念。有学者认为,信息化就是知识化,即人们受教育程度的提高及由此而引起的知识信息的生产率和吸收率的提高过程;也有学者认为,信息化即信息资源(包括知识)的空前普遍和空前高效率的开发、加工、传播和利用,从而使得人类的体力劳动和智力劳动获得空前的解放。

4. 突出信息、信息技术对社会经济影响的"信息化"

这类观点综合了以上各类观点,强调运用信息技术、开发信息资源及其对社会经济的影响。10年前,国务院信息化工作领导小组提出了国家信息化的定义,认为国家信息化就是在国家统一规划和组织下,在农业、工业、科学技术、国防及社会生活各个方面应用现代信息技术,深入开发、广泛利用信息资源,加速实现现代化的过程。李京文认为,信息化是指在经济和社会活动中,通过普遍采用信息技术和电子信息设备,更有效地开发和利用信息资源,推动经济发展和社会进步,使信息经济增加值在国民生产总值中的比重逐步上升至占主导地位的过程。汪向东认为,信息化是指人们凭借现代电子信息技术手段,通过提高自身开发和利用信息资源的智能,推动经济发展、社会进步甚至人们生活方式变革的过程。

(二) 信息化的内涵

社会信息化就是在社会活动的各个方面广泛应用现代信息技术,充分开发和有效利用信息资源。

1. 广泛应用现代信息技术

现代信息技术的应用是信息化建设的主阵地。广泛应用现代信息技术主要是指现代信息技术的单独应用或综合应用,包括信息基础设施建设、采用计算机进行业务处理、实现办公自动化、建立和使用管理信息系统和决策支持系统等。

2. 充分开发与有效利用信息资源

信息资源利用是社会组织和个人获取信息资源并将其应用到工作和生活中去的信息活动。社会组织和个人采用现代信息技术广泛而快速地获取所需要的信息资源,通过吸收信息资源的内容,从而改变信息结构和知识结构,优化各项工作和管理决策,创造新的信息产品或物质产品,更好地满足日益增长的社会物质与信息需求,这也是信息化的重要方面。

(三) 现代信息技术

信息技术是指用于管理、开发和利用信息资源,能够扩展人类信息器官功能的技术设备及其相应的使用方法与操作技能。现代信息技术是指在现代科学技术,尤其是微电子技术、激光技术和网络技术进步的基础上发展起来的电子信息技术设备及其相应的使用方法与操作技能。

按其技术特征不同,现代信息技术主要包括传感技术、计算机技术、通信技术、存储技术等。传感技术是信息技术中的"感觉器官",主要是利用光、压力、温度、气体、磁、放射线、光导纤维等传感装置,高精度、高效率地采集各种形式的信息。计算机技术是信息技术中的"神经中枢"。计算机是由电子管、晶体管、集成电路等电子元件构成的复杂的电子装置,可以高质量、大容量、低成本地存储、处理和输出各种形式的信息。通信技术是信息技术中的"神经网络",主要是通过现代通信设施来高速度、高保真、安全地传递声音、文字、图像、数字及其他形式的信息。存储技术是基于数据存储的一种通用术语,存储结构大致分为 3 种:直连式存储(DAS)、网络存储设备(NAS)和存储网络(SAN)。其中,DAS 是一种直接与主机系统相连接的存储设备,如作为服务器的计算机内部硬件驱动。到目前为止,DAS 仍是计算机系统中最常用的数据存储方法。NAS 的中文意思是"网络附加存储",按字面意思简单的理解就是连接在网络上,具备资料存储功能的装置,因此也称为"网络存储器"或者"网络磁盘阵列"。SAN 是指存储设备相互连接且与一台服务器或一个服务器群相连的网络,其中的服务器用作 SAN 的接入点。

按其功能不同,现代信息技术可分为信息获取技术、信息处理技术、信息组织技术、信息存储技术、信息检索技术、信息传输技术、信息安全技术等。信息获取技术是指延长人的感觉器官而收集信息的技术,它能把人的感觉器官不能准确感知或不能感知的信息转化为可以感知的信息,主要包括摄影技术、录音技术和遥感技术等。信息处理技术,也称信息加工技术,是指对信息进行分类、排序、转换、比较、运算、分析、推理和检索等的技术。信息组织技术是指使零散、无序的信息实现有机联系和序化的技术,主要包括数据库技术、超文本技术等。信息存储技术是指跨越时间保存信息的技术,主要包括数据压缩技术、磁存储技术和光学存储技术。信息检索技术是在已建立的数据库和计算机网络中查找所需信息的技术,主要包括光盘检索技术、联机检索技术和网络检索技术等。信息传输技术是指一切能使信息跨越空间而流动的技术,主要包括通信技术、计算机网络技术等。信息安全技术是保障信息管理系统、信息网络及其信息自身的安全性的现代信息技术,主要包括访问控制技术、数据加密技术、安全认证技术、防病毒技术、防火墙技术等。

(四) 信息资源

资源是指在自然界和人类社会中一切可以用来创造物质财富和精神财富且达到一定量的客观存在形态。国内外学者对信息资源有不同的理解。有人认为,信息资源是指未经人们开发加工的原始信息,如各种自然信息、机器信息和社会现象信息,这种理解把信息资源与人们常说的"矿产资源""海洋资源"等相对应。也有人认为,信息资源就是信息,包括各种信息,只是把信息当作一种资源来加以认识、开发和利用。还有人认为,信息资源是指与信息生产、利用等有关的一切资源,包括信息资料、信息人才、信息技术等。或者把信息资源看成是信息活动中各种要素的总和(包括信息、人才、设备、技术等),这是对信息资源较为广义的理解。在较发达国家,对信息资源的理解,多数理解为信息资源是信息活动中各种要素的总和。我国大部分学者倾向于把信息资源理解为文字图像、声音等多种媒介和形式的信息。

1. 信息资源的类型

(1) 按其载体和存储方式不同,信息资源可划分为天然型信息资源、实物型信息资源、智力型信息资源、文献型信息资源和网络型信息资源。

天然型信息资源是以天然物质为载体的信息资源。天然型信息资源分布十分广泛,是没有经过人脑加工的信息资源,更新速度较慢。这种类型的信息资源是科学研究的原材料,科研人员尤其是自然科学研究人员主要通过对天然型信息资源进行加工来认识自然、认识世界。

实物型信息资源是指以人造物质产品为载体的信息资源,如新研制的产品的模型、样品等。实物型信息资源直观性与隐蔽性同在,真实可靠且不易失真,但传递和保存不便。实物型信息资源实质上是物质资源,人们一般利用其物质属性,但当人们利用其信息属性时,物质资源就成了实物型信息资源。

智力型信息资源是指以人脑为载体的信息资源。智力型信息资源的存储载体是人脑,传播载体是语言;内容较新颖,更新速度快;不便于保存且易失真;交流和传递范围有限。

文献型信息资源是指以传统介质(纸张等)和现代介质(磁盘、光盘、胶卷等)为载体的信息资源。文献型信息资源内容广泛,类型多样;质量较高,具有不同的加工深度;传递较方便,传播范围广;便于保存和利用。

网络型信息资源是一切投入互联网的电子化资源的总称,包括将原本相互独立、分布于不同地域的数据库、信息中心、图书馆等,由信息网络联结在一起的信息资源,以网络形式出版的信息资源(网络出版物),仅在网上交流的信息资源。网络型信息资源具有内容丰富、质量高低不一、数量大、增长快、传播速度快、可跨国界流动和传递等特点。

(2)按其内容性质不同,信息资源可划分为政治信息资源、法律信息资源、科技信息资源、经济信息资源、管理信息资源等。

政治信息资源主要由政治制度、国内外政治态势、国家方针政策信息等构成。

法律信息资源主要由法律制度、法律体系、立法、司法和各种法规信息构成。

科技信息资源是与科学、技术的研究、开发、推广应用等有关的信息。

经济信息资源是指反映经济现象的各种有用信息的总和。其内容繁多,包括国家经济政策信息、社会生产力发展信息、国民经济比例与结构信息、生产经营信息、市场供求信息、金融信息等。

管理信息资源是各行业各层次管理与决策活动中形成的并对管理过程、效果等进行反映的信息。

2. 信息资源的特点

(1)精神形态与物质形态共存

一般经济资源,物质形态是其主要存在形式。信息资源指的是信息的语义内容,一般是精神形态的,但是,信息资源必须借助于物质载体而存在,即使是无形的信息资源也有其物质载体。比如,市场行情是一种信息内容,是精神形态的,但它的存在形式却是物质的,要么以纸张为载体而存在,要么以磁盘为载体而存在,要么以人的大脑为载体而存在,而纸张、磁盘、人的大脑都是物质的。市场行情在传播的过程中,必须借助于信道(比如声频、视频),这些信道同样是物质的。

(2)分布的广泛性与不均匀性共存

作为资源的信息无处不有,无处不在,信息资源的分布十分广泛。自然界的各种物质无时不在产生信息,信息资源存在于自然界的各个角落。社会的各个单位、个人都是信息

129

源,都产生信息,也都存储和利用信息,可以说,人类社会充满了信息。

然而,信息资源分布又不是均匀的。一般来说,分布在社会机构中的信息资源多于分布在自然界和个人手中的信息资源,分布在城市的信息资源多于分布在乡村的信息资源,分布在专职信息机构的信息资源多于分布在非信息机构的信息资源,分布在发达国家的信息资源多于分布在发展中国家的信息资源。

（3）无限性与稀缺性的并存

信息的"储量"是无限的,永不枯竭的,而物质资源和能源不具备这种特性。物质资源在特定空间内的储量是有限的。信息资源呈现出不断丰富、不断增长的趋势,这是由于信息资源主要产生于人类的社会经济活动之中,而人类的社会经济活动是一个永不停歇的运动过程,信息也总是处在不断产生、不断积累的过程之中。

然而,信息资源在一定历史条件下相对于人们的特定需求来说又是稀缺的。在既定的时间和空间里,某一特定的个人或机构由于人力、物力、财力等因素的限制,其信息资源的拥有量总是有限的。人们对信息资源的需求越来越大,要求信息资源内容综合度越来越高,针对性越来越强,因而,满足人们某一特定信息需求的信息资源在质和量上表现出稀缺性。

（4）非消耗性与时效性并存

大部分物质资源的利用往往是一次性的,每用一次就要消耗一部分。信息资源则可以多次开发,反复使用,在开发与使用过程中,不仅不会被消耗掉,反而用之弥增,不断形成新的信息资源。

物质资源的利用虽然具有消耗性,但与其开发利用的时间关系不大,不会因为开发晚而利用价值变低,也不会因为开发利用的时滞而浪费,即便是太阳能,也能利用先进的科学技术与设备储存起来备用。但是,同一信息资源并不可以永久地被利用下去,随着时间的推移,信息资源会很快失去其利用价值,即信息资源具有时效性。

（5）可共享性与可选择性并存

在人类社会中,物质资源的利用表现为独占性,利用者之间是一种竞争关系。而信息资源的利用可使不同的利用者在同等程度上共享一份信息资源,信息资源是一种可共享性的资源。

信息资源的使用方向具有可选择性。同一信息资源可以作用于不同的对象,并产生多种不同作用效果,不同用户使用同一信息资源,可根据需要对信息资源的使用方向做出不同的选择。

二、信息化管理概述

（一）信息化管理的概念

目前,关于信息化管理概念的阐述较多,如企业信息化管理、档案信息化管理、医院信息化管理、高校信息化管理、政府信息化管理等对于信息化管理的一般概念都有所涉及,关于信息化管理的概念有3种理解。

1. 将信息化管理等同于管理信息化

将信息化管理等同于管理信息化的人大有人在。有学者认为,信息化管理是指单位利用计算机技术、通信技术等一系列现代技术,通过科学的方法利用、配置和优化企业内外部资源,使单位的运作和管理规范化、系统化和科学化的过程,实现信息资源共享,增进沟通交流的效率,进而改变工作方式、管理方式和组织架构,提高单位的竞争能力。或者认为,单位信息化管理是指在单位管理的各个环节中,充分利用现代信息技术建立信息网络系统,使单位的信息流、资金流、物流、工作流集成和整合,不断提高单位管理的效率和水平,实现资源的优化配置,进而提高单位经济效益和竞争能力的过程。也有学者认为,建设项目信息化管理是以实现建设项目目标为目的,根据目标管理的内容和理念,将现代信息技术嵌入建设项目的建设方式、业务流程、管理方式与组织方式,开发并运用适用于建设项目的信息化管理系统,实现对建设项目从设计阶段到竣工验收建设周期全过程的在信息化环境中进行集成管理,从而提高项目管理水平,加强对项目的执行控制力度。还有学者认为,信息化管理是以信息化带动工业化,实现企业管理现代化的过程,是将现代信息技术与先进的管理理念相融合,转变企业生产方式、经营方式、业务流程、传统管理方式和组织方式,重新整合企业内外部资源,提高企业效率和效益、增强企业竞争力的过程。

2. 将信息化管理等同于信息化

将信息化管理等同于信息化的人也为数不少。在有关档案信息化管理和图书馆信息化管理的论文中,大部分都将档案信息化管理理解为用信息技术对档案信息进行管理,将图书馆信息化管理理解为用信息技术对图书馆的文献信息资源进行管理。也有学者认为,信息化管理是使用计算机等智能化工具获取、分析、加工、存储和传播与使用信息,并通过对信息的分析和掌握进行有效的管理。

3. 将信息化管理理解为对信息化过程的管理

将信息化管理理解为对信息化过程的管理的人为数不多。有学者认为,单位信息化管理是对信息化这一过程进行全面的管理和控制。也有学者认为,一个组织的信息化管理与运作通常包括信息化规划、信息化组织、信息化实施和信息化评价等环节和相应管理任务。还有学者认为,政府信息化管理是一个广义的概念,它不仅包括政府自身在信息技术需求和应用过程中产生的项目规划、设计、建设和资源整合等管理行为,还包括国民经济和社会发展过程中对信息产业、电子政务、信息化普及、基础设施建设、信息安全、信息化发展环境的管理和调控。

(二) 信息化管理的内涵

信息化管理是指对于信息化的战略规划、组织实施、工程监理、应用调控及基于信息化的管理创新和绩效评价的过程。信息化管理包括信息化建设管理和信息化应用管理两大领域。

信息化建设管理就是对信息化建设的全过程进行管理,即对是否进行信息化建设、信息化建设达到什么目标、如何高效地进行信息化建设等实施规划、组织、监督和调控。

信息化应用管理包括对信息化应用过程的管理和应用信息化建设成果进行管理,即在信息化项目或信息化项目建设完成投入使用后,对信息化项目或系统应用全过程进行管理,以保证信息化建设成果得到广泛、有效和安全的应用。

信息化建设管理与信息化应用管理相辅相成,缺一不可。信息化建设管理是信息化应用管理的基础和前提,信息化应用管理是信息化建设管理的延续和深化。

（三）信息化管理的内容

信息化管理内容广泛，下面仅从信息化管理的职能角度阐述信息化管理的内容体系。

1. 信息化战略规划

信息化战略规划是在分析一定范围内发展战略或一个组织经营管理战略的基础上，采用科学的信息化战略规划方法，对区域信息化或行业信息化或组织信息化建设与应用的愿景、使命、目标、战略、原则、架构和进程等进行的筹划与设计。信息化战略规划方案是信息化建设的基本纲领和总体指向，是信息系统设计和实施的前提与依据。信息化建设与应用是一项相当艰巨复杂的系统工程，能否制订好的信息化战略规划方案，往往决定着信息化的成败。因此，信息化战略规划是信息化管理的首要环节。而制订好的信息化战略规划方案，既需要有不仅懂信息技术而且熟悉业务的复合型信息化管理人才，也需要有科学的规划方法，更需要组织决策层的领导和支持。

2. 信息化组织实施

简单地说，信息化组织实施就是组织信息化项目或信息系统的实施。具体地说，信息化组织实施就是在信息化战略规划的指导下，组织人力、物力和财力，对信息化项目过程的启动、实施、收尾等各个环节进行指导和监控，具体完成各类信息化建设任务。信息化组织实施不是从技术角度进行信息系统的设计和实现，而是从管理角度对信息系统的设计和实现进行管理。其具体内容包括信息化项目的需求分析、可行性分析及立项管理，选择信息系统开发方式并实施信息系统开发外包管理，选择合适的信息系统开发方法并对信息系统设计进行管理，对信息技术设备采购、招标和验收进行管理，对信息系统进行测试、评价和验收。信息化组织实施涉及面广，时间跨度较大，是信息化管理的中心环节。

3. 信息化工程监理

信息化工程监理是在信息化项目实施（或称信息化工程）过程中，聘请具备相应资质的第三方监理机构，对信息化项目进行监督与管理，从而保障信息化项目顺利进行。信息化工程监理活动的主要内容是：信息化工程质量监理、信息化工程进度监理、信息化工程投资监理、信息化工程合同监理、协调信息化项目实施过程中有关单位和人员之间的工作关系。信息化工程监理是信息化项目实施管理的另一种形式。信息化建设单位利用外部力量协助进行信息化项目实施管理，可以弥补在专业管理水平、经验、方法、技术力量上的不足，降低在信息化项目管理上的难度，减轻信息化项目管理的工作量，协调处理相关争议，分担部分项目实施和管理的风险。

4. 信息化应用调控

信息化应用调控是指信息系统建成投入使用后，为保证信息系统和信息资源的充分、有效和安全利用，而对信息系统的使用进行调节和控制。信息化应用调控包括信息系统的启用与推广管理、信息系统与信息资源使用制度建设与人员培训、信息系统的运行与维护管理、信息系统安全管理等具体内容。信息化的最终目的不是信息系统和信息资源的建设，而是信息系统和信息资源的应用，因此，信息化应用调控是信息化管理的重要环节，是信息化应用管理的核心内容。信息系统的应用是一个较长期的过程，所以，信息化应用调控也是一项长期的管理工作。

5. 信息化管理创新

信息化管理创新是借助于信息化实现管理创新,即通过信息技术和信息系统的应用实现管理理念创新、管理手段创新、组织结构创新和业务流程的创新。信息化应用导致管理创新分为两个方面:一是管理创新是信息化应用的结果,即信息技术、信息系统的应用使管理理念、管理方法、管理体制、组织结构、业务流程等发生了改变;二是管理创新是信息化有效应用的要求,即要使信息化应用充分发挥作用并产生最佳效果,要求管理理念、管理方法、管理体制、组织结构、业务流程等发生变化。在某些情况下,管理创新是由于信息化应用直接引起的,即信息化应用既是管理创新的动力,也是管理创新的条件;而在有些情况下,信息化应用只对管理创新起到促进作用,管理创新的动力来自其他方面。

6. 信息化绩效评价

信息化绩效评价是指采用一定的方法对信息化建设与应用的成绩和所产生的效果进行评价。信息化绩效评价是信息化管理必不可少的一项重要职能,不仅要对信息化建设水平和信息化应用状况进行评价,也要对信息化应用所产生的效果和效益进行评价。信息化绩效评价具有层次性,既包括宏观层次的信息化绩效评价,如国家、区域、行业信息化绩效评价,也包括微观层次的信息化绩效评价,如企业信息化绩效评价、政府部门信息化绩效评价等。信息化绩效评价是一种多准则的系统评价,需要建立客观可行的评价指标体系和科学的评价方法,并有完善的评价制度作保障。

(四) 信息化管理的作用

1. 优化投入结构,减少投资浪费

目前,我国信息化投入结构不合理,造成了较大的浪费。信息化建设中"重硬件轻软件""重网络轻数据"的倾向比比皆是。有些地区和单位往往把信息化简单地理解为计算机化加网络化,把硬件设备投入的多少作为信息化建设程度的衡量标准,对硬件设备的配置出手大方,片面追求国内一流甚至国外一流水平,却舍不得购置正版软件和投资软件开发,致使耗费巨资建设的计算机系统和网络因为没有多少实际内容的信息而起不到应该起的作用。少数单位把信息化建设当作形象工程、政绩工程来办,赶时髦、摆架子、造亮点,只顾投入大笔资金买回设备,不管设备是否充分、有效利用。

加强信息化管理,通过合理的信息化战略规划、科学的信息化组织实施及有力的信息化工程监理,可以在提高领导和大众对信息化认识的基础上,根据国家、区域、行业或社会组织的信息化需求,合理安排信息化投资,正确使用信息化建设资金,减少信息化建设与应用过程中的资金浪费,保证信息化建设与应用的经济性。

2. 加强协调共享,消除"信息孤岛"

在很多地区、部门之间的信息系统设计和实施一般都是在缺少总体规划的情况下分散开发,孤立设计的,大多数行业缺乏统一的信息化技术标准和服务规范,从而形成了区域之间、行业之间的宏观"信息孤岛",数据难以统一协调,地区之间、行业之间难以实现信息资源共享。一些社会组织的信息系统大多都是在现有的管理模式上建立起来的,是一些分散的业务处理系统,这些系统面向具体业务和部门,数据库面向人工报表建立,数据流程模仿手工业务流程,信息编码也没有按照统一标准,形成了内部的"信息孤岛",无法实现内部信息资源共享。

加强信息化管理,通过建立和健全信息化管理体制,制定和执行宏观、中观和微观各个层次协调的信息化战略规划,拟定和执行统一的信息建设标准和信息资源共享政策法规,可以减少甚至避免信息化建设过程中的"信息孤岛"。即使信息化建设之初出现了"信息孤岛",也可以通过信息系统和信息资源整合消除"信息孤岛",实现社会组织内部各部门之间、地区之间、行业之间的信息资源共享。

3. 缩短建设周期,提高建设质量

大多数信息化建设项目投资较大,建设周期较长,加之有些信息化建设工程目标不精确、任务边界模糊,在建设过程中又经常更改,影响了工程进度,延长了建设周期。信息化建设项目是智力密集型的项目,其质量保证历来让人大伤脑筋,因为它不像传统制造业一样随时可对产品实体进行质量检查。

加强信息化管理,通过信息化组织实施中的人员组织和时间管理及信息化工程监理中的进度控制,合理选择外包内容和方式,科学安排人员和时间,提高建设工作效率,避免消极怠工和浪费时间,保证按期完成建设任务,甚至缩短建设周期;通过信息化组织实施中的质量管理和信息化工程监理中的质量监理,可以全面掌握建设单位的建设要求和承建单位的设计意图,明确信息化项目的质量要求,随时纠正项目建设中的质量偏差,保证信息化建设项目的质量。

4. 充分有效应用,保证正常运行

"重开发、轻维护""重建设、轻应用"是前一阶段我国信息化发展中的主要问题,目前虽然这一状况有所改善,但信息基础设施和信息系统运行管理并没有得到应有的重视,甚至认为信息系统一旦运行起来就万事大吉,信息化系统和信息资源利用程度及使用效益还不高,很多部门的计算机应用水平仅停留在办公自动化和收集信息、检索资料等阶段,造成了资源浪费。

信息系统不是"一劳永逸"的最终产品,在交付使用过程中,还有大量运行管理工作要做。信息系统和信息资源只有得到充分应用,才能发挥其应有的作用。加强信息化管理,通过信息化应用调控中的人员培训、示范推广和信息化使用激励机制的建立,可提高员工对信息化应用的认识,掌握信息化应用方法和技能,激发应用信息系统的热情,使信息系统得到充分且有效的应用;通过信息系统使用制度的建设与实施、信息系统的维护与安全管理,可保证信息系统的正常且安全运行。

5. 促进流程重组,推动管理创新

信息化建设和发展不仅仅是信息和网络技术的应用问题,更重要的是管理理念的转变、管理方式的创新和业务流程的重组问题。我国现行的管理理念、组织结构和业务流程难以充分发挥信息化的作用和效果。例如,等级森严的"金字塔"形的组织体系存在着机构臃肿、横向沟通困难、信息传递失真、对外界变化反应迟钝等弊端;很多地方存在着片面强调提高工作效率,只是简单地把手工流程复制到计算机上,忽视了根本的业务流程再造,其结果是高技术与低效率并存。

信息化应用与管理创新相辅相成。要真正发挥信息化的作用,必须把信息系统和信息技术作为改进管理方式方法的前提和基础,必须要改革现有的阻碍信息化效率发挥的管理理念、管理体制和业务流程。加强信息化管理,可引发和促进信息资源理念、开放共享理念等现代管理理念的形成,推进组织结构的扁平化和虚拟化及组织规模的小型化和精悍化,真正实现业务流程和管理流程的重组。

第二节 信息化建设存在的误区

一、概述

我国企业信息化建设经历了 20 多年的漫长历程,信息化建设者们饱尝了建设过程中的酸甜苦辣。一些企业在建设中造成了时间的浪费和大量的经济损失,人们总结和归纳出许许多多的"信息化经验",殊不知,有的"经验"却引导我们步入了信息化建设的误区。

有的企业认为信息化是一场轰轰烈烈的运动,需要充分发动群众参与这一运动,通过这场运动使企业的信息化一劳永逸。事实上,企业信息化不可能一蹴而就,它是有始无终的,信息化只有起点,除非企业倒闭,否则企业信息化建设没有终点。有人认为企业信息化建设只是"开头难"。事实上,企业信息化具有持续变革的特点,它始终是艰难前行的。国有企业的全面管理的改革有多难,信息化建设就有多难。有人认为,企业信息化工程是"一把手"工程。事实上,它是"一把手+CIO(chief information office,首席信息官)+全员工程"。它的实施涉及企业内的各个部门和全体员工,并引起日常业务流程甚至组织结构的改变。有的企业片面强调硬件投入,忽视组织变革和环境建设。有的企业重视一次性资金投入,忽视对信息化项目的持续改进。有人认为"不上信息化是等死,上信息化是找死",这是一种悲观的论调。我们有必要树立正确的企业信息化建设理念,纠正信息化建设中的错误思想,不断将企业信息化建设导向正确的轨道。

二、信息化建设的误区系

种种迹象表明,人们在企业信息化建设的进程中一方面吸收先进的管理思想,另一方面又不断地陷进信息化认识上的种种误区。误区林林总总,无法全部罗列,所以有必要通过科学的分类方法,建立一个"误区系"。其中一种方法是把误区系分为 3 类:"信息化的基本认识误区""信息化实施方法的认识误区"和"信息化实施结果的认识误区"。随着时间的迁移和人们认识的程度变化,可以随时方便地在"误区系"中对"误区"进行增删改。信息化的建设者们可以清晰地了解整个"误区系",同时找出走出误区的道路。

三、信息化建设中的误区和对策

(一) 信息化的基本认识误区

1. 信息化建设应该一步到位,一气呵成

现代科学技术飞速发展,信息化热潮不断涌动。一些经济效益较好的企业满怀热情,在听取了一些厂商的宣传以及一些信息化项目成功案例的宣传带动下,对于项目实施的效果存有较大的期望。企业很快便与 IT 厂商签约,投入巨资实施信息化项目,希望企业的信息化建设

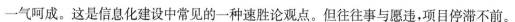

一气呵成。这是信息化建设中常见的一种速胜论观点。但往往事与愿违，项目停滞不前。

比较科学的做法是，调整信息化建设的思路，确立网络建设的总体规划，稳步展开信息化的投入，确保投入产生明显效果。这样做的结果是：以较小的投资换来较大的收益。

信息化应用软件系统也不应该寄希望于一步到位。事物是不断发展的，没有人能够在建设之初就将所有的问题想清楚，在实际操作中，往往是旧的问题还没有解决，而新的问题已经不断地产生。

在信息化建设的过程中，必须做好"持久战"的准备。信息化应用系统大致分为信息网站、OA办公系统、业务系统三大块，3个系统构成了信息化软件开发和软件应用的3个方向，开发的各功能模块可拆卸、可拼装，功能由简到繁，逐步推进信息化进程，在一个功能模块被实际应用并发挥作用以后再开发新的功能。

2. 将信息化建设的不成功归咎于"一把手"的不重视

企业信息化建设千头万绪，工程庞大，一般被认为是"一把手"工程，而且对于一个大中型企业来说，是层层"一把手"工程。从理论上讲，这是正确的。但是过分强调领导的作用，会使人们走入一个误区，容易把信息化建设的不成功简单地归咎于领导的不重视。

作为CIO或准CIO们尤其要认识到这一点，既要争取领导的大力支持，又要理解和改善领导的不重视。领导要关注的事很多，他们所处的地位不可能使他们成为信息化建设的专才。虽然他们迫切希望推动企业信息化建设，以便更好地为企业的主营业务服务，但他们必须依靠一个信息化机构来完成这一使命。信息化建设要想不断取得领导的支持，就需要一步一个脚印地做出成绩来，让决策者看到信息化建设成功的希望，而不能一味埋怨领导不支持。

（二）信息化实施方法的认识误区

1. 将信息化软件实施的不成功归咎于职工不积极参与

众所周知，大型信息化系统的实施以失败居多，无论是自行开发的软件还是市场上购买的商业软件，都是如此。系统应用上的失败多处于实施过程中的初始化阶段。系统开发者或者软件实施部门常为这种失败寻找理由，他们除了埋怨领导不重视外，就是埋怨职工不积极参与。职工不积极参与信息化建设的现象是存在的，有时甚至是较为普遍的。但对这种现象要做具体分析，绝不能将信息化建设的不成功简单地归咎于职工不积极参与。信息化建设的不成功或者某一个信息化软件应用上的失败，更多的是软件实施者本身的责任。

2. 将信息化软件实施的不成功归咎于没有个体化定制

如果开发者只是一味编写软件、埋怨操作人员，而不付诸行动，参与到其中来解决问题，那么，信息化软件的实际应用可能最终失败。

实际上，我们在每一个大的信息化软件实施时，都会遇到各种各样的问题，必须花大气力去解决。尽管在不同人文、管理或软件环境下，出现的问题各不相同，但可以根据需要采取不同的实施技巧。CIO要将软件实施战略灌输给每一位实施者，使实施人员做到：信息化软件每开发一个，就实施一个；每实施一个，就成功一个。长期坚持，软件开发者和软件使用者将会看到更多的信息化成果，对信息化的未来更加充满信心。

（三）信息化实施结果的认识误区

1. 上了信息化软件系统，问题就都解决了

信息化软件系统只是一种工具，不是万能的。企业用户对信息系统要有科学的预期，

系统对企业发挥作用受软件、企业内外部等因素的影响。信息化不是一步到位的工程，更不是"交钥匙"工程，而是一种长期的、不断改善的系统工程。在信息化建设过程中根据自身条件整体规划，分步实施，因地制宜。

2. 信息化的结果只是使操作更快、用人更少

这种对信息化的误解，主要是因为对于企业信息化建设的效果评估不完整。事实上，一个严格意义上的企业信息化建设，其效果是"由浅入深，由表及里"的。诚然，"提高企业工作效率，包括提高操作效率，降低管理成本等方面"的确是企业信息化建设的效果之一，但这个效果只是最基本的层次，因此不能仅仅把对信息化建设效果的认识限定在"信息化只是使企业操作更快、用人更少"。

企业信息化不仅能够"提高企业的工作效率"，而且能够"最大限度地降低损耗，优化企业的流程，规范运作，对业务过程进行有效控制"，还能"为企业提供高速发展中跨越时空限制的必要工具"，并"使企业运作更加透明，为管理者提供准确、及时和科学的决策依据"。

3. 信息化是好东西，所以企业内的人员一用起来就应该都说好

企业各个环节对于信息系统的满意程度是参差不齐的，销售环节可能会感到很方便，但是生产环节就可能不太满意。因此对于信息化的认识应该从一个整体的角度来考虑。

（四）自行开发

政府、行业及软件业者一直大力呼吁软件商品化、市场化，提倡购买，反对低水平的重复开发。而事实上，直至现在新近投入使用的系统仍有30％以上是用户自行开发的。

自行开发久而不衰的原因有：①商品软件还不够完善和齐全；②企业信息部门习惯唯技术论，被成就感驱动；③软件提供者的服务跟不上，社会化的服务体系又不完备。

技术人员的狭隘的"自力更生"、土法创造"替代进口"的观念，不计人工成本的"节俭"小聪明，建功立业的意识，学习技术机会难得的私心，决策者不懂造成的漏洞，强调行业企业特殊化的片面化等诸多因素都助长了自行开发之风。

总之，"误区"是一种在相当长一段时间内存在的社会现象，我们不能将"信息化"神化，也不能因为社会普遍存在"信息化误区"，而指责人们的错误认识。应该共同研究，动态地建立"误区系"，树立科学的"信息化建设观"，不断创造企业信息化的辉煌。

第三节　信息化建设的指导思想和注意事项

一、信息系统建设的基本原理

信息系统的开发除了要严格区分工作阶段外，还要运用系统的方法，在正确的思想指导下，自顶向下地完成开发工作。信息系统建设的基本原理和前提论述如下。

（一）数据位于现代数据处理的中心

借助各种数据系统软件，对数据进行采集建立和维护更新。数据是数据处理的核心，可以对数据进行加工处理，生成各类单据，并对数据进行汇总，分析形成图表和报告；对数据进行再组织和分析,提供辅助决策信息;通过数据系统软件,实现对数据的信息查询;审计员可以对数据进行审计,以确保数据核心的正确性。

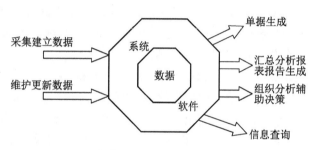

图6-1 数据位于现代数据处理的中心

(二)数据模型是稳定的,处理是多变的

一个企业或组织的总目标一旦确定,围绕实现总目标的数据类也就基本确定。数据实体的类型是不变的,除了偶尔少量地增加几个新的实体外,只有这些实体的属性值发生变化。例如,工厂的系统目标是生产适销对路的产品,围绕这个目标的数据类可以有产品、材料、零部件、职工、财务等;学校的目标是培养人才,相应的数据类可以有学生、课程、教师、教室、财务等;交通运输企业的目标是提高货物装卸效率,减少货物的周转周期,提高企业效益,与之相对应的数据类有货物、货主、车、船、货场、职工等。只要企业或组织的目标不变,数据实体的类型很少发生变化。这样可以用一种方法来表达数据实体的逻辑结构,即建立稳定的数据模型。这种模型是企业或组织所固有的,问题是如何把它们提取出来、设计出来,这是信息系统开发坚实的基础。虽然数据模型是相对稳定的,但数据实体的属性值的处理却经常发生变化。只有建立了稳定的数学模型,才能使业务变化被信息系统所适应。

(三)用户参与开发

从企业或组织中的高层领导到各级管理人员都是系统用户,他们通过系统存取、读出、处理、利用数据,是系统的最终用户(end user),也最了解业务和管理上的信息需求。所以从系统开发的开始到运行的每一阶段都必须有用户参与,否则,系统将只是开发人员独立的工作平台。系统开发的成功与否要到开发工作结束、进入系统试运行阶段才能得以验证,而一旦证明系统是失败的,则失败的结果无法挽回。现在要改变这种开发方式,让用户自始至终地参与系统开发工作,作为承担系统开发的数据处理部门要培训、组织、联合用户开发,这就是信息中心的重要职能。当然,为了让用户参与开发工作,修改、维护信息系统,必须采用与用户充分友好的第四代语言和一系列开发工具,从而提高系统开发的自动化程度。像目前流行的 Visual Basic、Delphi、Visual FoxPro、Java、PowerBuilder 等面向对象的程序设计语言和开发工具就能很好地适应这种开发需求。

二、信息化建设的指导思想

从上述的基本原理和前提出发,在信息系统开发过程中必须强调以下几个基本观点。

(一)面向用户的观点

信息系统最终是为广大用户服务的,系统使用者是高层领导和各层管理人员,因此。信息系统成功的标志是看能否满足用户所提出的各类信息需求,看用户对其是否满意而不是信息系统开发研制人员对其是否满意。由于信息系统开发人员和用户所处的角度不同,他们对系统的侧重面也有所不同。信息系统的研制人员往往注重的是计算机的使用效率而不是用户使用的效率，这两种效率虽然有着密切的联系，但却存在区别。例如，一份月统计报表的打印输出处理方式是边统计边打印且假设需要半个小时，从计算机处理的角度来看，效率较低，但从用户的角度来看，如果他原来做同样的统计报表需要 1～2 天的话，那么半个小时的报表统计打印对用户来说效率就不算低了，所以用户的时间尺度与计算机的时间尺度相差甚远。反过来，假如在这份统计报表的输出过程中充分考虑了计算机的效率，但输出数据的数量很大，并且输出格式也与用户的需求不相适应，那么从用户的角度来看，他需要从这些大量数据中寻找所需要的那一部分，并且又要重新安排报表格式，用户就会认为这份报表的输出效率不高，将来也不愿意使用这个功能。因此信息的开发应该按照用户的要求，恰到好处地为用户提供信息服务。另外，从经济上考虑，某些时间要求很高的系统（如票务系统），为了提高 1 分钟的响应时间，用户会愿意多投资来提高系统效率。而对于一些时间要求不高的系统，1 个小时打印出报表和 2 个小时打印出报表对用户来说并没有什么区别，那么用户是不会愿意用投资来提前 1 个小时的。所以说，用户的需求或管理工作的要求是研制工作的出发点和归宿。信息系统开发人员必须在研制的整个过程中，始终与用户保持接触，不断让用户了解系统开发的进展情况，及时校准研制工作的方向。如果在接受任务后，就不再与用户或管理人员接触，搞出系统后再一下子交给用户，所研制的系统十有八九不符合实际要求，是一个失败的系统。

（二）每个阶段规定明确的任务和所应得的成果

人们在实际开发工作中得到的教训里有很重要的一条，就是混淆了工作阶段。系统开发人员常常热衷于编制程序，在没有充分搞清系统的需求之前就匆忙地考虑机器的选型、外设的配置、网络的方案、系统软件的选择等，匆匆忙忙地购置、安装、调试后就开始了程序的编制工作。这样做造成的后果是，一方面这些程序要不断地返工，可能会把程序改得面目全非；另一方面由于机型、设备等配置过早，可能最终满足不了用户的管理需求，这样做的结果白白浪费了人力、物力和财力，同时也会把开发人员搞得晕头转向，不能集中精力去做应该做的事情，其结果是花了几倍的时间、精力，还没有把应该做的事情做好。因此无论是大型还是小型信息系统，在其开发过程中都要严格区分工作阶段，明确规定每个阶段的任务和成果，并制定出各个阶段的目标和评价标准，以此来对阶段性成果进行评审，从而保证系统开发质量。

（三）按照系统的观点，自顶向下地完成研制工作

对于系统开发人员来说，开发一个系统首先要认识这个系统，然后再设计这个系统。无论是认识还是设计，按照系统的观点，都要先考虑系统的全局，从全局出发，从高层入手，先了解宏观问题，弄清系统的边界、主要功能需求、主要组成部分及各个部分之间的连接关系，在保证全局的正确性、合理性的前提下，考虑各个组成部分内部的细节问题，即先全局后局部。这个认识和设计过程与由粗到细、由表及里的一般认识规律相吻合，因此是一条正确的开发原则。

（四）充分考虑变化的情况

在现实世界中任何一个系统都要不断受到外界环境（如新的政策、法规、制度）以及瞬息万变的市场需求的影响，信息系统也不例外。为了能够使自身立足于不断变化的社会环境之中，并求得生存和发展，系统内部的管理模式、管理内容等需要不断变化，这种变化必

将导致对信息需求的变化,因而要求信息系统能够快速地适应这些变化。在计算机技术、通信技术等各种先进的科学技术飞速发展的今天,硬件价格不断下降,其功能和效率越来越好,各类系统软件、应用软件层出不穷且功能强大,人机界面越来越好。这促使人们追求系统的更新换代,追求系统的升级,也必然引起信息系统的变化,促使信息系统具有应付各种变化的适应能力。信息系统适应各种变化的能力的大小用系统可修改性来衡量,可修改性越高,系统的适应性越强,它是衡量信息系统优劣的标准之一。

(五) 工作的成果要成文,文献资料的格式要规范化、标准化

信息系统开发的各个阶段性成果由一系列文档资料组成。这些文档资料记录了开发人员的思维过程,记录了开发的轨迹。它们是系统开发人员与用户交流的媒介,是各个阶段之间的黏合剂,是开发人员工作交接的纽带,更是开发过程的唯一可见物。因此必须充分重视文档资料的建立、修订和保管工作。由于各个阶段的文档资料是在所有开发人员的共同努力下完成的,为了能够充分发挥文档的作用,开发人员必须在一个统一的规范和标准的制约下完成文档的建立任务,同时也必须在严格的制度保证下做好文档的修订和保管工作,只有这样才能为提高信息系统的适应性提供可靠的保证。根据这些原理和观点,人们提出了各种工具用来表达和交流思想、记录工作成果,从而形成了一整套的信息系统开发方法,并在这一正确的方法指导下,从事信息系统的开发工作。

三、信息系统建设的注意事项

信息化系统开发建设中需要解决以下问题。

(1) 确立先进的管理思想和管理体制。信息化建设不仅是技术变革,更是思想创新、管理创新、制度创新。在重大信息化工程建设之前或在建设中对现有组织机构、管理制度、运行模式进行适时、适当调整,将使信息化建设事半功倍。

(2) 总体规划,分步实施。信息化建设是一项系统工程,做好总体规划可以保证各分系统的集成与协调发展;在总体规划下,从分系统实施入手,逐步扩大系统集成,边建设边见效,使工程实施形成良性循环。

(3) 效益驱动,重点突破。信息化建设的目的是提高单位经济效益和核心竞争力,因此一定要注意时效。选择急需解决又能较快见效的环节作突破口易于成功。

(4) 从实际出发。每个单位的情况千差万别,信息化内容和模式也多种多样。个体要根据实际情况,从承受能力和实际需要出发,确定要干什么,先干什么。不是技术越先进越好,也不是投资越多越好,关键看是否能解决自身的实际问题。

(5) 利用成熟技术。信息技术发展很快,不能盲目求新、求高。现有成熟技术能解决问题,尽量使用成熟技术,既可减少风险,又能做到实施快、见效快,维护更新有保障。许多技术国产化水平已很高,适合国情,价格又相对便宜,效果更好。

(6) 一把手挂帅,上下齐动员。几乎所有的单位都认为主要领导的主持和参与是信息化建设取得成功的首要条件。主要领导的决心,在工程关键点上的决策与亲自领导、组织、协调,是重大信息化工程顺利实施并取得成效的先决条件。多年来各典型的实践从正反两方面都证实了这一点。

（7）加强信息化队伍建设。首先，要有一支过硬的计算机专业技术人才队伍，才能对企业信息建设不断进行完善、改进和运行维护，保证信息资源的充分开发和合理利用；其次，要加强对所有员工尤其是各级管理者的信息化技术应用培训，培养一支过硬的信息技术应用和现代化管理队伍。

（8）企业为主，多方支持。对于大多数中小企业来说，专业化信息技术人才的缺乏是现实问题。在信息化建设过程中，不可能也没有必要完全依靠自身力量进行设计、开发、实施，对信息资源尤其是外部信息资源的开发利用更不可能完全依赖自己。寻求外部支持不仅必要，而且往往可以节约成本，提高效率。

（9）加强基础工作。首先要做好调研，弄清楚自身的真正需求，寻找到制约单位发展的瓶颈所在，制定好整体规划；其次，要研究制定信息规范，做好标准化工作，以科学的态度保证数据的完整性和准确性，为信息正常交流、共享打下良好基础。

（10）注重内外部信息的交流与共享。信息化的核心是信息资源的开发利用，要组织力量，采取多种手段深入开发，广泛利用自身、客户、市场变化等各方面信息资源，实现生产、经营、管理各环节的资源共享，为决策提供信息支持。这既是信息化的出发点，也是信息化的归宿。

第四节　信息化管理的组织实施

信息化管理的组织实施是信息化管理的重要职能，是在信息化战略规划的指导下，组织人力、物力和财力，对信息化项目建设的各个环节进行组织和管理，具体完成各类信息化项目建设任务的活动。信息化项目建设也可以理解为信息系统建设，因此，信息化组织实施也可以看作对信息系统的设计和开发进行管理。信息化管理的组织实施主要包括：信息系统分析与立项管理、信息系统开发方式选择和外包管理、信息系统开发方法选择和设计管理、信息设备采购与招标管理、信息系统实现和验收管理等。

一、信息系统分析与立项管理

信息化战略规划制定后，就要根据开发先后顺序的安排，确定近期需要开发的信息系统。这时，就要对信息系统进行需求分析和可行性分析，对信息系统进行立项建设。

（一）信息系统需求分析

信息系统需求分析就是通过调查研究，确定国家、地区、行业或社会组织需要开发什么样的信息系统，列出信息系统应该具备的各种功能，并提出系统开发的实现条件。

1. 信息系统需求分析内容

（1）功能需求。列举出所要开发的信息系统应具备哪些功能。

（2）性能需求。给出所要开发的信息系统的技术性能指标，如存储容量限制、运行时间限制、传递速度要求等。

（3）资源和环境需求。这是对信息系统运行时所处环境和资源的要求，例如，在硬件方面，采用什么机型、需要哪些外部设备和数据通信接口等；在软件方面，采用什么支持系统运行的系统软件，如采用什么操作系统、什么网络软件和什么数据库管理系统等；在使用方面，要求使用部门在制度上或者操作人员的技术水平上应具备什么样的条件等。

（4）可靠性需求。在需求分析时，应对所开发软件在投入运行后不发生故障的概率，按实际的运行环境提出要求。对于那些重要的子系统，或是运行失效会造成严重后果的模块，应当提出较高的可靠性要求，以期在开发的过程中采取必要的措施，使信息系统能够高度可靠地稳定运行，避免因运行事故而带来的损失。

（5）安全保密要求。工作在不同环境的信息系统对安全、保密的要求是不同的。应当对这方面的需求做出规定，以便对所开发的信息系统给予特殊的设计，使其在运行中的安全保密方面的性能得到必要的保证。

（6）用户界面需求。信息系统与用户之间界面的友好性是用户能够方便、有效地使用系统的关键之一。因此，必须在需求分析时，为用户界面细致地规定应该达到的要求。

（7）可扩展性需求。预先估计信息系统的可扩展性需求，为系统将来可能的扩充与修改留出空间。一旦需要时，就比较容易进行补充和修改。

2. 信息系统需求调查方法

信息系统的需求调查过程实际上是各类原始素材的收集过程，相应的信息收集方法有以下几种。

（1）查阅书面资料。在可能的情况下，对各类表格、记录、报告及岗位责任制、职责范围、规程手册、业务书籍等进行收集，弄清它们的来龙去脉与作用范围。

（2）实地观察。实地观察的目的是尽可能地接近事件发生地，去研究真实系统。作为观察者要遵守一定的规则，在观察时尽可能多听、少说或不说，尤其是要注意那些一闪即逝的有用信息。观察内容包括现行系统的实际布局、人员安排、各项活动及工作情况。通过实地观察，可以增加系统开发人员的感性认识，有助于加快对业务流程和业务活动的理解。

（3）面谈。面谈可以发现人们的感受和动机。这种方法依赖于面谈者对工作、对现有系统及工作经验等方面的信息汇报。面谈应从上而下，从概括到细微，先由领导开始，然后经中层至下层管理人员，甚至还可以扩大到全体职工。这样不仅能了解战略信息需求，而且能了解具体任务的信息需求。

（4）发放调查表。问卷调查方式的优点是比面谈节省时间，执行起来需要的技巧较少，填表者有时间思考、计算、查阅资料，提供的信息更准确。

（5）业务专题报告。对于某些需要信息系统重点支持的业务或比较复杂的业务，最好能请有关人员为信息系统调研人员做专题报告。专题报告经过报告人的认真准备，系统性、逻辑性、完整性、准确性都较强，是提高调研效率的一个好办法。

3. 信息系统需求分析要领

（1）从含糊的需求中抽象出对信息和信息处理的需求。初始需求中，常常是把对人员、制度、物资设备的需求和对信息的需求混在一起提出来。在考虑信息系统时，应先把其他物质形态的内容舍弃，只留下对信息的需求。如果有的需求中既有对信息的需求，又有对其他方面的需求，则应该用抽象的语言把信息需求表达出来。

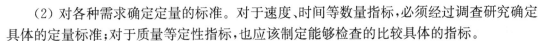

（2）对各种需求确定定量的标准。对于速度、时间等数量指标，必须经过调查研究确定具体的定量标准；对于质量等定性指标，也应该制定能够检查的比较具体的指标。

（3）对于罗列出来的各种问题及需求，应认真分析它们之间的相互关系，根据实际情况抓住其中的实质需求。一般来说，这些罗列出来的问题之间有3种关系。第一种是因果关系，某一问题是另一问题的原因，只要解决了前者，后者就迎刃而解。对于这类问题，说明目标时，只要抓住原因即可，结果不必再提。第二种是主次关系，在实际工作中，绝对平行的事情是没有的，在一定的条件下，总有一方面在当时是主要的，必须根据实际情况，切实抓住使用者目前最急需解决的问题，作为主要目标。第三种是矛盾关系，某两项需求在实际工作中是矛盾的，此长彼消，此消彼长。这时使用者心目中往往有一方面是主要关心的，而另一方面则成为一种制约条件，要求保持在一定的可接受范围之内。哪一方面是主要的，在权衡时双方可以接受的最低标准是什么，这都需要明确。当然，要从以上3种关系中明确问题，就必须进行调查研究。

（二）信息系统可行性分析

信息系统可行性分析就是以现实为基础，从技术、经济和社会因素等方面研究并且论证信息系统建设项目的可行性。可行性研究的目的是用最小的代价，在最短的时间内确定问题能否解决，即能否找到一个信息化建设项目切实可行的解决方案。

1. 信息系统可行性分析内容

（1）现状分析

分析现状的目的是为了进一步明确新信息系统建设或对现有信息系统进行改造的必要性。主要内容包括：清理现有信息系统资源，如硬件设备、软件、应用系统等；分析现有系统的使用情况和所引起的费用开支；评估现有的信息系统，包括各业务子系统、系统软件、数据库系统、应用软件等，了解系统的基本处理流程和数据流程；分析人力资源状况，了解人员分类（如系统管理员、系统分析员、操作员等）及各部门对人员的配置状况。

（2）技术可行性分析

技术可行性主要指：在当前的技术条件下，能否实现系统的功能，满足所提出的要求；开发人员的数量和质量能否满足要求；所需要的物质资源能否满足；在规定期限内能否完成。

（3）经济可行性分析

经济可行性分析包括两个方面：资金可行性和经济合理性。需要分析其收入与支出。收入包括3个方面。①一次性收入。可以根据数据处理、管理和维护等项目分类统计，如改进业务流程后导致的费用缩减，减少设备导致的费用节省等。②经常性收入。由于使用新信息系统导致的经常性的收入，包括费用的减少和避免。③无法直接用数字衡量的收入，如服务质量的提高、操作的简便、获取信息的便利等，这些收入往往只能大致估计。支出包括3个方面：①建设费用，包括计算机设备、数据通信设备、环境保护设备、安全保密设备、操作系统、数据库管理系统、应用系统的购买或开发费用；②一次性支出，包括培训费、差旅费、人员调动和裁撤费用等；③经常性支出，包括系统运行和维护费用、场地租金、设备租金、通信费用、人员费用等。分析了系统的收入和支出后，就可以求出整个信息系统生命周期中的收入支出比，显然，这个数值越大越好。

143

（4）社会可行性分析

社会可行性是指所建立的信息系统能否在组织中实现，在当前操作环境下能否很好地运行，组织内外是否具备接受和使用新系统的条件。

2. 信息系统可行性分析工作组织

信息系统可行性分析的工作组织一般有三种形式：一是由信息系统建设单位来承担；二是委托科研机构承担；三是"三结合"方式，即由主持编写系统分析说明书的工作人员、科研单位的技术专家、本单位的中层管理干部共同参与可行性分析。

3. 信息系统可行性报告

在进行信息系统可行性分析后，应该将分析结果以报告的形式写出，形成正式的工作文件。可行性报告应该有一个明确的结论，包括：可以立即开始建设；推迟到某些条件（如设备、资金、人员等）满足后开始建设；方案修改后进行，如目标脱离实际、功能设计不完善等；不可行，比如技术不成熟、经济不合算等。

（三）信息系统立项管理

立项管理主要用于管理一个项目从提出申请到批准立项的过程和相关事宜，用于管理项目前期准备过程和决策。立项管理能够有效管理立项前的项目需求、相关文档和立项审批过程，保证项目的可行性和立项的严谨性，在前期阶段降低项目风险。每个信息系统建设都可以看成一个信息化建设项目。信息系统立项管理就是根据实际需求确定信息系统设计目标和项目范围、功能、运行环境、投资预算和竣工时间等，并报上级管理部门审批。所以，信息系统立项管理是信息系统组织实施的重要内容。信息系统立项管理的流程如下。

1. 制订立项方案

由技术开发部门会同研发部门编写信息系统建设项目立项方案，需要委托建设的项目由研发部门和技术开发部门提出建设方案和费用预算。立项方案一般由两大部分组成。第一部分内容包括信息系统建设项目名称、项目负责人和组织分工、参加单位、协作单位等。第二部分内容包括信息系统建设项目背景、项目建设的目的和意义、当前现状和发展趋势、项目建设的总体目标与分期目标、项目建设内容与建设规模、项目完成时间、项目经费预算与资金筹措、项目的经济效益与社会效益等。

2. 提出立项申请

向信息系统建设项目主管部门提交项目立项方案和立项申请报告。

3. 进行立项审批

所有项目必须通过立项审批后方可进行项目实施。信息系统建设项目应根据项目大小和重要程度进行分级审批。由有关部门对信息系统建设项目进行立项评审和讨论后，做出是否立项的审批决定，提交立项审批意见表。立项评审的基本原则如下。

（1）简单性

信息系统建设项目设计应该尽量简单，这样可以提高运行效益，同时也可以节省投资和提高信息系统的运行质量。

（2）灵活性

信息系统建设项目对外界条件的变化应具有较强的适应能力。由于信息系统建设是一个复杂的系统工程,要求信息系统的结构要具有较好的灵活性和可塑性。

（3）完整性

信息系统是各个子工程的集合,并作为一个有机的整体而存在,因此信息系统要求各子系统功能规范、接口统一。各子系统的协调是保证整个信息系统正常运行的基础。

（4）可靠性

信息系统的可靠性是评定信息系统建设项目质量的主要指标之一。可靠性的要求包括:信息系统体系结构设计合理,具有良好的可扩展性;硬件设备稳定性高;具有良好的可管理性;安全防护措施完善。

（5）经济性

信息系统建设项目的长远目标是为使用者带来相应的效益,因此如何在投资和绩效之间取得平衡是项目建设的重要目标之一。

二、信息系统开发方式选择与外包管理

（一）信息系统开发的基本方式

对于不同规模、不同技术含量的信息系统,可以采用不同的开发方式。方式不当有可能造成资金、时间超出预算或者功能存在缺陷,甚至导致信息系统建设的失败。可以选择的信息系统开发方式如下。

1. 购置商品化软件

如果商品化的信息系统软件能够满足社会组织的需求,则应首选商品化信息系统软件。购买商品化软件的优点是初期投资少、软件较成熟稳定。不足之处是商品化软件不能适应社会组织自身的特殊要求,社会组织只能调整自身的业务流程来适应商品化软件的功能。

当前,许多专业的信息系统开发公司已经面向某些业务开发出大量功能强大的信息系统软件。社会组织可以根据自己的需要和实际情况进行购买。这种做法的优点是可以在短时间内获得社会组织所需的系统,而且节省大量的开发费用,所购买的系统专业化程度也很高。缺点是系统的专用性比较差,需要根据社会组织的实际情况进行二次开发（如改善软件功能设计接口等）。

2. 自行开发

自行开发是弥补购置商品化信息系统软件不足的一种办法。自行开发,应根据社会组织的具体情况,开发出适应社会组织需求的信息系统。自行开发要求社会组织具备相应的技术力量,同时也要求社会组织拥有不仅具备技术背景同时具备管理经验的信息化项目管理人员。

如果社会组织拥有较强的信息技术专业人才,则可以选择自主开发的方式来建设信息系统。由社会组织自己的人员开发,可以节省大量的开发费用,同时,社会组织自己的人员熟悉社会组织的工作流程,对社会组织的真正需求把握得好,能够开发出满意度较高的信息系统。但自主开发的人员可能是从社会组织各部门抽调出来的,并非一定是专业开发人员,所以可能造成信息系统不够优化、专业技术水平低等缺陷。同时开发人员分属不同部

门,系统开发成功之后,人员仍回原部门,可能造成系统维护上的困难。一般来说,自主开发可以聘请专业人士或机构作为顾问。

3. 合作开发

社会组织与IT公司合作开发是一种两全其美的方法。一方面社会组织能够培养锻炼自己的信息技术队伍,同时又弥补了"外人"不熟悉社会组织情况的缺陷。但是这种方法要求社会组织具有较高的项目管理能力和协调能力。

在社会组织自主开发有困难,但是拥有一定的信息技术人员时,可以采取合作开发的方式。这种方式聘请专业开发人员,同时在开发过程中本单位的信息技术人员也参与其中。联合开发方式突出的优点是可以锻炼本单位的信息技术人员,有利于后期的系统维护工作,也可以节约一部分资金。缺点是外聘的专业技术人员和本单位的信息人员有可能产生互相推诿的扯皮现象或沟通不畅的情况。作为社会组织的高层管理者,要努力避免这种现象的发生。

4. 委托开发

委托开发是指聘请开发团队为社会组织开发信息系统,但在开发过程中需要社会组织的有关人员参与系统的调研、分析、论证工作。需要注意的是,由于是外部团队负责开发,因此在开发过程中社会组织需要不断地与之交流和沟通,消除双方对社会组织需求认识的偏差,并及时检查开发过程是否按照社会组织的要求进行。

委托开发主要面向开发力量较弱、资金有保证的企业。此种方式的优点是节省时间和人力资源,开发出的系统具有较高的技术水平,但是却存在费用高、需要开发者长期技术支持的缺点。

5. 租赁方式

租赁方式就是社会组织向应用服务提供商(ASP)租用信息系统,以满足社会组织信息化需求的一种方式。应用服务提供商开发出适应应用服务提供商需求的各种应用系统,需要应用该系统的应用服务提供商无须投入资金去购买,也不用专业人员去管理,只要向应用服务提供商分期支付信息化管理的服务费,就可以获得系统的使用权,如同自己拥有系统一样。

租赁方式的突出优点是节约信息系统开发与运行的经济成本,节约时间;不足之处是应用服务提供商提供的信息化管理方式的适用性、针对性有可能较差。若社会组织的信息化管理任务比较简单,则租赁方式有可能是一种比较理想的选择,但是对信息化管理任务比较复杂的社会组织而言,则租赁方式难以满足其需求。

(二) 信息系统开发外包管理

信息系统开发外包管理是指社会组织根据市场与自身资源的评估,为了更好地合理利用社会组织内外的资源、控制成本、转移风险而将信息系统开发中的某个或某几个环节交给组织外的独立方完成的一种信息系统开发方式。外包的优势在于:能够使社会组织更关注其核心竞争力,解决社会组织内部资源不足问题;可利用外包商的技术、经验和设备转移风险,更好地使用资金,降低成本。

1. 外包决策分析方法

开发信息系统时,如何来决定对一个信息系统开发项目是否选择外包方式,这就是外包决策问题。外包决策分析方法主要有外包的SWOT分析法和三角度因素分析法。

（1）外包的 SWOT 分析法

信息系统开发外包决策,可以用 SWTO(优势、弱势、机会、威胁)分析方法来辅助进行。

① 外包优势(S)。信息系统开发外包的优势有:可以使用当前先进的信息技术;短时间内迅速获得、使用外部知识和运作技术、经验及管理技能;改进软件的界面风格;缩短开发、生产的周期;利用规模效应降低成本;有助于分担社会组织自身的风险;有助于提高信息化管理水平,使社会组织能集中精力于核心竞争力的保持与提升;增强应变能力;避开某些法律的约束;服务标准化,有利于管理和控制。

② 外包劣势(W)。信息系统开发外包的劣势有:原有员工削减的阻力较大;非预期支出或"额外"支出增加费用,隐含成本难以控制;技术资源难以合理定价;转换成本较高;供应商市场不成熟产生限制;需要更高层管理者的关注;难以满足用户对长期柔性和变化的需求。

③ 外包机会(O)。信息系统开发外包的机会有:减少成本与人员数量;员工得以更多关注系统的应用而不是开发,集中于数据挖掘,提供新的决策支持职能;得到政府的鼓励,吸引媒体的正面报道,塑造好社会形象;增强对环境变化的适应能力,保持与竞争对手的竞争优势。

④ 外包威胁(T)。信息系统开发外包的威胁有:可能失去对信息系统开发项目的控制;产生对供应商的依赖性;承担供应商的风险,如财务能力差、交付迟缓、允诺的特征无法达到、日常管理质量差等。

运用 SWOT 分析法,根据上述因素,结合社会组织的实际情况和信息系统开发的目标要求,分析信息系统开发外包的优势、弱势、机会和威胁,最后来决定是否采取外包方式开发信息系统。

（2）三角度因素分析法

三角度因素分析法是从战略角度(业务角度)、经济角度(财务角度)和技术角度分析信息系统开发外包或自行开发的条件,以辅助外包决策。

① 战略角度(业务角度)

战略角度是指从信息系统的技术水平及其对社会组织作用的大小来分析该系统是否应该外包。如果信息系统属于一般技术且对社会组织的作用较小,可以考虑外包。反之,如果信息系统属于关键技术且对社会组织的作用较大,则应自行开发而非外包。如果信息系统虽属关键技术但对社会组织的作用较小,则既可外包,也可自行开发。

② 经济角度(财务角度)

经济角度是指从社会组织管理水平及信息系统的规模经济程度来分析该系统是应该外包还是应该自行开发的。如果社会组织的管理水平低且信息系统的规模经济不明显,则可以考虑外包。反之,如果社会组织的管理水平高且信息系统的规模经济显著,则不应该考虑外包,而应自行开发。如果社会组织的管理水平高但信息系统的规模经济不显著,则既可外包,又可以自行开发。

③ 技术角度

技术角度是指从信息系统的技术集成度和技术成熟度来分析该系统是应该外包还是应该自行开发或直接购买商品化软件。技术集成度是指信息系统与社会组织内部其他业务的关联程度,技术成熟度是指信息系统所用的技术是否成熟。如果信息系统的技术集成度和技术成熟度均较低,可购买成熟的商品化软件。如果信息系统的技术集成度和技术成熟度均较高,则应外包,原因是信息系统比较复杂,而信息系统开发商经验丰富。如果信息系统的技术集成度较高但技术成熟度较低,则风险较大,且信息系统开发商也无足够的经验,故应选择知识和技术力量雄厚的信息系统开发商,以获得稳定可靠的技术支持,分担风险。如果信息系统的技术集成度较低而技术成熟度较高,则信息系统的复杂性低、风险不大,可以自行开发,但若社会组织并无开发经验,也可外包。

2. 外包范围的选择

不同社会组织信息系统开发的内容不尽相同,但从整体上来看,信息系统开发过程可分3个阶段:信息系统设计阶段、信息系统实现阶段和信息系统验收阶段。信息系统设计阶段是信息系统开发的概念设计阶段,要分析社会组织信息化状况、工作流程及对信息系统的需求,并结合其人力、物力和财力状况提出信息系统建设方案。信息系统实现阶段是信息系统开发的物理实现阶段,该阶段所需完成的任务一般包括基础 IT 资源建设和业务应用软件开发两个方面。信息系统验收阶段是信息系统开发的完成阶段,包括信息系统的测试、评价、意见反馈和验收等工作内容。社会组织可选择不同阶段的不同内容进行外包,这就形成了信息系统开发零外包、整体性外包和选择性外包3种范围的外包。

(1) 信息系统开发零外包

信息系统开发零外包,也可以称为信息系统自行开发,是指社会组织利用自身的力量来完成本单位信息系统开发的全部活动的一种方式。在以下3种情况下,社会组织可采用信息系统开发零外包:一是社会组织具有很强的信息技术应用能力、信息化管理能力,能独立进行信息系统开发与维护;二是信息系统开发自行开发的成本低于外包的成本;三是信息系统开发难以外包,比如难以控制外包过程、信息系统关系到社会组织的核心竞争力且技术关联度强。

信息系统开发零外包可以锻炼本组织的信息技术人员,有利于社会组织私有信息的保密,一定程度上也能降低信息系统开发成本,但是,信息系统开发零外包可能会因社会组织中信息技术人员的学习能力和组织的财力有限,而很难跟上信息技术日新月异的发展速度,难以保证信息系统技术上的先进性。

(2) 信息系统开发整体性外包

整体性外包是社会组织将信息系统开发中的全部信息技术问题,或者信息系统开发某一阶段占预算 80% 以上的信息系统开发问题交由承包商来处理。就整个信息系统开发过程来看,3个阶段的全部外包就是整体性外包,就一个阶段而言,整个阶段所有信息技术问题的外包也是整体性外包。从目前信息系统开发外包的实践来看,将信息系统开发过程完全外包的社会组织几乎没有,因为信息系统开发过程中的有些阶段必须要有社会组织本身来参与。在系统设计阶段必须有社会组织的配合才能获取完整的信息,设计出优秀的方案。因此,整体性外包主要是指方案实施阶段的信息系统开发整体性外包。

整体性外包被采用得不多,其主要原因在于:①信息系统方案实现阶段牵涉外包的内容范围广,容易失控,同时社会组织信息技术的灵活性受到影响;②可能将核心的内容外包出去,影响到社会组织的竞争优势;③合同往往要持续很长时间,容易受到承包商的盘剥;④资金和时间投入量大,一旦失败,转移成本很高,资金投入很难收回,影响社会组织的整体发展。

在以下情况下,可以采用整体性外包方式:①信息技术力量比较薄弱的社会组织可以采用整体性外包。从我国目前来看,在政府的信息技术能力较薄弱的情况下,一般都采用整体性外包进行信息系统开发。②社会组织为了争取时间,赶上同行的先进信息技术,可采用暂时性的整体性外包,待到社会组织内部储备到了相应的力量时,就可以将关系到核心竞争力的部分收归组织自行开发。③社会组织内的技术关联度强且与核心竞争力无关时,可采用整体性外包方式,以达到节省成本并获得先进技术的目的。④社会组织做了充分的准备,能将整体性外包的风险降到最低时,也可以采用整体性外包方式。

（3）信息系统开发选择性外包

选择性外包是指社会组织将信息系统开发中的部分信息技术问题交由承包商处理,通常将15%～30%的信息系统开发任务外包给承包商。社会组织信息系统开发过程中的一、三两个阶段必须由组织本身参与,因此,这两个阶段的外包只能是选择性外包,而第二阶段则根据内容性质不同可选择不同的范围外包。

选择性外包可以弥补整体性外包和自行开发的缺陷。首先,社会组织将信息系统开发某些部分外包之后,利用了资源最优的承包商,使得社会组织内部的信息技术部门与承包商之间形成了竞争关系,社会组织的信息技术部门更容易找到与承包商之间的差距,会不断吸取承包商的优点。其次,选择性信息技术外包可降低整体性外包的风险,由于选择性外包只是信息系统开发的部分内容,其运作周期一般为1～2年,资金投入也只占整个信息技术预算的15%～30%,即使失败,其转移成本也远远低于整体性外包。第三,选择性外包置于承包商掌控下的资源少,被承包商套牢的概率小,而且可以实现对信息系统开发活动的灵活控制。

社会组织一般会根据不同的情况而采用选择性信息系统开发外包:一是有一定信息系统开发与应用能力,但能力不强的社会组织宜采取选择性外包。二是社会组织虽然有能力进行某个信息系统开发,但在成本、质量、速度方面都有欠缺,可以将这个信息系统开发任务外包出去。三是某些信息系统开发由社会组织和承包商共同完成更有效,宜采用选择性外包。比如在方案设计阶段,只有社会组织与承包商进行沟通,才能得到比较完整的信息,从而设计出最佳方案。再如政府部门因其信息的敏感性而将关于信息处理的内容采用内制方式,而电子政务平台建设则可以外包给专业的信息技术服务公司。

3. 外包方式的选择

在确定了信息系统开发外包的范围之后,随之而来的问题便是外包方式的选择。信息系统开发外包方式有独立式外包和合作式外包两种。

（1）独立式外包

独立式外包是指由社会组织给出明确的需求和管理关系的明确定义,承包商凭借自身的力量按定义完成所承包的任务的一种方式。这种外包方式让承包商有充分的自由,社会组织只需要提供所需要的资金(已转移给承包商的人力、物力不计算在内),最后社会组织来检验承包商是否按时、保质保量地完成承包任务,如果完成,则交易到此结束,如果没有完成,则承包商承担相应的违约责任。

一般来说,独立式外包适用于外包内容能独立划分出来,且不需要社会组织帮助的任务,比如说信息系统开发的某一阶段、某一子系统的整体性外包,并且最好是没有涉及社会组织的核心竞争力。

（2）合作式外包

合作式外包是指社会组织和承包商集合双方力量共同来完成社会组织信息系统开发任务的一种方式。双方的合作包括人员的合作、设备共用甚至是承包商为社会组织预先垫付资金等几个方面。

一般来说，合作式外包适用于外包内容不能独立划分出来，需要社会组织与承包商共同出力才能更好完成的任务，比如信息系统方案设计阶段和信息系统验收阶段若采用外包方式，社会组织就必须与承包商通力合作。

4. 承包商的选择

（1）信息系统开发承包商的类型

信息系统开发承包商可按其服务功能和组织形式进行分类。

按照提供服务功能的不同，信息系统开发承包商有以下 3 种类型：第一类是专门负责提供信息化咨询的承包商，这类承包商可以是高校信息化问题研究专家，也可以是专门的咨询机构。第二类是专门负责提供软件、硬件与实现解决方案的承包商（比如 IBM、HP 等），当然这类承包商所提供的服务也各有侧重，有的承包商侧重于提供 PC，有的承包商侧重于软件开发。第三类是同时可以提供软硬件、解决方案和咨询服务功能的承包商，如安德森咨询公司就能提供主机维护、应用扩展、新技术实施和咨询在内的许多服务。

按组织形式的不同，信息系统开发承包商可以分为固定型承包商和虚拟型承包商。固定型承包商就是有固定组织形式的信息技术服务机构，是一个独立的具有法人资格的实体（如 IBM、惠普公司、安德森咨询公司等），也可以是具有不同功能并结成伙伴关系的联合体。虚拟型承包商是指由多个承包商临时组合而成的，并按照专业化分工和各自核心专长相互合作为社会组织的信息系统开发提供一体化服务的承包商。虚拟型承包商可以是社会组织在聘用多个承包商之后，让他们相互合作形成虚拟组织结构，也可以是社会组织聘用单个承包商，这个承包商根据自己的需要与其他具有特长的承包商形成虚拟组织结构。

（2）信息系统开发承包商的选择方法

要选择一个优秀的承包商，首先必须对承包商进行全面的评价，对承包商的评价主要包括以下几个方面。

① 承包商的业界经验。主要指是否为业内相关的社会组织提供过类似服务，如果某些承包商有过为同行提供优秀服务并取得成功的经历，则可以将他们作为备选对象。

② 承包商的信用。如果承包商有不良信用记录，则要慎重考虑是否将其纳入合作对象范围。

③ 承包商的专业能力。包括承包商的技术实力、人力、物力和财力及承包商的创新和应变能力。

④ 外包费用。承包商的费用在质量、进度要求一致的情况下比较各个承包商之间管理费用和信息系统开发成本的差异。

从目前来看，选择承包商的方法有两种：一种是直接磋商的方式；另一种是招标的方式。直接磋商就是社会组织选择一定数量的承包商与其直接磋商，然后择优选用，签订合同。这种承包商的选择方法比较简单，一般来说社会组织可能与该承包商已有过合作经历，只用磋商具体的工作内容，或者说该承包商在业内享有盛誉，只要社会组织能够承担起一定的费用，信息系统开发成功的概率就比较大。招标方式就是让对外包项目有兴趣的承包商参加投标,社会组织通过评标、筛选,确定承包商。这种方式适用于社会组织在大范围内选择性价比最优的承包商。

5. 外包合同的签订

签订信息系统开发外包合同是社会组织选定承包商之后与承包商约定双方的责任与义务,建立合作关系的一种手段。信息系统开发外包合同的内容是根据社会组织与承包商间的约定来确定的。依据上文分析,社会组织与承包商之间存在着独立式外包和合作式外包两种关系,随之就产生了独立型外包合同和合作型外包合同。

(1)独立型外包合同的签订

根据独立式外包的特点,社会组织必须用明确完备的合同条款来保证其实施。独立型外包合同必须满足以下条件。

① 合同必须明确规定以下内容:必须清晰、明确地指出服务范围,以便承包商明确自己的职责,用服务水平来衡量承包商在信息系统开发外包业务中的质量表现,而不仅仅关注技术细节或只关注项目的进展速度;应包含承包商未能提供约定服务的惩罚条款,同时,为了在争端出现时迅速解决争端及在争端出现时可继续提供服务,合同中还应包括解决双方争端的程序;详细计算成本,以免承包商在运作过程中增加额外成本;规定承包商提供的员工规模和素质,以防承包商不提供最优秀的员工,而是把从原来社会组织转移过去的员工又指派过来的做法;规定承包商必须对社会组织的机密资料和知识产权进行保密;规定承包商在非正常情况下终止合同时,及时提供其数据资源和其他资源,以补偿与转换承包商的相关的费用。

② 采用第三方(法庭上的法官和陪审团)能够理解的、可计量的、可监测的方式表示合同的内容,以便社会组织与承包商之间的矛盾达到双方不能调和而非要诉诸法律时,第三方的调节能够顺利开展。

(2)合作型外包合同的签订

合作式外包的风险一般比较高,其不确定性多于确定性,其中确定的内容可以按独立型外包合同的内容规定下来,不确定的内容则通过以下方法来约定。

合同中通常要规定一些条款允许承包商的报酬随着通货膨胀的变化而做出调整,同时必须规定承包商因偶发事件而承担的额外工作可以获得一定的报酬,报酬一般按照双方事先约定的价格支付,也可以使承包商的报酬与社会组织的经营绩效挂钩,从而使承包商的目标与社会组织的目标保持一致,这样,承包商便会积极使用新技术和新设备。

要通过合同规定双方的投资义务,从而支持相互之间的信任关系,而且双方从持续关系中获得的收益应当是清晰的,同时也应易于监测。

明确规定合同有效期和终止条款,规定在合同正常到期和提前终止的情况下,社会组织与承包商各自的义务与责任,这可以帮助社会组织在双方关系破裂、出现最坏的情况下挽回部分资金。

三、信息设备采购与招标管理

信息设备是组成信息系统的硬件,是信息系统必不可少的重要组成部分,其质量好坏直接关系到信息系统的性能和运行寿命,因此,必须加强信息设备采购管理。

151

（一）信息设备采购管理概述

1. 信息设备采购的基本要求

（1）符合国家有关政策法规

信息设备的采购应以国家和地方相关的政策法规为指导，不得违反相关政策和法规。如政府机关信息设备采购应遵循《中华人民共和国政府采购法》；若采用招标方式采购，应遵循《中华人民共和国招标投标法》；政府机关信息设备招标采购，应遵循《政府采购货物和服务招标投标管理办法》。

（2）选择最佳的供应商

供应商的好坏直接影响到商品的质量、价格和售后服务的提供，因此必须慎重选择供应商，应向信誉良好、供货质量合格的供货商采购。

（3）争取最优惠的价格

在保证信息设备质量的前提下，若想要得到最优惠的价格，势必要运用一些小技巧。"货比三家"是首要步骤，另外也可通过大盘商进货，或是签订互惠契约、以现金支付、自行进口、自行运送等方法，有效降低货款，节省营运成本。

（4）获得最正确的设备

采购规格标准是根据客户的特殊需要，对所要采购的各种设备做出详细具体的规定，如品牌、配置、性能、大小、数量、外观要求、质保期等。建立采购标准能帮助采购人在众多货品中挑选出合适的一种。采购标准除了文字叙述外，必要时也可以用图片或照片加以说明，供应商在按图索骥的情况下，错误供货的概率将大为降低。

2. 信息设备采购方式的选择

采购的方式可分为邀请招标采购、竞争性谈判采购、询价采购和单一来源采购。邀请招标采购是指招标人以投标邀请书的方式邀请3个以上特定的供应商投标的采购方式。竞争性谈判采购是指采购单位直接邀请3家以上的供应商就采购事宜进行谈判的采购方式。询价采购是指对3家以上的供应商提供的报价进行比较，以确保价格较低的采购方式。单一来源采购是指向供应商直接购买的采购方式。

为了实现公平竞争，杜绝暗箱操作等腐败现象，越来越多的信息设备采购都是通过各种形式的招标来实现的，这和以往领导拍板决定有很大的不同。招标主要有以下3种形式。一是内部招标。由采购单位自己成立招标工作小组，组织采购招标过程，制定招标需求和评标的标准，组织有关的专家（主要是内部专家，有时也请外部专家）成立评标小组进行评标，由工作小组将整体情况向领导汇报，最终结果由有关领导根据评标工作小组的汇报来决定。这种内部招标的方式，严格来说不能算是招标，除非该采购单位本身具备招标的资质并能够从事招标工作。二是有限招标。有限招标即邀标，对有限候选人发出招标邀请，只允许选定的候选人参加投标。在邀标过程中，一般由采购单位选定招标公司，由招标公司组织编写招标文件（其实主要还是依靠建设单位），向建设单位确定的候选人发出招标邀请，在评标过程中，由招标公司选择外部专家，并按一定比例邀请建设单位专家（不超过三分之一），共同组成评标小组，根据评标小组的评标意见，编写评标报告提交给建设单位，通知建设单位评标结果。建设单位根据评标结果与中标人进行商务谈判。整个招标过程都是由招标公司负责组织。三是公开招标。由建设单位选定招标公司，通过招标公司发布招标公告,一般要求先进行资格预审,以保证以后参加正式投标的投标人在基本条件(一般是公司实力、产品等方面)满足要求,避免给以后评标工作带来过多的无效工作量。招标公司根据各方提交资格预审文件,筛选出符合资格要求的候选人,通知他们参加投标。投标人正式中标后,其组织过程和竞标过程基本相同。

3. 信息设备采购方案的编制

在采购前必须制订详尽和实施性强的采购方案,这样才能保证采购工作能按计划地顺利实施。编制设备采购方案,要根据建设项目的总体计划和相关设计文件的要求,采购的设备必须符合设计要求。方案要明确设备采购的原则、范围、内容、程序、方式和方法,采购方案中要包括采购设备的类型、数量、质量要求、周期、市场供货情况、价格控制要求等因素。从而使整个设备采购过程符合项目建设的总体计划,设备满足质量要求,设备采购方案最终需获得建设单位的批准。根据设计文件、需要采购的设备编制拟采购的设备表及相应的备品配件表(含名称、型号、规格、数量、主要技术性能、交货期)和这些设备相应的图纸、数据表、技术规格说明书、其他技术附件等。

(二) 信息设备的招标管理

1. 招标前的准备

招标单位为了在招标中获取最佳结果,需要花费大量的人力财力,做好充分的准备工作。招标前的准备工作具体包括:广泛搜集投标信息、提交各种招标文件等。

(1) 招标信息的搜集

招标信息是指为决定进行招标所需了解的情况,具体包括招标项目名称、招标工程的大致内容、招标日程安排和招标者名称等。招标单位要派人与投标者进行联系,目的是了解投标者的总体计划与条件。对于跨国投标机构,应与本国驻国外的商务机构保持经常联系,选择并利用当地代理人。

(2) 招标文件的准备

招标文件是法律文件,除了相关的法规外,在招标的全过程中招标单位、投标单位、招标代理机构共同遵循的规则就是招标文件,这是参加招标工作三方人士必须遵循的法律文件,具有法律效力,所以编制招标文件的人员须有法律意识和素质,在招标文件中体现出公平、公正、合法的要求,对投标单位有什么要求、如何评标、如何决标、招标程序是什么,都在招标文件中作出规定。

按照有关招标投标法律与规章的规定,招标文件一般由以下7项基本内容构成:招标公告或投标邀请书;投标人须知(含投标报价和对投标人的各项投标规定与要求);评标标准和评标方法;技术条款(含技术标准、规格、使用要求及图纸等);投标文件格式;拟签订合同主要条款和合同格式;附件和与其他要求投标人提供的材料。

2. 招标工作的程序

(1) 发出招标公告或者投标邀请书

实行公开招标的信息系统建设单位应通过国家指定的报刊、信息网络或者其他媒介发布信息设备招标公告。任何认为自己符合招标公告要求的信息系统开发商都有权报名并索取资格审查文件,招标单位不得以任何借口拒绝符合条件的投标单位报名。采用邀请招标的,招标单位应当向3个以上具备承担招标项目的能力、资信良好的信息系统开发商发出投标邀请书。

（2）对参加投标报名单位进行资格审查

资格审查是项目保质保量地完成的必要手段。信息系统建设单位必须高度重视资格审查工作，加强对参加投标报名单位的资格审查。招标前，应对参加投标报名单位的资质、信誉、履约能力、资金准备、技术保障措施、人员设备状况等进行考察。资格审查主要是对其资质证书及其相关证件，诸如安全生产许可证、工商营业执照、税务登记证、法定代表人证书、项目经理资质证书等进行审查。

（3）进行招标辅导

这里说的招标辅导是指进行详细的招标交底，详细解释招标文件中有关废标的条款，让投标单位清楚、注意。不要因为细节规定导致废标或有效标数量达不到要求而使招标失败、反复。将项目的特点、招标方的特殊要求进行详细介绍，引起投标方注意，避免因为要求不清楚或歧义导致各方报价过低或者过高。加强与投标方交流，这个过程是增加双方彼此了解、熟悉，增强各方信心的过程，同时也是熟悉各投标方的优劣势、优缺点，彼此了解对方习惯的过程，同时，为以后合作伙伴关系打下基础。

（4）发放招标文件

招标单位应在招标公告、投标邀请书或资格预审合格通知书中载明获取招标文件的办法，如果是公开招标，招标单位应当首先将招标文件报招投标管理机构审查并备案，审查合格后方可发出。

（5）开标、评标与定标

开标、评标与定标应当按照招标文件的规定进行。公开招标的项目评委由政府招标管理机构从其专家数据库随机抽取的专家和招标单位代表组成，其中招标单位代表不能超过总人数的三分之一。评标委员会由招标人的代表及其聘请的技术、经济、法律等方面的专家组成，总人数一般为 5 人以上单数，其中受聘的专家不得少于三分之二。与投标人有利害关系的人员不得进入评标委员会。

（6）确定中标单位并发放中标通知书

招投标管理机构自收到评标书面报告之日起 5 日内未通知招标单位在招标投标活动中有违法行为的，招标单位可以向中标单位发出中标通知书，并将中标结果通知所有末中标的投标单位。中标通知书的实质性内容应当与中标单位的投标文件的内容相一致。

3．评标的关键指标

在评标过程中，虽然不同的需求会有不同的评标标准，但是有一些主要的考虑因素是任何建设单位都不能忽略的。

（1）投标单位的综合实力

投标单位的综合实力主要分成两类：存续能力和带来附加价值的能力。建设单位在招标过程中，一定要求最终的中标单位具备足够的存续能力，能够支持长期的产品发展，包括产品的不断升级换代和产品的售后服务，至少其产品的生命周期不短于建设单位使用该产品的时间。为此，公司的规模、发展战略、经营管理状况、融资能力等，都会成为考察的内容。在附加价值方面，如果投标人在其他方面具有对建设单位未来发展非常有帮助的附加价值，那么建设单位会更愿意与这样的公司建立合作关系。

（2）产品与特定需求的符合性

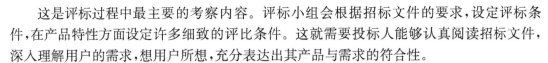

这是评标过程中最主要的考察内容。评标小组会根据招标文件的要求,设定评标条件,在产品特性方面设定许多细致的评比条件。这就需要投标人能够认真阅读招标文件,深入理解用户的需求,想用户所想,充分表达出其产品与需求的符合性。

(3) 投标单位的项目实施能力

根据不同招标内容,所要求的执行能力也会有差别,例如及时供货能力、技术支持能力、专业技术能力、项目管理能力、长期支持服务能力等。这就需要根据具体标的分析出必须具备的能力,并向建设单位清晰地阐明如何具备这样的能力。例如,在集成项目中,公司的技术力量就是一个重要内容,可以通过提交有关技术骨干的简历来证明公司的技术实力。

(4) 投标单位的行业经验

这一点已经受到广泛的重视,具备行业经验,对于产品与特定需求的符合性,对合同执行能力,都是非常有力的佐证。因为在一个行业当中,许多需求具有相似之处,如果中标人具备行业经验,就会在与建设单位的沟通和理解需求方面,大大降低双方的成本。

(5) 价格因素

虽然在所有的招标文件中都会说明价格最低不是中标条件,但无论如何价格因素在评标过程中都会占很大比重。这也是在评标过程中最显而易见的硬指标。

(三) 信息设备的验收

信息设备的验收工作是质量检验第一关,也是检验合同执行情况的关键,验收工作要严格按照有关要求和程序进行。设备到货以后,要及时进行验收,避免验收不及时造成不应有的损失。验收时需要对合同中订购设备的数量、质量、附件等内容做全面的检查。

1. 信息设备到货验收前的准备

(1) 选择合适的验收人员

负责验收的人员应当具备高度的工作责任心和一定的专业水平,一般由设备的维修工程技术人员、设备管理人员(如采购员、设备档案管理员等)和有关使用人员组成。

(2) 准备验收资料

验收资料准备主要是收集与到货设备筹备有关的文件资料,如招标文件、订货合同、合同备忘录、运输提货单、装箱单、商检单据等。

(3) 阅读招标文件和订货合同

通过详细阅读招标文件和订货合同,熟悉相关文件及技术资料,了解设备的各项技术性能。参考厂家验收规程拟订相应的验收程序,并对关键技术指标的检测方法认真研究。

2. 信息设备验收程序

(1) 设备包装与设备外观检查

根据订货合同核对商标、收货单位名称、品名、箱号、箱总件数等有关的外包装标记及批次是否相符、有无油污和水渍等情况,对不可倾斜运输的设备需检查外包装上倾斜运输的"变色"标记是否变色。检查设备表面是否清洁、外壳是否有划痕、各按钮旋键是否无损、新旧程度如何等。设备包装情况和外观情况如果出现与合同不符或者有破损时,必须做好现场记录,记入验收报告并拍照或录像以便分清责任。拍照和录像应能表达破损的各个方

155

向与部位。

（2）设备数量及附件清点

以合同为依据，按装箱单或使用说明书上的附属器材或零配件的名称、规格型号、数量等逐项进行核对并作记录。如出现数量或实物与单据不符的，应当做好记录并保留好原包装，便于向厂方要求补发或索赔。包装箱内应有下列文件：使用手册及出厂鉴定证书、检验合格证、维修手册、维修电路图纸等。

（3）设备技术性能检查

技术性能检查是指对信息设备的功能配置与技术性能指标进行检测，功能配置验收应以招标文件和合同要求的各项功能为依据，要求对各项功能进行逐项的操作演示，出现不符时要做好记录，检测报告应由参加检测的各方共同签字确认。

（4）填写验收报告

验收报告应由使用科室、设备科与厂商代表三方验收人员签字认可。在验收过程中，所有与合同要求不符的情况都应当做好记录填写到验收报台上，并拍照或录像以备索赔，所有的文件资料及商检报告、验收报告由设备档案管理员收集并整理及时建档保存。

第七章

放射治疗信息系统(RTIS)

第一节 RTIS 概 述

一、RTIS 简介

放射治疗(放疗)是癌症三大治疗手段之一,它是通过各种不同能量的射线照射肿瘤,以抑制和杀灭癌细胞的一种治疗方法。放射治疗可单独使用,也可与手术、化学药物治疗等配合,作为综合治疗的一部分,以提高癌症的治愈率。在手术前先做一段放射治疗使肿瘤体积缩小些,便可使原来不能手术的患者争取到手术的机会;对晚期癌症则可通过姑息性放射治疗达到缓解压迫、止痛等效果。

随着放射治疗水平的逐渐提高,针对这一疗法的评估指标也逐渐完善,包括放射治疗的效果评价、放射治疗患者预后观察、影响放射治疗的危险因素探讨。同时,目前由于新型全数字化加速器迅速在国内外普及,使得原有的普通放射治疗的质量控制和治疗保证系统已经不再适用。新型加速器采用内置多叶光栅,可以通过多叶光栅的适形技术而有效地保护正常组织,但是目前的普通放射治疗的剂量计算软件无法设计多叶光栅,所以不能对其进行精确的剂量计算,导致在放射治疗时患者的靶区及感兴趣器官得不到精确的剂量。此外,新型加速器采用网络化进行患者资料管理,加速器的患者管理数据服务器通过两种方式获得患者的治疗参数:其一是治疗计划系统通过专用的接口将患者治疗参数传输给患者资料管理服务器;其二是通过服务器的专用软件以手工的方式录入患者治疗参数。现有的普通放射治疗软件都没有通过专用接口和新型全数字化及速器连接的功能,患者的治疗参数都通过手工的方式录入数据库,使得医疗服务和管理上存在着许多问题,从而导致患者多次接受错误的放射治疗,对患者危害极大。

目前,放射治疗科室配备的放射治疗设备越来越多,迫切需要一套系统能将各个放射治疗设备有机地联系起来,并且与医生建立一个良好的互动平台,统一管理和方便治疗。为此有必要建立放射治疗患者全方位计算机管理系统,对放射治疗患者进行一系列的管理。

然而,我国部分医院的放射治疗科仍处在手工操作的运行模式下,医疗服务和管理上存在着许多问题。例如:治疗流程的复杂化使医生在制订治疗计划时陷入混乱的表格与参数中,易引起数据交叉错误;放射治疗计划申请单丢失与查阅困难;门诊病历管理工作量大;随访困难;治疗室秩序混乱;欠费。为了解决手工管理模式存在的上述问题,医院放射治疗科需要放射治疗信息管理系统。

放射治疗信息系统(radiotherapy information system,RTIS)是 HIS 的一个分支。RTIS 是医院放射治疗科的医疗信息网络系统,也是具有管理放射治疗科内所有患者资料和科室日常工作的综合管理信息系统,同时还是高效率进行科研、教学、学术交流,全面提高科室医疗水平和信息化水平的现代化信息网络平台。

RTIS 为放射治疗部门提供了一个信息管理工作平台,建立在一个中央服务器上,实现了对患者信息、计划、报告和质量控制等进行统一管理。RTIS 通过整合、重建科室网络资源,将放射治疗目前所涉及的各种设备、网络及软件系统进行统一管理,把放射治疗全部业务及数据囊括其中,实现了放射治疗数据的综合分析、统一存储与管理,放射治疗流程的优化与质控管理,不同品牌直线加速器配套网络之间数据的传输与控制,以及无纸化办公,降低了治疗成本,明显提高了放射治疗科的治疗质量和工作效率,提升了医院社会形象,推动了精确放射治疗的使用和发展。

二、RTIS 开发意义

放射治疗的工作由临床医生、物理师和技师三者共同配合、协作完成,缺一不可。传统的放射治疗科工作流程简述如下:①放射治疗前,放射治疗医生集体讨论每位患者的治疗方案,根据每位患者的临床特征、病理诊断、血液检查报告和影像检查资料等,制订合适的个体治疗方案,确定初步的放射治疗原则。②确定初步的放射治疗原则后,由医生、物理师和技师根据患者具体情况选择和制作固定体位的模具。体位固定完成后,要由医生和技师共同完成患者影像学资料的获取工作,即放射治疗定位和扫描工作。一般采用 CT 定位扫描技术,即采用 CT 设备对放射治疗区域进行断层扫描,获取患者肿瘤及其周围器官组织的详细的影像数据。CT 扫描完成后,即将影像数据传输至放射治疗计划系统,由物理师进行初步的影像数据处理。影像数据经过初步的处理后,由医生勾画放射治疗靶区和需要保护的重要器官组织轮廓图。放射治疗医生勾画完靶区后就可以申请计划,提交计划单,计划单上详细填写放射治疗计划的设计要求,由物理师根据医生要求设计放射治疗计划。放射治疗计划设计完成后,物理师签名,然后由医生和物理师对计划进行评估优化,如果计划评估未能通过,则要求物理师修改计划,如果计划评估通过,则由主任医生签名确认计划,然后可将计划单打印出来。③上述准备工作全部完成且核对、验证无误,便可实施真正的放射治疗。任何一个环节的误差超过容差范围,医生、物理师、技师必须寻找原因,予以纠正,保证准确无误。治疗过程中由技师进行摆位,加速器产生放射线对肿瘤靶区进行照射,从而达到治疗患者的目的。在治疗计划实施的同时要根据患者的情况随时修改治疗计划,以达到更好的治疗效果。

如前所述,放射治疗是一项复杂的系统工作过程,需要医生、物理师、技师相互协调、有机配合才能准确完成。然而,在传统放射治疗工作模式中,存在着不少人为或客观的因素,导致了治疗效率低下的情况出现，严重的甚至可能造成医疗事故，譬如：①在传统放射治疗工作模式中，需要放射治疗医生通过电话或者其他途径对模拟定位机房、直线加速器机房提前预约，然后由操作技师进行手动登记在预约本子上。这种模式效率低，且容易出现差错，存在预约本有丢失和损坏的可能性。②在传统的放疗工作流程中需要放疗医生提前通过电话或其他途径进行预约，由CT模拟定位操作技师进行登记。CT扫描完患者后需要将该患者的基本资料登记在本子上，登记本也容易丢失，容易损坏，导致患者基本资料的丢失或可能出现错误信息。③传统的放射治疗工作流程中，医生每次申请新的计划时，需考虑之前患者已接受的放射治疗情况，医生须查阅患者之前的放射治疗计划申请单，而计划室的申请单日积月累，堆积如山，经过医生频繁查阅后没有及时有意识地按顺序整理，资料顺序混乱，使得查找效率过低，浪费了大量的时间。此外，采用纸张申请计划单，还容易出现计划申请单丢失，只能在单个地点查看计划申请单，以及放射治疗医生重复申请计划单而浪费医生脑力资源等情况。

此外，目前一些放射治疗机构逐步开始重视肿瘤普放的剂量计算的质量保证与质量控制，并已经逐步应用计算机程序计算剂量来替代手工计算剂量，但其所用的计算机程序计算普通放射治疗的剂量软件大多是各个放射治疗机构自己设计开发，由于技术上的原因往往只能达到通过计算机模拟手工计算模式，进行简单的计算，且只能对型号比较老、不带多叶准直器的加速器进行计算。而且，部分放射治疗机构目前还在采用DOS操作系统支持下的剂量计算软件，即使采用Windows界面，大多也只是剂量计算软件。这类软件仍存在以下几方面不足：①剂量计算软件无法进行网络环境下的患者数据存储，甚至大部分的剂量计算软件根本没有患者放射治疗管理系统。无法对患者的疗效进行有效的统计，也不能正确有效地对患者的治疗信息进行大规模统计。②剂量计算软件往往只有一个计算界面，只能依靠手工录入相关的治疗参数，特别是无法进行多叶准直器的设计，所以根本没有办法对使用多叶准直器治疗的患者进行精确的剂量计算。目前使用多叶准直器的患者越来越多，导致了绝大部分使用多叶准直器的患者得不到精确的剂量，不精确的剂量就意味着患者或者得到了不足的剂量或者得到了过多的剂量。③现有的剂量计算软件根本没有办法和全数字化的加速器连接，而现在新型的加速器都具有多叶准直器和治疗网络，通过特定的接口接收其他系统的治疗数据然后控制加速器进行精确治疗，已经达到全数字化。

所以，以往的放射治疗系统已经完全不能满足目前普通放射治疗精确剂量计算的需要以及有效的质量控制。如果不能直接通过加速器提供的接口与加速器直接连接交流患者治疗信息，还是按照原有的人工录入，那么就可能出现差错，使得患者得到了错误的无法改正的治疗。由于这些可能导致效率低下或事故出现的因素的存在，所以在实施放射治疗前的工作流程需要建立一个新的管理模式以方便放射治疗科医生、物理师和技术人员的工作，提高工作效率。在网络技术以及计算机科技的快速发展的时代，使用计算机系统管理部分事务已经成为主流，因此，结合放射治疗工作的需求，需要建立一个放射治疗工作管理信息系统，减少乃至杜绝以上所述各种不利因素导致的负面影响。

为了将放射治疗工作计算机化，使放射治疗工作流程更加顺畅，尽量减少人为错漏，提高工作效率，需要充分利用计算机强大的存储记忆功能和修改方便等优势，开发设计合理高效的放射治疗信息化管理系统平台，其开发目的和意义如下。

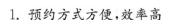

1. 预约方式方便，效率高

相较之前放射治疗工作计划的管理模式，采用 RTIS 的优势在于预约方便快捷，摒弃传统的纸质版登记预约模式，提高了放射治疗工作者的工作效率，从而更好地为患者提供更佳的就医机制。

2. 计划登记与查询的功能多样化

无论是 CT 机房、放射治疗机房的预约，还是计划设计的要求，参与放射治疗工作人员的资料登记等信息均可在系统中填选，可按计划制作流程或按主管医生姓名以及治疗技术等多种方式进行查询，方便放射治疗医生快速建立和查询放射治疗计划，从而提高放射治疗科室的工作效率。

3. 患者治疗资料保密措施严密

登录管理系统需要具备资格的用户才可登录，只有物理师人员以及放射治疗医生可以在管理系统内进行登记预约，保证了患者的就医资料不会轻易外泄。

4. 为医患双方提供法律保障

患者的放射治疗计划，从申请设计到计划实施需要多个种类的工作人员共同协作，以及放射治疗医生和物理师的签名确认；计划完成后会备份并打印，供医患双方签名确认，可保证医患双方的合法权益不受侵害。

三、RTIS 发展历程

放射治疗技术进步迅速，RTIS 也随之经历了常规二维放射治疗、三维适形放射治疗、调强放射治疗、容积调强放射治疗、剂量引导放射治疗等 5 个阶段。

（1）二维放射治疗（2D-CRT）：应用两维成像技术，放射治疗剂量由手工进行计算，模拟定位机也只是简单的机械行进结构。完全依赖人工操作，没有单片机和相应的接口电路，无法使用计算机进行数据采集，放射治疗信息系统的需要尚不明显，放射剂量计算误差相对较大。

（2）三维适形放射治疗（3D-CRT）：应用三维成像技术的 CT 影像数据采集、数字化编码和储存、治疗计划系统（TPS）的 DVH 等剂量分布图、因人而异的治疗计划等放射治疗信息数字化，为 RTIS 提供了基石。RTIS 在此阶段产生，其代表有美国瓦里安（Varian）的 ARIA、德国西门子的 LANTIS 和瑞典医科达（Elekta）的 MOSAIQ 系统，及我国的 TIM 系统。

（3）调强放射治疗（IMRT）：通过计算机技术的应用，对子野、权重、束流强度优化，实现处方剂量在体内的分布与靶区高度吻合。

（4）容积调强放射治疗（VMAT）：也称 Rapid Arc，在治疗患者时，机架、MLC 叶片、剂量率都在实时变化，具有速度快、患者治疗时间短等优点。

（5）剂量引导放射治疗（DGRT）：其优点在于强大的对比功能，可对肿瘤和周围正常组织实际的吸收剂量与治疗计划中计算出来的剂量进行对比，并及时做出调整、优化，甚至修正处方剂量。螺旋断层放射治疗就是 DGRT 的一个代表。

其中，三维放射治疗计划系统由 CT/MRI/PET 等影像定位系统、三维治疗计划设计与评估系统、射野准直器（即射束成形控制）与治疗复位系统等组成，它模拟了精确放射治疗的整个治疗工作流程以及治疗机物理参数与人体吸收剂量（包括算法计算与修正），连接了从影像诊断与定位、治疗计划、治疗实施与验证等主要设备，是临床医生和物理师制订患者治疗方案和质量保证的工作平台与结合部（最终输出报告需要医生和物理师共同审核和签字，即 CHECK/SIGN），因而成为其整个精确放射治疗的核心环节。以鼻咽癌为例：一般鼻咽癌病例靶区周围危及器官较多，如眼睛、脑干、脊髓、两侧腮腺等。常规开野照射时，靶区和部分正常组织同时受到了较高的剂量照射，很难再提高靶区剂量，因为周围正常组织保护剂量限制了对靶区的进一步给量。3D-CRT 比常规放射治疗要好很多，但对鼻咽癌情形，由于保护器官太多，正常的入射角度选择较难，剂量适形度仍然较低。而 IMRT 一般采用先进的逆向计划设计模式，即医生先设定临床靶区目标剂量和危及器官保护剂量以及剂量误差限度等条件，然后由计算机进行先进逆向算法计算，并从无数多种可能的射野方案中，自动优化给出达到接近目标剂量分布较为理想的定向射束组合参数及出束剂量等精确治疗方案。这种逆向 IMRT 计算模式对计算机硬件配置要求较高，为了缩短计算时间，通常采用并行加速算法，而这对于单纯用人脑思维设计来说，显然是很难完成的。IMRT 逆向治疗计划可以极大地提高医生和物理师对靶区治疗剂量和危机器官保护剂量的权衡把握能力和精确设计能力，大幅度提高工作效率，拓展加速器等治疗机的治疗手段，显著提高靶区治疗精度，避免了周围正常组织器官的放射性损伤，深受医生、物理师和患者的欢迎。

随着放射治疗设备和放射治疗技术的不断更新，RTIS 的功能也相应地得到加强和完善，比如治疗剂量的处方剂量与分割数都在 RTIS 中可以设置，对出束射线剂量可以设置剂量限值，以防误操作导致患者接受过多放射剂量，计划实施前需要物理师和医生进行批准签名和把关，患者摆位治疗时还可以使用 RTIS 进行在线或离线的摆位偏差校准，患者治疗历史日志也会保存在系统中以便查对，保证患者接受放射治疗的剂量准确，位置准确，满足现代化放射治疗的需求。

四、常用 RTIS 概述

信息技术在放射治疗上有 3 个独立的应用领域：治疗计划设计和执行方面的应用；多中心的资源共享的应用；临床信息管理上的应用。

当前，国内大多数 RTIS 虽然包含了大部分放射治疗管理信息，但是功能仍然不够全面，或者不适合医院放射治疗科实际情况，实用性不强。例如，×××肿瘤医院放射治疗中心自主研发的简单实用的放射治疗计划管理系统，采用 MS SQL Server 作为后台数据库，使用 Powerbuilder 9.0 开发前台应用程序，实现了计划申请、计划确认、计划查询、计划统计、打印等功能，基本能满足计划管理的需求，但是功能相对简单，未能实现对患者从决定放射治疗、CT 扫描预约、制定治疗计划到机房治疗预约等功能；中国沈阳东软医疗系统有限公司研发的 TIM 系统具备患者建档、导入治疗计划、与直线加速器相连按计划进行自动治疗等功能，但是缺乏机房预约功能、计划设计流程管理功能；深圳医诺智能科技发展有限公司曾推出肿瘤放射治疗信息管理系统，当时也是国内唯一具备打通放射治疗核心治疗设备各主流品牌加速器接口的信息系统，并通过数据接口与 EMRS、HIS、LIS、PACS 等实现了无缝对接，极大地推动了医院肿瘤放射治疗临床管理水平以及质控能力的提升，实现了放射治疗流程的优化管理,提高了医护人员的工作效率和工作质量,并基于放射治疗数据互联互通构建了各种临床应用系统功能,为临床、管理和科研提供了全面的数据分析和支持。

在国外,RTIS 的研发时间比国内早,目前,市场上主要的 RTIS 大多是国外放射治疗领域的大公司研发生产的。这些系统虽然在国内得到了很大程度的推广,但是相比而言其流程管理更加适合外国国情。国外研发的 RTIS,功能主要偏重于放射治疗计划系统(TPS)与直线加速器治疗参数传递。

(1)美国瓦里安公司研发的 ARIA 10.0(即以前的 VARIS)系统在越来越多的放射治疗部门得到广泛应用。从患者角度看,患者接受治疗的总剂量、治疗次数、单次剂量、每日照射次数等参数网络上都有记录和限制,患者治疗前体位验证的数据也保存在网络系统中,从而保证了患者治疗体位和剂量的准确性;从医院角度看,整个治疗过程中所有的参数都通过网络传输,工作效率得到了较大的提高,避免了人工输入可能产生的错误,治疗计划系统中机器的各项参数如机架角度、准直器角度、治疗床角度或高度、多叶光栅叶片位置等都保存在系统中。网络系统可以保证实际治疗过程中这些参数与计划设计时所设定的参数的一致性,并与瓦里安公司的治疗计划系统(TPS)和直线加速器实现无缝连接,起到对整个治疗的质量保证(QA)和质量控制(QC)作用。从信息系统的结构和特点来看,ARIA 系统安全性高,采用 Sybase 大型关系型数据库,服务器上使用域控制器对访问安全性进行认证。使用安全登录程序,要求用户名称和密码,支持基于角色的访问。用户被分配到各个组,各个组各有特定的访问权限,包括编辑和添加数据的能力、数据访问限制等。当用户添加或修改数据库内的数据时,系统就会自动建立数据变动记录,包括所修改的数据、修改者的用户 ID、修改的日期和时间,以便由被授权的系统管理员进行审查。ARIA 系统在直线加速器预约治疗的功能上也比较强,可以预约患者整个疗程的每一次放射治疗,直线加速器每一次治疗都需要在 ARIA 上有预约才可以执行。但是预约 CT 定位扫描方面不符合目前国内医院的实际情况,由于 CT 资源比较匮乏,一天内 CT 定位扫描的总次数有限且工作时间有限,ARIA 没有这样的限制,而且医生预约 CT 定位扫描的时间段容易冲突,而 ARIA 没有冲突的限制,均不符合国内医院的实际操作情况。而且,ARIA 没有对计划从申请到打印的一系列流程的查找和操作的管理,无法解决传统纸质计划单管理所出现的种种问题,从这方面上看其放射治疗工作效率无法得到提高。

(2)德国西门子公司研发的局域网络治疗信息系统(local area network therapy information system,LANTIS),专门用于采集、存储和管理肿瘤科的临床数据,对于每一位登记的患者,LANTIS 都能维护一个完整 EMR,通过网间连接器,LANTIS 可以集成到 HIS 中,也可用作独立的工作站。LANTIS 是实现放射治疗质量保证和控制(QA/QC)的一种工具。随着治疗技术的不断发展,常规的外照射治疗技术已经不能满足临床要求,三维适形放射治疗和调强放射治疗已经越来越多地应用在肿瘤放射治疗中。在治疗过程中跟踪每一个治疗过程,在治疗前和治疗后对每一个治疗的子野进行回顾是必不可少的。它可以检索、查询患者的治疗数据,跟踪、记录和验证治疗过程,更新治疗数据和剂量影像,从而加速治疗,节省时间,避免患者长时间的等待,减少操作人员的工作量。LANTIS 具有获取、存储和管理放射治疗的临床和管理数据的功能,是数字化管理的有效工具,不仅将患者登记和诊断、指定日程安排、账目管理等进行数字化管理,而且将肿瘤放射治疗临床上的治疗计划提交和评估、生成放射治疗方案、疗程一并传送给治疗机,可与 HIS 完全结合。

LANTIS 可以存储和管理患者整个治疗过程中需要的关键信息,包括诊断处方、放射治疗计划、化学疗法、患者临床评价和进程、电子记录检查和跟踪状态。它实现无纸化操作,不仅减少数据的手工输入,提高了工作效率,而且降低了潜在的人为错误,提高了操作人员的满意度。连接 LANTIS 到 HIS,使收费和管理所有临床活动更加有效。LANTIS 同样可以获取、存储和管理患者照片、图表和医学影像,实现无胶片科室,输入的图像文件存于 LANTIS 数据库中,作为电子记录的一部分进行管理。患者的照片和图表用于治疗时核对患者及其治疗部位的准确性。医生可查看相应的医学影像,对模拟定位影像、CT 影像、治疗计划系统或 CT 模拟生成的数字重建影像、治疗摆位验证影像、射野影像等进行比对,不仅可以随时监测治疗的过程,同时还可以对患者的治疗进行评估。

(3) 瑞典医科达公司推出的 MOSAIQ 网络是一款集所有业务功能(如资源排程、账务管理、报告管理与分析)于一体的具有影像功能的肿瘤 EMRS。MOSAIQ EMR 解决方案包括 3 个方面。

① 诊断/病理:除了文档形式的诊断和分期信息外,还包括导入的病理报告、影像报告和实验报告。治疗——MOSAIQ 能轻松处理复杂的放/化疗流程,包括化学药物疗处方管理、各项治疗计划、手术报告和数据管理。临床实验——实验信息系统为实验提供了灵活的工具,用来提高业务和临床操作的效率。MOSAIQ 是基于开放标准的系统,同时采用真正的网络技术,因而使用这个程序时可通过网络便捷地下医嘱、查询和发送报告。

② 肿瘤记录:便捷、高效地获得肿瘤数据的能力在提供好的治疗方案和疗效方面变得越来越重要。医科达的软件为个体医院、网络医院、科研型医院提供了肿瘤案例跟踪、数据集成、分析和报告等工具。

③ 业务管理:在业务管理方面提供了一系列的模块,如资源排程、收费项捕获、账务管理、审核及电子化报销。

MOSAIQ 致力于通过肿瘤信息管理系统来提高整个化/放疗工作流程的效率。该系统可以实现从开始的诊断与肿瘤分期、到计划制订与实施、再到随访与生存率调查等的整个治疗流程。MOSAIQ 的核心基础是 EMR,它是医疗人员在整个肿瘤治疗中信息交换的基础。

虽然国外各种 RTIS 功能强大,但是对于我国大多数医院放射治疗科适用性欠佳,工作流程管理功能欠缺,例如查看计划单的计划申请情况、完成情况、确认情况不方便,缺少中文版本软件,价格昂贵等。21 世纪是数字化、信息化和网络化的时代,国内的许多大中型医院的信息化建设正在蓬勃发展。然而,由于放射治疗机器及其配套设备价格均较昂贵,能开展放射治疗科室的单位相对较少,能开展放射治疗科室且工作流程管理信息化的更是少之又少。实践证明,RTIS 网络体系的建设能够推进放射治疗全过程的数字化、网络化,在更大范围内实现了医疗信息资源的共享。然而,在当前市面上,虽然临床信息管理的软件很多,但是专门应用在放射治疗流程管理方面的软件非常少,至今还没有一套相当成熟的适合中国实际放射治疗工作的信息管理软件。放射治疗工作管理信息系统应立足于医院的实际工作情况,适应放射治疗科实际工作流程,方便科室医生和物理师等工作人员的操作使用,提高工作效率。

163

五、RTIS 发展趋势

当前和未来放疗设备集成化、网络化发展迅速,通过专家、技术等资源整合组建可互通的国家级和区域性的一体化精确 RTIS 质控平台是大势所趋。

精确放射治疗集成了很多核心设备和外围设备,如三维立体定向(适形及调强)放射治疗计划系统及其附设(含医用胶片扫描仪、打印机、数据存储设备如磁带机、光盘机及其阵列等)、CT 模拟定位(机)系统、常规(数字化和非数字化 X 线)模拟定位机、核磁共振成像系统(MRI)、PET/CT、医用直线加速器、内外置多叶准直器系统、影像验证系统、钴-60 机、后装治疗机、剂量仪及水箱测试设备等。这些设备之间需要通过网络联系起来并进行通用放射治疗图文信息传输(DICOM RT),网络化是放射治疗集成化和数字化发展的必然。另外,现代肿瘤精确放射治疗的过程即包括了临床检查与诊断(CT、MRI、PET、SPECT、US 等)、放射治疗方案的设计与验证、放射治疗的执行,也包括了预后的随访,整个治疗流程涉及医院的检验、影像、手术、内科等不同科室和医生、护士、物理师、技师、工程师、统计师各类别技术人员,是一个大的系统工程。它不仅要依靠医院网络系统、电子病历和放射治疗专业网络来实现其全部功能,也需要有严格的质量保证(QA)和质量控制(QC)体系来确保其顺利实施。现代放射治疗很大程度上将通过一体化 RTIS 质控平台来开展精确放射治疗,也就是立足于信息化网络手段,组织各学科的临床和物理专家制订肿瘤的规范化治疗原则、精确的定位和周密的放疗计划,使患者得到最好的治疗,最大限度地提高患者生存和生活质量。国际上目前普遍采用"集成健康计划或一体化医疗信息计划-放射肿瘤学"(integrating healthcare enterprise-radiation oncology,IHE-RO)作为 RTIS 的构建框架思想。

由美国放射肿瘤学会(ASTRO)、欧洲放射肿瘤学会(ESTRO)、美国医学物理师协会(AAPM)、北美放射学会(RNSA)、美国电气工程师协会(NEMA)、医疗信息管理系统学会(HIMSS)、美国国家健康研究院(NIH)癌症研究所(NCI)、国际原子能研究机构(IAA),联合中国、日本、印度和埃及等国的放射肿瘤学会,以及 Varian、Siemens、Elekta、GE、Philips、ADAC、CMS、Tomotherapy 等组织和著名企业,于 2004 年 12 月在美国联合发起成立国际 IHE-RO 组织,并前后相继成立了 IHE-RO 规划委员会和技术委员会。我国中华医学会放射肿瘤治疗学分会和中国生物医学工程学会医学物理分会推选邱学军研究员作为代表中国的唯一委员加入国际 IHE-RO 规划委员会。从 2005 年起,每年召开北美放射学会和美国放射肿瘤学会年会时,均同时同地召开国际 IHE-RO 规划委员会和技术委员会年会,交流、兼顾并统一有关参加国的 IHE-RO 的工作流程、构建框架、数据流和示范病例等。IHE-RO 整合了现有的 VARIS、IMPAC、LANTIS 等局部科室 RTIS,重点解决各系统信息网络的互联和互通问题,特别是统一国际间放射治疗图文数据传输与通信标准问题,如DICOM 3.0 和 DICOM RT 问题,以及 HL7(医院信息系统中的)健康信息系统标准等问题。国际 IHE-RO 组织于 2006 年在 ASTRO 年会上正式给出统一的国际放射治疗 QA/QC 规范的放射治疗示范病例(RT use case),以及影像诊断、定位、计划与治疗工作流(working flow)和一体化放射治疗信息系统技术框架(RTIS technical frame),并指导 RTIS设计与建设。目前 IHE-RO 提供了供各国放射治疗协会和企业参考的"RT use case" "working flow" "RTIS technical frame"。各国根据自身国情来协调研究制定自己的与国际接轨的放射治疗QA和相应的RTIS。IHE-RO对RTIS及其协作网建设的指导框架思想可概括如下：①必须体现放射治疗特色；②必须以放射治疗循证医学为基础；③应以国际IHE-RO放射治疗规范并结合各国国情为原则制定放疗规范；④RTIS应以放射治疗计划（含医生工作站）为主要核心技术内容；⑤完成与国际接轨的体现国情和地域特色的一体化放射治疗网络（信息）管理与网络集成。一体化RTIS及其协作网建设将关系到医院内外、国际国内放射治疗信息（包括放射治疗信息数据传输标准化）能否共享资源，并起到放射治疗QA远程服务与监督作用的重要基础性工作。

随着通信技术在临床应用的快速发展以及信息高速公路计划的实施，建立统一的信息平台，以医院为中心向区域化、全球化发展，建设远程实时交流网络已成为RTIS的发展方向。远程交流使多放射治疗中心能共享信息，自由、便捷地获取各种各样的信息服务，并可在任何时间及地点通过数据和图像相互传递信息，显著提高放射治疗服务质量的水平和范围，加强放射治疗质量保证体系研究，制定精确放疗临床和物理设备技术标准与应用规范，建立国内一体化的放射治疗网络（信息）系统质控平台，服务并促进基层医院和西部地区医院放射治疗水平的提高。

第二节　RTIS功能结构

一、RTIS 总体介绍

RTIS既要立足于医院的实际情况和经济能力，又要着眼于建设发展规划和未来发展潜力。RTIS除要具有普通信息系统跟踪处理的能力外，还要有辅助医疗、教研和管理等功能。放射治疗科信息化水平的高低是评测一家医院放射治疗科综合实力的一项重要指标。在发达国家，是否拥有功能完整的RTIS已经成为衡量一个医院放射治疗科是否具有良好形象和先进水平的重要标志。在企业级信息系统中，与其他行业的信息系统相比，ERIS可以算是一个比较复杂的信息系统。它是一个具有一定规模的计算机信息系统，以数据库为中心，以网络硬件作为技术支撑；它以经营放射治疗科医疗业务为主线，以提高放射治疗科工作质量与效率和辅助科研为主要目的。因此，RTIS的建设是一项十分复杂的系统工程，是放射治疗科利用计算机工具实施新的放射治疗管理方法和放射治疗工作流程的一种重大地变革，其特点是建设周期长、投资大、涉及面广，是一项融硬件、软件与管理于一体的庞杂工程。

RTIS的软件体系结构（系统实现）主要有2种模式，分别为B/S（浏览器/服务器，browser/server）模式和C/S（客户/服务器，client/server）模式。其中，C/S模式是建立在局域网的基础上的，B/S模式是建立在广域网的基础上的。

（一）C/S 模式结构

C/S模式结构是由客户机、服务器构成的一种网络环境，它把应用程序分成2部分，一部分运行在客户机上,另一部分运行在服务器上,两者各司其职,共同完成。客户机是一种单用户工作站,它从单机角度提供与业务应用有关的计算、联网、访问数据库和各类接口服务。服务器是一种存储共享型的多用户处理机,它从多机角度提供业务所需的计算、联网、数据库管理和各类接口服务。工作过程通常为:客户机向服务器发出请求后,只需集中处理自己的任务(如文字处理、数据显示等);服务器则集中处理若干局域网用户共享的服务(如文管理公共数据、处理复杂计算等)。通常,C/S 的典型运作过程包括 5 个主要步骤:①服务器监听相应窗口的输入;②客户机发出请求;③服务器接收到此请求;④服务器处理此请求,并将结果返回给客户机;⑤重复上述过程,直至完成任务一次会话过程。

C/S 模式结构可以大大提高网络运行效率,主要表现在:①减少了客户机与服务器之间的数据传输量,并使客户程序与服务程序之间的通信过程标准化;②将客户程序与服务程序分配在不同主机上运行,实现了数据的分散化存储和集中使用;③一个客户程序可与多个服务程序链接,用户能够根据需要访问多台主机。

虽然 C/S 模式结构具有较强的数据分析和事务处理能力,以及数据的安全性和完整性约束。但随着企业规模的日益扩大,应用程序的复杂程度不断提高,逐渐也暴露了以下几点:①开发成本较高。C/S 模式结构对客户端的硬件要求较高,尤其是软件的不断升级,对硬件要求不断提高,增加了整个系统的成本,且客户端越来越臃肿。②移植困难。不同开发工具开发的应用程序,一般来说互不兼容,不能搬到其他平台上运行。③用户界面风格不一,使用繁杂,不利于推广使用。④维护复杂,升级麻烦。如果应用程序升级,必须到现场为客户机一一升级,每个客户机上的应用程序都需维护。⑤信息内容和形式单一,因为传统 MIS 一般为事务处理,界面基本遵循数据库的字段解释,开发之初就已确定,而且不能随时截取办公信息和档案等外部信息,用户获得的只是单纯的字符和数字,既枯燥又死板。⑥新技术不能轻易应用。因为一个软件平台及开发工具一旦选定,不可能轻易更改。

(二)B/S 模式结构

B/S 模式结构是一种分布式的 C/S 模式结构,中间多了一层 Web 服务器,用户可以通过浏览器向分布在网络上的许多服务器发出请求。B/S 具有 C/S 所不及的很多特点:更加开放、与软硬件平台无关、应用开发速度快、生命周期长、应用扩充和系统维护升级方便等。B/S 模式结构简化了客户机的管理工作,客户机上只需安装、配置少量的客户端软件,而服务器将承担更多工作,对数据库的访问和应用系统的执行将在服务器上完成。

B/S 模式结构组成包括硬件和软件两部分。硬件主要为一台或多台高档服务器、微机或终端、集线器、交换机、网卡和网线等。软件主要为浏览器、服务器端软件、网络操作系统和应用软件。

B/S 的处理流程是:在客户端,用户通过浏览器向 Web 服务器中的控制模块和应用程序输入查询要求,Web 服务器将用户的数据请求提交给数据库服务器中的数据库管理系统(DBMS);在服务器端,数据库服务器将查询的结果返回给 Web 服务器,再以网页的形式发回给客户端。在此过程中,对数据库的访问要通过 Web 服务器来执行。用户端以浏览器作为用户界面,使用简单、操作方便。客户端部分也同时具备数据管理功能,主要是出于以后管理的方便性方面的考虑,在实际应用中,如出于安全方面的需要,可将数据管理部分屏蔽掉,只提供数据查询模块的功能给 Web 用户。

整体而言，C/S模式结构的优势是响应速度快，适合于需实现强大的数据流操作和繁琐的事务处理能力，需完成复杂的程序步骤，个性化要求程度高的信息系统。B/S模式结构的优点在于维护简单，价格低廉，容易在局域与广域网之间进行布置，缺点在于页面响应速度、动态刷新速度不够快，并且不能分页显示，运行较为缓慢，数据保密性差。基于RTIS要求系统稳定、强交互性和高数据处理要求、响应迅速等特点，一般通常采用C/S模式结构进行开发。

RTIS技术要求较高，硬件体系结构必须符合如下主要要求：网络布线应有高度的兼容性和灵活性，能支持各种计算机网络设备方案；具有即时信号采集与分析处理能力；提供多用户在线服务，满足大容量数据存储要求并且反应快速；可全天不间断运行，极稳定和保密，有大容量的磁盘阵列做患者数据的储存备份。由此可见，RTIS的硬件体系结构，如综合布线与网络方案设计是以高灵活性、高可靠性及高性能为原则，同时应兼顾经济性问题。

一个完整的RTIS应该能够规范管理放射治疗流程，包括患者登记、视频设备获取患者头像、计划管理、打印计划、预约和治疗等；能够从一些DICOM设备（如CT、MR、PET、CR、DR等）获取医学影像，在中央服务器里存储医学影像信息，并与医院的HIS、RIS、PACS互相连接；能够储存和传递患者的治疗信息，包括CT模拟机定位扫描的参数和在放疗设备如Varian TrueBeam、Varian 23EX等直线加速器上的治疗参数，以及治疗前验证设备所验证的结果数据等。RTIS整体流程如图7-1所示。

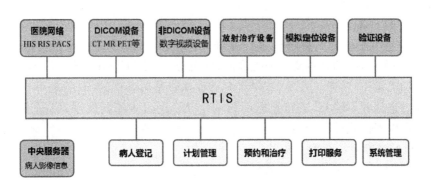

图 7-1　RTIS 完整的网络结构

二、RTIS 功能

一个完整的 RTIS 应该具备如下功能。

（1）可以实现工作任务管理，合理调配科室资源。

（2）应该有基于病历卡的患者信息管理功能与基于模板的各类报告及申请单填写功能，比如计划的申请、完成、修改、确认、验证等，可以有效提高办公效率。

（3）能够整合、重建放射治疗科室网络资源，实现放射治疗各设备系统间数据的传输与交互。

（4）能够建立起严谨的放射治疗流程规范，从患者登记、CT扫描到申请和设计放射治疗计划、确认和验证计划、预约计划和实施计划，保证放射治疗流程各环节间数据传输的一

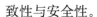

致性与安全性。

（5）明确放射治疗各岗位规范与权限，建立规范化、标准化、统一化的临床路径管理。

（6）遵循医疗健康信息集成规范，可以与医院现有网络信息系统相融合，如 HIS、PACS、RIS。

（7）可以对放射治疗数据进行统计查询与管理，并为科研教学管理服务。

（8）能对放射治疗设备进行维护与质量控制管理，并保存各种质量控制数据；需要组建中心服务器，通过双机热备与冗余数据存储方案，实现数据的统一存储备份与灵活调用，保证数据安全。

三、RTIS 数据库设计

RTIS 从应用角度来说，属于数据库应用系统，系统内所有的资源信息以及其他信息都将采用数据库进行管理。计算机软件几乎从诞生之日起就同数据库应用密不可分。数据库设计主要是进行数据库的逻辑设计，即将数据按一定的分类、分组系统和逻辑层次组织起来，是面向用户的。数据库设计时需要综合企业各个部门的存档数据和数据需求，分析各个数据之间的关系，按数据库管理系统（DBMS）提供的功能和描述工具，设计出规模适当、正确反映数据关系、数据冗余少、存取效率高、能满足多种查询要求的数据模型。通常，数据库设计是分步进行的。

1. 数据库结构定义

目前的 DBMS 有的是支持联机事务处理 CLTP（负责对事务数据进行采集、处理、存储）的操作型 DBMS，有的是可支持数据仓库、联机分析处理 CLAP（指为支持决策的制定对数据的一种加工操作）功能的大型 DBMS，有的数据库是关系型的，有的是可支持面向对象数据库。针对选择的 DBMS，进行数据库结构定义。经过多年的发展，数据库应用程序的设计大致存在以下这几种设计结构。

（1）单机数据库系统结构

单机数据库系统结构是最简单的数据库应用系统结构，数据库与管理程序位于同一台计算机上，用户完全在本机对本地数据库进行操作和管理。该系统结构简单，开发以及维护工作量小，适用于比较简单的数据库应用。

（2）传统的两层数据库系统结构

传统的两层数据库系统结构也就是客户/服务器（client/server，C/S）结构，这种系统的结构相对简单、清楚、开发容易。客户机通过网络连接到系统数据库上，通过开发的客户端应用程序来对服务器上的数据库进行操作。这种结构曾经是数据库应用开发的主要模式，但随着网络的兴起，这种方式的数据库开发模式已经不能适应互联网的需要，最突出的缺点就是这种类型的程序需要在客户端安装软件，造成维护困难的弊端，而且客户端同服务器的连接方式也比较单一，不能满足在多种网络架构环境下的应用需求。目前这种模式主要应用在基于局域网的内部系统应用的开发上，其结构如图7-2所示。

（3）三层数据库系统结构

三层数据库系统结构是目前应用较多的开发模式，这种结构比传统的 C/S 结构增加了一个应用程序服务器，应用程序服务器包括了统一的界面、业务规则和数据处理逻辑等。

这样客户端程序就可以做得比较集中,更由于业务规则和数据处理逻辑集中在服务器上统一管理,客户端无须进行复杂的计算,也不会因为错误的操作而影响到其他用户,所以它的可靠性、稳定性和效率都比较好,其结构如图7-3所示。

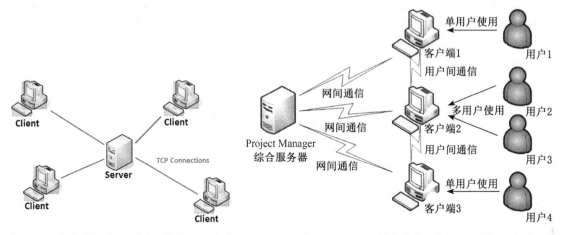

图7-2 客户/服务器(C/S)结构的运行模式　　　图7-3 三层数据库系统结构的运行模式

（4）基于 Windows DNA 的多层分布式数据库系统结构

近年来,基于网络的营销系统、MIS 系统、ERP 系统都快速发展起来了,这个时候仅仅3层的应用程序已经不能满足实际需求了,因此又发展出来了多层分布式的数据库系统。在多层分布式系统中,人们把中间的应用服务器再拆分为很多比较小的系统,均匀分散到多台计算机中处理,这样就能得到更好的性能并且降低了程序复杂度。在多层分布式数据库系统中必须要有一个所谓的中间层来支持和管理分散的业务处理程序。

基于 Windows 平台,微软公司推出了 Windows DNA (distributed internet application architecture,分布式网络应用结构)策略。把"COM+"作为 Windows DNA 策略中的中间件。在Windows 2000 以上操作系统中,COM+成为系统的一部分。COM+为中间层提供了负载平衡、对象池(object pooling)、事务特性等一系列强力支持,并且在 COM+中工作的程序受到操作系统的保护,从而保证了系统的安全、稳定和高效,其结构如图7-4所示。

（5）基于 Microsoft.Net 平台的多层分布式数据库系统结构

这种开发模式同上述 Windows DNA 模式在网络结构上是相同的,都是通过中间层的应用服务器来实现具体业务,不同之处在于所采用的开发技术不同,这里采用 Microsoft.Net 作为软件开发平台来实现中间层的业务对象。Microsoft.Net 架构是微软公司最新推出的新一代软件开发平台。同 Windows DNA 策略相比,该架构在设计思想和技术应用上更具先进性。Microsoft.Net 从设计的底层就是全面支持互联网应用的,作为基于组件的最新开发平台,组件的功能更加强大且克服了原有 Windows DNA 系统中传统 COM+组件的许多弊端。比如传统的 Windows DNA 系统中的 COM+组件必须采取注册的方式驻留在系统中,若需要修改当前正在使用的组件,必须首先停止所有调用该组件的应用程序,然后才能更新该组件。这是因为在 COM+的组件管理模式中一旦该组件被调用,则系统就自动将其加载,除非在系统空闲的时候对其进行卸载,否则是无法改变的,甚至重命名、删除这样的操作也会被拒绝。同时 COM+组件的具体细节,例如类、结构、枚举等信息全部

169

依靠注册表来保存,一旦注册表被破坏,该组件就无法正常工作了。而 Microsoft. Net 在组件的管理上则显得更合理,其框架中同组件相关的任何信息都存储在组件本身。系统在调用该组件时会自动从文件中提取相关信息,而不再需要查询已经极其复杂的注册表。而且组件的调用过程也变得更加方便,在需要更新组件的时候,只需要将新的文件拷贝并覆盖旧的文件即可。即使有很多用户同时在访问这个组件,系统也会自动用新的组件来取代旧的,并在用户下一次调用的时候,启动新组件。这一切对于开发者和用户都是透明的,其结构如图 7-5 所示。

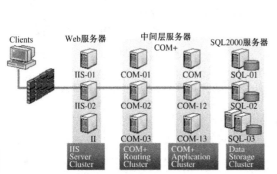

图 7-4　多层分布式数据库
系统结构的运行模式

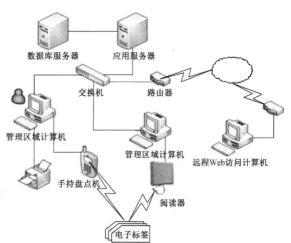

图 7-5　基于 Microsoft. Net 平台的多层分布式
数据库系统结构的运行模式

2. 数据表定义

数据表定义即定义数据库中数据表的结构,数据表的逻辑结构包括:属性名称、类型、表示形式、缺省值、校验规则、是否关键字、可否为空等。关系型数据库要尽量按照关系规范化要求进行数据库设计,但为使效率高,规范化程度应根据应用环境和条件来决定。数据表设计不仅要满足数据存储的要求,还要增加一些反映有关信息、操作责任、中间数据的字段或临时数据表。

3. 数据字典设计

数据字典设计即用数据字典描述数据库的设计,便于维护和修改。

此外,建立起一个良好的数据指标体系,也是建立数据结构和数据库的最重要的一环。所建指标体系中的一个指标类就是关系数据库中的一个基本表,而这个指标类下面的一个个具体指标就是这个基本表中的一个字段。但如果直接按照这种方式建库显然还不能算最佳,指标体系中的数据结构在建库前还必须进行规范化的重新组织。

4. SQL 是一个功能强大的数据库语言

SQL(structured query language,结构查询语言)通常使用于数据库的通讯。美国国家标准学会(ANSI)声称,SQL 是关系数据库管理系统的标准语言。SQL 语句通常用于完成一些数据库的操作任务,比如在数据库中更新数据,或者从数据库中检索数据。使用 SQL 的常见关系数据库管理系统有:Oracle、Sybase、Microsoft SQL Server、Access、Ingres

等。虽然绝大多数的数据库系统使用 SQL，但是它们同样自立另外的专有扩展功能用于它们的系统。标准的 SQL 命令，比如"Select""Insert""Update""Delete""Create"和"Drop"常常被用于完成绝大多数数据库的操作。SQL 功能强大，是一种完备的数据处理语言，不仅用于数据库查询，而且用于数据库中的数据修改和更新，概括起来，它可以分为：DML（data manipulation language，数据操作语言）用于检索或者修改数据；DDL（data definition language，数据定义语言）用于定义数据的结构，比如创建、修改或者删除数据库对象；DCL（data control language，数据控制语言）用于定义数据库用户的权限。

第三节　RTIS 运行与实现

一、DICOM 与 DICOM RT 概述

DICOM（digital imaging and communications in medicine，即医学数字成像和通信）自 1993 年推出 3.0 版本以来得到了众多科研机构和医学影像设备生产厂商的支持，已经成为医学影像领域乃至医学信息领域一个事实上的工业标准。DICOM 作为一个医学数字成像及信息交换的标准，在采用面向对象软件工程方法的基础上主要对医学影像领域内容进行规范、定义。DICOM 是一个开放系统，它采用分隔式多文档结构，便于单独对各部分进行扩充而不需更新整个标准，这样就增强了它的健壮性。随着对 DICOM 研究和应用的不断深入，不断有新的内容添加进来，使得 DICOM 能很好地满足网络时代对医学信息通信的要求。

DICOM 虽然重点针对医院影像部门的信息而制定，但由于标准本身具有良好的扩展性，已经逐渐扩展到整个医疗卫生领域其他医疗设备提供的信息。目前，DICOM 发展的重点在于：安全性、新模态（modality）设备的定义、工作流管理，以及通过最新的信息技术概念（如 CORBA、XML 等）和一些相关技术标准的紧密联系（如 HL7 等）。当然，最紧迫地需求就是提高功能以适应最终用户的需求。同时，DICOM 作为一个多文档的扩充，在标准的定义上做了完整的定义（在 IOD 上不仅针对图像，而且针对患者信息、检查信息、报告信息等）。

在应用层次上，DICOM 服务和 IOD（信息对象定义）发展的重点主要在以下几个方面：①传输和维护完整的对象定义（包括图像、各种波形-ECG/血液动力学/语音波形乃至文档等多种对象）。②实现对上述对象的查询、获取等。③执行一些特殊的操作（如进行胶片的打印等）。④工作流管理（支持工作列表以及各种状态信息）。⑤图像（包括显示和打印图像）的一致性控制，以确保图像的质量。

实际需求要求无论在放射治疗的处方产生、计划制定、治疗实施还是其质量保证、质量控制中，都需要在其数据流层次上有一个统一的或是兼容性好的标准，目前放射治疗领域各自独立的工作方式影响了放射治疗的执行效率和效果，为此各个组织试图对此统一标准，最终发展成为现今的 DICOM RT（radiotherapy objects）。DICOM RT 是 DICOM 标准的一个扩展。DICOM 正朝着一个综合性的标准发展，IHE 的框架也使得 DICOM 必将和其他相关标准整合，共同建立起一个医学信息领域的标准协议簇。对于放射治疗而言，尤

其需要综合利用各种医学信息。DICOM 标准组织在此领域早就着手开展了相应的工作，并以一个单独的附录方式加以规范定义。

DICOM RT 在 1994 年由 NEMA(National Electrical Manufacturers Association)的一个工作组开始进行扩展；1996 年，作为 DICOM 标准的补充(Supplement 11)加入 DICOM (主要包括 RT Image、Dose、SS、Plan)；1999 年，扩展为 Supplement 29(主要增加了治疗计划)，从而得到完善。近年来的 DICOM 版本中，还在不断地做出相应的修改。DICOM RT 发展至今，从单纯意义上的图像信息发展到包括剂量处方、TPS 参数、工作流等多文档信息的综合实体。DICOM RT 参考了许多相关标准，例如在 RT 对象中，治疗机器描述用的是 IEC-61217，剂量计算用的是 ICRU 概念；患者的方位坐标定义利用了 IEC(在 DICOM 中定义的 RT 相关内容参考"IEC"的坐标系统及相关标准)的患者坐标系统。DICOM RT 信息对象定义主要包括 5 部分，分别是 RT Structure Set(RT 结构集)、RT Plan(RT 计划)、RT Dose(RT 剂量)、RT Image(RT 影像)和 RT Treatment Record(RT 治疗记录)，其中 RT Treatment Record 又可以细分为 RT Beams、Treatment Record(RT 射束治疗记录)、RT Brachy Treatment Record(RT 近距离治疗记录)和 RT Treatment Summary Record(RT 治疗概要记录)，具体信息及标准中给出的信息对象定义(IOD)模型如图 7-6、图 7-7所示。

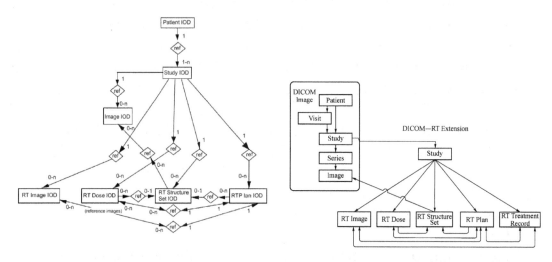

图 7-6　DICOM RT 规定的信息对象
定义(IOD)模型

图 7-7　DICOM RT 信息对象定义
(IOD)的结构关系

图 7-6 中给出了 DICOM RT IOD 与传统 DICOM 标准中 Patient、Study、Series、Image 四级 IOD 之间的关联性，详细的结构关系如图 7-7 所示，它们都是通过各自的属性相互关联，共同作用。这里需要注意，DICOM RT 扩展的 4 种 IOD(即 RT 结构集、RT 计划、RT 剂量、RT 影像)与传统 DICOM 的 Image IOD 相关，以 Image IOD 作为基础参考数据。但是 DICOM RT 的 4 种 IOD 是与 Image IOD 所组成的 Series 在同一级，共同归属于同一次 Study 检查。因此可以认为 RT 结构集、RT 计划、RT 剂量、RT 影像是与之前常规的 DICOM 序列(即 Image IOD 集合)并列的序列，是在常规 DICOM 序列基础上进行的相关后处理，诸如靶区勾画、剂量统计等。

DICOM RT 遵循 DICOM 的定义方式，以 DICOM 的基本功能单元——SOP 类来实现整体功能。RT 有五类 SOP 对应于 5 种 RT IOD，如表 7-1 所示。

表 7-1 DICOM RT 的 5 类 SOP 对应 IOD 关系

SOP 类名	SOP 类 UID
RT Image Storage	1. 2. 840. 10008. 5. 1. 4. 1. 1. 481. 1
RT Dose Storage	1. 2. 840. 10008. 5. 1. 4. 1. 1. 481. 2
RT Structure Set Storage	1. 2. 840. 10008. 5. 1. 4. 1. 1. 481. 3
RT Treatment Record Storage	1. 2. 840. 10008. 5. 1. 4. 1. 1. 481. 4
RT Plan Storage	1. 2. 840. 10008. 5. 1. 4. 1. 1. 481. 5

DICOM RT 主要分为 5 种 IOD，而每种 IOD 都是由各种模块（module）组成的。其中的一个或多个模块按其内容组成了各种 IE（信息实体），从而形成一个完整的信息对象定义，如图 7-8 所示，现逐一介绍。

173

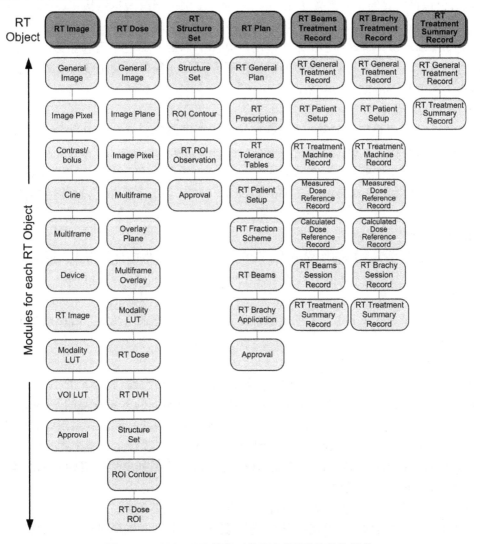

图 7-8 DICOM RT 信息对象定义（IOD）的结构组成

1. RT 影像

RT 影像包括 CT/MR/US 产生的影像、模拟机影像、数字重建影像（digital reconstructed radiographs，DRR）以及射野影像等，主要用于传统模拟机、虚拟模拟机、射野验证等设备。影像的获取方式是从上述设备获取或胶片扫描：影像包含有患者结构（patient structures）、目标体积（target volumes）、射束数据参数（numeric beam data parameters）等信息。在上述对象中，坐标的定义是十分重要的。在放射治疗中，肿瘤部位的定位、不同影像的配准（registration）都需要有一个统一的坐标系。在放射治疗过程中应用到的坐标系包括 IEC、RTOG 以及 DICOM，并且可以将 DICOM 标准作为基准，对其他坐标体系进行转换。

2. RT 剂量

RT 剂量主要用于传输 TPS 所计算的剂量数据，剂量的分布可以通过二维、三维的网格或等剂量线来表示。该 IOD 中可以包含剂量直方图数据（如 dose volume histogram，DVH）、应用定义的 LUT（查询表）等，但没有坐标系统的定义，需要和其他相关对象同时定义。该对象包括重要的 4 项定义：应该在一个对象实例中同时表达结构集（structure set）、ROI 边界（ROI contour）、RT 剂量 ROI 模块（RT Dose ROI modules）以及 RT DVH 模块（RT DVH module）。考虑到多机结构应用环境，RT 剂量 IOD 还需要包括以 Gy 为单位的三维剂量矩阵参数、整个剂量计划中的剂量体积 DVH、z 轴的剂量向量以及矩阵基础参数等，以提供和 RT Plan 之间的联系。

3. RT 结构集

RT 结构集主要是表达定义一个特殊区域的数据结构集。每个区域结构可以和一个或多个影像对象相联系，包括感兴趣区域和值（regions and volumes of interest）、特殊意义点（points of interest，如剂量参考点 dose references）等应用在 CT、虚拟模拟工作站、TPS 等设备中。层次结构为：Structure Set-ROI-Contour（在一个立体层面上，这些边界的 z 值都相同）。

4. RT 计划

RT 计划包括手工生成的计划报告、TPS 及其他方式产生的计划报告。需要有一个完整的信息框架，并且可以和 DICOM 的结构化报告（structure report）相联系。

5. RT 治疗记录

RT 治疗记录包括 RT 射束治疗记录、RT 近距离治疗记录以及 RT 治疗概要记录等各种治疗记录。

6. RT 对象及其他模块

RT 对象（RT Series）与其他医学影像、诊断信息对象相比较，有很大的不同。同时，在一次放射治疗过程中，一组 RT 对象是在不同的时间、以不同的方式获得的，在时间间隔上可能要相差几周或更长。所以 DICOM 中定义了 RT 对象模块来满足放射治疗工作流程上不同 RT 对象的联系、结合问题以及为实现 DICOM Q/R 创造条件。要注意的是，RT 对象是定义在模块（module）层次上的一个概念（模块是指由一系列属性组成的数据结构，为所有类的基类，在 IOD 概念的底层）。

此外，与上述的 RT 4 种主要 IOD 相对应，包括 4 个主要模块。

① RT 影像模块：包含 RT 相关属性（这些属性必须是通过锥形投影的几何成像方式得到或计算而来的放射治疗影像属性，以确保可参照性）。

② RT 剂量模块:用于将 TPS 或类似设备中产生的二维、三维剂量数据进行传输、转换之用(其中,对三维数据的传送是以一组二维平面数据的方式来进行的。在这里,还需要用到 multi-frame 模块,用于定义多帧的数据,DVH 模块也包含在内)。

③ RT 结构集模块:主要以 ROI 为主。

④ RT 治疗记录模块:主要包括以治疗记录为主的一些属性定义。

由于放射治疗过程的完整性,使其成为医学应用中涉及过程种类齐全的一个独立模块,在该部分应用到的 DICOM 也最多,使得 DICOM RT 成为 DICOM 中最复杂的一项应用。

二、基于 DICOM RT 的运行与应用

DICOM RT 在应用过程中涉及的实际对象,均按照面向对象的方法来定义,通过 Worklist 的服务类来实现的。通常,DICOM RT 在放射治疗过程中的实际应用如图7-9所示,具体流程为:①患者通过 CT 扫描得到 DICOM 格式的 RT 影像。②一个模拟应用程序查询 Q/R 从采集设备得到图像,执行模拟。在此过程中产生 RT 结构集(包括肿瘤组织、关键器官等定义结构)。产生的结构集数据和影像数据为系统提供了数据准备。③相关的 RT 计划在 TPS 中产生(包括射束几何尺寸等),同时还有其他一些 RT 影像对象产生(如 DDR 及数字重建影像)。④在放射治疗计划的关键部分——计划治疗系统中,读取 CT 图像、RT 结构集和 RT 计划,计算治疗计划所需的剂量数据。如果有必要,可在 RT 计划中加入射线修正。通过修正,将产生新的 RT 计划和 RT 影像(DRR)。⑤VR(verify and record,验证记录)系统得到完整的 RT 计划,其中所含数据送到加速器等治疗设备,由电子束射成像显示(electronic portal imaging display, EPID)产生验证影像,或通过获取影像和 DRR 影像进行比较进行验证。如果验证不通过,重新返回到 TPS 中计划。⑥所有数据送至加速器等治疗设备进行治疗,在治疗过程中,加速器系统、VR 系统定期产生 RT 治疗记录。

三、系统的动态模型

动态模型即上述对象间的交互行为以及数据的输入输出。作为 RTIS,处理的主体是放射治疗相关的一些信息,包括患者基本信息资料和影像、治疗相关的各项信息。它的动态模型是各 DICOM RT 对象间的联系,体现为 DICOM 服务类的应用。从 DICOM 服务类的概念上来看,一个放射治疗管理体系需要实现:①证实;②存储;③查询/获取(Q/R);④打印。

同时,由于 DICOM RT 对象不仅仅是影像,更多的是剂量处方等非图像信息,并且放射治疗是一个延续性过程,需要对整个过程进行充分完善的安排。因此,还需要采用 DICOM Worklist 的服务类来对其管理。在放射治疗过程中,一个完整意义上的工作流管理包括:获得 Worklist;预取相关影像信息;采用特定标准,从 HIS 中获得 ADT(admission/discharge/transfer)信息;通过查询、获取等方式传输影像;将状态信息送至 MWL/PPS;产生结构化报告(structure report)及关键图像标记(key image note)。

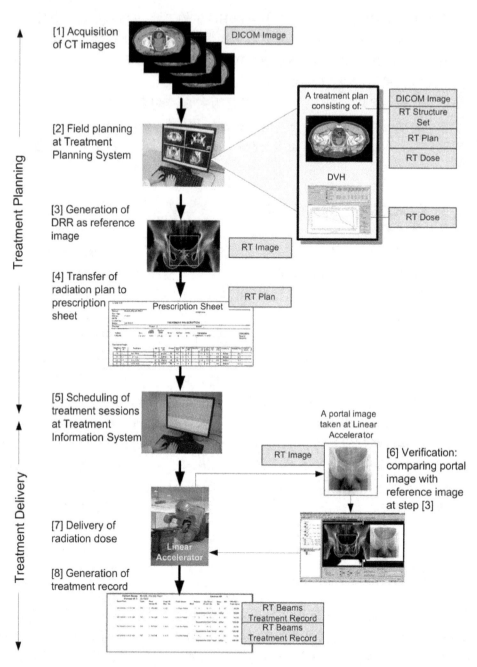

图 7-9　DICOM RT 在放射治疗过程中的实际应用

四、常用 RTIS 功能化模块

1. 扫描资料管理模块

扫描资料管理模块主要包括扫描资料的输入到完成登记的过程,包括基本资料输入、扫描信息输入以及影像导入计划系统后的确认过程。医生在 CT 扫描预约单上进行预约,再到相关 CT 机进行扫描。扫描完成后，由技师输入或从预约表添加患者的基本信息到扫描资料窗口，输送影像到治疗计划系统 TPS。随后，物理师将扫描影像导入治疗计划系统，确认影像已经导入。

2. 患者计划管理模块

患者计划管理模块主要包括治疗计划申请资料的输入到取计划单过程，包括医生申请计划输入、物理师完成治疗计划确认、主任医生确认治疗计划、物理师打印计划治疗单并确认、医生取走治疗计划单并签名确认的过程。

3. 预约管理模块

预约管理模块主要包括预约资料的输入/导出的过程。主要包括医生直接输入相关预约资料，如扫描预约资料、治疗预约资料、定位预约资料，以及将预约患者基本资料导出到扫描资料的登记信息上。

4. 资料查询模块

资料查询模块主要由患者扫描资料查询和患者治疗计划资料查询两部分综合而成。同时，考虑到两者的依赖关系，再加入从患者到计划的查询以及从计划到患者的查询。

对于患者扫描资料查询，可分为按患者姓名查询、按病历号查询、按医生查询、按科室查询、按肿瘤状态查询、按处理状态查询、按日期查询或按计划查询。对于计划资料查询，从总的方面可分为按医生查询、按患者扫描资料查询、按治疗技术查询。对应于不同的治疗计划状态，再细分为待完成计划查询、待确认计划查询、待打印计划查询、待制模查询以及待取走计划查询。

5. 字典库设置模块

在录入资料时，字典库（下拉框和模板数据）在提高录入效率、减少录入错误和数据的规范统一化上起着重要的作用，有利于提高工作效率和数据查询统计。一般的字典库主要包括医生、科室、预约时间、机器、优化目标、肿瘤、处理状态、放射治疗技术等。数据项的字典库应该包含编号、分类、内容 3 个字段。

6. 系统设置模块

系统设置主要包括显示方式以及数据库相关资料的设定。

第四节　放射治疗信息化建设的现状及探索

目前，国际上主要放射治疗设备厂家有美国瓦里安公司、德国西门子公司、瑞典医科达公司、荷兰核通公司、比利时 IBA 公司、美国 CMS 公司等，它们几乎占有世界放射治疗设备市场的 90% 以上。从全球来看，目前瓦里安、西门子、医科达这 3 家仍然占据着主要的外照射放射治疗市场份额，它们的放射治疗产品综合集成性强，产品系列化，品种全，具有数字化、网络化水平高的特点。随着全球化信息与采购管理、专业化和规模化经营的要求越来越迫切，当前放射治疗企业为实现持久稳定发展，都采取了一定规模的企业和产品互补及整合战略，其中兼并案例上升较快。放射治疗设备大企业间的重组和兼并活动是市场资源

177

优化配置和强化竞争力的重要反映。对于中小放射治疗企业来说,虽然有它生存发展的必然一面(如具有自身产品技术特色、与大企业间产品配套等),但确实面临着越来越大的实际竞争压力,如何寻找合适的发展道路值得关注。区域本土化、寻求结合本国国情、发挥出自身特色并立足发展壮大将是当前放射治疗企业追求持续稳定发展的最重要的商业运作模式之一。

我国自主研发的 RTIS 屈指可数,精确放射治疗质控体系缺项较多,形势紧迫。西方发达国家在放射治疗数字化、网络化的基础上已建立了科级的 RTIS,区域级乃至国家级的 RTIS 也已有部分应用。通过将有效的 RTIS 作为平台,能够进行大样本、多中心的协作研究,继而规范精确放射治疗临床和物理技术的发展,以及保障医院医生、物理师和患者的相关权益,制定和实施有关精确放射治疗的 QA/QC 技术标准和规范。目前,我国在这方面缺项太多,个别大医院在购买精确放射治疗装备的同时,开始引进某些国外的 RTIS(如 IMPAC、VARIS、LANTIS 等),但人员培训不足,不能有效地规范使用,亟须完善和提高。

事实上,我国的医学信息事业已经有了几十年的发展历史,进入新时代后,一系列改革措施的实施,对放射治疗信息管理的发展又起到了进一步的促进作用。放射治疗领域的发展在未来要想占据市场发展优势,还需进一步地创新优化,加大改革的力度,为放射治疗信息化管理建设打下坚实的基础。目前,我国的确有相当数量的基层放射治疗单位还缺乏规范的治疗原则、统一的质控网络系统和标准,以及精确放射治疗计划验证和专家指导过程放射治疗的定位方法、定位精度和重复性也不统一,各种治疗计划系统和机器设备接口之间尚不能与国际放射治疗规范接轨和互通,开展放射治疗的基层医院严重缺乏放射治疗医师和物理师等。因此,解决这些问题是我国肿瘤放射治疗事业面临的一个巨大挑战。必须建立健全治疗过程中质量保证系统,建立全国性的一体化质控网络系统,开展精确放射治疗,通过大样本、多中心协作研究,完善和制定我国恶性肿瘤临床放射治疗规范、放射治疗物理设备与技术标准与规范等内容,协调好临床应用规范与产品技术标准之间的衔接,为我国肿瘤放射治疗事业面临的诸多问题提供积极的解决方案。要参照和借鉴国际 IHE-RO(集成健康计划或一体化医疗信息计划放射治疗部分)研究框架思想,统一 RTIS 构建框架,包括执行 DICOM 和 DICOM RT 两个主要部分内容。依据国情和现实的经济条件,以医院放射治疗科室网络(信息)系统为基本要素单元,逐步建立起全国和省市级肿瘤精确放射治疗规范、一体化质控网络服务体系与互动平台,从根本上解决我国当前基层医院物理师缺乏、质量难以监控、诊治水平不高、权威医院或区域中心医院放射治疗信息指导和服务不畅通的实际问题,同时服务并促进基层医院和西部地区医院放射治疗水平的提高。

我国对放射治疗信息的标准化建设一直都比较重视,早在进入 21 世纪的初期,卫生部门就制定了医院 RTIS 基本功能的规范制度,对各个层面的管理和服务等进行了规范,推动了医院信息标准化的建设进程。2005 年,卫生部科教司批复吴阶平医学基金会及其肿瘤防治专业委员会立项,组织落实关于我国"肿瘤精确放射治疗网络研究"(卫生部科研基金课题,课题编号 WKJ 2005—3—006),目的是通过建立一体化 RTIS 质控平台,进行大样本、多中心协作研究,提出制定适合我国国情的精确放射治疗规范的建议,为规范我国放射治疗装备技术、临床应用和产业发展以及提高我国整体放射治疗水平服务。2006 年,由吴阶平医学基金会及肿瘤防治专业委员会、中华医学会放射肿瘤治疗学分会、中国生物医学工程学会医学物理分会共同举办"第一届全国肿瘤精确放射治疗规范研究年会"，邀请政府及学会领导、医院放射治疗专家及物理师，以及美欧权威放射治疗机构的专家一起，探讨关于我国肿瘤精确放射治疗规范研究的意义，以及恶性肿瘤临床规范化治疗方案研究、放射治疗物理设备技术规范与标准研究和 RTIS 研究方案等内容。这次会议起到了非常重要的推动作用，随后的时间内放射治疗信息化建设的步伐进一步加快。从实际发展来看，加强放射治疗信息化建设能够有效提升放射治疗科的整体管理水平，并为医院相关部门提供全面准确和快捷的技术依据，从而重塑医院的形象，提高经济效益。不仅如此，这项建设也可以有效提升医院放射治疗科的医疗技术水平，从根本上改变管理者的决策。

应大力促进我国 RTIS 产品的自主创新发展，产业化的 RTIS 是为肿瘤精确放射治疗服务的质控平台，同时其本身也具有产品性质。这方面国内企业具有相当的竞争优势：研究建立 RTIS，必须考虑我国国情、院情、科室设备情况、放射治疗工作流程、人员情况以及恶性肿瘤地域性的特点及疗法等，其一系列内容具有本土化的特点，只要求在设计框架思想、数据流等方面与国际接轨；RTIS 基本属于面向放射治疗的应用软件和网络工程研发范畴，国内在软件开发人力资源等方面具有相当的竞争力。每个放射治疗单位都需要 RTIS，因此 RTIS 市场大，前景广阔，目前在国内仍是处女地。国外的同类软件目前不适合我国国情和院情，工作流程不尽相同，使用起来有较多困难，需要花费较长时间进行较大程度的修改。研发应用适合我国国情的 RTIS 产品将会是下一个实现自主创新发展的新型放射治疗装备技术产业化发展的热点，也是国际放疗装备技术新发展的一个热点，应抓住机遇，大力加强 RTIS 及应用研发力度，并加快实现其产业化。

一、放射治疗信息化建设中的突出问题

在放射治疗信息化建设过程中，虽然取得了一定的成果，但仍存在诸多问题有待解决。这些问题主要体现为放射治疗信息标准化建设的意识不强、缺乏财政投入等。同时，高技术含量的标准往往是在放射治疗信息学的技术内容和指标参数等反复验证的基础上提出的，但在当前放射治疗信息学的标准化研究未得到我国相关主管部门的充分重视。

再者，放射治疗信息的标准化体系层面没有得到有效完善，标准数量也尚未充足。信息系统是今后放射治疗标准化工作的导向，只有这一层面得到完善才能有效协调发展其他系统，其信息化的功能作用才能得到充分发挥。但当前，信息系统并没有成熟发展，系统的可操作性不强，实际的发展需求也没有得到满足。除此之外就是放射治疗信息管理的设施不全、技术落后，在运行的机制上不灵活，服务模式以及管理层面也存在着问题。

另外，放射治疗信息化建设过程中的信息队伍建设也存在诸多问题，医学信息事业需要跨学科的综合人才，而当前的工作人员主要为图书情报专业、计算机专业和医学专业的毕业生，其专业知识比较好，但综合能力相对较差。另外，由于政策和待遇等相关问题，综合性人才的流失情况也比较严重。这些方面已经对我国的放射治疗信息化建设产生了严重影响。

二、放射治疗信息化建设中的策略探索

第一,对放射治疗信息化建设的策略实施要从多方面进行考虑,首先要借鉴先进的理念和标准,结合我国的国情发展,从而加快我国的整体医学信息化建设的速度,缩短与发达国家的差距。从具体的措施实施上看,主要对 ISO 的 TC/215进行参照并加以设置,结合实际,选择性地构建信息,对所属专业分组,分层次地对信息标准的发展动态进行跟踪,并结合实际标准加强研发。不仅要按照我国的国情发展确立长远的发展规划,明确研究重点,还要能够设立科研项目,为标准化建设目标的实现奠定基础。

第二,放射治疗信息的人才培养和信息标准化队伍的建设,应能够得到进一步强化。从实际措施的实施层面而言,就是要结合实际,加快对教学计划的制订和完善,不断充实教学内容,这样培养的专业化的医学信息人才才能有效地适应需求。不仅要传授学生医学和放射治疗学的知识,还要传授现代信息技术和开发技术的知识,加强并提升人才的综合能力。对高学历的医学信息人才的培养要能有效强化,制定长远队伍建设规划,引进高水平的医学信息标准化人才,防止人才的流失。

第三,对放射治疗信息化的建设要以应用为主,并在实施过程中进一步强化,通过多种措施的实施,强制使用已经有的国家标准和在国际上得到认可通行的标准,集中解决信息化建设中的不完善和不科学的问题,从而促进我国的建设。不仅如此,还应充分重视信息资源网络化理论和实践的相关研究工作,强化网络信息的组织和加工筛选等能力,不能只进行单层面的研究,要加强适应性的问题研究。

第四,对放射治疗信息化建设,应有效突出重点,尽快制定信息发展保障标准,有效加强信息的收集以及标准化框架和信息系统的建设。此外,还要结合医学信息的实际发展需求,对放射治疗信息的服务和数字化的测评标准等进行构建,从而完善放射治疗信息化市场结构,保障其市场运营的顺畅和标准化。

总而言之,对于当前我国的放射治疗信息化的建设要从多方面进行考虑,结合市场的发展和国情状况,系统化地对其建设内容加以完善。在不断的发展改进过程中,我国的放射治疗信息化建设工程将会得到进一步的优化呈现,为我国的放射治疗领域发展创造新的发展局面。

第五节　RTIS 研发应用举例

一、RTIS 概述

RTIS 主要实现了肿瘤患者治疗计划电子表单的流转。通过 RTIS 软件提供的接口,医疗人员可以简单高效地完成肿瘤患者治疗计划的准备、申请、审核以及实施等步骤,从而及时为患者实施科学准确的放射治疗。

(一)设计目的

当前大部分医院放射治疗科的一系列工作流程较为繁琐,有很多不必要的重复步骤,给肿瘤患者和医院工作人员都带来了很多不便,降低了工作效率。在纸质表单流转过程中,如果患者部分信息漏缺或者错填,会造成大量的工作复杂而又无用,很可能耽误患者治疗的最佳时机。同时,纸质的单子消耗大量的纸张,造成了严重的浪费。

为了解决上述弊端,亟须开发肿瘤放射治疗计划流转信息平台,简化放射治疗科的一系列工作流程,实现无纸化操作,方便患者和医院,提高看病治疗的效率。在本平台的支持下,肿瘤患者的治疗计划可以录入系统后台数据库永久备份,同时在放射治疗计划执行之前出现任何失误,都可以随时查找修改,真正实现有的放矢。而且,如果需要重新制订患者的肿瘤放射治疗计划或者新建放射治疗计划,平台都可以保证每个计划能够独立运行实施。

(二)功能概述

本平台的主要目的是实现肿瘤患者放射治疗计划的电子表单流转,所以围绕整个放射治疗计划可分为五大模块功能:肿瘤放射治疗计划准备模块、肿瘤放射治疗计划申请模块、肿瘤放射治疗计划制订模块、肿瘤放射治疗计划审核模块以及肿瘤放射治疗计划实施模块。参与患者肿瘤放射治疗计划流程的医院工作人员的身份是:登记处人员、模具管理人员、剂量师、模拟技师、医师、物理师、治疗技师。具体流程如图7-10所示。

1. 肿瘤放射治疗计划准备模块

在患者的肿瘤放射治疗计划制订前,医生需要对患者的基本信息进行详细调研,并且需要详细调查患者的病情信息。本平台把这部分称为肿瘤放射治疗计划准备模块,主要包括:患者基本信息收录,即姓名、性别和联系方式等基本信息;其次是患者病情信息收录,即患者具体的病患部位和照射部位等详细病情信息;最后就是患者的放疗模具信息、CT模拟信息,即患者放射治疗时所佩戴模具、CT模拟影像信息,需要通过体位固定与CT模拟进行记录。通过本模块的信息录入,患者的肿瘤放射治疗计划所需的支撑信息就已经备齐,医师可以按照此模块的信息进行计划申请和后续工作。

2. 肿瘤放射治疗计划申请模块

在患者肿瘤放射治疗计划支撑信息已经录入完备的情况下,医师使用此模块进行治疗计划申请。医师根据患者的病情信息与CT模拟表单信息,进行靶区勾画,并填写治疗计划申请表单,至此,肿瘤放射治疗计划才正式开始流转。

3. 肿瘤放射治疗计划制订模块

此模块用于患者肿瘤放射治疗计划的制订。在医师提交放射治疗计划申请后,剂量师领取计划,进行详细的计划设计,并将完善的计划表单提交系统。

4. 肿瘤放射治疗计划审核模块

此模块是为了防止计划制订过程中出现失误,医师与物理师需要对计划进行确认与复核,同时模拟技师需要对患者进行复位模拟检查,以确保患者的信息计划完全可行。

5. 肿瘤放射治疗计划实施模块

此模块的目的是记录患者放射治疗计划的实施信息,方便在计划进行过程中通过放射治疗信息不断优化放射治疗计划,使得患者的放射治疗计划更加科学严谨。

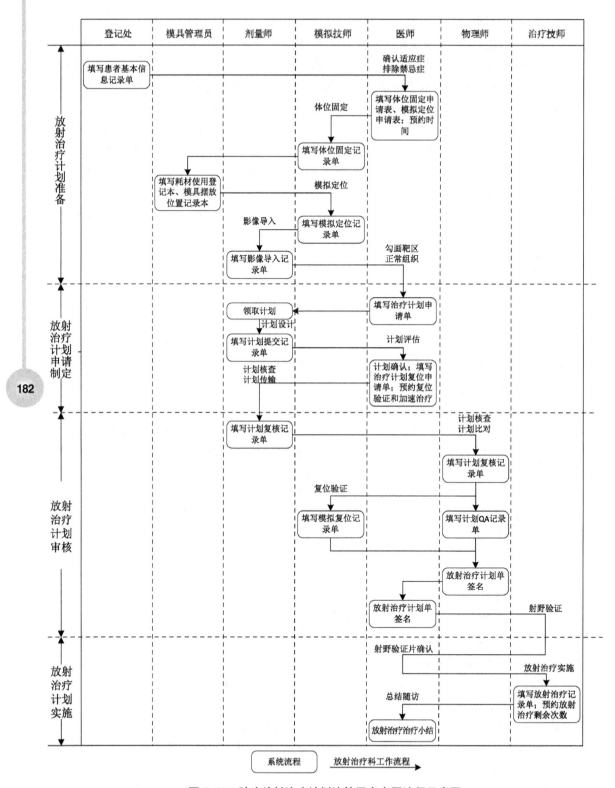

图 7-10 肿瘤放射治疗计划流转平台主要流程示意图

（三）软件用户

本平台的主要操作人员为医院放射治疗科剂量师、模拟技师、医师、物理师和治疗技师，有良好的教育水平，能够简单熟练地操作本系统。

1．剂量师

在肿瘤放射治疗计划的流转过程中，剂量师有两项主要任务：一是在放射治疗计划准备阶段导入CT模拟影像，以供医师进行计划申请工作；二是在放射治疗计划流转阶段按时领取计划申请并制定详细计划。

2．模拟技师

模拟技师的主要任务是利用平台对患者进行肿瘤放射治疗辅助信息记录，主要在计划准备阶段进行患者体位固定记录与CT模拟定位记录，在计划审核阶段进行患者复位CT模拟记录。

3．医师

医师是整个肿瘤放射治疗计划的决策层，所以本平台提供了很多操作接口给医师。医师首先在计划流转前通过本平台记录患者的病情信息与病理信息，填写诊断病情电子表单；其次，在计划流转过程中填写计划申请电子表单，正式开始肿瘤放射治疗计划的流转；最后，还需对剂量师详细制定的肿瘤放射治疗计划进行签字审核。另外，医师需要通过本平台填写体位固定申请电子表单、CT模拟定位申请电子表单与复位申请电子表单，即医师可以通过平台进行患者计划流转过程中所需的辅助操作申请，申请电子表单中包括各项操作的预约时间。

4．物理师

物理师只需要利用本平台进行肿瘤放射治疗计划的审核签字，与医师双签名，进行计划的复核。肿瘤放射治疗计划只有通过物理师确认才能实施，当然物理师可以填写建议并回退肿瘤放射治疗计划。

5．治疗技师

治疗技师是本平台的最后使用者，当患者的放射治疗计划通过审核后，治疗技师需要按照计划中的内容对患者进行放射治疗，同时填写治疗日志，即放射治疗电子表单，记载患者治疗过程中的详细参数。

6．其他工作人员

本平台还需要其他工作人员，登记处人员在计划流转前患者登记信息时记载患者的基本信息，例如年龄、身份证号等，模具管理员负责调度患者放射治疗时的所用模具，包括模具位置、模具数量和模具质量等。

除了以上的软件基本用户功能，还有平台的高层操作者。

如图7-11所示，本平台的用户主要是管理员、科主任、医师、剂量

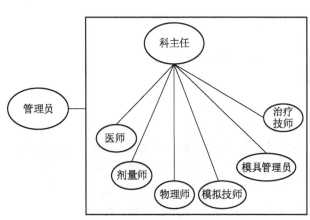

图7-11 用户示意图

师、物理师等,医师等普通用户的权限如上文介绍。这里的科主任是普通用户中的高级权限用户,科主任可以查看所有患者的肿瘤放射治疗计划流转进程与详细计划内容,同时拥有其他所有普通用户的操作权限,因此可以修改其他普通用户的误填表单。科主任同时还可以回退、废弃甚至重拟计划等,因此科主任是计划流转过程中的管理员。真正的管理员权限不涉及计划流转的详细内容,管理员负责配置普通用户人员信息、权限以及计划流转过程中所需的细节信息。

(四) 运行环境

为本平台独立配置 PC 服务器(具体配置情况据医院实际需要而定)。①计算机客户端,使用 Windows 7 操作系统。②服务器操作系统:Windows Server 2008。Windows Server 2008 是微软历史上最稳定的平台,对所有的应用均能提供非常好的支持,而且其可管理性非常高,使得用户只需花费很少的精力就可以做好系统和应用的管理。③数据库 MySQL。MySQL 所使用的 SQL 语言是用于访问数据库的最常用标准化语言。MySQL 软件采用了双授权政策,分为社区版和商业版,由于具有体积小、速度快、总体拥有成本低、尤其是开放源码的特点,一般中小型网站的开发都选择 MySQL 作为网站数据库。④浏览器:使用与 Windows 7 系统兼容的 IE8,IE8 简单实用,可以与很多常用软件兼容,并且应用广泛。

二、软件总体设计

软件是用作肿瘤医院放射治疗科进行流转患者放射治疗计划电子表单的信息平台。利用平台提供的各项接口,医院工作人员可以便捷高效地完成计划流转工作,使患者及时完成放射治疗。同时,平台将患者的治疗信息永久备份作为参考与统计,给以后的放射治疗计划提供资料支撑。

软件平台从权限角度可以分为管理员操作模块与普通用户操作模块。管理员操作模块主要负责给普通成员绑定角色,给角色分配权限,为计划流转单中的细节内容配置参数,以及对医院使用的放射治疗设备进行检查、分配预约时间等;普通用户操作模块主要负责流转患者的肿瘤放射治疗计划电子表单。

普通用户操作模块负责的肿瘤放射治疗计划流转部分是本软件平台的核心。肿瘤放射治疗计划可以分为准备阶段、申请阶段、制订阶段、复位审核阶段以及最后的实施阶段等5 个模块。

(一) 管理员操作模块

1. 用户角色管理模块

(1) 功能描述

本模块为系统提供 2 个主要功能:一是管理功能,每个角色有自己的功能,同时将角色绑定到用户,管理员可以管理每个用户,改变其绑定的角色,管理每个角色所绑定的功能;二是登录功能,用户通过自己的账户登录系统。

① 管理员添加各个功能和角色并且将角色和对应功能绑定。

② 管理员创建用户并把角色赋予某个具体用户。

③ 用户使用自己的账号在登录界面登录系统。

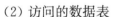

（2）访问的数据表

① 用户表：记录用户账号、密码、姓名等基本信息。

② 角色表：记录各个功能角色。

③ 功能表：记录各个功能。

④ 用户角色绑定表：记录各个用户所绑定的角色。

⑤ 角色功能绑定表：记录各个角色拥有的功能。

（3）关键逻辑与算法说明

此模块的业务逻辑如图 7-12 和图 7-13 所示。

① 登录功能

Step1：用户在登录界面输入登录用户账号、密码并提交。

Step2：后台根据账户 ID 搜索用户表，查看用户是否存在且激活。未激活则提示账户不可用，否则查取该账户、密码进行核对，核对不一致提示密码错误，核对一致进入下一步。

Step3：核查成功后，如果用户绑定了多角色，则让用户选择角色，否则直接进入下一步。

Step4：根据登录用户角色，在角色功能绑定表中查询拥有功能，根据功能在导航表中查询导航信息。

Step5：转向角色对应界面，根据导航表信息生成导航。

② 用户角色功能管理功能

ⅰ 用户注册功能

Step1：用户在注册界面填写账号、姓名、密码基本信息，提交，后台处理、录入用户表。

ⅱ 管理员管理功能

Step1：管理员在功能管理界面上点击对应按钮，进入添加功能界面，输入对应信息，确认提交，后台将相应数据录入功能表。

Step2：管理员在功能管理界面上点击删除或修改功能按钮，后台根据数据修改功能表和功能角色绑定表。

ⅲ 管理员管理角色功能

Step1：管理员在角色管理界面点击相应按钮进入角色添加界面，输入对应角色信息，选择绑定功能，确认提交，后台将相应数据录入角色功能绑定表和角色表。

Step2：管理员在角色管理页面上删除角色，修改角色信息（角色名、绑定的功能）和数据库（角色表、角色功能绑定表）等相关信息。

ⅳ 管理员管理用户功能

Step1：管理员在用户管理页面上对用户账号进行角色绑定、解绑，将信息录入用户角色绑定表，激活、反激活用户，根据选项修改用户表。

（4）界面描述

① 登录界面：主要功能提供输入控件，供用户输入账户、密码并登录，提供用户注册功能。

② 角色管理界面：主要功能是角色的增删查改等。

③ 功能管理界面：主要功能是功能的增删查改等。

④ 用户管理界面：主要功能是用户的管理、激活与角色的绑定、解绑。

2. 设备管理模块

（1）功能描述

185

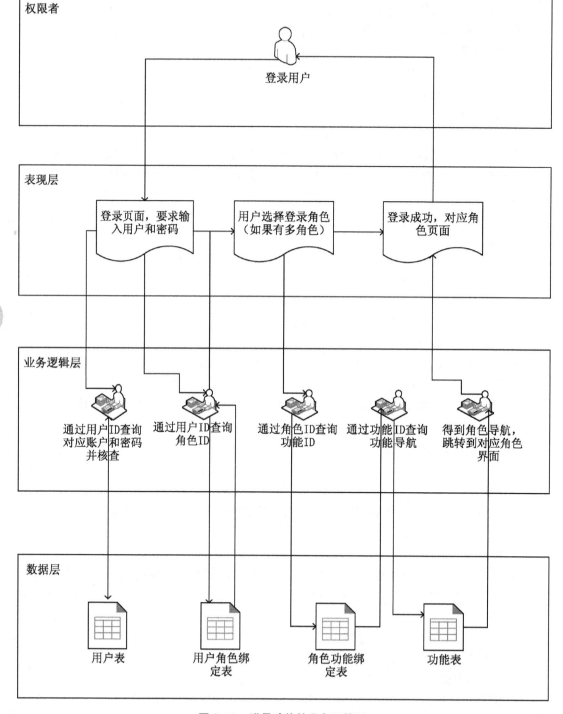

图 7-12　登录功能的业务逻辑图

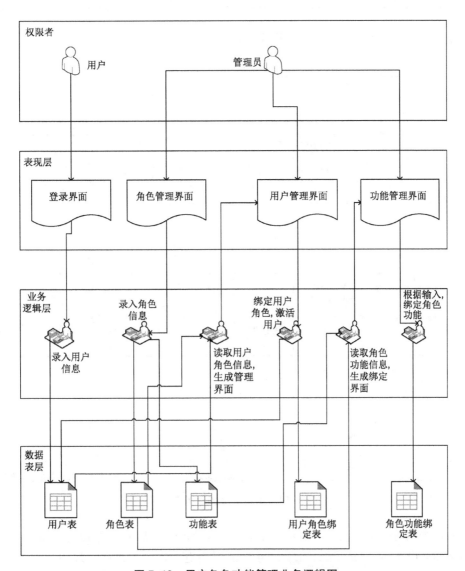

图7-13　用户角色功能管理业务逻辑图

　　本模块为系统提供2个主要的功能:第一,管理员维护设备基本信息、设置设备的起止治疗时间和治疗时间长度,生成设备的预约时间表供预约模块使用;第二,管理员记录每次设备检查的结果。

　　(2)访问的数据表

　　① 设备表:维护每台设备的基本信息。

　　② 设备检查表:记录检查设备时的检查项目和参数要求。

　　③ 检查结果表:记录每次检查的检查结果。

　　④ 设备预约状态表:记录设备可预约的空闲时间和设备被预约的具体信息。

　　(3)关键逻辑和算法说明

　　业务流程如图7-14所示。

　　① 设备信息维护。

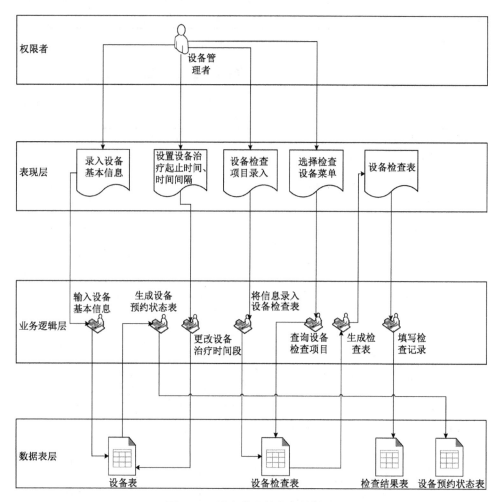

图 7-14　设备管理的业务逻辑图

Step1：当医院购买新设备或者淘汰旧设备时，管理员添加或删除相应设备。添加设备时将设备 ID、设备名、设备状态、治疗时间长度、治疗起止时间和隶属治疗项目存入设备表。删除设备时，根据设备 ID 从设备表删除记录。

Step2：系统为管理员提供界面，更新设备的基本信息，并将数据存入设备表。当根据实际情况需要更改每次治疗时间长度或者起止时间时，设备管理员根据设备 ID 选择设备，填写信息，系统将数据更新至设备表。同时，系统划分时间段生成此设备的预约状态，存入设备预约状态表供医师查询预约。

② 设备预约时间段管理

根据设备表的设备使用事件、起始时间、结束时间、信息生成的设备预约状态表展示各个设备每个时间段的预约状况，提供接口给预约模块。

③ 设备检查管理

管理员将设备检查信息（所属项、项目、检查类型等）录入设备检查表。

④ 设备检查记录

Step1：管理员选择要检查的设备和检查周期，系统根据选择查询检查设备检查表，并生成检查表,表中列出检查项目三个检查类型和其参考值误差值。

Step2:管理员根据检查结果填写上一步生成的表格,确认无误后确认提交。

Step3:系统根据表格内容将数据存入设备检查结果表。

(4) 界面描述

① 设备信息管理界面:包括查询、录入、剔除和更新。

② 设备时间段状态页面:供预约角色查询选择。

③ 设备检查界面:包括选择检查设备界面、显示检查项目界面、填写检查结果表单界面。

(二) 普通用户操作模块

1. 肿瘤放射治疗计划准备信息录入模块

在计划正式流转之前,需要将患者的计划准备信息录入系统。整个准备信息录入分为2部分:录入患者基本信息与病情信息、录入体位固定与CT模拟定位信息。

(1) 录入患者基本信息与病情模块

① 功能描述

本模块为系统提供2个主要的功能:为患者提供录入基本身份信息的接口;为医生提供录入患者诊断信息的接口。

ⅰ 患者首先在医生处就诊,确定在本医院治疗,然后在登记台服务人员的协助下登录系统,完善自己的身份信息,主要是获取患者ID、填写姓名、身份证号等基本信息。

ⅱ 医生对患者进行病情询问与确定,记录患者的详细病情。

② 访问的数据表

ⅰ 患者表:记录患者基本身份信息。

ⅱ 患病部位表:患病部位对应的代码库。

ⅲ 诊断结果表:诊断结果对应的代码库。

ⅳ 疗程表:将一个疗程的所有流程ID进行关联。

ⅴ 诊断记录表:填写患者病情与相关操作医生。

③ 关键逻辑与算法说明

此模块的业务逻辑如图7-15所示。

Step1:患者来到医院挂号预约医生,经过医生确定可以在本院接受放疗,然后患者可以去登记处索取患者ID,同时输入患者基本信息(此时系统为患者提供录入基本信息的界面,录入信息后,系统将数据存放到患者表中存储)。

Step2:患者去医生处接受医生病情询问,医生在患病部位表和诊断结果表中提取实际病情,将对应的代码填入诊断结果表,同时医生根据患者患病部位等信息生成患者疗程ID,开启本轮疗程相关流程(系统给医生提供患者病情记录录入界面,医生在此界面中录入患者疗程ID、诊断部位ID、诊断结果ID、操作者等信息,系统将疗程ID填写到疗程表后再填写到诊断结果表,同时将其他病情信息填写到诊断结果表)。

④ 界面描述

本模块提供2个主要界面。

ⅰ 患者基本信息录入界面:主要功能是生成患者ID、提供基本信息录入表单、提供拍照摄像按钮等。

Ⅲ 患者病情录入界面：主要功能是填写疗程 ID、选择诊断部位代码以及录入其他关键性信息填写表单等。

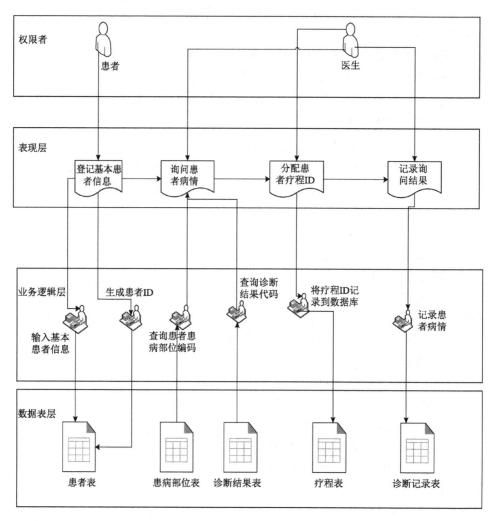

图 7-15　患者录入基本信息与医生录入患者病情模块的业务逻辑图

（2）体位固定与模拟定位功能模块

① 功能描述

本模块为系统提供 2 个主要的功能：为患者提供体位固定的预约与实施记录，为患者提供模拟定位的预约与实施记录。同时也提供了其他相关功能服务。

ⅰ 患者进行诊断后，医生开始从当前患者列表中选择靠前患者，开始此患者的体位固定与模拟定位预约，相差一段时间。

ⅱ 患者到模拟技师处完成体位固定流程，制作模具后进行记录患者体位固定结果。

ⅲ 患者到模具管理员处，模具管理员负责将患者模具摆放到具体位置，并记录在案，同时模具管理员可以记录耗材的购买信息。

ⅳ 患者到模拟技师处进行模拟定位，模拟技师进行定位记录。

ⅴ 剂量师进行影像导入，填写该患者的导入影像记录单。

② 访问的数据表

Ⅰ 患者表：记录患者基本身份信息。

Ⅱ 设备预约状态表：记录设备可预约的空闲时间和设备被预约的具体信息。

Ⅲ 预约安排表：预约记录的统计表。

Ⅳ 体位固定表：记录体位固定的相关信息。

Ⅴ 耗材表：记录耗材信息。

Ⅵ 耗材购买记录表：记录耗材的购买情况。

Ⅶ 模具表：记录模具的摆放位置信息。

Ⅷ 模拟定位表：记录模拟定位的相关信息。

Ⅸ CT 影像表：CT 影像导入的相关记录。

③ 关键逻辑与算法说明

此模块的业务逻辑如图 7-16 所示。

Step1：患者去医生处进行体位固定与模拟定位预约，医生从当前患者表中选择预约患者的患者 ID，同时找到其此轮疗程的疗程 ID，开始填写体位固定申请单与模拟定位申请单。

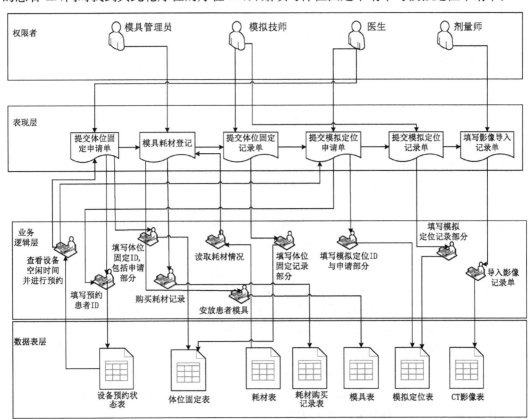

图 7-16　体位固定与模拟定位模块的业务逻辑图

Step2：医生填写体位固定申请单时，需要填写体位固定 ID 和其他申请内容，在设备预约模块可以勾选某设备、某空闲时间段进行预约（系统将体位固定 ID 填入体位固定表后开始形成体位固定记录，同时将体位固定 ID 填入疗程表与疗程 ID 关联。在机器预约时，系统抓取设备预约状态表中的设备空闲时间段信息展示给医生选择，医生选中时间段后，系统将患者 ID 填写到设备预约状态表,然后医生完善体位固定表的其他申请内容)。

Step3:模拟定位申请操作与体位固定申请类似。

Step4:模拟技师开始帮助患者进行体位固定操作,体位固定后填写体位固定记录(系统将体位固定操作信息填入体位固定表,至此体位固定表填写完整)。

Step5:模具管理人员帮助患者提取体位固定所需的模具,记录以后体位固定模具的摆放位置(系统可以抓取耗材表的相关内容显示给模具管理人员,同时将模具摆放位置的编码数据填入模具表)。模具管理人员拥有记录购买耗材数量的权利(系统将耗材购买信息填入耗材购买记录表)。

Step6:模拟定位的操作记录与体位固定类似。

Step7:模拟定位产生的 CT 影像传至治疗计划系统,剂量师进行 CT 影像导入操作,同时进行导入记录填写(系统将 CT 导入记录数据填写到 CT 影像表中)。

④ 界面描述

本模块提供 7 个主要界面。

Ⅰ 医生填写体位固定申请界面,此界面用于申请体位固定,显示体位固定详细内容填写表单和设备空闲时间勾选模块。

Ⅱ 医生填写模拟定位申请界面,此界面用于申请体位模拟定位,显示模拟定位详细内容填写表单和设备空闲时间勾选模块。

Ⅲ 模拟技师填写体位固定记录界面。

Ⅳ 模拟技师填写模拟定位记录界面。

Ⅴ 模具管理员填写使用耗材记录界面。

Ⅵ 模具管理员填写模具摆放位置界面。

Ⅶ 剂量师填写影像导入记录界面。

2. 肿瘤放射治疗计划申请与制定信息录入模块

(1)功能描述

本模块为系统提供一个主要功能,即给患者制定全面的肿瘤放射治疗计划。

① 患者进行模拟定位后医生根据 CT 影像以及相关检查信息申请治疗计划,填写计划申请表。

② 剂量师根据医生的计划申请设计详细的治疗计划,并形成记录。

③ 医生确定剂量师设计的详细计划,并进行加速器预约与复位申请。

④ 物理师与剂量师进行计划复核,并记录复核情况。

(2)访问的数据表

① 患者表:记录患者基本身份信息。

② 设备预约状态表:记录设备可预约的空闲时间和设备被预约的具体信息。

③模拟定位表:记录模拟定位的相关信息。

④ 计划设计表:申请与记录治疗计划。

⑤ 复位验证表:申请与记录复位验证信息。

⑥ 计划复核表:复核治疗计划。

(3)关键逻辑与算法说明

此模块的业务逻辑如图 7-17 所示。

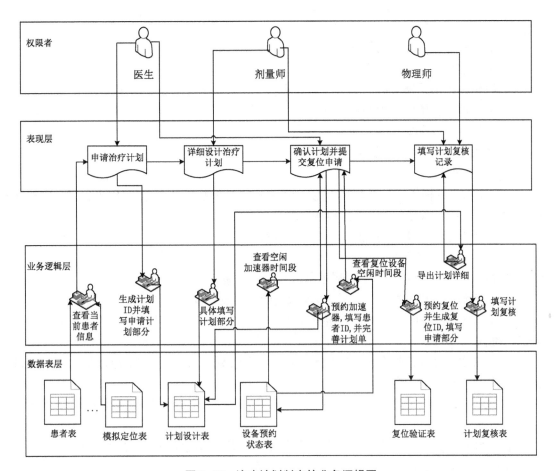

图 7-17　治疗计划制定的业务逻辑图

Step1:患者去医生处申请治疗计划,医生在当前患者表中查看就诊患者 ID,并查询本次疗程的详细信息,结合传输的 CT 影像进行勾画靶区、申请治疗计划、生成计划 ID,同时填写治疗计划申请单(系统从患者表、疗程表以及其他信息表中读取患者本次疗程的基本信息,形成表格给医生阅览,根据医生填写的申请单,将计划申请 ID 填入疗程表中与疗程 ID 进行关联,同时将其他申请信息填入计划设计表)。

Step2:剂量师根据医生的治疗计划申请表开始详细的设计治疗计划(系统将剂量师的详细计划信息填入设计计划表)。

Step3:医生收到剂量师设计的详细治疗计划进行确认,并进行加速器预约与复位预约(系统在医生确认信息后弹出是否进行加速器预约与复位预约的提示,确定后进行加速器预约,系统抓取设备预约状态表中的数据向医生展示加速器空闲时间段,医生可以勾选预约,系统将患者 ID 填入设备预约状态表同时将预约到的加速器编码填入到计划设计表中。医生进行复位预约时与模拟定位、体位固定类似,系统将申请信息写入复位验证表)。

Step4:物理师根据详细计划进行复核,并填写复核记录(系统将详细计划导出到物理师界面中,物理师可以逐项勾选进行复核确认,复核完毕后系统将复核信息填写到计划复核表中)。

(4)界面描述

本模块提供 6 个主要界面。

① 医生申请治疗计划界面。

② 剂量师详细设计计划界面。

③ 医生进行计划确认界面。

④ 医生预约加速器界面。

⑤ 医生填写复位验证预约界面。

⑥ 物理师进行计划复核界面。

3. 肿瘤放射治疗计划复位审核与计划实施信息录入模块

（1）功能描述

本模块为系统提供 2 个主要的功能：为患者提供复位验证的实施记录；为患者提供放疗操作的实施记录。同时也提供了其他相关功能服务。

① 患者治疗计划获得物理师复核确认后，物理师与医生都要对治疗计划系统导出的治疗计划 PDF 进行签名确认。

② 物理师进行治疗计划 QA，物理师填写 QA 表单。

③ 患者到模拟技师处做复位验证，模拟技师填写复位验证表单。

④ QA 与复位验证均显示之前所有操作无误时，医生与物理师对本系统详细的治疗计划进行确认。

⑤ 患者根据疗程计划在预约时间到治疗师处接受治疗，治疗师在治疗过程中完善放射治疗记录、设备使用记录等表单。

⑥ 患者在治疗结束后去主治医生处进行随访，医生根据患者描述填写随访小结用于治疗评估。

⑦ 治疗计划的更改与推迟等异常操作需要另外提供功能模块进行数据库更改。

（2）访问的数据表

① 患者表：记录患者基本身份信息。

② 设备预约状态表：记录设备可预约的空闲时间和设备被预约的具体信息。

③ 体位固定表：记录体位固定的相关信息。

④ 模拟定位表：记录模拟定位的相关信息。

⑤ 计划设计表：申请与记录治疗计划。

⑥ 复位验证表：申请与记录复位验证信息。

⑦ 计划 QA 表：用于 QA 信息的记录。

⑧ 患病部位表：患病部位对应的代码库。

⑨ 诊断结果表：诊断结果对应的代码库。

⑩ 疗程表：将一个疗程的所有手续 ID 进行关联。

⑪ 诊断记录表：填写诊断的信息与相关操作医生。

⑫ IGRT 表、摆位记录表、放射治疗记录表、图像引导记录表。

（3）关键逻辑与算法说明

此模块的业务逻辑如图 7-18 所示。

Step1：医生与物理师对治疗计划系统导进来的 PDF 治疗文档进行确认（系统根据当前就诊患者 ID 寻找其治疗计划 PDF，将治疗单 PDF 从服务器端文件夹中导出到界面形成阅览形式，医生与物理师进行签名确认）。

Step2：物理师进行治疗计划QA，填写QA记录单（系统将记录单中的QA，ID填入疗程表中与疗程ID关联，并将QA的详细信息填写到计划QA表中）。

Step3：患者去模拟技师处进行复位验证，模拟技师填写复位验证记录部分（系统将复位验证部分信息填写到复位验证表中）。

Step4：QA与复位验证无误后，医生与物理师进行最终的计划确认（系统将此疗程所有实施的手续形成表单阅览形式，医生与物理师根据最终的疗程详细情况进行计划确认）。

Step5：患者可以在预约的时间段去找治疗师进行放射治疗，治疗师在治疗后填写放射治疗记录单、设备使用记录单（系统将信息填写到放射治疗记录表、影像引导记录表、摆位记录表等）。

Step6：治疗结束后，患者去医生处进行随访记录，医生根据患者叙述进行填写（系统将随访信息填写到身体状况表中，到此完成整个流程）。

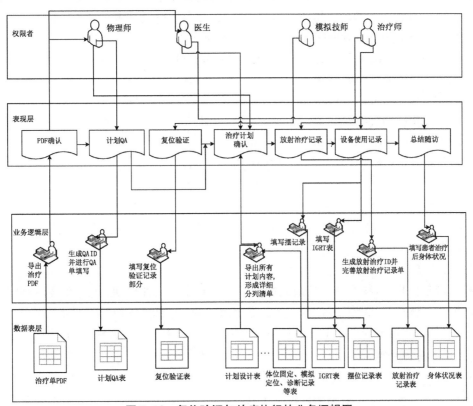

图7-18 复位验证与放疗执行的业务逻辑图

（4）界面描述

本模块提供8个主要界面。

① 医生PDF确认界面。

② 物理师PDF确认界面。

③ 物理师计划QA填写界面。

④ 医生治疗计划确认界面。

⑤ 物理师治疗计划确认界面。

⑥ 治疗师记录治疗计划界面。

⑦ 治疗师记录设备使用界面(用于计算系统误差来修正摆位误差)。

⑧ 医生随访记录界面。

三、数据库设计

(一) 数据库文件备份与恢复

在 MySQL 里面,有逻辑备份和物理备份。逻辑备份的最大优点是对于各种存储引擎,都可以使用同样的方法来备份。而物理备份则不同,不同的存储引擎有着不同的备份方法。

1. 逻辑备份与恢复

在 MySQL 中逻辑备份是使用 Mysqldump 将数据库中的数据备份为一个文本文件,备份的文件可以被查看和编辑。按照备份范围,可以将备份分为以下 3 种备份。

(1)备份指定的一个数据库或者该数据库中的某些表

mysqldump [options]数据库名 [表名] > data. sql

(2)备份指定的多个数据库

mysqldump [options]-database>data. sql 数据库 1 名 数据库 2 名……

(3)备份所有的数据库

mysqldump [options]-all-database>data. sql

解析:[options]备份时候,需要的权限信息等。mysqldump 的选项很多,具体可以通过 mysqldump-help 来查看。为了保证数据备份的一致性,MySQL 存储引擎在备份的时候,需要加上-l 参数,表示将所有表加上读锁,在备份期间,所有的表将只能读,而不能写。

mysqldump 的恢复也很简单,将备份作为输入执行即可。结果如下:

mysql-uroot-p dbname

2. 物理备份与恢复

和逻辑备份相比,物理备份的最大优点是备份和恢复的速度快,相对而言,物理备份不具备移植性,备份环境和恢复环境必须是完全相同的,由于物理备份是对数据库的文件进行备份,其备份和恢复速度相对比较快,在大型业务系统中得到较多地使用。

(二) 数据库管理

1. 高级队列

监控用户指定的队列中的消息数量以及状态。

2. 归档目的地

监控归档目的地的状态,监视可用空间量(千字节),以及归档日志目的地中可用空间的百分比。

3. 检查点

监控数据库写程序检查点完成的次数,以及服务器请求数据库写程序检查点数。

4. 转储空间

监控转储目的地目录的使用空间百分比,包括后台转储目的地、核心转储目的地。

5. 扩展

监控转储目的地目录的使用空间百分比。

6．空闲空间不足

检查表空间中的可用空间是否不足。

7．全表扫描

监控长表的全表扫描百分比，并报告全表扫描检索的总行数的百分比。

8．IO

监控数据库中数据文件的物理读取和物理写入次数。

9．作业队列

监控作业队列中的破损、失败和过期的作业数。

10．日志事件

监控日志中的事件，以了解错误信息。

（三）数据库安全设计

服务器安全主要通过数据库双机热备和防病毒软件保障。系统登录安全通过用户名、密码以及 PAI/CA 进行验证。

应用级的用户账号和密码不能与数据库相同，防止用户直接操作数据库。用户只能使用账号登录到应用软件，通过应用软件访问数据库，而没有其他途径操作数据库。用户账号的密码进行加密处理，确保任何地方不出现密码的明文。

确定每个角色对数据库表的操作权限，如创建、检索、更新、删除等。每个角色拥有刚好能完成任务的权限，不多也不少。在应用时再为用户分配角色，则每个用户的权限等于它所兼角色的权限之和。

（四）数据库实体关系

1．病患基本情况（图 7-19、图 7-20）

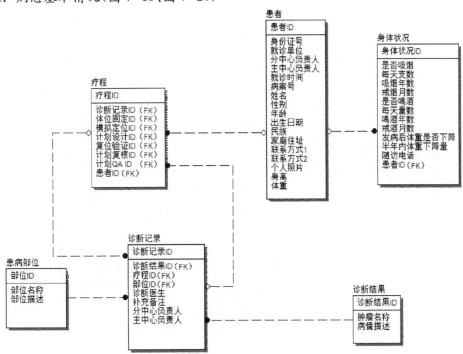

图 7-19 病患基本情况数据库关系

2. 病患治疗流程

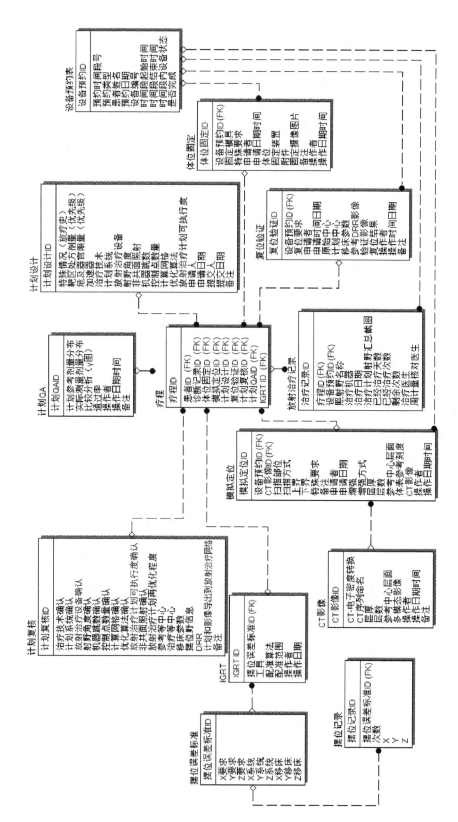

图 7-20 病患治疗流程图

3. 模具及耗材(图 7-21)

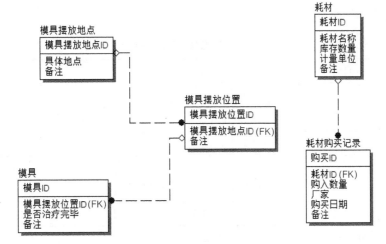

图 7-21　模具及耗材数据库关系图

4. 医疗人员及权限(图 7-22)

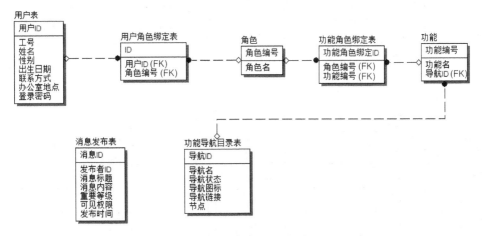

图 7-22　症疗人员及权限数据库关系图

5. 设备信息(图 7-23)

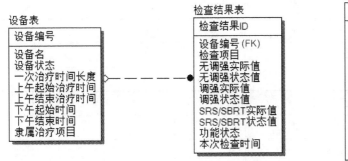

图 7-23　设备信息数据库关系图

(五) 设计详细说明

1. 病患基本情况(表 7-2～表 7-8)

表 7-2　病患基本情况表清单

序号	表名	描述	序号	表名	描述
1	Patient	患者	4	Diagnosis Record	诊断记录
2	Condition	身体状况	5	Diagnosis Result	诊断结果
3	Part	患病部位	6	Treatment	疗程

表 7-3　Patient 表详细内容

属性说明	属性	类型	长度	主键	外键
ID	ID	unsigned int		√	
身份证号	Identification Number	char	18		
就诊单位	Hospital	varchar	225		
病案号	Record Number	varchar	20		
个人照片	Picture	varchar	225		
姓名	Name	varchar	25		
性别	Gender	enum			
年龄	Age	int			
出生日期	Birthdate	Date			
民族	Nation	varchar	25		
家庭住址	Address	varchar	255		
联系方式 1	Contact 1	varchar	25		
联系方式 2	Contact 2	varchar	25		
身高	Height	double			
体重	Weight	double			

表 7-4　Condition 表详细内容

属性说明	属性	类型	长度	主键	外键
ID	ID	unsigned int		√	
患者 ID	Patient ID	unsigned int			√
是否吸烟	Smoke	bit			
每天支数	Smoke Number	int			
吸烟年数	Smoke Year	int			
戒烟月数	Smoke Quit Month	int			

续表

属性说明	属性	类型	长度	主键	外键
是否喝酒	Drink	bit			
每天量数	Drink Number	int			
喝酒年数	Drink Year	int			
戒酒月数	Drink Quit Month	int			
发病后体重是否下降	Is Weight Loss	bit			
半年内体重下降量	Weight Loss Number	int			
随访电话	Contact	varchar	25		

表 7-5　Part 表详细内容

属性说明	属性	类型	长度	主键	外键
ID	ID	unsigned int		✓	
部位名称	Name	varchar	25		
部位描述	Description	varchar	255		

表 7-6　Diagnosis Record 表详细内容

属性说明	属性	类型	长度	主键	外键
ID	ID	unsigned int		✓	
分中心负责人	Sub center Principal	unsigned int			✓
主中心负责人	Principal User	unsigned int			✓
疗程 ID	Treatment ID	unsigned int			✓
部位 ID	Part ID	unsigned int			✓
诊断结果 ID	Diagnosis Result ID	unsigned int			✓
诊断医生 ID	Diagnosis User ID	unsigned int			✓
诊断时间	Time	datetime			
补充备注	Remarks	varchar	255		

表 7-7　Diagnosis Result 表详细内容

属性说明	属性	类型	长度	主键	外键
ID	ID	unsigned int		✓	
肿瘤名称	Tumor Name	varchar	25		
病情描述	Description	varchar	255		

表 7-8　Treatment 表详细内容

属性说明	属性	类型	长度	主键	外键
ID	ID	unsigned int		√	
患者 ID	Patient ID	unsigned int			√
诊断记录 ID	Diagnosis Record ID	unsigned int			√
体位固定 ID	Fixed ID	unsigned int			√
模拟定位 ID	Location ID	unsigned int			√
计划设计 ID	Design ID	unsigned int			√
复位验证 ID	Replacement ID	unsigned int			√
计划复核 ID	Review ID	unsigned int			√
计划 QA ID	QA ID	unsigned int			√
IGRT ID	IGRT ID	unsigned int			√

2. 病患治疗流程(表 7-9～表 7-22)

表 7-9　病患治疗流程表清单

序号	表名	描述	序号	表名	描述
1	Treatment	疗程	8	QA	计划 QA
2	Fixed	体位固定	9	IGRT	IGRT
3	Location	模拟定位	10	Locate Standard	摆位误差标准
4	CT	CT 影像	11	Locate Record	摆位记录
5	Design	计划设计	12	Treatment Record	放射治疗记录
6	Replacement	复位验证	13	Appointment	设备预约状态表
7	Review	计划复核			

表 7-10　Treatment 表详细内容

属性说明	属性	类型	长度	主键	外键
ID	ID	unsigned int		√	
患者 ID	Patient ID	unsigned int			√
诊断记录 ID	Diagnosis Record ID	unsigned int			√
体位固定 ID	Fixed ID	unsigned int			√
模拟定位 ID	Location ID	unsigned int			√
计划设计 ID	Design ID	unsigned int			√
复位验证 ID	Replacement ID	unsigned int			√
计划复核 ID	Review ID	unsigned int			√
计划 QAID	QA ID	unsigned int			√
IGRT ID	IGRT ID	unsigned int			√

表 7-11 Fixed 表详细内容

属性说明	属性	类型	长度	主键	外键
ID	ID	unsigned int		√	
预约 ID	Appointment_ID	unsigned int			√
固定模具	Fixed Model	unsigned int			√
特殊要求	Requirements	unsigned int			√
申请者 ID	Application User ID	unsigned int			√
申请时间	ApplicationTime	datetime			
体位	Body Position	enum			
体位描述	Body Position Detail	varchar			
固定装置	Fixed Equipment	unsigned int			√
附件	Annex	unsigned int			√
附件描述	Annex Detail	varchar	255		
固定摄像图片	Pictures	varchar	255		
备注	Remarks	varchar	255		
操作者 ID	Operate User_ID	unsigned int			√
操作日期时间	OperateTime	datetime			

表 7-12 Location 表详细内容

属性说明	属性	类型	长度	主键	外键
ID	ID	unsigned int		√	
CT 影像 ID	CT ID	unsigned int			√
预约 ID	Appointment ID	unsigned int			√
扫描部位	Scan Part ID	unsigned int			√
扫描方式	Scan Method ID	unsigned int			√
上界	Upper Bound	varchar	25		
下界	Lower Bound	varchar	25		
特殊要求	Location Requirements ID	unsigned int			√
备注	Remarks	varchar	255		
申请者	Application User	unsigned int			√
申请时间	Application Time	datetime			
增强	Enhance	bit			

属性说明	属性	类型	长度	主键	外键
增强方式	Enhance Method	unsigned int			√
层厚	Thickness	double			
层数	Number	int			
参考中心层面	Reference Number	int			
体表参考刻度	Reference Scale	double			
CT 影像	CT Picture	varchar	255		
操作者 ID	Operate User ID	unsigned int			√
操作时间	Operate Time	datetime			

表 7-13　CT 表详细内容

属性说明	属性	类型	长度	主键	外键
ID	ID	unsigned int		√	
CT-电子密度转换	Density Conversion	unsigned int			
CT 序列命名	Sequence Naming	varchar	25		
层厚	Thickness	double			
层数	Number	int			
参考中心层面	Reference Scale	double			
多模态图像	Multimodal Image	enum			
操作者	Operate User	unsigned int			√
操作时间	Operate Time	datetime			
备注	Remarks	varchar	255		

表 7-14　Design 表详细内容

属性说明	属性	类型	长度	主键	外键
ID	ID	unsigned int		√	
特殊情况（放射治疗史）	Radiotherapy History	varchar	255		
靶区处方剂量（优先级）	Dosage	unsigned int			√
危及器官限量（优先级）	Limit	double			
加速器	Accelerator	unsigned int			√
治疗技术	Technology	unsigned int			√
计划系统	Plan System	unsigned int			√
放射治疗设备	Equipment	unsigned int			√

续表

属性说明	属性	类型	长度	主键	外键
射野角度	Angle	double			
非共面照射	Coplanar	bit			
机器跳数	Machine Number	int			
控制点数量	Control Point	int			
计算网格	Grid	unsigned int			√
优化算法	Algorithm	unsigned int			√
放射治疗计划可执行度	Feasibility	bit			
申请人 ID	Application User ID	unsigned int			√
申请时间	Application Time	datetime			
提交人 ID	Submit User ID	unsigned int			√
提交时间	Submit Time	datetime			
备注	Remarks	varchar	255		

表 7-15　Replacement 表详细内容

属性说明	属性	类型	长度	主键	外键
ID	ID	unsigned int		√	
复位时间预约	Appointment	unsigned int			√
复位要求	Replacement Requirements	unsigned int			√
申请者 ID	Application User ID	unsigned int			√
申请时间	Application Time	datetime			
原始中心	Origin Center	varchar	50		
计划中心	Plan Center	varchar	50		
移床参数	Movement	varchar	25		
参考 DRR 影像	Reference DRR Picture	varchar	255		
验证影像	Verification Picture	varchar	255		
复位结果	Result	varchar	25		
操作者 ID	Operate User ID	unsigned int			√
操作时间	Operate Time	datetime			
备注	Remarks	varchar	255		

表 7-16 Review 表详细内容

属性说明	属性	类型	长度	主键	外键
ID	ID	unsigned int		√	
治疗技术确认	Technology Confirm	bit			
计划系统确认	Plan System Confirm	bit			
放疗设备确认	Equipment Confirm	bit			
射野角度确认	Angle Confirm	bit			
非共面照射确认	Coplanar Confirm	bit			
机器跳数确认	Machine Numbe Confirm	bit			
控制点数量确认	Control Point Confirm	bit			
计算网格确认	Grid Confirm	bit			
优化算法确认	Algorithm Confirm	bit			
放射治疗计划可执行度确认	Feasibility Confirm	bit			
放射治疗计划再优化程度	Reoptimization	bit			
参考等中心	Reference Center	varchar	25		
治疗等中心	Treatment Center	varchar	25		
移床参数	Movement	varchar	25		
摆位野信息	Place Information	bit			
DRR	DRR	bit			
计划和图像导出到放疗网络	Export	bit			
复核人 ID	Review User ID	unsigned int			√
复核时间	Review Time	datetime			
备注	Remarks	varchar	255		

表 7-17 QA 表详细内容

属性说明	属性	类型	长度	主键	外键
ID	ID	unsigned int		√	
计划参考剂量分布	Plan Distribution	varchar	255		
实际测量剂量分布	Real Distribution	varchar	255		
比较分析（γ图）	Analysis	varchar	255		
通过率	Passing Rate	double			
操作者 ID	Operate User ID	unsigned int			√
操作时间	Operate Time	datetime			
备注	Remarks	varchar	255		

表 7-18　IGRT 表详细内容

属性说明	属性	类型	长度	主键	外键
ID	ID	unsigned int		√	
摆位误差标准	Locate Standard	unsigned int			√
工具	Tool	enum			
配准算法	Algorithm	enum			
配准范围	Range	enum			
操作者	Operate User ID	unsigned int			√
操作时间	Operate Time	datetime			

表 7-19　Locate Standard 表详细内容

属性说明	属性	类型	长度	主键	外键
ID	ID	unsigned int			
疗程 ID	Treatment ID	unsigned int			√
x 要求	x Required	double			
y 要求	y Required	double			
z 要求	z Required	double			
x 系统	x System	double			
y 系统	y System	double			
z 系统	z System	double			
x 移床	x Movement	double			
y 移床	y Movement	double			
z 移床	z Movement	double			

表 7-20　Locate Record 表详细内容

属性说明	属性	类型	长度	主键	外键
ID	ID	unsigned int		√	
次数	Times	int			
标准 ID	Locate Standard ID	unsigned int			√
x	x	double			
y	y	double			
z	z	double			
x 移床	x Movement	double			
y 移床	y Movement	double			
z 移床	z Movement	double			

表 7-21 **Treatment Record 表详细内容**

属性说明	属性	类型	长度	主键	外键
ID	ID	unsigned int		√	
疗程	Treatment	unsigned int			√
照射野名称	Illuminated Name	unsigned int			√
治疗机器	Equipment	unsigned int			√
治疗时间	Treat Time	datetime			
治疗计划射野汇总截图	Treat Picture	varchar	255		
已经治疗天数	Treated Days	int			
已经治疗次数	Treated Times	int			
剩余次数	Rest Times	int			
治疗医生 ID	Treat User ID	unsigned int			√
周计量核对医生 ID	Check User ID	unsigned int			√

表 7-22 **Appointment 表详细内容**

属性说明	属性	类型	长度	主键	外键
ID	ID	unsigned int		√	
预约时间段号	Order	unsigned int	3		
预约类型	Type	varchar	25		
患者姓名	Patient Name	varchar	25		
预约时间	Date	varchar	10		
设备编号	Equipment Number	unsigned int	5		√
时间段起始时间	Begin	int			
时间段结束时间	End	int			
时间段内设备状态	State	bit			
是否完成	Completed	bit			

3. 模具及耗材(表 7-23～表 7-28)

表 7-23 **模具及耗材表清单**

序号	表名	描述	序号	表名	描述
1	Material	耗材	4	Model	模具
2	Model Place	模具摆放地点	5	Purchase	耗材购买记录
3	Model Position	模具摆放位置			

表 7-24　Material 表详细内容

属性说明	属性	类型	长度	主键	外键
ID	ID	unsigned int		✓	
耗材名称	Name	varchar	100		
库存数量	Amount	double			
计量单位	Unit	varchar	25		
备注	Remarks	varchar	255		

表 7-25　Model Place 表详细内容

属性说明	属性	类型	长度	主键	外键
ID	ID	unsigned int		✓	
具体地点	Place	varchar	100		
备注	Remarks	varchar	255		

表 7-26　Model Position 表详细内容

属性说明	属性	类型	长度	主键	外键
ID	ID	unsigned int		✓	
地点	Model Place	unsigned int			✓
备注	Remarks	varchar	255		

表 7-27　Model 表详细内容

属性说明	属性	类型	长度	主键	外键
ID	ID			✓	
模具摆放位置	Model Position	unsigned int			✓
是否治疗完毕	Is Completed	bit			
备注	Remarks	varchar	255		

表 7-28　Purchase 表详细内容

属性说明	属性	类型	长度	主键	外键
ID	ID	unsigned int		✓	
耗材	Material	unsigned int			✓
购买者 ID	Purchase User ID	unsigned int			✓
购入数量	Amount	double			
厂家	Factory	varchar	100		
日期	Date	datetime			
备注	Remarks	varchar	255		

4. 医疗人员及权限(表7-29～表7-36)

表7-29　医疗人员及权限表清单

序号	表名	描述	序号	表名	描述
1	Information	消息发布表	5	User	用户表
2	Role	角色表	6	User 2 Role	用户角色绑定表
3	Function	功能表	7	Navigation	功能导航目录表
4	Function 2 Role	功能角色绑定表			

表7-30　Information 表详细内容

属性说明	属性	类型	长度	主键	外键
ID	ID	unsigned int		✓	
发布者 ID	User ID	varchar	10		✓
消息标题	Title	varchar	100		
消息内容	Content	text			
重要等级	Important	bit	1		
可见权限	Permission	enum			
发布时间	Releasetime	varchar	12		

表7-31　Role 表详细内容

属性说明	属性	类型	长度	主键	外键
角色编号	Role Number	unsigned int	3	✓	
角色名	Role Name	varchar	10		
角色描述	Role Description	varchar	255		

表7-32　Function 表详细内容

属性说明	属性	类型	长度	主键	外键
功能编号	Function Namber	unsigned int	3	✓	
功能名	Function Name	varchar	10		
导航	Navigation	unsigned int			✓

表7-33　Function 2 Role 表详细内容

属性说明	属性	类型	长度	主键	外键
ID	ID	unsigned int	5	✓	
功能编号	Function Number	unsigned int	3		✓
角色编号	Role Number	unsigned int	3		✓

表 7-34　User 表详细内容

属性说明	属性	类型	长度	主键	外键
ID	ID	unsigned int		√	
工号	Number	varchar	20		
姓名	Name	varchar	6		
性别	Gender	enum			
出生日期	Birthdate	datetime			
联系方式	Contact	varchar	25		
办公室地点	Office	varchar	255		
登录密码	Password	varchar	15		

表 7-35　User 2 Role 表详细内容

属性说明	属性	类型	长度	主键	外键
ID	ID	unsigned int		√	
用户 ID	User ID	varchar	10		√
角色编号	Role	unsigned int	3		√

表 7-36　Navigation 表详细内容

属性说明	属性	类型	长度	主键	外键
导航 ID	ID	unsigned int		√	
导航名	Name	varchar	10		
导航状态	State	enum			
导航图标	Icon	varchar	20		
导航链接	Url	varchar	2048		
节点	Node	unsigned int			

5. 设备信息(表 7-37～表 7-40)

表 7-37　设备信息表清单

序号	表名	描述
1	Equipment	设备表
2	Inspection	设备检查表
3	Check Result	检查结果表

表 7-38　Equipment 表详细内容

属性说明	属性	类型	长度	主键	外键
设备编号	ID	unsigned int	4	√	
设备名	Name	varchar	10		
设备状态	State	enum			
一次治疗时间长度	Timelength	unsigned int			
上午起始治疗时间	BeginTimeAM	int			
上午结束治疗时间	EndTimeAM	int			
下午起始时间	BegTimePM	int			
下午结束时间	EndTimeTPM	int			
隶属治疗项目	TreatmentItem	varchar	20		

表 7-39　Inspection 表详细内容

属性说明	属性	类型	长度	主键	外键
ID	ID	unsigned int		√	
检查项目	Main Item	varchar	10		
检查子项	Child Item	varchar	10		
无调强参考值	UIMRT Reference	double			
无调强测量单位	UIMRT Unit	varchar	20		
无调强允许误差	UIMRT Error	double			
调强参考值	IMRT Reference	double			
调强单位	IMRT Unit	varchar	20		
调强允许误差	IMRT Error	double			
SRS/SBRT 参考值	SRS Reference	double			
SRS/SBRT 单位	SRS Unit	varchar	20		
SRS/SBRT 允许误差	SRS Error	double			
检查周期	Cycle	enum			

表 7-40　Check Result 表详细内容

属性说明	属性	类型	长度	主键	外键
ID	ID	unsigned int		√	
设备编号	Equipment Number	unsigned int	5		√
检查项目	Inspection	varchar	10		√
无调强实际值	UIMRT Real Value	double			
无调强状态值	UIMRT State	enum			
调强实际值	IMRT Real Value	double			
调强状态值	IMRT State	enum			
SRS/SBRT 实际值	SRS Real Value	double			
SRS/SBRT 状态值	SRS State	enum			
功能状态	Functional Status	bit			
本次检查时间	Check Date	datetime			

四、操作说明

平台的操作先从管理员处介绍配置设备与计划流转过程中的详细参数，并绑定人员与角色权限。

（一）管理员配置阶段

首先，管理员输入网址，进入登录界面（图 7-24），输入管理员账号与密码，选择管理员身份进入管理员界面（图 7-25）。

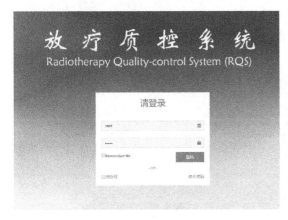

图 7-24 登录界面

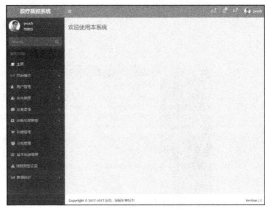

图 7-25 管理员主界面

管理员可以点击用户管理进行用户的详细信息配置（图 7-26），同时点击角色管理可以给角色绑定相应的身份权限（图 7-27）。

管理员点击设备管理可以设置体位固定等设备的预约时段与时间划片（图7-28），点击基本信息管理可以配置计划流转过程中所需的详细信息参数（图 7-29）。

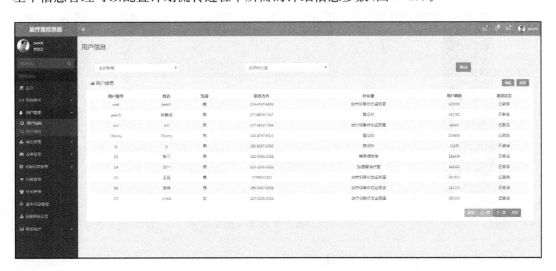

图 7-26 用户信息管理主界面

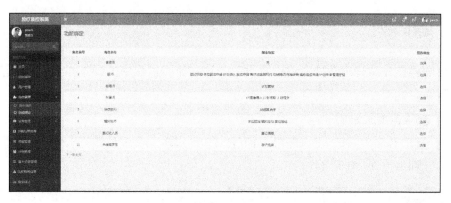

图 7-27　角色管理主界面

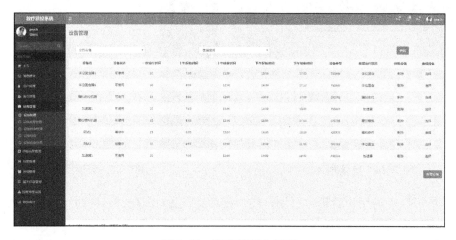

图 7-28　设备管理主界面

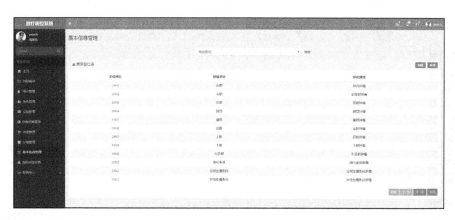

图 7-29　基本参数管理主界面

（二）肿瘤放射治疗计划流转阶段

管理员配置好用户角色和基本参数后，普通用户就可以开始着手肿瘤患者的放射治疗计划，选择相应身份可以进入符合权限的界面。图 7-30 是患者放射治疗计划的起始总界面，右边空白处即为计划每一步的详细内容。

图 7-31 是医师病情诊断界面。

放疗质控系统
患者汇总
患者信息
病情诊断
体位固定申请
模拟定位申请
体位固定
模拟定位
CT图像导入
计划申请
计划勾画
计划提交
计划确认
计划整核
复位申请
复位验证
加速器治疗管理
加速器治疗
总结统计

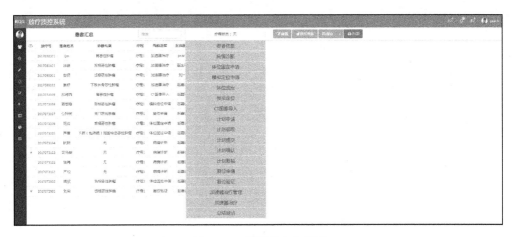

图 7-30　普通用户主界面

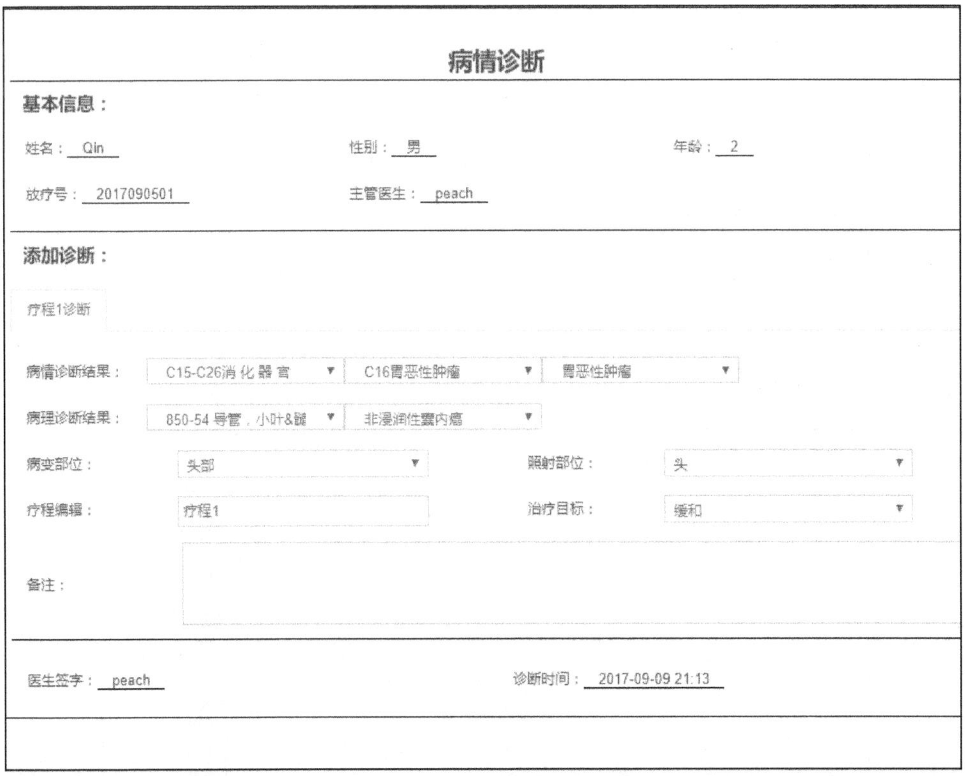

病情诊断
基本信息：
姓名： Qin
性别： 男
年龄： 2
放疗号： 2017090501
主管医生： peach
添加诊断：
疗程1诊断
病情诊断结果：
C15-C26消化器官
C16胃恶性肿瘤
胃恶性肿瘤
病理诊断结果：
850-54 导管，小叶&髓
非浸润性囊内癌
病变部位：
头部
照射部位：
头
疗程编辑：
疗程1
治疗目标：
缓和
备注：
医生签字： peach
诊断时间： 2017-09-09 21:13

图 7-31　病情诊断界面

真正的肿瘤放射治疗计划从医师计划申请开始，点击申请计划按钮，可以看到申请计划界面(图 7-32)。

当患者的肿瘤放射治疗计划申请后需要剂量师进行完善,制订详细的治疗计划,然后需要物理师去审核即(图 7-33)。

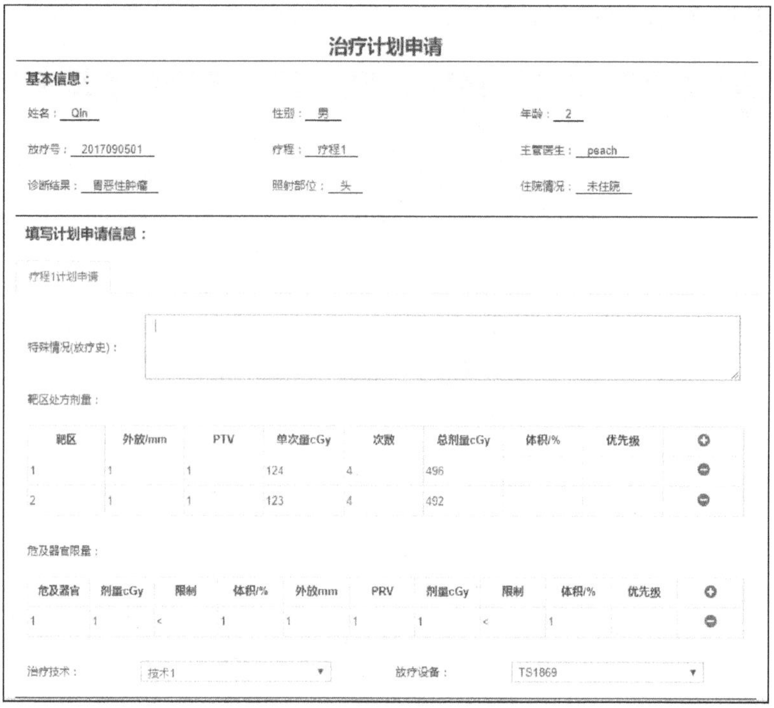

图 7-32　治疗计划申请界面

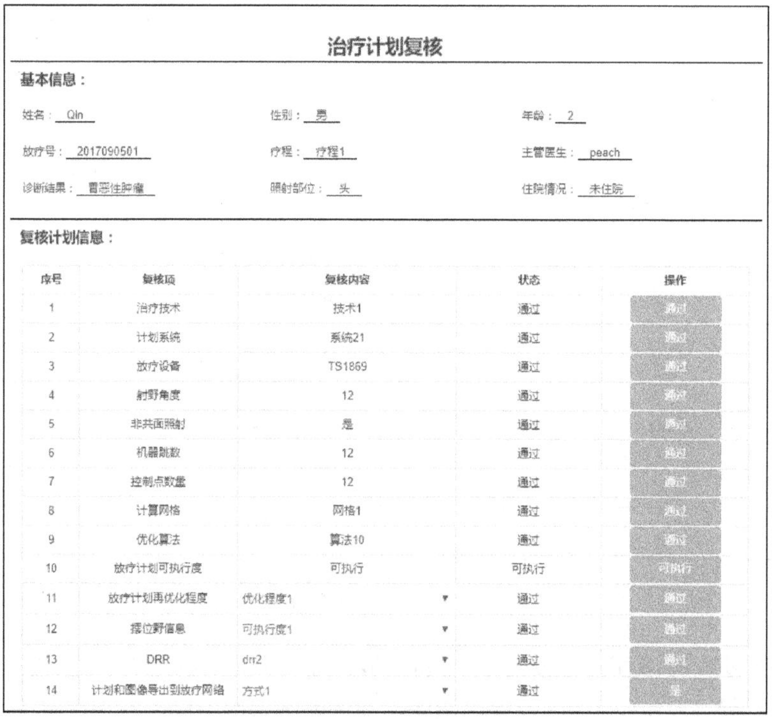

图 7-33　治疗计划复核界面

最后需要治疗技师根据计划的疗程配置对患者进行治疗(图 7-34)。

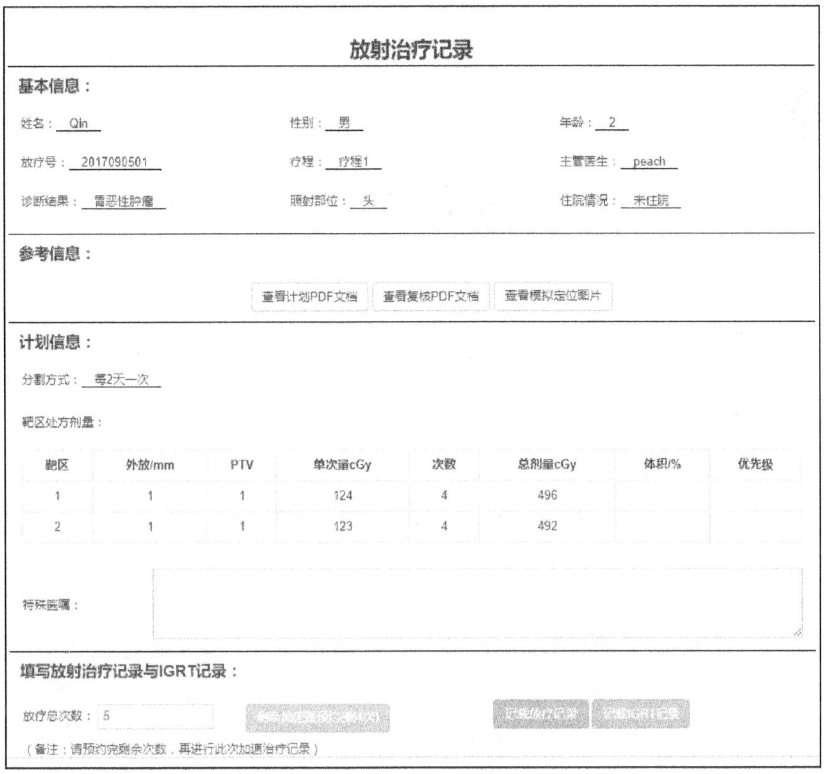

放射治疗记录

基本信息：

姓名：Qin	性别：男	年龄：2
放疗号：2017090501	疗程：疗程1	主管医生：peach
诊断结果：骨恶性肿瘤	照射部位：头	住院情况：未住院

参考信息：

查看计划PDF文档　查看复核PDF文档　查看模拟定位图片

计划信息：

分割方式：每2天一次

靶区处方剂量：

靶区	外放/mm	PTV	单次量cGy	次数	总剂量cGy	体积/%	优先级
1	1	1	124	4	496		
2	1	1	123	4	492		

特殊医嘱：

填写放射治疗记录与IGRT记录：

放疗总次数：5 　　　删除此次预约(余次数)　　　记录放疗记录　记录IGRT记录

（备注：请预约完剩余次数，再进行此次加速治疗记录）

图 7-34 放射治疗记录界面

第八章

大数据技术与应用

第一节 大数据概述

最早提出"大数据"时代到来的是全球知名咨询公司麦肯锡,麦肯锡称,数据已经渗透到当今每一个行业和业务职能领域,成为重要的生产因素。人们对于海量数据的挖掘和运用,预示着新一波生产率的增长和消费者盈余浪潮的到来。阿里巴巴创办人马云也曾提到,未来的时代将不是 IT 时代,而是 DT(data technology,数据科技)的时代。

有人把数据比喻为蕴藏能量的煤矿。煤炭按照性质有焦煤、无烟煤、肥煤、贫煤等分类,而露天煤矿、深山煤矿的挖掘成本又不一样。与此类似,大数据并不在"大",而在于"有用"。价值含量、挖掘成本比数量更为重要。对于很多行业而言,如何利用这些大规模数据是赢得竞争的关键。

大数据是继云计算、物联网、移动互联网之后信息技术融合应用的新焦点,是信息产业持续高速增长的新引擎,将引发各领域、各行业生产模式、商业模式、管理模式的变革和创新,对经济社会发展及人们生活方式产生深刻影响。

一、大数据基本概念

大数据的定义很多,目前有 3 种类型的大数据定义在大数据发展中起着重要的作用。

属性定义:国际数据公司(International Data Corporation,IDC)是研究大数据及其影响的先驱,它在 2011 年的报告中对大数据进行了定义:"大数据技术运用了新一代的技术和架构,通过数据的高速捕获、发现和分析,从而经济有效地从各种海量数据中提取有价值的数据。"这个定义描绘了大数据的 4 个显著特征,即数量(volume)、多样性(variety)、速度(velocity)和价值(value)。因此,"4V"的定义被广泛地用于表示大数据的特征。

比较性定义:2011 年,麦肯锡的报告对大数据进行了如下定义:"大数据是由巨型数据集组成的,这些数据集大小超出人类在可接受时间下的常规数据处理工具的收集、调用、管理和处理能力。"这个定义是主观的,并不是根据任何特定指标的数据。然而,它指出了大数据的数据集随时间的动态特征,因此被视为大数据定义的进化。

框架性定义:国家标准与技术研究所(The National Institute of Standards and Technology,NIST)提出:"大数据的数据量、采集速度和数据表示超越了传统数据处理方法的能力,因此可能需要对数据进行有效的压缩处理。大数据可以进一步分类为大数据科学和大数据框架。大数据科学涵盖大数据采集、训练和评估技术的研究,而大型数据框架是软件库及其相关算法,它可以跨计算机集群进行分布式处理和大数据分析。一个或多个大数据框架的实例被称为大数据基础设施。"

总而言之,大数据是指数据规模巨大,数据形式多样,非结构性特征明显,导致数据存储、处理和挖掘异常困难的数据集。各行业和学术界对大数据的定义已有相当多的讨论,除了制定适当的定义外,大数据研究还应着重于如何提取其价值、如何使用数据以及如何将"一堆数据"转化为"大数据"。

二、大数据主要特点

1. 大数据的基本特征

大数据不仅仅只以庞大的数据量为特点,在大数据早期研究中主要以 3V(volume, variety, velocity)作为主要特征,后来进一步细化至 5V(volume, variety, velocity, value, veracity)。

(1) volume(数量)

从处理大量数据中获得有效信息是大数据分析的主要吸引力。许多公司存储大量的各种数据,如社交网络数据、保健数据、财务数据、生物化学和遗传数据、天文数据等。一般来说超大规模数据是指 GB(即 10^9)级的数据,海量数据是指 TB(即 10^{12})级的数据,而大数据则是指 PB(即 10^{15})级及其以上的数据。

(2) variety(多样性)

大数据的多样性是指数据形式。实际上,数据可以是高度结构化的(来自关系数据库的数据)、半结构化的(来自网络日志、社交媒体、传感器源、电子邮件等的数据)或非结构化的(视频、静止图像、音频、点击数据)。另一种理解可变性强调语义或语言和通信协议中意义的变异性。

(3) velocity(速度)

大数据中,快速移动的数据流入大容量存储设备以供稍后的批处理。但是各数据源的数据流动速度不同,因此需要对各数据源数据进行适当的处理,其中包括数据的生成速率、存储速率、处理速率以及检索速率等。

(4) value(价值)

大数据的价值是大数据技术的目的。用户针对存储的数据运行查询,并从筛选的数据中收集重要的结果。IDC 认为大数据技术旨在通过高速捕获、发现或分析,在大量数据中提取有价值的信息。这个价值分为两类:用于分析(替代或支持人类决策,发现需求,制订方案);实现新的商业模式、产品和服务。

(5) veracity(真实性)

真实性是指数据的准确性、确定性、精确性。数据的真实性可能由数据的不一致性、近似模型、歧义性、欺骗性、重复性、不完整性和延迟等原因而造成破坏。识别和验证可以在一定程度上保障数据的真实性。

在某些文献中还增加了 variability(变异性)和 visualization(可视化)。变异性:显示特定品种数据的变化,它也考虑了数据流的不一致。可视化:找到一种表示信息的方法使分析结果清楚明了。这也是大数据的挑战之一。

2. 大数据处理类型

大数据分析是使用分析算法来发现大数据隐藏的潜在价值,如隐藏模式或未知的相关性。根据处理时间要求,大数据分析可以分为两种类型。

流处理:流处理取决于数据新鲜度。因此,流处理需要尽快分析数据以得出其结果。在这个过程中,流速度快,携带巨大的数据量,但只有一小部分数据流存储在有限的内存中,因而,流处理技术用于在线应用,处理速度通常在秒或甚至毫秒级别。

批处理:在批处理范例中,首先存储数据,然后进行分析。MapReduce 已成为主要的批处理模式。MapReduce 的核心思想是将数据分成小块,这些块被并行和分布式地处理以产生中间结果,通过聚合所有中间结果导出最终结果。该模型调度靠近数据位置的计算资源,避免数据传输的通信开销。MapReduce 模型简单,广泛应用于生物信息学、网络挖掘和机器学习。

两种处理模式之间存在许多差异。一般来说,流处理适用于以流形式生成数据的应用程序,需要快速处理才能获得近似结果。因此,流处理的应用领域相对较窄。此外,已经有一些研究工作来整合这两种大数据处理类型的优点。

三、大数据技术

1. 大数据处理系统

大数据处理系统的网络结构图如图 8-1 所示,在传感网络中主要部署智能网关和传感节点。传感节点将感知信息传输至智能网关,智能网关通过承载网络与大数据的应用平台进行信息交互。

大数据的应用平台由多个服务器组成,其中主要包括代理服务器、文件服务器、数据库服务器、管理服务器、Web 服务器、运营服务器等,程序开发人员在大数据处理平台上开发相关应用程序来收集和处理感知信息,从而向用户终端提供相关的信息服务。用户终端通过互联网与部署在大数据处理平台的服务器通信来获取相关服务。

大数据处理系统的网络架构主要分为传感网层、承载网络层、大数据计算平台层。

(1)传感网层

在传感网层主要研究智能信息采集技术、传感节点组网技术和信息处理技术。感知终端包括摄像头、传感器、二维码扫描仪等设备,因此可以采集多种感知信息。智能传感终端与不同智能网关在局部区域内实现自组网、路由、网络拓扑管理、数据传输控制、流控制。其中节点中间件技术主要完成设备管理、服务管理、设备与服务的状态管理、系统时间的同步、设备信息定位等。

传感网层信息处理技术研究主要包括局部区域内由多个终端完成信息采集后所采用的模式识别、数据融合、数据压缩等技术,以提高信息的精度,降低信息冗余度,实现原始

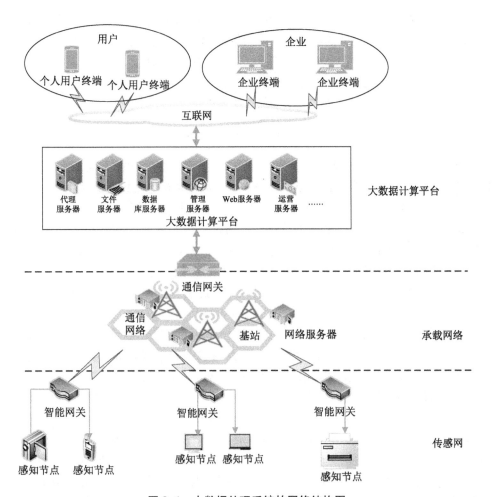

图 8-1　大数据处理系统的网络结构图

级、特征级、决策级等信息的网络化处理。

（2）承载网络层

承载网络层主要用于实现类终端设备的数据信息进行互联网传输的应用和提供服务所需的基础承载网络，主要包括移动通信网和互联网。根据应用需求，承载网络层需要实现 IPv6 地址到 IPv4 地址的转换、QoS 管理和网络的远程控制等，以满足不同内容传输的要求。

（3）大数据计算平台层

大数据计算平台作为后台服务器，与感知器软件应用、移动终端软件应用进行交互，提供信息存储、处理及其相关应用管理。大数据平台技术研究包括资源管理技术研究、平台管理技术研究和应用管理技术研究。在资源管理研究中需要实现：基于云计算的信息高效存储；针对不同的任务实现计算资源和网络资源有效调度；在存储和任务调度过程中实现云计算资源的负载均衡。在平台管理研究中需要建立各类数据库平台，部署开发和测试平台，同时为各类应用提供相应的接口。

大数据系统较为复杂，提供了数字数据生命周期中不同阶段的功能，从诞生到销毁。

典型的大数据系统通常分解为 4 个连续的阶段,包括数据生成、数据采集、数据存储和数据分析,如图 8-2 所示。请注意,数据可视化是数据分析的辅助方法。一般来说,可以先将数据可视化,找出一些粗略的模式,然后采用特定的数据挖掘方法。

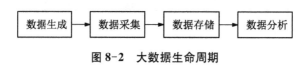

图 8-2　大数据生命周期

① 数据生成。大数据是从各种纵向或分布式数据源(包括传感器、视频、点击流和其他可用数字源)生成的大型、多样化和复杂的数据集,数据生成是大数据的第一步。以互联网数据为例,生成了搜索条目、聊天记录和微博消息方面的大量数据。这些数据与人们的日常生活密切相关,具有高价值、低密度等特点。通过利用大数据,可以识别用户的习惯和兴趣等有用信息,甚至可以预测用户的行为和情绪。目前,大数据的主要来源是企业的运营和交易信息、物联网的物流和传感信息、互联网世界的人际交往信息和位置信息以及科学研究中产生的数据等。大数据的数据信息量远远超过现有企业的 IT 架构和基础架构的能力,其实时性也对现有的计算能力提出更高的要求。

② 数据采集。数据采集是指获取信息的过程,即从特定数据生产环境中获取原始数据的专用数据收集技术,并被细分为数据收集、数据传输和数据预处理。首先,由于数据可能来自不同的数据源、格式化文本、图像或视频的网站。其次,收集原始数据后,需要高速传输机制将数据传输到各种分析应用的存储系统中。最后,收集的数据集可能包含许多无意义的数据,这增加了存储空间的数量并影响后续的数据分析,可以使用数据压缩技术来解决这个问题。因此,数据预处理操作对于确保有效的数据存储和开发是必不可少的。

③ 数据存储。数据存储系统可以分为硬件基础设施和数据管理软件两部分。硬件基础设施包括一组共享的信息通信资源和云计算资源,以弹性方式组织响应大数据存储的即时需求。硬件基础架构具有可扩展性,并且能够动态调整以满足不同类型的应用环境。数据管理软件部署在硬件基础设施之上,管理大规模数据集。此外,为了分析数据或与存储的数据进行交互,存储系统必须提供多种接口功能,以实现数据访问的可靠性和可用性。

④ 数据分析。数据分析是指利用分析方法或工具来检查、转换和建模数据以提取价值。大数据分析类型可以分为 6 类:结构化数据分析、文本分析、多媒体分析、网页分析、网络分析和移动分析。大数据分析技术主要涉及传统数据分析技术、大数据分析架构、大数据挖掘分析软件。数据分析是大数据价值链中的最终和最重要的阶段,目的是提取有用的价值,提供建议或决策。通过分析不同领域的数据集可以产生不同程度的潜在价值。

2. 知识发现技术

大数据包括大规模结构化和非结构化数据。结构化数据是指存储在数据库中的数据,非结构化数据是指不在传统行列数据库中的数据。使用传统的处理技术,难以处理来自不同来源的大型复杂数据(如社交媒体、手机、视频、社区、在线交易等),这些数据在许多领域不断变化。大数据的研究有助于了解数据的基本元素和特征,识别复杂模式,找到有用信息,然后进行知识指导,并设计大数据的计算方法。大数据的原始数据在进行分析或任何决策过程中实际上不是直接可用的,因此,最大的挑战是从大量数据中提取有用的数据,并有效利用它,即大数据分析。为了识别数据模式,并获取知识的有用信息,可以使用知识发现技术。知识发现步骤如下(图 8-3)。

(1) 数据清理:将数据噪音和不一致的数据进行删除处理。

(2) 数据集成:组合来自不同数据源的多个数据。

(3) 数据选择:从数据库中检索与分析相关的数据,即选择必须执行发现的数据库或数据样本的子集。

(4) 数据转换:在此步骤中,通过执行汇总功能,将数据进行转换和挖掘,以便导出适合于要执行的特定任务的数据表示。

(5) 数据挖掘:使用一些智能方法(如汇总、分类、聚类、回归)和适当的算法来提取适当的模式并表示输出结果。

(6) 模式评估:用户对挖掘的数据中识别和提取的知识进行评估。

(7) 知识表达:将获得知识进行合理地表示。

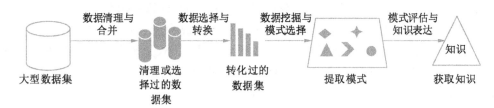

图 8-3　知识发现过程

数据挖掘是知识发现过程中使用的非常强大的大数据分析工具。大数据分析用于分析或处理大数据,以便公开隐藏的模式,做出决定,识别数据之间的关系。通过大数据技术可以改善医疗保健、运输、教育等生活领域,为公民提供更好的服务,减少政府的负担。

四、大数据发展

为了深入了解大数据,下面介绍几种与大数据密切相关的基础技术与设施,包括云计算、物联网、数据中心和大数据网络。

1. 大数据与物联网

在物联网中,大量的网络传感器嵌入现实世界中的各种设备和机器中。传感器可以收集各种数据,如环境数据、地理数据、天文数据和物流数据等。移动设备、交通设施、公共设施和家用电器都可以是物联网的数据采集设备。由于收集的数据类型不同,物联网产生的大数据与一般大数据相比具有不同的特征,其中最经典的特征包括异质性、多样性、非结构化、含有噪声和高冗余度。

目前,物联网的数据处理能力落后于收集数据能力,迫切需要加快大数据技术的研发,促进物联网的发展。物联网的许多运营商都意识到大数据的重要性,因为物联网的成功取决于大数据和云计算的有效整合,物联网的广泛部署也将使许多城市进入大数据时代。众所周知,物联网和大数据这两种技术是互相依存的,须共同开发。一方面,物联网的广泛部署推动数据量和数据类型的增长,从而为大数据的应用和开发提供基础数据;另一方面,将大数据技术应用于物联网促进了物联网的研究发展,并改进了物联网的商业模式。

2. 大数据与数据中心

在大数据中,数据中心不仅是数据集中存储的平台,而且还负责获取数据、管埋数据、组织数据以及利用数据等功能。大数据的出现为数据中心带来了良好的发展机遇和巨大挑战。大数据是一个新兴的技术,将促进数据中心基础设施和相关软件的爆炸性增长。数据中心是支持大数据的核心,也是目前最迫切需要的关键基础设施。

大数据对存储容量、处理能力和网络传输能力有更严格的要求,因此需要数据中心提供强大的平台支持。企业必须考虑数据中心的发展,以有限的成本快速有效地提高大数据处理能力。数据中心应为基础设施提供大量节点,构建高速的内部网络、有效散热系统和有效的数据备份系统等。只有建立高能效、稳定、安全、可扩展和冗余的数据中心,才能确保大数据应用的正常运行。

大数据应用的增长加速了数据中心的革命和创新。许多大数据应用开发了独特的架构,并直接推动了与数据中心相关的存储技术、网络技术和计算技术的发展。另外,随着数据中心规模的日益扩大,如何降低数据中心开发的运营成本也是一个重要的课题。数据中心不仅要关注硬件设施,还要加强软件容量,即大数据采集、处理、组织、分析和应用的能力。数据中心可以帮助业务人员分析现有数据,发现业务运营中的问题,并为大数据开发提供解决方案。

3. 大数据网络

大数据的生命周期包括从发生、收集、聚合、处理到应用发布的多个阶段。在这些阶段中,大数据应用都需要底层网络的支撑,尤其是实时应用。而大数据网络的概念指两个方面:能够支持大数据应用的底层网络技术,其中包括完整的网络架构、网络功能等;通过大数据技术分析网络中的数据(如设备日志、软件日志等),根据分析结果来部署网络的相关功能和应用,实现网络可靠、高效、可扩展地运行。

如图 8-4 所示,大数据网络包括数据接入网络、内容传输网络、数据中心网络和互联主干网络。数据接入网

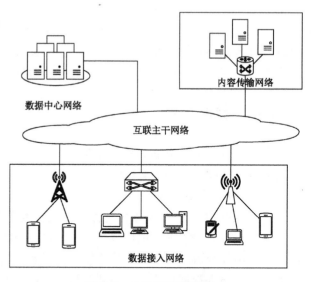

图 8-4 大数据网络架构

络直接与各类终端连接交互。内容传输网络接收来自数据接入网络的初始数据并进行简单处理,再转发至数据中心网络。数据中心网络将数据转发至各类处理服务器中进行分析和挖掘,并通过内容传输网络的代理服务器进行发布。互联主干网络负责子网之间数据的高速传输。

然而由于大数据网络本身的复杂性及其承载的数据数量极其巨大,大数据网络使用传统的网络技术则会面临着诸多挑战。

(1)网络运维成本高

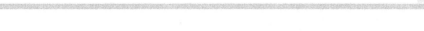

部署于数据中心的应用大多都是在线或者需即时响应的服务,对网络延迟或带宽的分配敏感,而实现细粒度地以应用服务质量的保证是十分复杂的。

（2）可扩展性差

在传统的体系结构中,当负载变得太大时,运营商使用新的拥有更大容量的均衡器代替现有的均衡器,采用专用硬件纵向扩展的策略成本很高。

（3）网络资源利用率低

不同应用对网络资源要求不同,而子网之间的连接和带宽也各不相同,而网络负载均衡器很多只局限于局部网络,容易造成网络的整体资源利用不平衡。

（4）网络配置复杂

随着网络规模的扩大,网络中传输、路由协议繁多,节点之间的互连关系也越来越复杂,致使网络配置难度增加。

五、大数据挑战

大数据分析面临诸多挑战,但目前的研究还处于初级阶段,需要进行大量的研究工作来提高大数据的显示、存储和分析等处理效率。

1. 理论研究

虽然大数据是学术界和行业具有巨大潜力的热门研究领域,但仍有许多重要问题需要解决。

（1）大数据的基本问题

迫切需要对大数据进行严格和全面的定义,包括大数据的结构模型、大数据的正式描述和大数据科学的理论系统。目前,许多大数据的讨论看起来更像商业炒作,而不是科学研究。这是因为大数据没有正式的定义,现有的模型没有得到严格的验证。

（2）大数据的标准化

应制定数据质量评估体系和数据计算效率评估标准（基准）。大数据应用程序的许多解决方案声称可以在各个方面提高数据处理和分析能力,但仍然没有统一的评估标准和基准来衡量大数据的计算效率。性能只能在系统实施和部署时进行评估,在实施大数据之前和之后都不能横向比较各种替代解决方案的优缺点。另外,由于数据质量是数据预处理、简化和筛选的重要依据,对数据质量的有效和严格评估也是一个迫切的问题。

（3）大数据计算模式的演变

包括存储模式、数据流模式等。大数据的出现触发了算法设计的进步,算法设计已经从计算密集型转变为数据密集型方法。传统的数据传输、数据存储算法等一直是大数据计算的主要瓶颈。因此,出现了针对大数据量身定制的许多新型计算模式,更多的这种模型正处于研究之中。

2. 技术发展

大数据技术还处于起步阶段,应充分研究云计算、网格计算、流计算、并行计算、大数据架构、大数据模型、大数据软件系统等诸多关键技术问题。

（1）大数据的格式转换

由于数据源广泛,多样化、异质性是大数据的特征,也是限制数据格式转换效率的关键因素。如果数据格式转换效率可以提高,大数据的应用可能会创造更多的价值。

（2）大数据的传输

大数据传输涉及空间领域的大量数据生成、采集、传输、存储和其他数据转换。大数据传输通常会导致高成本,这是大数据计算的瓶颈。提高大数据传输效率是改进大数据计算的关键因素。

（3）大数据的实时性

大数据的实时性也是许多应用场景中的关键问题。定义数据生命周期的有效范围、计算数据折旧率、构建实时和在线应用的计算模型,将影响大数据分析结果。

（4）大数据的处理

随着大数据研究的进展,大数据处理的新问题源自传统的数据分析,包括：①数据重用,随着数据量的增加,可以从现有数据的再利用中挖掘更多的价值；②数据重组,不同业务的数据集可以重新组织,可以挖掘更多的价值；③数据排放,这意味着在采集期间可能存在错误的数据。在大数据中,不仅应该利用正确的数据,还要利用错误的数据来产生更多的价值。

3. 大数据的应用

虽然已经有很多成功的大数据应用程序,但应该解决许多大数据应用实际问题。

（1）大数据的管理

大数据的出现给传统数据管理带来了新的挑战。目前,针对面向大数据的互联网技术,分布式数据存储模型和数据库的研究工作正在进行,以适用于具有新硬件、异构和多结构数据集、移动和普适计算的数据管理。

（2）大数据的搜索、挖掘和分析

数据处理一直是大数据的研究热点。相关研究热点包括大数据搜索算法、分布式搜索、P2P搜索、大数据可视化分析、实时大数据挖掘、图像挖掘、文本挖掘、语义挖掘、多结构数据挖掘、机器学习等。

（3）大数据的整合与来源

数据整合面临不同的数据模式、大数据量冗余等诸多挑战,因此需要研究如何整合不同标准和不同数据来源的数据集信息。

（4）大数据的应用

目前,大数据的应用刚刚开始,应更有效地探索充分利用大数据的方法,科学、医疗、金融、商业、政务、教育、交通、零售和电信行业等的大数据应用都是重要的研究课题。

4. 大数据的安全

在大数据时代,随着数据量的快速增长,安全风险更加严峻,而传统的数据保护方法已被证明不适用于大数据。大数据安全面临以下与安全有关的挑战。

（1）大数据隐私

包括2个方面：①在数据采集期间保护个人隐私,用户的个人兴趣、个人信息等可能通过大数据分析被获取,而用户却可能不知道。②个人隐私数据也可能在存储、传输和使用过程中被泄露。因此,隐私保护将成为一个新的挑战性问题。

（2）数据质量

数据质量影响大数据利用。低质量的数据浪费传输和存储资源,可用性差,而数据的

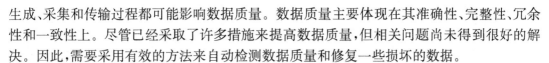

生成、采集和传输过程都可能影响数据质量。数据质量主要体现在其准确性、完整性、冗余性和一致性上。尽管已经采取了许多措施来提高数据质量,但相关问题尚未得到很好的解决。因此,需要采用有效的方法来自动检测数据质量和修复一些损坏的数据。

(3) 大数据的安全机制

由于数据的多样性,大数据的数据加密具有较大的难度。中小规模数据的加密方法不能满足大数据的需求,因此要开发高效的大数据加密方法。在多租户模式下,应在保证效率的前提下,实现租户数据的隔离、保密性、完整性、可用性、可控性和可追溯性。

(4) 大数据应用中的信息安全

大数据不仅带来信息安全的挑战,而且为信息安全机制的发展提供了新的机遇。例如,对入侵检测系统的日志文件进行大数据分析之后,我们可能会发现潜在的安全漏洞。此外,病毒特征、漏洞特征和攻击特征等也可以通过大数据分析来进行识别。

第二节 大数据关键技术

大数据的关键技术包括:大数据采集与预处理技术、大数据存储与管理技术、大数据分析与数据挖掘技术、大数据可视化技术、大数据搜索技术、大数据安全技术。

一、大数据采集与预处理技术

数据采集是大数据中的关键研究课题,而如何减少数据也是一个重要的任务,特别是在处理大数据集时,重点是选择或提取数据中最具信息性的特征或实例。下面对大数据采集技术中所用到的一些协议和软件,以及预处理中几种特征提取和处理的方法进行简要分析、介绍。

1. 大数据采集技术

数据采集就是在数据放入数据仓库或任何其他存储解决方案之前进行收集、过滤和清理的过程。大数据的获取通常由"5V"(volume、variety、velocity、value、veracity)决定,大多数数据采集方案都采用高容量、高速度、高品质但是低价值的数据。因此,采用适合的并且实现高效地采集、过滤和清除算法非常重要,这些算法能够确保只有高价值的数据片段才会通过数据仓库分析处理。大量的数据采集是在消息队列范例(有时也称为流式范例、发布/订阅范例或事件处理范例)内进行的。获取大数据的两种核心技术为协议和软件工具。

(1) 协议

① 开发高级消息队列协议(advanced message queuing protocol,AMQP)。能够提供具有普遍存在性、安全性、保真性、适用性、互操作性和可管理性等特征的协议,AMQP 依赖于 1 个类型系统和 4 个不同的层:传输层、消息层、事务层和安全层。类型系统基于来自数据库(整数、字符串、符号等)的原始类型、从编程所知的描述类型以及可由协议用户扩展的描述符值。此外,AMQP 允许使用编码来存储符号、值,以及由几种主要类型的组合组成复

合类型的定义。

传输层定义了如何处理 AMQP 消息。AMQP 网络由通过链路连接的节点组成,消息来自发送节点,由中继转发,由接收节点使用。只有当此链接遵守由消息来源定义的条件时,消息才能通过链接传播。传输层支持多种类型的路由交换,包括消息散出和主题交换。消息层描述了有效消息的结构,裸机信息是由发送方提交给 AMQP 网络的消息。事务层遵循事务消息传递方法的架构,其基本思想在于,消息发送者作为控制器,而接收方充当资源,这是因为消息是由控制器指定的。通过这些方式,可以实现分散和可扩展的消息处理。安全层能够定义加密 AMQP 消息内容的方法。实现这一目标的协议应该由 AMQP 外部定义,可用于此目标的协议包括传输层安全性(transport layer security, TLS)、简单认证和安全层(simple authentication and security layer, SASL)。

② Java 消息服务。Java 消息服务(Java message service, JMS)为 Java 程序提供一种常见的方法来创建、发送、接收和阅读企业邮件系统的消息。管理工具允许将目标和连接代理绑定到用 Java 和目录接口(Java and directory interface, JDI)命名的空间中。JMS 客户端可以使用资源注入的方法来访问命名空间中的管理对象,然后通过 JMS 提供程序建立到相同对象的逻辑连接。目前,JMS 提供两种消息传递模式:"点-点"和"发布者-用户",其中,后者是一对多连接。

AMQP 可以与 JMS 兼容,AMQP 是以格式级别(即字节)定义的流字节,JMS 是在 API 级别标准化的,因此不易用其他编程语言实现。此外,JMS 不提供负载均衡/容错、错误/咨询通知、服务管理、安全性、有线协议或消息类型存储库。但是,AMQP 的一个显著优点是编程语言实现的独立性,这避免了供应商锁定和平台兼容性。

(2) 软件工具

① Storm(事件处理器)。Storm 是一种强大的用于数据流的分布式实时计算的开源框架,支持广泛的编程语言和存储设备。Storm 的主要优点是可以在许多数据采集场景中使用,包括流处理和分布式 RPC,用于解决计算密集型功能和连续计算应用。Storm 的逻辑网络由 3 种类型的节点组成:主节点 Nimbus、一组中间Zookeeper节点以及一组 Supervisor 节点。在 Storm 中的计算称为拓扑,一旦部署,拓扑运行无限期。Storm 中有 4 个概念抽象层:①流:无限序列的元组。②管:计算中的流源。③螺栓:处理任意数量的输入流,并产生任意数量的输出流。④拓扑:是 Storm 的顶级抽象,基本上,拓扑是通过边缘连接管和螺栓的网络。

两个管和螺栓都是无状态节点,它们在集群中执行尽可能多的任务。从物理角度来说,工作者是一个 Java 虚拟机(JVM)进程,其中有许多任务运行,而两个管和螺栓则分布在这些任务和工作节点上。Storm 支持多种流分组方法,从随机分组到任务分组,再到字段分组,其中元组按照相同任务的特定字段进行分组。

② Flume。Flume 是能够有效收集和移动大量日志数据的服务,具有简单灵活的基于流数据流的架构,同时具有可靠性机制和许多故障转移 Flume,可以恢复机制的可靠性和容错能力。Flume 允许使用一个简单的可扩展数据模型进行在线分析应用程序。Flume 的目的是提供一个分布式、可靠和可用的系统,用于有效地收集和聚合,并且将大量的具有不同来源的日志数据移动到一个集中式的数据进行存储。Flume NG 的架构基于以下几个概念:①事件:带有可选字符串头的一个字节有效负载,表示 Flume 可以从其起点运送到其最

终目的地的数据单位。Ⅱ流：事件从起点到最终目的地的移动称为一个数据流。Ⅲ客户端：在事件起点处运行的接口实现，并将其交付给 Flume 代理。Ⅳ代理：一个独立的进程，用于管理 Flume 的组件，从而具有接收、存储和转发事件到其下一条目的地的能力。

Flume NG 中的流是从客户端开始的，客户端将事件发送给它的下一跳目的地，而这个目的地就是一个代理。更准确地说，目的地是在代理内部运行的源。收到此事件的源将会传送到一个或多个通道，接收事件的通道将由在同一代理程序中运行的一个或多个汇点排除。如果接收器是常规接收器，则会将事件转发到下一条目的地，这将是另一个代理。如果它是一个终端接收器，它将把事件转发到最终目的地。

③ Kafka。Kafka 是一种分布式发布订阅消息系统，旨在支持具有高吞吐量的持续消息。Kafka 可以通过提供并行加载到 Hadoop 的机制以及在一组机器上分配实时消耗的能力来统一脱机和在线处理。

Kafka 最初是在 LinkedIn 开发的，用于跟踪由网站生成的大数量的活动事件。这些活动对于监控用户参与以及改进其数据驱动产品的相关性至关重要。需要注意的是，单个 Kafka 集群可处理来自不同来源的所有活动数据，这为在线和离线消费者提供了单一的数据管道，该管道可作为活动和异步处理之间的缓冲区。另外，Kafka 也可用于将所有数据复制到不同的数据中心进行脱机消费。而且，Kafka 可以用来提供 Hadoop 进行离线分析，也可以使用跟踪实时提供图表的内部操作指标的方法。在这种情况下，Kafka 及其发布订阅机制的用途是处理相关的流数据，并且从大型网站上的用户操作跟踪到相关性和排名任务。

2. 大数据预处理技术

在过去的几十年中，数据挖掘任务中使用的数据集的维数大大增加。这为该领域的研究人员提出了前所未有的挑战，因为现有的算法在处理这个新的非常高的维度（特征和实例的数量）时，并不总是能够在一定的时间内做出反应。因此，在可容忍的时间内需要特殊的技术、范例和算法来有效地处理这些大量的数据以获得信息。

（1）特征选择

在保持测量和存储要求的同时，从原始的功能集隔离出高价值特征是大数据研究中最重要的任务之一。

最小冗余最大相关性算法的最佳实现（Fast-mRMR），是经典特征选择方法（mRMR）的改进实现。它包括了几个优化，如缓存边缘概率、冗余累积（贪婪方法）和按列的数据访问。

（2）特征加权

特征加权是一种特征重要性排名技术，其中的权重不仅仅是指等级。特征加权不仅可以用于提高分类精度，而且可以丢弃具有低于某一阈值的权重的特征，从而增加分类器的资源效率。

随机过采样和随机森林（ROSEFW-RF）的进化特征加权，实现了基于进化计算的特征选择算法，使用了 MapReduce 范例来从大数据集获得特征的子集。该算法将原始数据集在实例块中分解，以便在映射阶段向它们学习，而在缩减阶段则将获得的部分结果合并成特征权重的最终向量，令其允许使用阈值灵活地应用特征选择过程来确定所选择的特征子集。

229

（3）离散化

离散化是数据挖掘过程中最重要的任务之一，旨在简化和减少大型数据集中的连续值数据。其主要优点在于学习方法的离散化会使得学习速度和准确性显著提高。在特征和实例方面管理大数据时，古典离散化方法的可扩展性不是很好，因此其应用程序可能受到破坏甚至变得不可行。

Spark 分布式最小描述长度分离器，实现了 Fayyad 的离散器，其中所使用的基于最小描述长度原则（MDLP）是从分布式角度分析离散数据集的。

（4）原型生成

原型缩减（prototype reduction，PR）技术，是旨在提高最近邻规则（nearest neighbor，NN）的分类能力的实例简化方法。这些技术可以从原始数据集中选择实例，或者构建新的人造原型，以形成一组可以更好地调整 NN 分类中各类之间的决策边界的原型。处理大规模数据的主要问题如下：①运行时间：PR 模型的复杂度为 $O(nD)^2$ 甚至更高，其中 n 为实例数，D 为特征数。虽然这些技术只会应用一次，但是如果这个过程花费的时间太长，它的应用可能会变得无法在实际中应用。②内存消耗：大多数 PR 方法需要在主内存中存储许多部分计算、中间解决方案或者整个数据集。当数据集过大时，可能会超过可用的 RAM 存储器。

（5）实例选择

实例选择（instance selection，IS）技术是基于原型生成的数据简化方法。IS 方法将从原始训练数据中选择一个示例子集，然后根据方法所遵循的策略，来消除嘈杂、冗余两种示例。在 IS 方法中显示的主要优点是：在不生成新的人工数据的情况下，具有选择相关实例的能力。

用于具有实例选择的高速大数据流的最近邻分类器。Spark-IS-streaming 是一种高效的最近邻解决方案，其中可以使用 Apache Spark 对快速和大量的数据流进行分类。它是由分布式案例库和实例选择方法形成的，能够显著增强其性能和有效性。分布式度量树（基于 M 树）被设计为组织案例库，从而可以加快邻居搜索。该分布式树由顶层树（在主节点中）组成，顶层树通过完全并行的方案来路由搜索在第一级和几个叶节点（在从属节点中），以解决下一级的搜索。

二、大数据存储与管理技术

不断发展和成熟的云计算为大数据的存储和处理提供了技术支持，这使得用户可以实现在不同终端上对数据进行高速有效的操作。然而，数据安全问题也随之而来，其中最常见的有数据窃取、丢失、冗余度太大等。诸如此类的数据安全问题往往会给用户和企业带来巨大的利益损失。

1. 分布式文件系统

随着网络数据量的日益庞大、应用程序的持续多样化、用户需求的不断增加，大数据存储变得越来越重要。传统意义上的文件系统已经不能满足海量数据的存储需求，为满足这些新的需求，分布式文件系统应用得到了广泛的应用与重视。近年来，为了存储和处理海量数据，以 Google 为代表的商业公司均构建了云计算平台，开发了 MapReduce、GFS 和

Big Table 等技术。

（1）GFS

GFS(Google file system)是一个可扩展的分布式文件系统,可用于管理大容量的分布式数据。该系统由大量的廉价硬件组成,一个 GFS 集群由一个 Master 和大量 Chunk Server 构成,并允许被多客户访问。

（2）HDFS

HDFS(Hadoop distributed file system)是一个包含开源代码的分布式文件系统,也是一个能够实现并行处理的 MapReduce 框架,它的创作灵感来自 Google 的 GFS 和 MapReduce 项目。开源 HDFS 的出现减少了云计算的技术难题。一些新兴的国际 IT 公司(如 Facebook 和 Twitter),都致力于利用 HDFS 来构建自己的云计算系统。通过近几年的发展,HDFS 逐渐形成了一个云计算生态系统,主要由 HBase 分布式数据、Hive 分布式数据仓库以及 Zoo Keeper 分布式应用协调服务这三者构成。以上所有的部件都建立在低成本的商业硬件基础之上,凭借着广泛的可拓展性和容错能力,Hadoop 即将成为一种主流的商业云计算技术。

HDFS 架构能够保证具有分布式、数据集中特点的应用程序并行处理。它通过把大的任务分解成小的任务以及将大规模的数据集分解为较小的分区,从而使得每个任务能在不同的分区中并行处理。HDFS 按照块的方式存储文件,并采用复制的方式进行容错。数据分区、处理、布局、复制和数据块的放置等技术战略都能够有效提高 HDFS 的性能。

（3）新型高效分布式文件体系架构

传统的分布式文件系统在客户端和服务器中均不需要通过设置缓存来存放文件数据。这是因为大部分程序要么以流的方式读取一个巨大的文件,要么由于工作集太大根本无法被缓存,服务器会把经常访问的数据缓存在内存中。当传统的分布式存储系统面临大规模的数据访问时,磁盘 I/O 往往会成为性能瓶颈,从而导致过高的数据量储存在单一主节点的内存中,但是随着文件数量的增长,主节点也将成为整个系统的瓶颈之一。如果中心节点发生故障,那么所有元数据服务都将中断。

针对以上问题,在分析研究 GFS 和 HDFS 的基础上,对现有的分布式文件系统中的不足进行了改进,提出了一种高可用性的分布式文件体系架构。整个系统分成客户端、元数据服务器、数据块服务器、备份节点和缓存这几个模块。作为一个分布式文件系统,该文件系统将所存储的数据分散在不同的节点上,节点间通过网络连接,可以为多个客户端提供服务。

客户端对文件进行读写操作,只需与元数据服务器进行交互以获得文件的元数据信息,然后与数据块服务器进行通信以进行数据读写。元数据服务器用来管理所有文件的元数据(元数据主要包括文件的名字空间信息、访问控制信息、文件和块的映射关系等)。该文献采用分布式元数据服务器的方式,将元数据存放在不同的元数据服务器中,从而解决主节点失效的问题。

为了提高分布式文件系统的性能,在原有的架构基础上,增加了热点文件元数据缓存,减少客户端与元数据服务器之间的通信次数和客户端的缓存,减少客户端与数据节点之间的通信次数以及数据节点的磁盘缓存,减少数据节点磁盘操作的次数,从而提高程序的 I/O 响应速度,提高存储系统的性能。

231

2. 大数据存储技术研究

大数据存储模型是通过数量众多的存储节点构成的超大容量的存储系统,通过大量存储节点的并行工作来获得较高的磁盘访问吞吐率,通过系统缓存减少磁盘访问以提高系统吞吐率,通过多个存储节点容错提高数据可靠性,从而实现理想海量存储系统的大容量、高可靠性和高性能。然而随着海量交易数据、海量交互数据以及海量处理数据的不断产生,它们对大数据的存储和管理提出了许多新的要求。在研究主流的分布式文件系统的基础上,从数据存储的可扩展性和延迟性、数据存储的容错性和海量数据存储的实时性这3个方面对现有的存储技术进行了分析。

(1) 数据存储的可扩展性和延迟性

对于分布式文件系统来说,可扩展性和延迟时间是评判系统性能的两个重要的指标。GFS 和 HDFS 在处理大型文件上取得了很大的成功,但是在处理小型文件的时候,其读写延迟时间较长,这是由于并行的 I/O 接口并不支持小文件的处理。除此之外,主节点很难在云存储系统中进行扩展。因此,一种基于 P2P 的小型文件分布式存储系统,通过引入中心路由节点的概念来提高资源发现的效率,客户端只需要一条消息语句就能够找到数据信息。中心路由节点存储所有节点的状态和路由信息,当数据量较小的时候,客户端可以预取信息,此外,当小文件的数量较多时,客户端可以缓存路由信息。根据局部性原则,通过该方式可以减少读写次数。然而,分布式文件存储系统扩展的一个瓶颈问题就是中心节点的可扩展性。

现有的对分布式文件系统处理海量小文件的过程中遇到的瓶颈问题的改进方式大致可以分为3类:第一类思想是优化 HDFS 的 I/O 接口,改变数据节点的元数据管理方式;第二类是通过建立索引的方式,把小文件合并成大文件;第三类是建立缓存机制,从而减少文件访问次数。

(2) 数据存储的容错性

Hadoop 是一个支持数据并行处理的架构,它能够扩展到超过 1 000 个节点。随着大数据时代的到来,Hadoop 被广泛应用。由于 Hadoop 部署在大量廉价的硬件上,一个或多个节点失效的可能性非常大。因此,在云存储系统中,数据容错问题是一个重要的研究方向。避免数据丢失最常见的方法就是复制,大量的云存储平台通过复制的方式来保证数据的高可靠性,例如,HDFS、GFS 和 Facebook 的 Cassandra。然而,一些学术研究者提出利用基于纠错码的容错机制来减少云存储集中数据存储面临的问题。

目前常用的两种数据容错技术为复制和纠错码。基于纠错码和基于复制的冗余容错效率与节点的可用性密切相关。基于纠错码技术的冗余容错方法为构造高可用性和高容错性的分布式存储系统提供了一种有效的容错机制。基于复制的冗余容错在节点失效时,能有效地进行数据恢复。

(3) 海量数据存储的实时性

实时性是数据存储性能的又一个重要衡量标准。一般而言,系统的吞吐量越大,数据存储的实时性越高。Hadoop 系统中一个最主要的特征就在于它的高吞吐量,非常适合大规模数据的分析和处理,这种设计使得 Hadoop 在处理海量 PB 级别大小的离线数据时有着非常出色的表现。

基于 Hadoop 的分布式文件系统可以很好地完成海量数据存储的要求,但仍缺乏实时文件获取的考虑。在基于 Hadoop 的分布式文件系统中,文件的读取包含了一系列名称节点和数据节点之间的通信,当系统处于超负荷的工作状态时,能大大减少系统的运行效率和性能。因此,在实时的云服务系统中如何提高基于 Hadoop 的分布式文件系统的文件获取能力是一个需要关注的问题。这种对实时性要求较高的云计算环境一般有如下特点:①个性化的服务。云计算的一个主要目标就是为用户提供自适应的虚拟信息服务系统。个性化的服务一般建立在对用户的历史信息进行分析的基础上。②用户的消费数据和集成数据的生成时间较短。尽管用户的个性化模型是通过用户的一般行为内容形成的,但这种数据的生成周期会不断缩短。③数据对实时性要求较高。为了能够符合数据实时化的要求,要求云服务器在几秒甚至更短的时间内能够为一个特定的人调度到足够多的资源。这个总的资源池中需要包含数亿用户的模型数据。④差别化的个人数据管理。Hadoop 作为大数据的平台,在实时性处理上还有待提高,因此未来的研究方向不仅应该停留在如何处理海量数据上,实时数据的访问和处理也是未来研究的一个方向。

三、大数据分析与数据挖掘技术

从大数据环境中提取信息的整个过程可以分为 2 个主要的子流程:数据管理和分析。数据管理包括采集和存储数据,以及准备和检索数据进行分析的流程和支持技术。而分析是指用于从大数据分析和获取信息的技术。因此,大数据分析可视为从大数据“洞察提取”的整个过程中的一个子过程,而数据挖掘则是数据分析的一个部分。

1. 文本分析

文本分析(文本挖掘)是指从文本数据中提取信息的技术。电子邮件、博客、在线论坛、新闻等都是文本数据,文本分析中用到了统计分析、计算语言学和机器学习等知识。企业可以利用文本分析将大量人造生成的文本转换为有意义的摘要,从而支持循证决策。例如,基于金融新闻中提取的信息,文本分析可用于预测股市。

信息提取(information extraction,IE)技术是从非结构化文本中提取结构化数据的。例如,IE 算法可以从医学处方中提取结构化信息(如药物名称、剂量和频率)。IE 中有两个子任务,分别是实体识别(entity recognition,ER)和关系提取(relationship extraction,RE)。ER 在文本中查找名称,并将其分为预定义的类别(如人员、日期、位置和组织),而 RE 则是在文本中找到实体并且提取实体之间的语义关系。

2. 音频分析

音频分析是一种从非结构化音频数据中分析和提取信息的技术。目前,客户呼叫中心和医疗保健是音频分析的主要应用领域。呼叫中心使用音频分析来高效分析数千甚至数百万小时的录音,这些技术有助于改善客户体验、评估代理性能、提高销售周转率、监控与不同策略的合规性、了解客户行为以及识别产品或服务问题等。音频分析系统也可以用于分析实时通话,根据客户过去和现在的互动来制订交叉或者向上销售建议,并向代理商提供实时反馈。

语音分析使用两种常见的技术方法:基于转录的方法(LVCSR)和基于语音的方法。

(1) LVCSR

系统遵循两阶段的过程:索引和搜索。在第一阶段,它们尝试转录音频的语音内容。

这是使用自动语音识别(ASR)算法执行的,ASR算法试图将声音与文字相匹配,这些词会根据预定义的字典进行识别,如果系统找不到字典中的确切单词,则返回最相似的单词。系统输出可搜索的索引文件,其中包含有关语音中单词顺序的信息。在第二阶段,使用标准的基于文本的方法在索引文件中查找搜索项。

(2)基于语音的方法

系统利用声音或音素进行语音分析,音素是以特定语言区分感知上的不同声音单元。基于语音的系统包括2个阶段:语音索引和搜索。第一阶段,系统将输入语音转换为一系列音素,这与将语音转换成单词序列的LVCSR系统相反。第二阶段,系统搜索第一阶段的输出来获得搜索项的语音表示。

3. 视频分析

视频分析,也称为视频内容分析(video content analysis,VCA),包括用各种技术来监控和分析视频,并且从视频流中提取有意义的信息。与其他类型的数据挖掘相比,虽然视频分析还处于起步阶段,但是研究者已经开发了很多技术来处理实时和预录的视频。近年来,视频分析主要应用于自动化安全和监控系统方面。视频分析可以有效地执行监视功能,例如检测限制区域的违规、识别无人看守的物体、检测特定区域的游荡人员、识别可疑活动以及检测摄像机篡改等。一旦检测到威胁,监视系统可以实时通知安全人员,或触发自动动作(例如声音报警、锁门或开灯)。

在系统架构方面,存在2种视频分析方法,即基于服务器和边缘的架构。

(1)基于服务器的架构

在该方法中,每个摄像机捕获的视频通常会被路由回到执行视频分析的集中式专用服务器。由于带宽限制,由源产生的视频通常会通过降低帧速率或图像分辨率来进行压缩,所造成的信息丢失可能会影响分析的准确性。但是,基于服务器的方法提供了规模经济并且便于维护。

(2)基于边缘的架构

在这种方法中,分析应用于系统的"边缘"。也就是说,视频分析是在本地执行的,并且由摄像机拍摄的原始数据执行。视频流的整个内容都可用于分析,因此能够实现更有效的内容分析。与基于服务器的架构相比,基于边缘的架构处理能力比较低,而维护成本更高。

4. 社交媒体分析

社交媒体分析是指从社交媒体渠道分析结构化和非结构化的数据。社交媒体是一个广泛的术语,涵盖各种在线平台,允许用户创建和交换内容。社交媒体可以分为以下几种类型:社交网络、博客、微博、社交新闻、媒体分享、维基、问答网站和评论网站。

用户生成的内容(例如图像和视频)以及网络实体之间的交互是社交媒体中的两种信息来源,因此社交媒体分析可以分为两类。

(1)基于内容的分析

基于内容的分析侧重于用户在社交媒体平台上发布的数据,例如客户反馈、产品评论、图像和视频。社交媒体上的这些内容往往是庞大的、非结构化的、嘈杂的和动态的。

(2)基于结构的分析

也称为社交网络分析,这种类型的分析涉及综合社交网络的结构属性,是从参与实体之间的关系中提取信息的。社交网络的结构通过一组节点和边缘进行建模,它们分别表示参与者和关系,该模型可以可视化为由节点和边缘组成的图形。

5. 预测分析

预测分析包括基于历史和当前数据预测未来结果的各种技术。在实践中,预测分析可以应用于几乎所有学科——根据来自数千个传感器的数据流预测喷气发动机的故障,根据客户购买的物品、购买时间甚至在社交媒体上所说的话预测他们的下一步。其核心在于发现模式并捕获数据中的关系。预测分析技术被细分为两组:其中一组移动平均线,用于发现结果变量中的历史模式,并将其推广到未来;另外一组线性回归,旨在捕获结果变量和解释变量之间的相互依赖关系,并利用它们进行预测。

预测分析技术主要基于统计方法。首先,常规统计方法植根于统计学意义,而统计学意义的概念与大数据并不相关。其次,在计算效率方面,小样本的许多常规方法不能扩展到大数据。最后,大数据具有一些独特的特征:异质性、噪声积累、杂散相关性和附带内生性。

6. 数据挖掘

数据挖掘的挑战主要集中在算法设计上,用以解决大数据量、分布式数据分布以及复杂和动态数据特征引起的困难。数据挖掘包含 3 个阶段:首先,稀疏、异构、不确定、不完整和多源的数据通过数据融合技术进行预处理;其次,复杂动态的数据在预处理后进行挖掘;最后,对本地学习和模型融合获得的整体知识进行测试,同时将相关信息反馈到预处理阶段,然后根据反馈调整模型和参数。在整个过程中,信息共享不仅是每个阶段平稳发展的前提,也是大数据处理的目的。

(1)多信息源的本地学习和模型融合

大数据应用程序具有自主的来源和分散控制,并且存在潜在的传输成本和隐私问题,因此系统禁止将分布式数据源聚合到一个集中式站点来进行数据挖掘。另一方面,尽管我们可以随时在每个分布式站点上进行挖掘,但是不同站点收集数据的角度不同,往往会导致决定或者模式出现偏差。在这种情况下,大数据挖掘系统必须能够实现信息交换和融合机制,以确保所有分布式站点(或信息源)可以协同工作,实现全局优化目标。模型挖掘和相关性这个过程中的关键步骤,可以确保从多个信息源发现以整合信息来满足整体挖掘目标的模型或模式。更具体地说,在数据、模型和知识层面,整体的挖掘具有两步(本地挖掘和全局相关)过程的特征。在数据层面,每个本地站点可以基于本地数据源计算数据统计信息,并交换站点之间的统计信息,实现全局数据分布。在模型或模式层面,每个站点都可以针对本地化数据进行本地挖掘活动,从而发现本地模式。在知识层面,模型相关分析研究了从不同数据源生成的模型之间的相关性,以确定数据源彼此的相关性,以及如何根据自主来源构建的模型形成准确的决策。

(2)稀疏、不确定和不完整数据的挖掘

稀疏就是数据点数量太少,无法得出可靠的结论。这通常是一个复杂的数据维度问题,也就是数据在高维空间(如超过 1 000 个维度)没有显示明显的趋势或分布。对于大多数机器学习和数据挖掘算法,高维备份数据显著降低了从数据得出模型的难度和可靠性。常用的方法是采用尺寸缩减或者特征选择,来降低数据维度。

不确定的数据中,每个数据字段不再是确定性的,而是受到一些随机或者误差分布的影响。这主要与具有不确定数据读取和收集的领域特定应用程序相关联。对于不确定的数据,主要的挑战是每个数据项都以一些样本而不是单个值分布来表示,因此大多数现有的数据挖掘算法都不能直接应用。通常的解决方案是考虑用数据分布来估计模型参数。

不完整的数据是指某些数据字段值丢失的样本。丢失的值可能由不同因素引起,例如传感器节点的故障,或者一些系统策略有意地跳过某些值。虽然大多数数据挖掘算法都具有处理缺失值的内置解决方案,但是数据插补是一个已建立的研究领域,旨在对缺失值进行估算,以产生改进的模型。目前存在许多插补方法,主要方法是根据给定实例的观察值填充最常观察到的值,或者构建学习模型来预测每个数据字段的可能值。

(3)复杂动态数据的挖掘

现有的数据模型包括键值存储、大型表格克隆、文档数据库和图形数据库,它们按照复杂性的升序排列数据模型。传统的数据模型无法在大数据的上下文中处理复杂的数据,目前也没有公认的高效数据模型来处理大数据。因此,从"文本-图像-视频"中进行数据挖掘,从而得出复杂语义的关联,这将有助于提高应用系统的性能,例如搜索引擎或推荐系统。然而在大数据的背景下,这是一个巨大的挑战。大数据的出现也产生了用于实时数据密集型处理的新型计算机架构,例如在高性能集群上运行的开源项目 Apache Hadoop。大数据的大小或复杂性(包括交易和交互数据集),超过了在合理的成本和时间限制内捕获、管理和处理这些数据的常规技术能力。在大数据的背景下,复杂动态数据的实时处理是一项非常具有挑战性的任务。

四、大数据可视化技术

数据存储和数据分析作为数据可视化的数据预处理阶段,具有十分重要的地位。数据可视化对于提高数据探索和知识发现的有效性和效率而言至关重要,已被广泛应用于生物学、医学、犯罪活动分析、商业和教育领域。由于近年来各行各业生成数据量的急剧增加,大数据可视化已经变得比以往任何时候都更加重要。数据可视化的主要困难之一就是性能,而在大数据可视化时更是如此。

数据可视化可用于解释大量数据,并以一种使用户可以快速感知的方式来呈现大数据。本节讨论了数据可视化,并总结了其几点优势,其中包括:①易于理解大数据集;②容易识别特殊的模式和属性;③突出数据中存在的问题;④帮助阅读者从视觉角度上形成假设。

1. 大数据可视化面临的挑战

当遇到较大的数据集并且随着该数据集的不断扩大,传统的可视化工具已经达到极限。虽然传统的可视化技术不断改进,但仍远远落后于大数据的发展。可视化工具为了减少延迟,应提供尽可能低延迟的交互式可视化,可以使用预先计算过的数据、并行化处理数据或使用预测中间件。大数据可视化工具必须能够处理半结构化和非结构化的数据,因为大数据通常具有这两种格式。为了应对来自大数据的挑战,还可以使用大量的并行化算法,将问题分解成独立运行的任务。

大数据可视化的任务就是识别我们感兴趣的模式和相关性。所显示的数据维度需要经过仔细的筛选,如果缩小尺寸导致可视化程度降低,就可能会丢失一些重要的模式;如果使用所有的维度,就可能会导致可视化过于密集,用户无法使用。例如在传统显示器(130

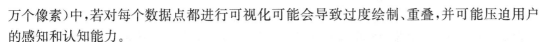

万个像素)中,若对每个数据点都进行可视化可能会导致过度绘制、重叠,并可能压迫用户的感知和认知能力。

由于数据量过于庞大,可视化技术变得越来越困难。目前大多数可视化工具在可扩展性、功能和响应时间上性能较低。可以采用在显现数据的同时对数据进行处理的方法,使用 Hadoop、存储解决方案和 R 语言作为模型中的编译环境。

一些重要的大数据可视化会出现一些问题:①视觉噪声:数据集中,大多数对象相对来说太大,将它们区分开来十分困难;②信息丢失:为了增加响应时间,可以减少数据集的可见性,但同时也会导致信息丢失;③大图像感知:在达到所需机械输出的同时,受到物理感知的限制;④图像变化率高:如果图像变化率太高,就不能对数字做出相应的反应;⑤在静态可视化期间,与对性能要求更高的动态可视化相比,这几个因素可能会被忽略。

2. 大数据可视化工具

目前有很多大数据可视化软件工具,这些工具大部分是面向大众免费开放的,而且能够满足基本的数据可视化的需求。在这些大数据可视化工具中,有信息图表类工具,例如 Google Chart API、D3、Flot;有用于数据地图的工具,例如 Modest maps、Leaflet、Open Layers;也有更为复杂的桌面应用和编程工具,例如 Processing、Node Box;另外还有专家级数据分析工具,例如 R、Weka、Gephi 等。可视化必须具有的一项重要功能就是交互式,这意味着用户应该能够与可视化进行交互。若用户选择数据的子集或超集,可视化应能够自适应运行。

(1) Google Chart API

Google APIs 以及其他 Web 应用程序都使用 Ajax(异步 JavaScript 和 XML)编写,Ajax 主要用于为网站增加桌面类功能(滑块、闪屏、下拉菜单等)。在 HCI(Human-Computer Interface,人机界面)方面,Ajax 能提供更多的灵活性和互动性。Ajax 具有很多优点,例如应用的互操作性,无需任何本地安装,内部网/互联网之间的技术统一,越来越多的公司开始将 Ajax 置于内部网络并用于构建内部应用程序。同时,Ajax 也带来了一些新的问题,例如对数据的安全性要求较高,要求一定的带宽和可访问性。

Google Chart API 工具集目前只提供动态图表工具,它能够在所有支持 SVG\\Canvas 和 VML 的浏览器上使用。由于图表在客户端生成,这意味着那些不支持 JavaScript 的设备将无法使用 Google Chart API,并且也无法离线使用或将结果另存为其他格式。尽管存在上述问题,不可否认的是 Google Chart API 的功能异常丰富,如果没有特别的定制化需要,Google Chart API 是最简单便捷的选择。

(2) D3

D3(data driven document,数据驱动文档)是一种新颖的透明化的可视化方法,不仅可以将工具包中特有的抽象底层场景隐藏起来,还可以直接检查和操纵本机表示:标准文档对象模型(document object model,DOM)。此外,D3 是另一种支持 SVG 渲染的 JavaScript 库,而且还能提供除大量线性图和条形图之外的复杂图表样式,例如 Voronoi 图、树形图、圆形集群和单词云等。设计人员通过 D3 可以将输入数据选择性地绑定到任意文档元素,将动态变换应用到对内容的生成和修改。D3 的标准化提高了其表现力和可访问性,性能显著提升,实现了动画转换。

D3 不是传统的可视化框架,也不是一种新引入的图形语法,而是一种基于数据的、致力于有效处理文档的方法。因此,D3 的核心贡献是可视化"内核"而不是框架,与它最接近的类似物是其他文档变换器,例如 jQuery、CSS 和 XSLT。由于文档模型直接指定图形图元,D3 也与低级图形库(如 Processing 和 Raphaël)类似。

(3) Tableau

Tableau 是专注于商业智能的交互式数据可视化工具,提供了非常广泛的可视化选项,并提供了灵活快速地创建自定义可视化的选项。它支持所有数据格式和各种服务器的连接,例如 Aurora、Cloudera Hadoop 和 Salesforce,用户界面直观,各种图表均可使用。对于一些简单的计算和统计过程,不需要任何编码技术;但对于重分析过程,需要通过在 R 环境中加载模型,随后将结果导入 Tableau,这需要执行相当多的基于任务的编程技能。

虽然 Tableau 是免费的,但它仅在线提供 1GB 的存储空间服务。此外,台式机必须购买许可证,且需分别购买 Server and Desktop 版本的许可证。如果需要使用 R 脚本进行深入分析,还需要一定的编码技能。

(4) Microsoft Power BI

Power BI 是一个功能强大的云端业务分析服务,其可视化互动频繁且十分丰富。Power BI 由 3 个元素组成,即 Power BI Desktop,Service(SaaS)和 Apps。Microsoft Power BI 通过使用 60 多种源集成可以在几分钟内创建可视化。Power BI 结合了我们熟悉的 Microsoft 工具,例如 Office、SharePoint 和 SQL Server。它与其他工具有所区别的功能是可以通过使用自然语言来查询数据,不需要任何编程技巧就可以使用能直接运行的 R 脚本。

桌面版本的 Microsoft Power BI 软件是免费的,但当我们访问云服务时,就需要使用一个工作账户登录。工作簿大小应小于 250 MB。此外,Power BI 与 Tableau 相比运行较慢。

(5) Plotly

Plotly 使用 Python 和 Django 框架构建,也被称为 Plotly,它提供的功能包括分析数据和数据可视化。Plotly 提供给用户免费使用的功能有限,若要使用所有功能需要购买专业会员。它可以在线创建图表和仪表板,也可以作为 Ipython 笔记本、Jupyter 笔记本和 Anda 中的离线服务。其所能提供的图表包括统计图表、科学图表、3D 图表、多轴、仪表盘等。Plotly 通过使用一个名为"web plot digitizer,WPD"的工具自动从静态图像中获取数据。

Plotly 尚存在一些缺陷,例如普通用户上传文件的大小只能达到 500KB,即使用户购买了专业版本,能够无限制地使用图表,但上传文件的大小也只有 5MB。如果没有可用的 Plotly 官方离线客户端,要使用离线 Plotly 就需要较高的编码技能。

3. 总结

在大数据环境中我们依靠视觉信息去寻找有用的模式,每一条信息都至关重要。这些可视化工具用途广泛,可以产生丰富的交互式可视化,大多数工具能在有限的时间范围内处理大量的数据及响应。这些可视化工具各有千秋,用户可以根据自己的要求去选择,例如有的企业可能由于成本原因拒绝使用 Tableau。企业在选择使用某种可视化工具之前,首先应该查看需求,然后找出最适合该企业的工具套件。对各种大数据可视化工具的总结分析,可以帮助用户及企业选择最合适的工具。

五、大数据搜索技术

大数据是一系列庞大而又复杂的数据集合的集合，所以我们难以使用传统的数据处理应用程序的技术对其进行处理。大数据搜索技术的进步为医疗保健、社会就业、经济生产力、治安犯罪、安全、自然灾害和资源管理等关键领域的发展决策，提供了既能降低成本又能增加效益的机会。例如建立一个医疗保健大数据系统，通过现有的 EMR 数据可以在不同的医院追踪患者的健康状况，也可以参考类似患者的情况，从而推断出最佳治疗方案，最终达到提高医疗水平的目的。下文首先分析了经典的分布式对等搜索模型 Chord，它主要针对存储在对等(P2P)网络中的数据或者 P2P 网络提供的数据访问接口传输的数据。其次介绍了 Apache Lucene 4.0，它是一个现代的、开源的搜索库，提供了高效的搜索结果。最后介绍了 Nutch，它是一个可以在全球、本地和个人层面使用的具有开放源代码的 Web 搜索引擎。

1. 分布式对等搜索模型 Chord

分布式对等存储和搜索技术具有特殊的分布式特性和可扩展性，因此适用于大数据搜索技术。Chord 是 P2P 网络中经常使用的典型的基于分布式哈希表(distributed hash table, DHT)的查找协议。P2P 系统包含广泛的分布式应用程序，可以通过系统之间的直接交互共享计算机资源，将互联网边缘的可用资源进行汇总，然后在用户之间实现共享。与传统的客户端/服务器(C/S)网络模型相比，P2P 系统不存在单点故障的问题，可以更有效地利用节点的带宽。近年来，使用 DHT 来组织覆盖网络中的节点和资源搜索的结构化 P2P 系统(例如 Chord、CAN、Pastry 和 Kademlia)，已经引起了研究者们相当大的关注。

Chord 协议是加利福尼亚大学伯克利分校和麻省理工学院(Massachusetts Institute of Technology，MIT)于 2001 年联合设计的一种基于 DHT 的资源查找算法，其核心是如何分配节点(计算机)来存储数据关键字，以及如何定位负责给定关键字的节点，以便知道哪些节点在对等网络中存储该密钥所需的数据。Chord 协议是连接 P2P 网络中对等体的一种解决方案，与集中式目录 P2P 模型和分布式非结构化 P2P 模型相比，Chord 协议实现了更为高效的消息(查询和响应)转发和路由。它可以适应动态节点的加入和删除，具有良好的可扩展性，节点 ID 具有分布均匀性和自组织能力。然而，Chord 协议仍然存在一些缺陷，例如维护机制复杂、开销大、对应信息冗余等。Chord 协议存在 2 个主要缺陷：①Chord 中的节点根据其标识符而非物理位置进行排列。所以一个节点可能会在实际的路由过程中寻找远处的节点，而忽略了近在咫尺的节点。②虽然 Chord 网络中的每个节点都具有不同的存储容量、计算能力和网络连接，但是 Chord 协议没有利用节点异构性，因此很容易导致较低的消息路由效率。

有研究提出了一种由上层核心网和下层多环网组成的分层多环分布式搜索(storied multi-ring distributed search，SMRDS)模型。SMRDS 模型中的多个环都基于 Chord，并且根据它们的位置将节点添加到 Chord。与 Chord 相比，SMRDS 模型减少了平均搜索延迟，从而提高了搜索性能。此外，由于 SMRDS 模型同时具有跨区域查询操作和区域间查询操作，更适用于大数据系统。

2. Apache Lucene 4.0

Apache Lucene 是一个开源的基于 Java 的搜索库，提供了应用程序编程接口，用于执行常见的搜索和搜索相关的任务,如索引、查询、突出显示、语言分析等。Lucene 4.0 由许多功能组成,它们可以分为 4 类:传入内容分析、索引和存储、查询以及辅助模块。前 3 个项目通常称为 Lucene 的核心,而最后一个组件包含了已证明为对于解决搜索相关问题有用的代码库。

(1) 内容分析

Lucene 的分析功能负责以要索引的文档或查询的形式获取内容,并将其转换为适当的内部表示,然后根据需要进行使用。在索引时,分析创建最终插入到 Lucene 的反向索引中的令牌,而在查询时,创建令牌来帮助形成适当的查询表示。分析过程由链接在一起以对传入内容进行操作的 3 个任务组成:①可选字符过滤和归一化(如去除变音符号);②标记化;③令牌过滤(如词干、词法化、删除词)。

(2) 索引和存储

Lucene 的索引和存储由以下主要功能组成:①索引用户定义的文档,其中文档可以由包含要处理内容的 1 个或多个字段组成,并且每个字段可以使用先前描述的分析特征进行分析,也有可能不会被分析。②存储用户定义的文档。③无锁索引。④近实时索引功能使文档在索引完成后立即可搜索。⑤使用合并和可插拔合并策略进行分段索引。⑥抽象化以允许实施 I/O、存储和过账列表数据结构的不同策略。⑦添加和回滚的事务支持。⑧支持各种术语、文档和语料库级别统计,同时支持多种评分模式。

(3) 查询

在查询方面,Lucene 支持各种查询选项、过滤、页面和排序结果,以及执行伪相关反馈的功能。对于查询,Lucene 提供了超过 50 种不同类型的查询表示,以及多个查询解析器和一个查询解析框架来协助开发人员编写自己的查询解析器。此外,Lucene 4.0 现在支持可以被开发人员覆盖的完全可插拔的评分模型系统。它还带有几个预定义的模型,如 Lucene 的传统矢量空间评分模型、Okapi BM25、语言建模、基于信息和随机发散。

(4) 辅助模块

Lucene 的辅助模块包含通常用于构建基于搜索的应用程序的各种功能。这些模块由并不是对所有人的索引和搜索过程至关重要的代码组成,但是仍然对许多应用程序有用。它们与 Lucene 核心库分开封装,但是与核心部分同时发布,并且共享核心版本号。目前有 13 个不同的模块,包括执行代码、结果突出显示(代码段生成)、刻面、空间搜索、按键进行的文档分组(如将所有具有相同基本 URL 的文档组合在一起)、文档路由(通过优化的内存和单个文档索引)、基于点的空间搜索和自动建议等。

3. Nutch

Nutch 是一个完整的开源 Web 搜索引擎软件包,旨在令万维网与商业搜索服务一样有效。作为一个具有灵活架构的研究平台,有望对其规模进行缩小。搜索已经成为人们的日常任务,因此 Nutch 的创始目标是提高 Web 搜索过程的透明度。非营利的 Nutch 组织支持开源开发工作,因为它解决了在整个公共网络规模下运营的重大技术挑战。Nutch 拥有高度模块化的架构,使用插件 API 进行媒体类型解析、HTML 分析、数据检索协议和查询。其核心有 4 个主要组成部分:①搜索者:给定一个查询,它必须快速找到文档语料库的一个小的相关子集,然后提交它们。寻找一个大的相关子集通常用语料库的反向索引来完成,并且排列在该集合内,以产生最相关的文件,最后必须总结显示。②索引器:创建搜索者从中提取结果的反向索引,它使用 Lucene 存储索引。③数据库:存储搜索者的索引和后续汇总的文档内容,以及文档空间的链接结构和每个文档最后一次提取的时间等信息。④Fetcher:请求网页,解析它们,并从中提取链接。

六、大数据安全技术

安全问题是大数据面临的主要挑战之一,特别是对于那些存储和处理大量关于客户和员工的隐私机密信息、商业秘密和财务信息的大数据应用提供商。在一个固定的地方存储和处理数据容易导致信息暴露,成为攻击者的目标。如果用户的隐私信息遭受到任何破坏或泄露,都会损害大数据应用提供商的形象和声誉。由于上述风险的存在,大数据的处理和存储工作必须依靠有效的隐私和安全技术得到适当的控制和保护。目前,大数据的日益增长导致新的数据威胁、安全问题和风险的不断产生,尤其是在人们处理敏感和关键数据(如商业秘密和财务信息)的情况下,寻求可以有效保护和保存敏感和关键数据的方法迫在眉睫。

1. 处理框架的隐私风险

大数据的处理框架包括数据收集、数据集成与融合、数据分析以及数据解释 4 个部分。其中,数据收集包括公开数据(如 Data. gov 网站)和私有数据的收集;数据集成与融合主要处理数据之间的冗余、不一致、相互拷贝关系等问题;数据分析的目的是从数字化数据与模拟化数据中抽取或学习有价值的模型和规则;而数据解释主要是通过可视化、数据溯源等技术来展示大数据的分析结果。然而,在大数据的整个处理框架和生命周期中,每个步骤均存在披露和破坏数据隐私的风险。

大数据在收集后需进行进一步的分析挖掘,通过一些算法在海量的数据中分析数据集之间的固有规律,具体方法有数据统计、机器学习以及模式识别等。数据分析的主要方法是通过适当的统计分析方法提取数据中有用的信息。在实际运用中,数据分析在大数据应用层为广大客户提供了可靠的决策依据。虽然,数据分析为决策人员提供了技术支撑,但是同时伴随的是隐私泄露与恶意攻击分析的问题,人们在消费时产生的数据容易导致消费隐私被商家泄露或者黑客窃取(如消费数据容易受到频繁模式支持度攻击、分类与聚类攻击、特征攻击等),这些都是数据分析造成的隐私泄露。

频繁模式支持度攻击即采取类似数据挖掘中的频繁项挖掘算法,通过分析数据集中频繁出现的项集、序列和子结构等,分析出用户对哪些商品有相同的偏爱程度以及用户的消费倾向;分类与聚类攻击即采用精确的分类算法与聚类算法对数据集进行类别区分,从而将对于用户需求类似的商品归为同类,最后根据不同的类别预测出消费者的消费行为;特征攻击即对用户产生的数据进行特征分析,利用主成分分析等技术提取数据的主要特征,用来分析与预测用户的消费倾向。然而,这些方法都会被不法分子用来分析用户的消费行为,造成用户的隐私泄露。

2. 大数据的隐私与安全技术

当前大数据隐私与安全技术的一个研究方向是根据关键性和敏感度对大数据进行分类,在进行任何数据操作(如数据迁移、复制和分析)之前,通过保护和加密技术对敏感数据进行预处理。此外,利用数据挖掘技术可以在保护用户隐私的同时显示不会损害用户隐私的关键模式,满足大数据应用企业的业务开展与安全需求。

241

（1）匿名化技术

简单地用其他值替换敏感属性的值可以用于防止敏感的私人数据的泄露。然而，在有些特殊情况下，仅仅对属性值进行简单的替换是不够的，因此需要使用一种名为匿名化的高级技术。例如，对用户的姓名和地址只进行简单的替换本身是不够的，被攻击者可以通过伪属性（如性别、年龄和社会保障号）来减少可能性的范围。对于这类数据，就可以使用K匿名框架。该技术中，数据库表的每个元组必须无差别地归一化，以降低被识别的风险。匿名化技术还包括 T-closeness 模型、L-多样性模型等。

（2）泛化技术

在数据项的分析过程中，一些属性可以用一般术语来替代。例如，对于一个用于存储已拥有博士学位员工的数据库，其记录数目较少，如果查询员工的年龄与资历，那么该查询结果与查询员工的年龄与薪资的结果相类似。如果我们用一些其他的通用术语来替换资历，这些术语可能影响原有的关联与推测关系，那么上述情况就可以被避免。

（3）随机化技术

随机化方法将噪声属性添加到记录区域。通过添加这个额外的属性，可以防止正确的个人信息被攻击者检索，同时也保留了数据的联合效果。例如先对雇员的年龄和工资进行随机化处理，再进行平均工资和平均年龄的查询也会得出正确的结果。该技术的主要优点包括，可以对单记录进行随机化，不需要记录其他值的信息，并且在数据收集时可以添加噪声。因此，随机化技术对流数据来说更加实用。如今随机化技术的研究十分热门，尤其是加性随机化、数据交换法和乘法随机化等。

（4）查询的否定或概率结果

要达到保护用户隐私的目的，必须改变用户隐私查询的潜在危害，使其结果可以是空值或概率回复，而不是给出正确的折中结果。如果总是存在比确切结果更好的概率结果，用户的隐私和安全极易受到威胁，在这种情况下应允许接受空值。

3. 大数据的加密与密码算法

除此以外，加密算法也可以用于大数据的隐私与安全问题。

（1）哈希函数

哈希函数又叫散列函数，它产生一个长度固定的短消息（长度已知）用来表示输入的任何长消息。哈希函数是一个单向函数：从特定输入中很容易计算哈希值，但是从哈希值计算输入在计算上是非常困难甚至是不可能的。哈希函数也具有抗碰撞性：很难找到产生相同散列值的两个特定输入。哈希函数的这些特性决定了它可以用于确定数据是否已经更改，因此成为数字签名方案的一部分。由于一些硬件错误、软件错误、入侵或者用户错误，在大数据中可能会出现数据完整性错误，因此需要在每个数据处理阶段之后进行数据完整性检查。现在获得批准的安全哈希函数主要是来自 SHA-2 系列：SHA-224、SHA-256、SHA-384、SHA-512 以及 SHA-3。

（2）对称加密算法

将单个密钥用于加密和解密，发送方和接收方之间的安全密钥交换必须使用另外的方法。用于对称加密和解密的算法是：高级加密标准（AES）和三重数据加密算法（TDEA），它们都基于数据加密标准（DES）。在消息（数据流）中的多个块被加密的情况下，如果使用对称密钥块密码算法，那么它们不能单独处理。

（3）非对称加密算法

非对称加密算法又称为公钥算法，包含两个密钥（即一个密钥对）：不能计算彼此的公钥和私钥。公钥可以放在公共数据库中，而私钥必须保密，并且密钥的长度应该设置正确。RSA 是比较典型的非对称算法。

（4）消息认证码（message authentication code，MAC）

MAC 提供真实性和完整性。MAC 是数据的加密校验和，由预期的发送者计算得出，用于提供数据未被更改或被更改的保证。CMAC 认证模式定义了使用经批准的块密码算法计算 MAC 的方法，密钥哈希消息认证码（Hash message authentication code，HMAC）定义了将密码哈希函数与秘密密钥结合在一起的 MAC，但是 HMAC 应该与经批准的加密哈希函数一起使用。

（5）数字签名和数字签名标准（digital signature standard，DSS）

数字签名是手写签名的电子模拟，用于向接收者或第三方证明该消息是由发起者签名的。签名生成过程中需要有一个私钥来生成签名，签名验证过程使用与私钥相匹配的公钥来验证签名，而哈希函数则用于排除发送数据更改的操作。DSS 包括 3 种数字签名算法：数字签名算法（digital signature algorithm，DSA）、椭圆曲线数字签名算法（elliptic curve digital signature algorithm，ECDSA）和 RSA。DSS 用于安全散列标准。

（6）公共密钥基础设施（public key infrastructure，PKI）

PKI 用于规范公钥证书的生成和分发方法，以及维护和分发未到期证书的证书状态信息的方法，例如 PKI 中可以使用 X.509 证书。PKI 定义了一些组件：认证机构创建证书和证书状态信息；注册机构验证公钥证书中的信息并确定证书状态；授权的存储库分发证书和证书撤销列表；在线证书状态协议服务器分发证书状态信息；密钥恢复服务备份私钥；凭证服务器分发私人密钥材料和相应的证书。

4．大数据密码方案

专门用于大数据的两种密码解决方案：移动数据中心的量子加密和隐私认证、基于能力的授权。

（1）移动数据中心的量子加密和隐私认证

量子加密技术用于保证移动用户与认证服务器之间的安全通信。基于量子加密技术的模型能够支持移动用户向最近的移动数据中心发送安全的大数据，该模型包括以下 5 层：①数据中心前端层是最底层，通过使用量子加密和认证协议来验证和标识移动用户以及大数据。②数据读取接口层会在接口每次操作时提供最佳性能，从而保证较低的复杂度。③第三层是量子密钥处理层，它基于大数据的大小和安全级别来进行量子密钥分发（qantum key distribution，QKD）。④第四层是密钥管理层，负责基于流量负载的大小生成安全密钥并进行管理。⑤最上层是应用层，它的功能是根据不同级别的安全和隐私，划分不同的应用程序。研究指出，使用这样的模型能够有效降低一定数据中心的计算成本，并且提高切换认证的效率。

（2）基于能力的授权方法

与传统模型相比，基于能力的授权模型有许多优点，例如：①授权支持：A 用户可以获得对 B 用户的访问权限，并允许 B 用户进一步授权权限，但是授权深度在每个级别上都是可控的。当然 B 用户作为授权主体，可以撤销它所有的授权用户的权利。②信息粒度：供应商可以根据用户需求的变化对权限和访问特权进行动态调整。由于用户需求可能是高度动态的,并且在时间上是有限的,因此用户和服务之间最好不要处于一直绑定状态。

如果用户指定了需要访问的服务,那么用户必须向数字生态系统客户端口提交请求,该请求被送到策略决策点(policy decision point,PDP)。PDP 可以决定是否接受或者拒绝用户的请求,如果接受请求,PDP 就提供访问令牌(能力令牌)给用户,从而使用户可以访问服务。每个访问令牌都具有以下特征:使用资源的权限、权限所允许的主体(用户)和授权链。该模型通过使用零知识证明(zero knowledge proofs)来证明,在没有暴露任何个人信息的情况下,用户有权接收资源的访问功能。

第三节　大数据处理平台

大数据处理平台主要有 Twitter 的 Storm 系统、Facebook 的 Data Freeway and Puma 系统、Berkeley 的交互实时计算系统 Spark 和针对复杂事件处理的 Esper 系统。

一、Twitter 的 Storm 系统

1. 什么是 Storm

目前,公司在日常业务中经常生成数 TB 数据,来源包括从网络传感器、Web、社交媒体获取的数据,事务性业务数据以及其他业务环境中创建的数据。鉴于生成的数据量,实时计算已成为许多组织面临的主要挑战。这在 Twitter 上尤其如此,每个与用户的互动都需要做出许多复杂的决策。我们有效使用的可扩展实时计算系统是在 Twitter 上开发的开源 Storm 工具,有时被称为"实时 Hadoop"。然而,Storm 比 Hadoop 使用起来要简单得多,因为它不需要掌握替代的新技术来处理大数据作业。

2. Storm 的特点

Hadoop 适合批量处理数据,而 Storm 是一个实时、分布式、容错的计算系统。像 Hadoop 一样,它可以处理大量的数据,并且可以在保证可靠性的前提下实时地处理,也就是说,每个消息都将被处理。Storm 还提供了容错和分布式计算等功能,使其适合于在不同机器上处理大量数据。

它也具有以下特点。

(1)具有简单的可扩展性,只需添加机器并更改拓扑的并行设置进行扩展,Storm 使用 Hadoop 的 Zookeeper 进行集群协调,使其可以针对集群大小进行扩展。

(2)Storm 保证每个消息至少能得到一次完整处理,任务失败时,它会负责从消息源重试消息。

(3)Storm 集群集易于管理。

(4)Storm 是容错的。一旦提交了拓扑,Storm 就会运行拓扑,直到拓扑被废除或者集群被关闭。此外,如果在执行过程中出现故障,任务的重新分配由 Storm 处理。

(5)Storm 中的拓扑可以用任何语言来定义,默认支持 Clojure、Java、Ruby 和 Python,尽管通常使用 Java。

(6) 本地模式。Storm 有一个"本地模式",可以在处理过程中完全模拟 Storm 集群,可以快速进行开发和单元测试。

(7) Storm 是高效的。由于 Storm 用于实时应用,它必须具有良好的性能特征,Storm 使用了许多技术,包括将其所有的存储和计算数据结构保存在内存中。

3. Storm 集群的组成

Storm 集群主要由主节点(nimbus)和工作节点(supervisor)组成,由 Zookeeper 进行协调,如图 8-5 所示。

Nimbus:运行一个后台进程,用于响应分布在集群中的节点,分配任务和监视故障。它类似于 Hadoop 中的 Job Tracker。

Supervisor:运行一个后台程序,监听所分配的工作,并根据需要运行工作进程。每个工作节点执行一个拓扑(topology)的子集。nimbus 和几个 supervisor 之间的协调由 Zookeeper 系统或集群管理。

Zookeeper:Zookeeper 负责维护 nimbus 和 supervisor 之间的协调服务。实时应用程序的逻辑封装成 Storm"topology"。topology 则是一组由 spouts(喷口,数据源)和 bolts(螺栓,数据操作)通过流分组(stream groupings)进行连接的图。

spout:简单来说,spout 从源中读取数据以在 topology 中使用。spout 可以是可靠的或不可靠的,如果 storm 无法处理它,则可靠的 spout 确保重新发送一个 tuple(元组,数据项的有序列表)。一个不可靠 spout 不会考虑接受成功与否只发射一次。spout 中的主要方法是 nextTuple(),该方法或者向 topology 发出一个新的 tuple,或者如果没有发出任何东西,则返回。

bolt:一个 bolt 负责 topology 中发生的所有处理。bolt 可以处理连接的过滤,聚合,文件/数据库的通信等操作。bolt 接收来自 spout 的数据进行处理,也能在复杂流转换的情况下进一步将 tuple 发送到另一个 bolt。bolt 的主要方法是 execute(),它接受一个 tuple 作为输入。在 bolt 和 spout 中,要将多个 tuple 发送到多个流,可以在 declareStream()中声明。bolts 和 spouts 网络如图 8-6 所示。

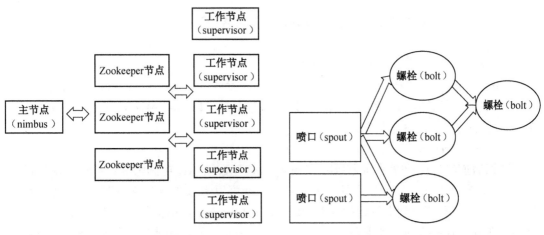

图 8-5 Storm 集群   图 8-6 bolts 和 spouts 网络

stream grouping：stream grouping 定义如何在 bolt 的任务之间分配流。Storm 提供的 stream grouping 类型如下。

随机分组(shuffle grouping)：随机分割元组。在流式字数拓扑中使用随机分组，以将元组从 KestrelSpout 发送到 SplitSentenceBolt，它具有跨越所有的 SplitSentenceBolt 的任务均匀分布处理元组的功能。

字段分组(fields grouping)：在 SplitSentenceBolt 和 WordCountBolt 之间使用字段分组。对于 WordCountBolt 的功能来说，同样的字总是能够执行相同的任务至关重要。否则，多个任务将看到相同的字。字段分组允许将流分组到其字段的子集，这导致该子集的相同值转到相同的任务。由于 WordCount 使用"word"字段上的字段分组来自订阅 SplitSentence 的输出流，所以相同的字总是转到相同的任务，并且 Bolts 产生正确的输出。字段分组是实现流连接和流聚合以及大量其他用例的基础。

除此之外还有全部分组(all grouping)、无分组(none grouping)、直接分组(direct grouping)和全局分组(global grouping)。也可以添加使用 custom stream grouping 接口的定制自己需要的接口。

4. Storm 的应用场景

Storm 与其他大数据解决方案的区别是其处理方式。Hadoop 基本上是一个批处理系统，数据被引入到 HDFS 中并分布在节点上进行处理，处理完成后，所得到的数据将返回 HDFS 供发起者使用。Storm 支持构建拓扑，转换未终止的数据流，与 Hadoop 作业不同的是，转换永远不会停止，而是在数据到达时继续处理数据。

信息流处理：Storm 可以用于实时处理新数据流和更新数据库。与使用队列和工作人员网络进行流处理的标准方法不同，Storm 具有容错和可扩展性。

连续计算：Storm 可以连续查询并将结果实时传送给客户端。一个例子是将 Twitter 上的热门话题推送到浏览器。浏览器将对实际发生的热门话题进行实时查看。

分布式远程调用：Storm 可以用于并行化密集的查询。Storm 的拓扑是一个等待调用消息的分布式函数。当收到调用时，它会计算查询并发回结果。分布式远程调用的示例是并行化搜索查询或对大集合数据进行操作。

二、Facebook 的 Data Freeway and Puma 系统

1. 什么是 Data Freeway and Puma

Data Freeway and Puma 系统是由 Facebook 开发的一款基于 Hive/Hadoop 的、高效率的、分布式的数据传输通道和大数据流式计算信息系统。Data Freeway 是可扩展数据流框架，Puma 是可靠的流聚合引擎。

2. Data Freeway

数据通道经过优化就被称为 Data Freeway，处理数据峰值达到为 9 GB/S，数据延迟在 10 秒以内，支持 2 500 个日志类别。Data Freeway 可以有效地支持文件到文件、文件到消息、消息到消息和消息到文件四种数据间的传输。Freeway 数据流架构由 Scribe、Calligraphus、Continuous Copier 和 PTail 组成，如图 8-7 所示。Scribe 是基于 RPC(remote procedure call)将用户数据发往服务器的日志记录系统，开源于 2008 年有 100 个日志类别，路由

由静态配置驱动。Calligraphus 每个日志类别由一个或多个 FS 目录表示,每个目录是一个有序的文件列表,其作用在于将缓冲区中的数据并发发送到分布式文件系统(HDFS)中。Continuous Copier 低延迟、长时间运行仅限地图的作业,可以转到任何简单的作业调度程序中,在 HDFS 上使用锁文件。PTail 通过将检查点插入数据流中实现可靠性,可以从任何数据检查点回滚到尾部,没有数据丢失/重复,实现文件并行输出。

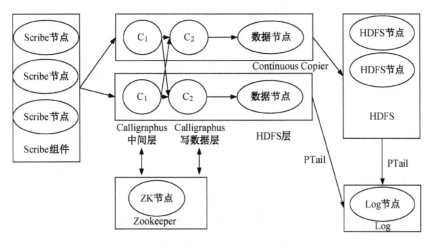

图 8-7   Data Freeway 系统架构

3. Puma 系统

早期 Facebook 的数据流处理系统是在 Puma 2 中,在 Puma 2 中 PTail 提供并行数据流,对于每个日志行,Puma 2 将"Aggregation"操作发布到 HBase。Puma 2 是对称的(无分片),Puma 2 的优点是代码很简单并且服务非常易于维护。缺点是"Aggregation"操作是昂贵的,不支持复杂的聚合。由于 Puma 2 系统的缺点是限制数据通路的延迟优化,因此开发出了 Puma 3 系统。

Puma 3 在本地内存中实现了数据聚合功能,极大地提高了数据的计算能力,有效地降低了系统延迟。Puma 3 在 Calligraphus 阶段由聚合键划分,每个分片是内存中的一个哈希表。HBase 子系统会定期地从 Puma 3 中将内存中的数据复制到 HBase 中。HBase 作为持久性键值存储,只有当 Puma 3 故障时,才从 HBase 中读取相关数据的副本进行重放。在没有发生故障的情况下不需要 HBase 的流程的参与,因此提高了系统的效率。相比 Puma 2,Puma 3 需要大量的内存,Puma 3 系统架构如图 8-8 所示。

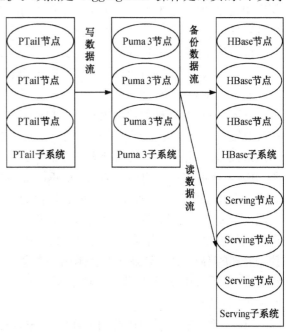

图 8-8   Puma 3 系统架构

Puma 系统有两个目的。首先，Puma 为简单的聚合查询提供预先计算的查询结果。对于所有状态的 Monoid 应用程序，延迟等于查询结果的时间窗口的大小，查询结果通过 Thrift API(application programming interface)查询 Puma appthroug 获得。其次，Puma 提供了 Scribe 流的过滤和处理(延迟几秒钟)。例如，Puma 应用程序可以将所有 Facebook 操作的流量减少到仅发布，或仅发布匹配谓词的帖子(如包含主题标签"♯superbowl")。这些无状态 Puma 应用程序的输出是另一个 Scribe 流，然后可以输入另一个 Puma 应用程序，任何其他实时流处理器或数据存储。

与传统的关系数据库不同，Puma 针对编译查询进行了优化，而不是进行临时分析。工程师部署应用程序，期望它们将运行数月或数年，这个期望允许 Puma 生成一个高效的查询计算和存储计划。

三、Berkeley 的交互实时计算系统 Spark

1. 什么是 Spark

Apache Spark 是一个开源大数据处理框架，围绕速度、易用性和复杂的分析而建立。它最初于 2009 年在加利福尼亚大学伯克利分校的 AMPLab 开发，并于 2010 年开放为 Apache项目。与其他大数据和 MapReduce 技术(如 Hadoop 和 Storm)相比，Spark 具有几个优点。

首先，Spark 为我们提供了一个全面的、统一的框架来管理大量数据处理需求，其中包括各种各样的数据集(文本数据、图形数据等)以及数据源(批次数据和实时流数据)。

其次，Spark 使 Hadoop 集群中的应用程序在内存中的运行速度提高了 100 倍，即使在磁盘上运行也能快 10 倍。并且 Spark 可以让开发者快速地使用 Java、Scala 或 Python 编写应用程序，它配备了一套内置的 80 多个高阶操作符，并且可以使用它来交互查询 Shell 中的数据。

最后除了 Map 和 Reduce 操作之外，它还支持 SQL 查询、流数据、机器学习和图形数据处理。开发人员可以独立使用这些功能，或将它们组合在单个数据管道用例中运行。

2. Hadoop 和 Spark

Hadoop 作为一种大数据处理技术已经存在了 10 年，已被证明是处理大数据集的首选解决方案。MapReduce 是一路计算的一个很好的解决方案，但对于需要多路计算和算法的用例来说，效率并不高。数据处理工作流中的每一步都有一个 Map 阶段和一个 Reduce 阶段，开发者需要将任何用例转换为 MapReduce 模式以利用此解决方案。

每个步骤之间的作业输出数据必须存储在分布式文件系统中，然后才能开始下一步。因此由于复制和磁盘存储，这种方法往往很慢。而且，Hadoop 解决方案通常包括难以设置和管理的群集。它还需要为不同的大数据用例集成几个工具(如机器学习的 Mahout 和流数据处理的 Storm)。如果开发者想做一些复杂的事情，必须将一系列 MapReduce 作业串联起来，然后依次执行，这些工作中的每一个都是高延迟的，直到上一个工作完成下一个工作才可以开始。

Spark 允许程序员使用有向无环图(DAG)模式开发复杂得多步数据管道。它还支持跨 DAG 的内存数据共享，以便不同的作业可以处理相同的数据。Spark 运行在现有 HDFS 基础设施之上，以提供附加的增强功能。它支持部署 Spark 应用程序到现有的 Hadoop v1 集群（使用 SIMR-Spark-Inside-MapReduce）或 Hadoop v2 YARN 集群甚至 Apache Mesos 中。

我们应该把 Spark 作为 Hadoop MapReduce 的替代品，而不是 Hadoop 的替代品。它不是替代 Hadoop，而是提供一个全面统一的解决方案来管理不同的大数据用例和要求。

3．Spark 特征

Spark 在数据处理中以更便宜的洗牌（shuffle）方式将 MapReduce 提升到一个新的水平，具有内存数据存储和近乎实时处理的功能，性能比其他大数据技术快几倍。

Spark 还支持对大数据查询的延迟计算，有助于优化数据处理工作流程中的步骤。它提供了更高级别的 API 来提高开发人员的生产力，并为大数据解决方案提供了一致的架构模型。

Spark 在内存中保存中间结果，而不是将其写入磁盘，这是非常有用的，特别是当需要多次处理相同的数据集时。它被设计为一个可在内存和磁盘上工作的执行引擎。当数据不适合内存时，Spark 操作符执行外部操作。

Spark 尝试将数据存储在内存中，然后将溢出写到磁盘。它可以将数据集的一部分存储在存储器中，剩余的数据存储在磁盘上。开发者必须查看数据和用例来评估内存需求。凭借这种内存中的数据存储，Spark 具有性能优势。

其他 Spark 功能包括：支持不仅仅是 Map 和 Reduce 的函数；优化任意操作算子图（operator graphs）；大数据查询的延迟计算，有助于优化整体数据处理工作流程；在 Scala、Java 和 Python 中提供简洁一致的 API；提供 Scala 和 Python 的交互式 shell，这在 Java 中尚不可用。

4．Spark 生态系统

除了 Spark Core API 之外，还有其他库也是 Spark 生态系统的一部分，并在大数据分析和机器学习领域提供额外的功能。

（1）Spark Streaming

Spark Streaming 可用于处理实时流数据。这是基于微批次的计算和处理风格。它使用弹性分布式数据集（RDD）系列的 DStream 来处理实时数据。

（2）Spark SQL(structured query language，结构化查询语言)

Spark SQL 提供了通过 JDBC(Java date base connectivity) API 公开 Spark 数据集的功能，并允许使用传统的 BI(business intelligence)和可视化工具在 Spark 数据上运行 SQL 查询。Spark SQL 允许用户从不同格式数据（如 JSON、Parquet、数据库）执行 ETL(extract-transform-load)，并将其转换公开给特设的查询。

（3）Spark MLlib

MLlib 是 Spark 的可扩展机器学习库，由常见的学习算法和实用程序组成，包括分类、回归、聚类、协同过滤、维数降低以及底层优化原语。

（4）Spark GraphX

GraphX 是用于图形和图形并行计算的新(Alpha)Spark API。在高层次上，GraphX 通过引入弹性分布属性图扩展 Spark RDD：具有附加到每个顶点和边缘的属性的有向多重图。为了支持图形计算，GraphX 公开了一组基本运算符（如 subgraph、joinVertices 和 ag-

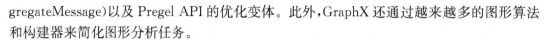

gregateMessage)以及 Pregel API 的优化变体。此外,GraphX 还通过越来越多的图形算法和构建器来简化图形分析任务。

除了这些库之外,还有其他的像 Blink DB 和 Tachyon 库。

Blink DB 是一个近似查询引擎,可用于在大量数据上运行交互式 SQL 查询。它允许用户对查询精度进行权衡以做出响应时间。它通过运行关于数据样本的查询并显示有意义的错误栏注释结果来处理大型数据集。

Tachyon 是一个以内存为中心的分布式文件系统,能够以集群框架(如 Spark 和 MapReduce)的内存速度实现可靠的文件共享。它将工作集文件缓存在内存中,从而避免进入磁盘中加载经常读取的数据集。这使得不同的作业(查询)和框架能够以内存速度访问缓存的文件。

而且还有其他产品如 Cassandra(Spark Cassandra Connector)和 R(SparkR)的集成适配器,开发者可以使用 Spark 访问存储在 Cassandra 数据库中的数据,并对该数据执行数据分析。

5. Spark 体系架构

Spark 体系架构包括 3 个主要部分:数据存储、API、管理框架。

数据存储:Spark 使用 HDFS 进行数据存储。它适用于任何 Hadoop 兼容数据源,包括 HDFS、HBase、Cassandra 等。

API:API 为应用程序开发人员提供了使用标准 API 接口创建基于 Spark 的应用程序。Spark 为 Scala、Java 和 Python 编程语言提供 API。

管理框架:Spark 可以部署为独立服务器,也可以在分布式计算框架(如 Mesos 或 YARN)上。

6. 弹性分布式数据集

弹性分布式数据集(RDD)是 Spark 框架中的核心概念,RDD 可看作数据库中的表,且可以容纳任何类型的数据。Spark 将数据存储在不同分区上的 RDD 中,它们有助于重新排列计算并优化数据处理。RDD 也是容错的,因为 RDD 知道如何重新创建和重新计算数据集。RDD 是不可变的。可以使用变换(transformation)修改 RDD,但是变换会返回一个新的 RDD,而原始 RDD 保持不变。

RDD 支持两种类型的操作:变换(transformation)和行动(action)。

变换:变换不返回单个值,它们返回一个新的 RDD。当调用 transformation 函数时,只需要一个 RDD 作为参数,最后返回一个新的 RDD。一些变换函数是 map、filter、flatMap、groupByKey、reduceByKey、aggregateByKey、pipe 和 coalesce。

行动:行动操作计算并返回一个新值。当在 RDD 对象上调用 action 函数时,计算当时的所有数据处理查询,并返回结果值。一些 action 操作是 reduce、collect、count、first、take、countByKey 和 foreach。

四、复杂事件处理的 Esper 系统

1. CEP(complex event processing,复杂事件处理)和关系数据库

关系数据库和 SQL 被设计用于数据静态且复杂,查询较不频繁的应用程序。而且大多

数数据库都将所有数据存储在磁盘上(内存数据库除外),因此会针对磁盘访问进行优化。要从数据库检索数据,应用程序必须发出查询。如果一个应用程序每秒需要数据 10 次,它每秒必须触发查询 10 次。这不能很好地扩展到每秒数百或数千个查询。

可以使用数据库触发器来响应数据库更新事件。然而数据库触发器往往很慢,通常不能轻易地执行复杂的条件检查和实现逻辑来做出反应。内存数据库可能比传统关系数据库更适合于 CEP 应用程序,因为它们通常具有良好的查询性能。然而它们没有经过优化,不能提供 CEP 和事件流分析所需的即时、实时查询结果。

因此关系数据库或基于消息的系统(如 JMS)使得处理时间数据和实时查询变得非常困难。实际上,数据库需要显示查询来返回有意义的数据,并且不适合在数据更改时推送数据。相比之下,Esper 引擎提供了更高的抽象和智能,并且可以被认为是颠倒的数据库,即 Esper 不是存储数据并且对存储的数据运行查询,而是允许应用程序存储查询,当发生匹配用户定义的查询条件时,触发响应的动作。Esper 引擎的响应是实时的,执行模型因此是连续的,而不仅仅是在提交查询时。

2. 什么是 Esper

Esper 是事件流处理(event stream processing,ESP)和事件关联引擎(complex event processing,CEP,复杂事件处理)。针对实时事件驱动架构(event-driven architecture,EDA),Esper 能够在事件流之间发生事件条件时触发以 POJO(plain old Java objects)编写的自定义操作"0"。它被设计用于大量事件关联,当数百万个事件进入,使用经典数据库架构将不可能存储和查询它们。定制的事件处理语言(EPL)允许表达丰富的事件条件、相关性,也可跨越时间窗口,从而最小化设置对复杂情况做出反应的系统所需的开发工作。

Esper 是一个用 Java 编写的轻量级内核,可以完全嵌入任何 Java 进程、JEE 应用程序服务器或基于 Java 的企业服务总线(enterprise service bus,ESB)。它可以快速处理大量传入消息或事件的应用程序。

Esper 提供了 2 种主要方法或机制来处理事件:事件模式和事件流查询。

(1)事件模式

Esper 提供一种事件模式语言来指定基于表达式的事件模式匹配,模式匹配引擎的基础是状态机实现。这种事件处理方法与事件存在或不存在或事件组合的预期顺序相匹配,包括事件的时间相关性。

(2)事件流查询

Esper 还提供事件流查询,以解决 CEP 应用程序的事件流分析要求。事件流查询提供用于事件流的窗口、聚合、连接和分析功能。这些查询遵循事件处理语言(event query language,EPL),EPL 已被设计为与 SQL 查询语言相似,但与 SQL 不同,因为它使用视图而不是表,视图表示在事件流中构造数据所需的不同操作,并从事件流中导出数据。

3. Esper 架构

Esper 是用 Java 编写的,像 Java 应用程序的库一样。我们可以将事件对象发送到 Esper 库中,可以注册查询语句及其相应的收听者或订阅者。

Esper 接受不同的事件表示,POJO2 事件、Java. util. Map 事件,对象数组事件和 EML(extensible markup language)事件。Esper 使用 EPL3 编写 SQL 语句来在引擎中运行。

251

Esper 引擎参数可以通过配置 xml 文件进行调整。在运行时也可以使用 configuration operations 对象来更改许多参数。

Esper 还提供名为 Esper HA 的商用高可用性版本。Esper HA 有 3 种额外的模式［即 durable（耐用）、resilient（弹性）和 overflow（溢出）］操作，能够在每个语句的基础上进行设置。如果引擎崩溃（停止），Durable 将自动重新启动语句。Resilient 存储查询的整个状态，可以在引擎停止的位置继续。Esper HA 声称与 Esper 相比，跟踪更改的开销较小。Esper 和 Esper HA 都在单个节点内工作，即它们的可扩展性是基于系统内的核心数量和内存量。跨越一组节点的负载均衡和聚类必须在 Esper 之外处理。

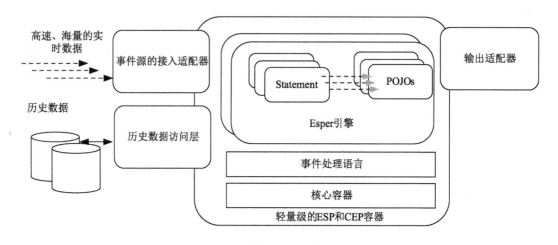

图 8-9　Esper 架构

整个 Esper 架构-轻量级的 ESP 和 CEP 容器，如图 8-9 所示。由以下各个部分组成。

事件源（data stream）：提供高速、海量的实时数据。

事件源的接入适配器（event stream adapter）：用于接收事件源数据，并且转发给 Esper 引擎。

Esper 引擎（Esper engine）：其负责注册 statement 以及 statement 的监听、事件类型等信息，执行事件处理。

输出适配器（output adapter）：通过监听等获取引擎处理的有价值信息，通过该适配器输出。即与引擎外包程序连接的入口。

事件处理语言（EPL）：包括规则引擎（事件查询语言）以及状态引擎（模式匹配）的定义。Esper 引擎执行事件处理时，依赖这些引擎的定义。

核心容器（core container）：特殊算法、操作分析等。

历史数据访问层（historical data access layer）：在引擎处理时，会在 Esper 引擎处理 Views 的历史数据（如时间窗口取过去 30 s 的平均值）时，保存历史数据，供引擎处理。

4. Esper 的应用领域

Esper 的目的在于为应用程序提供分析和响应事件的要求，一些典型的应用实例如下：财务（管理风险、算法交易、检查欺诈）；业务流程管理和自动化（实施经营智能化、提供业务活动监控、报告异常）；网络与监控应用［检测入侵者，SLA（service level agreement）监控］；传感器网络应用［RFID（radio frequency indentification，视频识别）读取、制造线调度和控

252

制、空中交通〕。这些应用的共同特点是,要实时或接近实时处理事件(或消息),有时也称为 CEP 和事件流分析。这些类型的应用程序的关键考虑因素是吞吐量、延迟和所需逻辑的复杂性。

高吞吐量:处理大量的消息(每秒 1 000 至 100K 的消息之间的应用程序)。

低延迟:能处理在实时条件下发生的(从几毫秒到几秒钟)的反应。

复杂的计算:检测事件(事件关联),过滤事件,将对满足条件的事件加入基于时间的事件流或基于窗口期的事件流中,基于不存在事件触发应用程序。

第四节　大数据在医疗行业中的应用

随着科技的飞速发展,信息技术已经慢慢地渗透到人们的社会生活之中,这给现代科学的发展带来更多机遇,也促进了社会的进步。如今生命科学与大数据已有许多交叉点,大数据正慢慢融入现代医学。大数据的飞速发展给传统医学带来了变革,但与此同时,也给现代医学的探索带来了一定的问题。

上两节主要介绍了大数据的关键技术与处理平台,本节将结合这些技术,阐述医疗大数据的概念,指出大数据技术在医学领域的发展趋势,并介绍医疗大数据的应用实例,最后总结现阶段我国医疗大数据的问题与展望。

一、医疗大数据概念

大数据又称海量数据,是指数据容量和规模十分巨大,甚至不能利用目前常用的软件工具来在短时间内进行采集、处理和分析的数据,这些数据最终汇集成对企业有帮助、目的更为明确的一类数据。从某种意义上来讲,大数据指的是不能在相应的时间范围内,用目前常规的软件工具或机器,进行获取、分析和服务的一类海量数据。大数据的本质是在海量信息的时代里,再挖掘数据核心价值。大数据是物联网和云计算之后,计算机技术的一次技术大变革。而目前大数据技术与医疗行业的结合并不是很成熟,对医疗大数据的研究仍处在初级阶段。在这个阶段中,医疗大数据包含着以下四类:①生命科学与制药企业;②实验室数据与临床医疗;③利用率与费用报销;④社交网络与健康管理以及社交网络。其中,实验室数据与临床医疗是最为至关重要的一类数据种类。

医疗大数据的重要来源就是医院信息系统(HIS)。HIS 主要包括以下几个系统:LIS、PACS、EMRS 以及临床决策支持系统(CDSS)等。根据中国医疗机构对病患的调查报告中显示,截至 2017 年,这 4 个系统在全国各地的占有率和建设率分别达到了 29.38%、38.90%、27.24%、15.37%。除了医院信息系统以外,还有各类健康安全设施可以对用户的健康信息进行采集,如心电信息、血氧浓度数据、血压、体温以及脉搏数据等一系列医疗数据。同时在搜索引擎和网络论坛之中同样可以采集许多潜在患者的体征大数据。

医疗大数据具有基本大数据概念的 5V 特性,同时还具备着隐私性、多态性、不完整性以及冗余性等特点。其中，隐私性指的是对患者的医疗大数据信息必须高度保密，以防信息泄露并造成重大后果；而多态性说的是医生对患者病情的判断不够标准化，具有主观性；不完整性指的是对患者的病情进行分析判断仍然具有一定的偏差；最后的冗余性代表在医疗大数据中肯定存在着许多无关或重复的数据。

二、大数据在医疗行业的发展

1. 相关应用领域

大数据处理和分析技术在医疗行业的发展，主要包括患病原因判断、死亡原因探究、基础医学研究、病历数据分析以及临床数据处理分析等，同时大数据技术在健康信息的存储和分析方面也有较多应用，比传统数据库的存储性能更好。目前大数据技术在医疗领域内已有了大量具体应用，包括健康信息检测、在线医疗服务，还包括对数据进行存储、传输和分析等，大数据技术在对海量数据进行存储、传输和分析等方面具有很大优势。随着信息技术的飞速发展，人们对信息的要求越来越高，如何采集并挖掘大量数据之间的规律和关系是十分重要的。而大数据技术在医疗行业的不断深入，显著提高了医院的医疗水平，同时也对医院的管理、科研教学以及患者病情的诊断等都起到了至关重要的作用。

大数据技术日益进步，其在医疗行业的应用越来越受到人们的关注，以美国为代表的西方国家早已对医疗大数据进行了大量的投资与研发，并采集到全世界最大的遗传变异数据集。对我国而言，大数据技术发展和应用则较为缓慢，近年来随着数据挖掘的发展及医学应用的需求增加，医疗大数据技术发展体系慢慢地成熟起来。"中国心血管临床研究数据分享平台高峰论坛"的开展之后，医疗大数据技术便从一个概念性的初级阶段，慢慢发展成为一种能够被临床实际应用的科学技术，对医疗行业的信息数据分析与分享有着巨大作用。

2. 大数据在生物医学的发展

传统生物医学的相关数据主要包括个性化医疗、病症等数据，而其主要的呈现方式包括功能基因组、单细胞、宏基因组信息等。所有信息一般存储在比较大型并且通用的数据库中。随着科学技术的发展以及信息技术与生物技术的快速融合，融合后产生的生物信息学更加侧重于对分子水平上的生物系统所产生，变化或差异的分析。这种高强度的研究在过程中产生了大量需要进行存储与分析的基因数据，导致了信息的爆炸式增长，大数据技术的发展促进了生物医学的研究由假设驱动慢慢向着数据驱动进行转变。现在，可以通过大数据技术，对这些生物医学大数据进行探索研究，找出其中的规律，并根据规律提出假设或给出相对可靠的结论。利用大数据技术，整合和分析部门之间产生的医疗相关信息，发现数据中潜在的模式与联系，能够促使相关医疗机构和医生提高诊断的精准度，同时预判出治疗的效果并降低治疗成本，能够在某种程度上提升卫生部门及时发现隐藏流行病的可能性。对效率高和精准度高的生物医学数据处理分析的方法十分关键，生物学的大数据具有计算和数据密集这两种特点，因此在生物医学领域，能够正确地利用大数据技术分析和预测生物医学现象，可以给公共卫生监控、遗传疾病研究以及生物学医药的开发等相关发展都带来显著的提升。

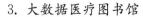

3. 大数据医疗图书馆

大数据在医疗图书馆方面有着与众不同的优势。医疗相关的数据具有很强的专业性，可以分为不同种类，如非结构化、半结构化、结构化等，并且数量巨大、更新速度快，具备着大数据的相关特点，因此医疗图书馆如何能够快速顺应当前大数据时代的发展趋势，进而改变其发展模式，是目前研究的重中之重。通过大数据采集技术，对患者产生的各类健康医疗数据进行收集并汇总，对这些大数据进行分析和挖掘，就能够在宏观上总结出医疗领域的相关科学发展趋势，使相关医疗专业人员可以更快地了解目前最新的科研发展，及在这些研究领域之中其他技术人员的研究近况。

大数据技术不但改变了传统 IT 架构和数据存储、处理以及分析能力，还促进了图书馆数据和科研用户模式的创新，但是仍存在不少问题（如数据整合能力低、信息易发生泄露、数据管理人才缺乏等）。其中患者的医疗隐私数据泄露风险问题是最引人注目的，一旦发生了医疗信息泄露的安全事故，会给医疗大数据行业带来致命的打击。

目前，医疗图书馆的这一系列问题可以通过培养高素质的管理人才、发展医疗图书馆团队、提高医疗图书馆的服务智能化以及转变经营模式，如创建基于大数据技术的医疗图书馆服务平台、开发基于大数据技术的医疗图书馆服务模式以及个性化的服务等方式进行解决。

4. 大数据与医疗教育

祝智庭教授曾说："大数据技术的应用改变了信息数据的社会分布形态以及人们对它们的占有关系，这造成了数据具有易得性、多源性以及可选性，人们之间的教育关系从而发生改变。"在医疗大数据时代，医科学生可以通过网络等手段，更方便地获取大量的医学知识，但同时也面对着许多难题（如如何从这些数据中挖掘出真实有效的信息）。大数据技术的发展颠覆和更新了医学教育理念，这使得临床医学面临着大规模的调整，教学方式与理念也发生变化，而如何顺应大数据技术带来的改革在医疗教育显得尤为重要。大数据的有效存储、处理和查询分析能力，能够帮助医学生诊断和决策得更精准，他们不再只能依靠书本和经验来诊断，还可以通过大量采集的数据和合适的信息挖掘技术来增强诊断能力，提高照看患者的能力。

在大数据飞速发展的时代中，必须对医疗教育模式进行相关的改革，才能适应大数据技术下的医疗模式。同时在大数据时代下，还应注重相关人才的培养，对医护人员进行技能培养，以社会需求为宗旨，培养实用型的医护人才，做到与时俱进，使医疗教育更快捷地跟上大数据技术发展的脚步。

5. 大数据与智慧医疗

在大数据的应用之中有一个重要方向，即智慧医疗，它具有巨大的应用潜力，无论在远程监控、临床诊断，还是在防止医疗诈骗、药品研发等方面具有重要的潜能。智慧医疗的核心重在个体健康，通过针对性强的医疗服务，提升服务者和医疗消费者的满意程度。2014年，易联众信息技术股份有限公司和 IBM 联合创建了云创新中心，这是国内首个针对糖尿病管理的中心，也是我国首个智慧医疗的应用实例，该应用利用云计算、大数据、物联网等技术实现了对糖尿病患者的有针对性的服务管理模式。

在传统的医疗模式中，人们关注的往往是如何对疾病进行有效的治疗，而没有重视相关疾病的预防和控制。而智慧医疗则以大量的数据信息作为基础，通过数据挖掘、人工智能等一系列技术,智能地实现对疾病的诊断预防、管理和服务,给预防疾病提供了一套便捷的方案。在西方,如何将大数据技术应用到疾病的预防中已有了一套成熟稳重的体系。智慧医疗目前在国内也有了一定的发展,相信在我国推行智慧医疗将有着广阔的前景。

随着医疗行业的迅速发展,人们越来越需要定期更新大量的临床信息,为了完成这项巨大的工程就需要大量的医学辅助,因此对于医疗大数据的统计和应用非常重要。医疗大数据来自大量病患的日常病情检测数据,能够为临床实验的一些典型案例提供一定的补充数据。通过处理并分析大量医学数据,可以实现对疾病周期中不同相关性进行分析,而为科研和临床实践提供了依靠的正是大数据技术。通过大数据技术,通过相关模型和人工神经网络,对医学模型进行建模,可以构造出疾病的早期预测、预防模型以及针对特殊案例提供的临床决策模型。例如美国医学知识库正是根据模糊逻辑的理论结构,以患者监护数据为基础,结合医疗大数据相关技术构建的医学模型,在该模型的帮助下,医护人员可以更加精准地模拟出某种疾病的病因、发病机制以及危险指数,以做到疾病的预防。

6. 大数据与肿瘤医学

肿瘤数据具有数量庞大、复杂多变等符合大数据的特点,而随着科学研究和临床诊断的需要,肿瘤相关信息数据还会更加复杂、庞大,利用过去的信息记录方法恐怕很难对这些数据进行完整收录,而合理利用大数据技术,便可以完美解决这些问题。

近几年来,肿瘤的发病率及死亡率正在逐年上升,因此对肿瘤的预防和监测是非常重要的一项工程。由于目前数据量激增,其形式也越来越复杂,在数据处理方面开始应用人工神经网络相关技术,这项技术被药品监管局批准用来对宫颈癌进行预测。实践证明,人工神经网络技术在多种恶性肿瘤的预测方面具有非常明显的优势。目前,国内已经提出使用智能化和信息化技术来对肿瘤信息进行采集,并通过大数据相关技术对收集来的肿瘤数据做自动化编码,实现肿瘤数据收录的全方位自动化。现在上海中医药大学规划的"心血管和肿瘤疾病的应用研究与大数据处理分析"项目已经正式启动,该项目通过大数据技术构造医疗平台,建设了一个结构化的信息数据库,可以向医疗领域的相关用户提供有价值的信息。

除了对肿瘤数据的收集和存储之外,由于大数据技术的进步,研究者可以通过大数据的技术手段对收集来的信息进行合理利用和汇总,这给肿瘤疾病的预测和检测带来了很多方便。在肿瘤的防控监测和临床案例中,产生了海量的信息数据,这些数据十分值得进行进一步的挖掘,目前已有一些西方国家对此展开了大量的大数据研究实验。通过 Pagerank 算法能够整合已经获取的基因信息,实现对肿瘤预测基因谱的能力的提升,同时也使得基因普重复验证率得到提高。

另外,大数据技术对肿瘤手术后随访率的提高也有着至关重要的作用,于忠英等人建立了基于大数据的肾癌随访系统,大大提高了恶性肿瘤手术后的随访率,利用该系统获得的信息可以直接上传数据库系统,以避免了二次录入的困难,大幅度提高了工作效率。目前国内许多医疗机构利用大数据技术,陆陆续续地建立了恶性肿瘤随访数据库。例如"中国膀胱癌联盟""中国前列腺癌数据库"等,通过医疗数据信息库的建立,形成了能够相互共享的大数据平台,解决了过去随访伴随的数据稀少、易失访以及不完全等一系列问题。

三、大数据医疗应用实例

1. 患者数据收集系统

患者数据收集系统是一个方便医生快速采集到患者病情状况和位置信息的平台系统。由于智能手机开始普及,提供给医疗机构获取患者医疗数据一条方便的途径。许多应用给用户了解自己健康数据的自由,也为医疗机构提供患者的具体医疗数据。这些应用一般是一些非聚集信息,而聚集化信息则是一种一致、准确的信息。位置信息加上人口活动信息,能够帮助规划者了解建筑环境对健康的影响,而如果增加环境质量监控器,就可以提供环境污染对身体健康影响的数据。

患者数据收集系统的目标是对人们健康数据的采集,系统会定期采集人们的相关数据,包括心跳、位置温度等数据。考虑到系统需要接触信息,因此位置信息应该尽可能准确;同时人们能够自行设置要采集的信息以及信息采集的时间和频率。医疗机构的相关人员可能没有开发经历,系统的配置方式应该尽可能简洁。

患者数据收集系统包含数据收集部分和辅助处理部分,如图 8-10所示。其中,数据收集部分包含 5 个模块。

（1）任务管理器

该模块主要提供上传、传输数据和读取传感器的功能。任务管理器分两种方式调度,即连续性和周期性,其中周期性的任务调度需要设置持续时间与周期时间。同时任务管理器也能对其他服务进行调度。

（2）过滤器和数据流

数据流是为了给传感器和其他设备提供通用的接口,而过滤器则能够为用户过滤掉不用的数据。

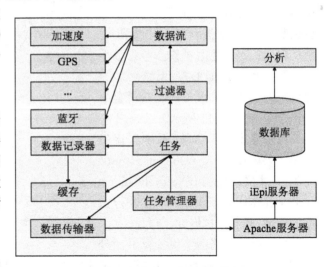

图 8-10　患者数据收集系统构架

（3）数据日志与缓存

数据日志提供采集数据存放的场所,数据缓存为日志提供临时数据存放的功能。

（4）数据传输器

数据传输器是一个标准的文件上传器,被数据收集部分的其他组件用来把数据上传到服务器。

（5）iEpi

iEpi 是数据收集部分提供的一种简单的脚本工具,为没有开发经历的医疗机构研究者更容易地采集数据提供了方便。

因此,该系统可以使没有编程经验的使用者顺利地完成对数据的收集。数据收集部分的功能还包括提供蓝牙接口,帮助使用者收集其他设备的数据(如饮食、体重等信息)。当用户的信息被采集后,会以文件形式存放在 Apache 服务器中,系统会利用 iEpi 服务器检查新文件,对这些数据进行解密和分析,然后分门别类地存放到数据库中。由于 GPS 所提供的室内位置数据可能不精确,为了提高精准度,iEpi 定位器还采用了 SaskEPS 算法,利用信号强度等级值和标签位置,来提高室内定位的准确度。

2. 医疗健康网络系统

医疗机构的工作重心已经渐渐从医疗转变为预防,而可穿戴式的医疗设备为医疗行业产业结构的变化创造了一个前所未有的机会。利用这种医疗设备就可以从患者身上采集到身体健康的相关信息(如体温、心跳等数据),能够及时诊断出患者的危险状况,并主动预防和管理患者的健康。医疗健康数据不仅包括像血压、体温这样的离散型数据,同时也包含呼吸、心电图这样的连续型数据。离散型数据存放在传统数据库中,而连续型数据以文件形式存放。

医疗健康网络系统的目标是设计一个患者的健康分析系统,使患者能在该系统基础上快速搭建健康数据分析应用。该系统包含的服务有:采集健康数据、管理数据存储、提供数据分析接口、提供个性化服务。考虑到两种不同类型的数据形态,系统还应该提供统一的数据处理方式。系统包含 5 个模块,如图 8-11 所示。

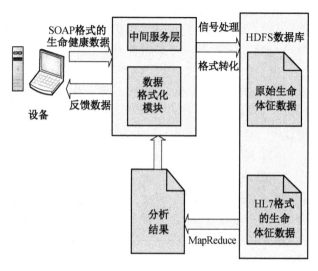

图 8-11 医疗健康网络系统架构图

(1) 健康数据传输,系统采用符合 W3C(world wide web consortium)的简单对象访问协议(simple object access protocol,SOAP)标准进行数据的传输,具有可扩展性。

(2) 中间服务层,系统为了预处理数据,添加中间服务层,对数据形式进行统一,将数据格式转换为符合 HL7 规范的格式。同时中间服务层的功能包括接收健康数据,并将数据传送到处理平台,在接收到处理平台的处理结果后,把结果发送给用户时进行信号处理(如将加速度数据转换为记步数据)。

(3) 数据存储服务,系统在接收到来自中间服务层的信息数据后,将其存放在数据库 HDFS 中。

(4) 分析服务,系统进行数据分析的平台是 Hadoop。

(5) 数据录入与读取。

四、医疗大数据总结

科学技术与海量数据的收集存储相互融合,开创了一个全新的大数据技术时代。大数据技术有着很多独一无二的优势,但是仍不可能取代临床实验,然而大数据技术可以推进医学领域的发展并提高相关设备的精度。在大数据的使用和处理的过程中仍存在着许多问题,如数据信息来自患者的隐私、对于用户隐私问题的保护、数据的可信性以及如何实现大数据环境下的访问控制等。目前我国的大数据时代仍处于初级阶段,从某种角度来说,医疗大数据中包含着无数偶然、小概率事件的结合,这对医学数据的分析有一定影响。

目前国内对于大数据安全保护机制仍不是很成熟,正通过技术手段进行提高,并制定相关安全保护措施和审计机制。同时为了提高大数据安全,还应提高面对灾难时的处理能力和抗干扰能力,建立完善的数据安全监控机制和安全警报系统,制订合理的应急处理方案。由于我国大数据技术还在初级阶段,相关医疗大数据的有效管理仍需要各方面制度的有效保障,即使我国的不少部门已经意识到大数据医疗的巨大影响力,但是还没有落实到相关政策上,因此需要提出和制定更多的管理政策。

大数据为解决大量医学难题提供了新的思路,改变了传统疾病的思考与解决方式。但是这项技术仍在起步阶段,医疗大数据的使用平台、对大数据的存储与挖掘利用的方法都并不是非常成熟,同时相关部门制定的数据安全保护措施还不完善,医疗数据仍存在会被泄露的危险,这大大影响着医疗大数据的发展。但是我们仍有充分的理由可以相信,随着科技的发展相关技术一定会得到提高,医疗模式也会紧跟着改革,在不久的将来通过医疗大数据技术的协助,医学相关从事者将会更深入地理解人类疾病,为新时代医学的发展带来新的机遇。

第九章

云计算技术与应用

第一节　云计算概述

近年来,云计算(cloud computing)正在成为 IT 产业发展的战略重点,全球各 IT 公司已经意识到这一趋势,纷纷向云计算转型,这也带来 IT 市场规模的进一步增长。云计算将计算任务分摊到大量的分布式计算机上,而不是传统服务器中,具备超大规模化、虚拟化、通用性、高可靠性、高扩展性等特点。这一技术可以用更低的成本来维护政府与企业 IT 运营,并提升服务效率和后台的稳定性,因而备受各国重视。

一、云计算基本概念

"云"是网络、互联网的一种比喻说法,过去往往用"云"来表示电信网,后来也用来抽象表示互联网和底层基础设施。对云计算的定义有多种说法,现阶段被广为接受的是美国国家标准与技术研究院(National Institute of Standards and Technology, NIST)的定义:云计算是一种计算资源按使用量付费的模式,这种模式提供可用的、便捷的、按需的网络访问,以进入可配置的计算资源共享池(资源包括网络、服务器、存储、应用软件、服务),这些资源能够被快速提供,只需投入很少的管理工作,或与服务供应商进行很少的交互。

之所以称为"云",是因为它在某些方面具有云的特征:云的规模都较大,可以动态伸缩,边界具有模糊性,云在空中飘忽不定,无法确定它的具体位置,但它确实存在于某处。有人将这种模式比喻为单台供电模式转向了电厂集中模式,它意味着计算能力也可以作为一种商品进行流通,就如燃气、水、电一样,取用方便,价格低廉,最大的不同在于,云计算是通过互联网进行传输的。

因此,云计算甚至可以让人体验每秒 10 万亿次的运算能力,强大的计算能力可以模拟核爆炸、预测气候变化和市场发展趋势。用户通过电脑、笔记本、手机等方式接入数据中心,按自己的需求进行运算。

二、云计算主要特点

云计算的主要特点包括云计算的基本特征、基本服务类型和部署模型。

1. 云计算的基本特征

（1）按需自助服务

用户可以根据需要自动地从云服务商获取服务器使用时间和网络存储的计算能力，而不需要与每个服务提供商进行人工交互。

（2）广泛的网络访问

服务提供商可以通过网络提供云计算服务，而用户则可以通过异构的瘦客户端或胖客户端平台（例如手机、平板电脑、笔记本电脑和工作站）使用的标准机制进行访问。

（3）资源池

集成供应商将计算资源以多承租人模式为多个用户服务，根据用户需求动态地分配不同的物理和虚拟资源。计算资源存在位置独立性，因为客户通常不具有对所提供资源的确切位置的控制。

（4）计算资源虚拟化

网络和存储系统的虚拟化技术把物理基础设施和网络服务分开。这种抽象技术允许处理能力作为服务而不是物理组件，使其不必直接操纵物理组件（即硬件）。

（5）计算资源具有弹性和可扩展性

云计算能够弹性配置和释放资源，根据服务需求迅速向外和向内扩展。对于用户来说，可用资源通常看起来是无限的，并且可以随时使用任何数量的资源。云计算通过利用计量能力来自动控制和优化资源使用，可以监控、控制和报告资源使用情况，为所使用的服务的提供商和用户提供透明度。

2. 云计算的基本服务类型

云计算提供 3 类服务，如图 9-1 所示。每个层定义一个服务模型。3 个层面分别是基础架构服务（infrastructure as a service，IaaS）、平台服务（platform as a service，PaaS）和软件服务（software as a service，SaaS）。

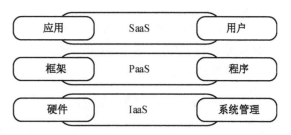

图 9-1　云计算服务模型

（1）IaaS

IaaS 为服务模型的最底层，它为给定的处理和存储级别提供计算的基础设施。由于这一层必须对用户是透明的，IaaS 通常使用计算资源的虚拟化引擎，该层能够根据应用需求动态增加或减少可用资源。IaaS 为用户提供处理、存储、网络和其他基础计算资源，用户能够部署和运行任意软件，这些软件包括操作系统和应用程序。用户不管理或控制底层云基础设施，但可以控制操作系统、存储和部署的应用程序。

（2）PaaS

PaaS 是云计算服务模型的中间层，PaaS 提供用户操作系统、软件开发平台和编程语言,以及存储解决方案和数据库。这使得应用程序开发、测试和集成服务更容易,只要它们与施加这些开发环境的限制(如可用的编程语言或可能的数据库管理系统)相兼容。因此,PaaS 成为极大地促进应用程序开发的服务层。

（3）SaaS

SaaS 是云计算服务模型的最外层,它为用户提供在云基础设施上运行的应用程序。应用程序可以通过诸如 Web 浏览器的用户接口或程序接口从各种客户端设备进行访问。只要有可用的互联网连接,该访问可以在任何地方和任何设备上完成。

3. 云计算的部署模型

私有云计算的部署模型主要包括私有云、社区云、公共云、混合云。

（1）私有云

私有云计算基础设施是由包含多个成员的单一机构专用的。该机构成员可能不在同一工作区,分布在各个地方,但是该机构成员可以使用共同的云计算资源。在这个模型中,该机构可以绝对控制计算资源和现有服务的所有配置选项。

（2）社区云

社区云计算基础架构为具有共同关联的多个机构(如共同的任务、共同的安全性要求等)的特定用户群体提供特定使用。它可能由社区中的一个或多个组织,第三方或其组合的一个或多个组织拥有、管理和运营。

在这个模型中,云通常为具有共同兴趣的各组织的共享资源空间,而各组织共同利益趋同将有助于协调需求、制定安全政策和提高使用灵活性等。通常在该模型中,其中一个组织承担云管理的角色。在这种网络合作的情况下,结合共同兴趣,合作方通过网络分摊云的创建和维护成本,并结合云资源控制和配置提高固有优势。

（3）公共云

公共云基础设施向公众开放使用,它可能由商业机构、学术机构或政府组织或其组合所有、管理和运营。

（4）混合云

混合云基础设施是两个或多个不同的云基础设施(私有、社区或公共)的组合,通过标准化或专有技术绑定在一起,可以实现数据和应用程序的可移植性。

三、云计算基本架构与数据中心技术

1. 云计算基本架构

一般来说,云计算环境的架构可以分为硬件层(数据中心层)、基础设施层、平台层和应用层 4 层,如图 9-2 所示。

（1）硬件层

该层负责管理云的物理资源,包括物理服务器、路由器、交换机、电源和冷却系

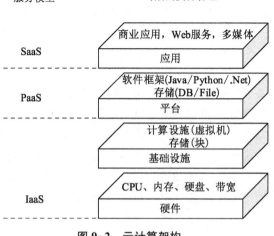

图 9-2　云计算架构

统。实际上,硬件层通常在数据中心中实现。数据中心通常包含数千台服务器,组织在机架中,并通过交换机、路由器或其他架构互连。硬件层的典型问题包括硬件配置、容错、流量管理、电源和冷却资源管理。

(2) 基础设施层

也称为虚拟化层,基础设施层通过使用 Xen、KVM 和 VMware 等虚拟化技术对物理资源进行分区来创建存储和计算资源池。基础设施层是云计算的重要组成部分,因为许多关键功能(如动态资源分配)只能通过虚拟化技术提供。

(3) 平台层

构建在基础设施层之上,平台层由操作系统和应用程序框架组成。平台层的目的是尽量减少将应用程序直接部署到 VM(virtual machine,虚拟机)容器中的负担。

(4) 应用层

位于层次结构的最高层,应用层由实际的云应用组成。与传统应用不同,云计算应用可以利用自动缩放功能来提高应可用性,并降低运营成本。与传统服务托管环境(如专用服务器场)相比,云计算架构更加模块化,每个层与上下各层松散耦合,允许每层分开演变。这类似于网络协议的 OSI 模型的设计。架构模块化允许云计算支持广泛的应用需求,同时降低管理和维护开销。

2. 数据中心技术

(1) 数据中心网络架构

数据中心是存储和计算能力的核心,是云计算的核心,它包含数千台设备(如服务器、交换机和路由器)。数据中心的网络架构需要合理规划,因为这将大大影响这种分布式计算环境中的应用程序性能和吞吐量,此外,还需要仔细考虑其可扩展性和弹性等特性。

目前,分层法是数据中心网络架构设计的基础,已在部分数据中心进行了部署和测试。数据中心的网络架构由核心网、汇聚网和接入网组成,如图 9-3 所示。接入网是机架中的服务器物理连接到网络的地方,每个机架通常有 20~40 个服务器,每个服务器连接到具有 1 Gbps 链路的接入交换机。接入交换机通常连接到两个聚合交换机,用于冗余 10 Gbps 链路。汇聚网通常提供区域服务、位置服务、服务器负载均衡等重要的功能。核心网提供与

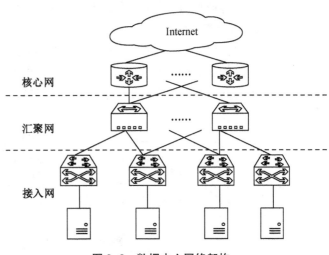

图 9-3 数据中心网络架构

多个聚合交换机的连接,并提供没有单点故障的弹性路由,其中核心路由器管理进出数据中心的流量。

(2) 数据中心网络架构的设计目标

统一的高容量:服务器到服务器流量的最大速率只能由发送和接收服务器的网络接口

卡上的可用容量限制，并且将服务器分配给服务，与网络拓扑无关。在本地网络接口的全部带宽下，数据中心的任意主机应该可以与网络中的任何其他主机通信。

灵活的 VM 迁移：虚拟化技术允许通过网络传输整个 VM 状态，将 VM 状态从一台物理机迁移到另一台物理机。虚拟机迁移要求数据中心网络能够动态地改变通信模式，以实现紧密耦合主机的高带宽、数据中心的可变散热，因此数据中心的通信拓扑需要支持虚拟机的快速迁移。

弹性：网络基础设施必须对各种服务器故障、链路中断或服务器机架故障等情况具有容错性。现有的单播和多播通信不应受底层物理连接的影响。

可扩展性：网络基础设施需要部署在大量服务器中，并必须允许增量扩展。

向后兼容性：网络基础设施中的服务器、运行以太网/IP 路由的交换机和路由器应具有向后兼容性。现有的数据中心通常使用基于商用以太网/IP 设备，它们也应该被用于新的架构，而不需要大的修改。

四、云计算发展

物联网是新一代信息技术的重要组成部分，也是信息化时代的重要发展阶段。随着物联网的发展，其产生的数据量对虚拟资源和存储容量都提出了更高的要求。因此，需要将云计算技术整合到物联网中，并为用户开发智能应用程序。

大数据指无法在一定时间范围内用常规软件工具进行捕捉、管理和处理的数据集合，是需要新的处理模式才能具有更强的决策力、洞察发现力和流程优化能力的信息资产。大数据需要大量的计算基础设施来确保有效的数据处理和分析，而云计算能够执行大规模复杂计算，它提供了具有可扩展性且价格低廉的计算硬件和软件。

1. 云计算与物联网

云计算可以提供一个有效的解决方案来实现物联网服务管理和数据分析。图 9-4 说明了基于云计算的物联网平台及其与 IaaS、PaaS 和 SaaS 的 3 种云计算模型的主要功能，该架构包括了物联网网络、物联网事件交互以及物联网与云的集成架构。

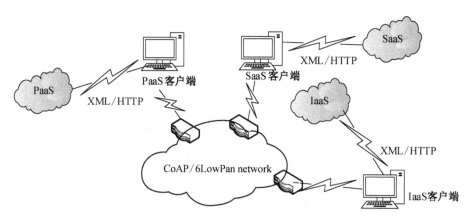

图 9-4　基于云计算的物联网架构

基于云计算的物联网架构是一个在线平台，允许系统集成商和解决方案提供商利用完整的物联网基础设施来开发、部署、运行和组合由 3 个主要模块组成的物联网应用程序和服务:①基于云计算的物联网服务平台是一套云基础设施服务(IaaS),允许用户在云硬件上运行任何应用程序。该服务平台大大简化了应用程序开发,消除了对基础架构开发的需求,缩短了应用上市时间,并减少了物联网管理和维护成本。基于云计算的物联网服务平台为用户提供独特的设备管理功能,它直接与设备进行通信,并存储和传输物联网数据。可以使用云计算的海量资源来处理、分析和存储大量的传感器数据,并允许不同用户和应用程序共享传感器资源。②基于云计算的物联网应用组件是一套适用于应用程序开发的云服务工具(PaaS)。这些工具包括开放的 Web 服务应用程序编程接口(API)和软件开发平台,它为物联网程序开发人员提供完整的开发和部署功能。③基于云计算的物联网操作系统是一套支持部署和专业化处理服务的云服务(SaaS),其中包括服务的订阅管理、网络管理、事物发现、数据智能分析等。

物联网涉及大量的信息源,产生大量非结构化或半结构化数据,具有大数据典型的 3 个特征:体积(即数据大小)、品种(即数据类型)和速度(即数据生成频率)。因此,它意味着收集、访问、处理、可视化、归档、共享和搜索大量的数据。云计算提供几乎无限的低成本和按需存储容量,是处理物联网生成的数据的最方便和最具成本效益的解决方案。数据进入云端,通过标准 API 进行处理,同时可以得到安全性保护,并在任何地方可以对数据进行直接访问和可视化。

云中数据管理的另一个重要作用是需要支持大量的应用程序,每个应用程序都拥有很小的数据占用空间,这被称为大型多租户系统。传统上,数据库的租户仅在 SaaS 的情况下被考虑,不同的租户共享相同的数据库表。但不同模式的多租户在不同云环境的背景下是相关的。与传统设计中使用的共享表方法相反,PaaS 提供商处理大量不同模式的应用程序可能需要不同的共享形式。这就需要调查数据库中不同的多租户方法,并了解不同的多租户模型的需求和适用性,以便将云功能注入这样一个系统中。

物联网与云计算能够彼此促进发展,物联网的应用离不开云计算的后台支撑,物联网从海量传感器(如 RFID、智能尘埃和视频监控等)采集数据,并通过无线传感网、宽带互联网向云计算服务器汇聚,云计算能以高性价比承载这些数据。云计算设施对这些数据进行处理、分析、挖掘,以更快、更准、更智能的方式来控制和管理现实世界,从而达到"智慧"的状态,从而大幅度提高资源利用率和社会生产力水平。所以云计算凭借其强大的存储、处理能力和较高的性价比,能够支撑物联网的应用,而物联网的应用也为云计算的商业成功奠定了基础。

2. 云计算与大数据

云计算和大数据相结合为用户提供了查询、处理分布式的多个数据集并及时返回结果集的能力。云计算通过使用 Hadoop 这类分布式数据处理平台来提供基础引擎;来自云和 Web 的大型数据源存储在容错性分布式数据库中,并通过基于分布式计算的、可编程的大型数据处理模型进行分析处理;最后通过不同的图形来查看分析结果,形成数据可视化以供决策,如图 9-5 所示。

大数据利用基于云计算的分布式存储技术,而不是连接到计算机或电子设备的本地存储,大数据分析技术可以由使用虚拟化技术开发的基于云计算的应用程序来驱动执行。因此,云计算基础设施可以作为实现大数据存储分析所需的基础平台。此外,大数据开发处

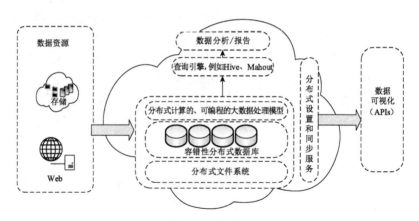

图 9-5　基于云计算的大数据架构

理已经变得越来越复杂,为了应对该问题,云中可用的所有类型资源的基础设施和大数据的处理方法模式可以进行关联。MapReduce 是云环境中大数据处理的一个很好的例子,它可以分布式处理存储在云计算中的海量数据集。云计算不仅为大数据的计算和处理提供了便利,而且也成了一种服务模式。

　　基于云计算的大数据管理系统仍然存在多个开放问题。这些挑战包括:实现高效的、具有兼容性的云基础架构,设计可扩展的、弹性的和自主的多租户数据库系统,以及确保云端中的数据安全性等。

五、云计算优势与挑战

1. 云计算的优势

　　云计算将大量用网络连接的计算资源统一管理和调度,构成一个计算资源池向用户按需服务。用户通过网络以按需、易扩展的方式获得所需资源和服务。

　　(1)基础架构易于维护和管理

　　云计算的软硬件设施相比传统服务器都进行了简化,相对于程序员自己为应用程序组织服务器,在云环境中部署应用程序则为更为容易方便。同样在用户层面,用户需要的是一个简单的网络浏览器和互联网连接。在云计算中,用户无论使用何种设备和用户位于何种位置,都可以通过浏览器访问数据,执行应用程序或任何其他服务。

　　(2)降低成本

　　通过第三方提供存储和计算服务,云计算大大降低了中小企业的信息技术支出,用户不需要为应用程序承担昂贵的密集的计算资源和服务器系统维护所需的人力成本。而云计算的服务商通过对大规模集群的统一化、标准化管理,使单位设备的管理成本大幅降低。

　　(3)可靠和不间断的云计算服务

　　云计算架构具有较高的容错性,可以提供可靠的、不间断的计算服务。此外,云计算服务商可以监控服务器状况,为用户提供所需的计算资源。云计算具有自治性,数据中心的大规模性要求系统在发生异常时能自动重新配置,并从异常中恢复,而不影响服务的正常使用。

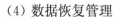

（4）数据恢复管理

在遇到意外情况，异地备份数据可以有效地保护数据。使用云存储服务可以为关键数据备份；此外，云存储服务具有用于灾难恢复的系统来进一步保护数据。

（5）高可扩展性

考虑到建设成本及设备更新换代，云计算数据中心往往采用大规模高性价比的设备组成硬件资源，并提供扩展规模的空间。

（6）绿色计算

随着时间的推移产生的电子废物和能源消耗是当今计算系统的主要缺点。这可以通过使用云计算服务在一定程度上降低，从而保护环境，将电子垃圾最小化。

2. 云计算的挑战

虽然云计算已经被业界广泛采用，但云计算研究仍处于初级阶段，许多现有问题尚未得到充分解决。这就给我们提出了云计算中的一些具有挑战性的研究问题。

（1）自动服务配置

云计算的主要特点之一是获取和释放资源的能力。在这种情况下，服务提供商的目标是在云中分配资源以满足其服务级别目标，同时最大限度地降低其运营成本。然而，如何将满足 QoS 要求的服务级别目标映射到合理的计算存储资源是云计算主要研究课题之一。

（2）服务器合并

服务器整合技术通常用于将多个未被充分利用的服务器上的 VM 整合到单个服务器上，从而将剩余的服务器设置为节能状态；然而，服务器整合可能影响应用程序的性能。VM 之间共享服务器资源（如带宽、内存缓存和磁盘 I/O）、VM 的资源使用情况（也称为足迹）也可能随时间而变化，最大限度地整合服务器可能会在 VM 更改服务器时占用空间导致资源拥塞。因此，需要观察 VM 占用空间的波动，并将此信息用于服务器整合。最后，系统必须在资源拥塞发生时迅速作出反应。

（3）能源管理

提高能源效率是云计算的另一个主要问题，基础设施供应商在降低能源消耗方面面临着巨大的压力。能源管理目标不仅是降低数据中心的能源成本，还要符合政府法规和环境标准。设计节能数据中心最近受到相当大的关注，例如能够降低 CPU 速度、关闭部分硬件组件的能效硬件架构，另外能源感知作业调度和服务器整合是通过关闭未使用的机器来降低功耗的另外两种方法。最近的研究也开始关注节能网络协议和基础设施的设计。所有上述方法的一个关键挑战是在节能和服务性能之间实现良好的权衡。

（4）流量管理与分析

数据流量分析对于当今的数据中心很重要。例如，许多 Web 应用程序依赖于流量数据的分析来优化客户体验；网络运营商还需要了解流量如何通过网络，以便进行网络管理和规划决策。然而，相比传统网络，云计算中流量测量和分析方法存在数个挑战。首先，云计算的数据中心的链路密度远高于 ISP 或企业网络；此外，现有的方法通常假设一些在互联网和企业网络中合理的流程模式，但是部署在数据中心上的应用程序（如 MapReduce 作业）显著地改变了流量模式，这些都给云计算中的流量管理与分析都带来了困难。

（5）数据安全

数据安全是云计算中的另一个重要研究课题。由于服务提供商通常无法访问数据中心的物理安全系统,所以他们必须依靠基础架构提供商来实现全面的数据安全性。即使对于虚拟私有云,服务提供商也只能远程指定安全设置,而不知道是否完全实现。在这方面,基础设施提供者必须实现以下目标:①保密性,安全数据访问和传输;②可审计性,证明应用程序的安全设置是否被篡改。通常使用加密协议实现保密性,使用远程认证技术实现可审计性。远程认证通常需要信任的平台模块来生成不可伪造的系统摘要作为系统安全性的证明。然而,在像"云"之类的虚拟化环境中,虚拟机可以从一个位置动态迁移到另一个位置,因此直接使用远程认证是不够的。在这种情况下,在"云"的每个架构层建立信任机制至关重要。

（6）新的云架构

目前,大多数商业云在大数据中心实施,并以集中的方式运行。虽然这种设计实现了经济规模和高度的可管理性,但它也具有高能源成本和构建大型数据中心的高初始投资的局限性。最近的研究工作表明,小型数据中心在许多情况下可能比大型数据中心更有优势:一个小型数据中心不会消耗太多的电力,因此不需要一个功能强大且昂贵的冷却系统;小型数据中心比大型数据中心建造更为便宜。另一个相关的研究趋势是使用自愿资源（即终端用户捐赠的资源）来托管给云应用。使用自愿资源建造的云,或者是自愿资源和专用资源混合使用,成本更低廉,更适合非营利性应用,如科学计算。然而,这种架构也带来了异构资源管理和数据流失的挑战。

第二节 云计算关键技术

云计算平台时不时地面对着内部和外部的安全威胁和云服务的各种中断威胁,解决数据安全问题以及保护云环境中的数据完整性十分重要。支撑云计算的关键技术,包含虚拟化技术、数据存储技术、资源管理技术、分布式编程与计算、平台支撑技术和相关的安全技术等。

一、虚拟化技术

虚拟化是云计算的重要支撑技术,它支持多租户共享计算、存储和网络资源。针对相当大的数据中心（data systems, DSs）,传统虚拟化技术的主要作用是计算和存储资源。然而,随着用于云计算的数据中心,以及相互关联但是地理上分散的数据中心数量的快速增长,网络资源虚拟化技术成为能够充分发挥云计算潜力的最有前景的技术之一。与本地专用服务器相比,使用虚拟服务器并且共享相同的物理服务器可以显著削减运营成本、耗电量以及碳排放量。此外,虚拟机的实时迁移允许将需要的虚拟资源整合到节省直流能耗的物理网络中。

为了使资源共享而不影响位于同一物理服务器中的其他虚拟服务器,研究人员开发出了很多基于不同目的的虚拟化技术。目前使用的虚拟化技术可以分为:全虚拟化、半虚拟化、硬件辅助虚拟化和操作系统级虚拟化。

1. 全虚拟化

全虚拟化完全模拟了底层硬件，并且提供了系统硬件的虚拟副本，以便操作系统和软件可以像在原始硬件上一样地在虚拟硬件上运行。在全虚拟化中，二进制翻译用于捕获和模拟虚拟硬件与主机硬件之间的指令。二进制翻译需要很大的开销，这使得全虚拟化的性能不太好。但是客户机操作系统可以直接嵌入，无需任何修改。第一个开发的全虚拟化系统是在 IBM 360/67 主机上运行的 CP-67 软件系统，CP-67 程序是一个专门的时间共享系统，它向每个用户提供一个完整的虚拟化 System/360(S/360)计算机。

System/360 的 CP-67 以及更高版本的软件虚拟化系统的性能都不太好，所以 IBM 决定创建一个具有专门架构并且有助于虚拟化的计算机，该架构是在 Virtual Machine Facility/370（VM/370）上首次实施的。VM/370 是一个在 System/370 扩展架构(370-XA)上运行的虚拟机监视器(virtual machine monitor，VMM)。370-XA 提供了特定的 CPU 指令，旨在最大限度地提高运行虚拟机的性能。对于用户来说，所用的虚拟机是一个 System/370 计算机的虚拟副本。为了提高 VM/370 的性能，370-XA 平台在架构中提供了"辅助"，这提高了 VM/370 重复执行的某些操作的性能。在辅助之前，VMM 必须模拟每个虚拟机的许多架构指令，以便安全执行而不会干扰其他虚拟机。辅助允许一部分模拟指令可以在硬件中安全地执行，其他经常执行的指令仍然需要 VMM 的干预。VM/370 通过将系统置于解释执行模式来启用辅助，其中使用的一些辅助如下。

(1) 虚拟机辅助(virtual machine auxiliary，VMA)

VMA 提供了 VMM 加速方面的特殊指令，它具有 13 个功能，其中 12 个将替代由 VMM 模拟的客户虚拟机指令，另外一个功能是管理某些被 VMM 使用的数据结构。另外，单独的 VMA 在大多数应用中能够提升 35%的性能。

(2) 扩展控制程序支持(extended control program support，ECPS)

ECPS 辅助是一个针对特定应用程序的 35 项功能的集合。ECPS 运用某些利用 System/370 架构的程序来加快完成常见任务，并接管这些以前由 VMM 处理的功能。

(3) 暗影表旁路协助(shadow table bypass assistance，STBA)

VM/370 架构使用一个"暗影表"将虚拟机空间中的虚拟内存映射到物理机器空间中的实际内存。这种多级映射非常昂贵，因此 VM/370 打开硬件中的辅助，允许信任客户直接访问内存映射表。由于这个辅助是虚拟机上不正确的内存访问，可能会影响其他虚拟机的运行，因此具有很大的风险。

总而言之，IBM 开发了超过 100 个辅助来提升 VM/370 系统的性能，其中许多辅助都是为了加快具体的应用程序而开发的。辅助的发展不需要修改在虚拟机环境中运行的代码，却极大地提高了 System/370 虚拟机系统的性能。全虚拟化的例子还有 VMWare ESX、Microsoft Virtual Server、VMware 和微软的 Virtual PC。

2. 半虚拟化

半虚拟化不能直接嵌入客户机操作系统，不需要任何修改。Hypervisor 为客户机操作系统和硬件之间的通信提供了 API(application programming interface)。与全虚拟化相比，半虚拟化开销较低，具有更好的性能，但是客户机操作系统必须在 Hypervisor 上运行，因此实现难度更大。该技术增加了一组特殊的指令(称为 Hypercalls)，它代替了真实机器指令集架构的指令，具有更低的虚拟化开销。半虚拟化的例子有 Denali、Xen 和 Hyper-V。

在 X86 架构中,VMM(或 Hypervisor)运行在物理硬件(Ring 0)之上,以便客户机操作系统能够在更高的级别运行。即使这种技术支持多个内核,但主要的缺点是如果要充分利用这种技术,客户机操作系统的内核需要修改才能使用 Hypercalls。在这里讨论的半虚拟化系统 Denali 和 Xen,能够显著提高整个虚拟化系统的性能。

Denali 是华盛顿大学开发的半虚拟化系统。Denali 主要提供"轻量级保护领域",用于运行虚拟机的简约快速容器。Denali 的 VMM 为虚拟机提供的接口不是系统硬件的精确副本,正是由于没有提供精确的副本,Denali 开发出了能够大大提高全虚拟化系统性能的方法。Denali 对虚拟机的传统观点提出挑战的方法如下。

(1)空闲循环

许多操作系统在等待某些事情发生的同时处于"忙碌等待"状态:磁盘 I/O、网络 I/O,或者只是没有别的事情做。Denali 的 VMM 引入了一种新的"空闲"指令,每个虚拟机中运行的操作系统在进入这些状态时预期会调用,而不是忙碌等待。当虚拟机调用空闲指令时,上下文会切换到 VMM,以便可以安排其他虚拟机。由于虚拟机不再需要忙碌等待,从而使系统整体的 CPU 利用率得到提高。Denali 的空闲指令还提供了时间参数,即虚拟机愿意等待的最长时间。

(2)中断排队

在正常的虚拟机环境中,当中断到达 CPU 时,VMM 必须接管并立即将上下文切换到正确的虚拟机,同时调度中断。随着虚拟机数量的增加,中断到目前运行的虚拟机概率将会大大降低。因为上下文切换到正确的虚拟机的成本是相当大的,所以 Denali 不会立即调度中断。相反,Denali 会进行排队中断,以使下次运行虚拟机时调度中断。

(3)中断语义

在大多数系统中,中断表示刚刚发生的事情,中断排队(上文)的缺点是 Denali 必须将中断的语义改为最近发生的事情。虚拟机中的操作系统周期性检查 CPU 寄存器中的"elapsed ticks"定时器,它要求使用 VMM 调度定时器中断,而中断语义的修改实际上有利于系统处理定时器的速度。其中,上下文切换只是为了检查定时器,节省了大量的处理器时间。

(4)没有虚拟内存

在 VMM 和虚拟机之间支持虚拟内存是非常困难的,特别是在没有设计为虚拟化的架构上,如 VMware、Plex86、Virtual PC 等系统。Denali 没有虚拟内存,因为它并不关心在虚拟机中能否运行商品操作系统,而是将每个虚拟机约束到单个地址空间。Denali 是针对每个虚拟机运行非常少的应用程序的情况,如果应用程序知道会导致问题,那么它只需在自己的虚拟机中运行。

(5)没有 BIOS

IA-32 的其他虚拟化系统提供对 BIOS 的访问以便向后兼容,并为在虚拟机中运行的操作系统提供引导信息。而 Denali 只需要以只读虚拟存储器的方式提供系统信息。

(6)通用 I/O 设备

Denali 没有提供对物理系统上的设备的专门访问。相反,Denali 只使用一小部分"通用"设备,例如网络接口卡、串行端口、定时器和键盘。它不用通过负载的驱动器 I/O 程序来发送网络数据包,因而显著提高了客户机操作系统的性能,例如,Denali 公开了一个用于处理客户机操作系统所有内容的虚拟 I/O 指令。

Xen 是剑桥大学开发的半虚拟化系统。Xen 具有商品操作系统半虚拟化的独特目标 (如 Linux、NetBSD 和 Windows XP),旨在为运行在其虚拟机中的应用程序提供 100% 的二进制兼容性。换句话说,要在 Xen 上运行应用程序,只需要一个已经移植到 Xen 的操作系统版本,并且所有应用程序都应该按预期方式运行。

Xen 对 IA-32 架构半虚拟化的方法可以归纳为:①部分访问硬件页表。每个虚拟机都具有对硬件页表的只读访问权限,页表的更新需要 VMM 排队和处理。②特权级别较低。Xen 运行比 VMM 低一个环的虚拟机。③陷阱处理程序注册到 VMM 上,而不是直接注册到虚拟机上,客户机操作系统必须使用 Xen 的 VMM 进行注册。④处理器注册的系统呼叫。在大多数操作系统上,使用查找表和特殊陷阱序列来处理系统调用。而在虚拟化时,使用陷阱序列会导致在每次系统调用时调用 VMM。Xen 通过允许客户机操作系统直接将其处理器安装在系统调用处理程序中来避开这种低效率操作,同时绕过了 VMM 处理陷阱序列所需的上下文切换。⑤没有硬件中断。硬件中断由轻量级事件系统替代。⑥通用设备。像 Denali 一样,Xen 只向客户机虚拟器提供一小部分快速的、通用的设备。

3. 硬件辅助虚拟化

硬件辅助虚拟化不是一个新概念,它首次实施于 1972 年,即 Virtual Machine Facility/370 可用于 IBM System/370 时。AMD 和 Intel 等处理器厂商在 2006 年推出了其产品系列的虚拟化扩展。硬件辅助虚拟化在处理器架构中实现具有更高特权模式的环,如图 9-6 所示。用于虚拟化支持的 CPU 扩展允许在 Ring-0(non-root 模式)下执行未修改的客户操作系统,并在 Ring-1(root 模式)下执行 VMM 或管理程序。硬件辅助虚拟化通过增强 CPU

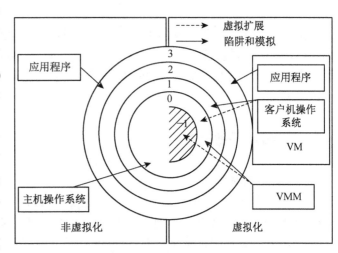

图 9-6 CPU 保护环级

来支持虚拟化,从而代替了二进制翻译或半虚拟化,又称为 CPU 的虚拟化。由于这种技术是在硬件中完成的,因此可以显著减少陷阱模拟模型引起的开销。使用硬件辅助虚拟化的示例是基于内核的虚拟机(kernel-based virtual machine,KVM)和 VirtualBox。

4. 操作系统级虚拟化

操作系统级虚拟化技术是在操作系统级别的虚拟化物理服务器。这里的主机操作系统是一个修改后的内核,它允许执行多个隔离的容器,也称为虚拟专用服务器(virtual private server,VPS)、Jail 或虚拟化服务器。每个容器是一个共享主机操作系统内核的实例,使用该技术的一些实例有 Linux-VServer、Solaris Zones 和 Open VZ。这个技术费用较低,并且被广泛使用,主要的缺点就是不支持多个内核。

操作系统级虚拟化或基于容器的虚拟化是基于 Hypervisor 的虚拟化技术的替代方案。

它们都是基于 Linux 容器的,并且能够提供较高的系统效率与隔离。与基于虚拟化的 Hypervisor 不同的是,基于容器的虚拟化不需要模拟整个客户机操作系统,它是作为单个线程工作的,因此基于容器的虚拟机是轻量级的,可以在不同地点之间进行快速部署和迁移。Docker 是容器式虚拟化管理工具之一,也在许多公司得到了广泛的认可和采用。基于容器的虚拟化和相关管理工具的出现,为进一步提高能源效率和降低数据中心成本提供了机会。

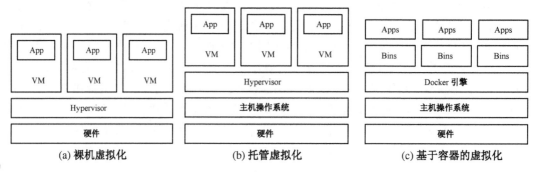

(a) 裸机虚拟化　　　　　(b) 托管虚拟化　　　　　(c) 基于容器的虚拟化

图 9-7　3 种虚拟化架构

如图 9-7 所示,基于容器的虚拟化技术没有构建客户机操作系统,只增加了必要的 Bins 和库来支持应用程序,而基于操作系统的 Hypervisor 则部署了客户机操作系统。此外,基于容器的虚拟化技术中的引擎用于多个容器之间的协调,而 Hypervisor 是用于隔离和资源映射的。

二、数据存储技术

1. 云存储服务

随着计算机技术和互联网应用的迅速发展,数据正以几何级数的方式增长,人们对存储空间的需求也越来越大,越来越多的用户和企业选择使用云存储存放自己的资料。云存储的最大特点就在于存储即服务,用户可以通过公有 API 将自己的数据上传到云端保存。近年来云存储的提出与发展以及存储即服务的理念为人们提供了大量廉价的存储空间,同时也向传统的数据存储方式发起了挑战。

云存储服务使用户能够将数据外包给云服务器,并从各种场所和设备(如 Dropbox、One Drive 和 Google Drive)远程访问外包数据。这样的服务为用户提供了一种高效而灵活的数据管理方式,无须部署和维护本地存储设备和服务。最近的一些报告显示,超过 79% 的公司及组织倾向于选择数据外包,日益增长的云存储服务的需求促进了越来越多的云存储供应商的出现。

虽然我们已经从云端存储服务中获得了一些理想的收益,但也要重视数据外包中产生的安全问题。最重要的安全问题之一就是数据完整性。一旦用户决定将数据外包给云服务器,用户本身就不会再掌握数据,所以用户最担心的是数据完整性,即他们的数据在云服务器上是否会保持不变。用户数据的完整性检查可以由云服务器执行,但即使有些数据损坏或丢失,云服务器也可能一直生成一个信誉可靠的完整性报告,所以用户需要预防服务器作弊。此外,云服务商的外部对手可能会因为一些经济或政治上的原因去删改或扭曲云服务器上的用户数据。因此,用户需要有一个安全有效的验证方法来确保其数据的完整性。

有一些数据验证方案是依靠用户自身来执行验证的,这意味着用户必须花费额外的通信和计算成本来验证数据完整性,因此用户检索和使用数据需要负担重要的通信和验证代价。为了减少用户的验证负担,研究提出了一种公开的验证范例,该方案通过借助外部独立的审核员来代表用户定期地去验证数据完整性,因此用户无须验证负担,但是审核员需要配备强大的计算能力去进行验证工作。在现有的公开验证方中,审核员验证所需的计算开销随着验证数据集的大小呈线性增长。如果需要对多个用户的数据集进行验证,审核员为完成验证应具有巨大的计算能力,并且可能导致验证延迟。例如,对于公共验证方案,尽管审核员配备了 1.86 GHz 的 Intel Core 2 处理器,2 048 MB 的 RAM,但是如果将验证数据集的大小设为 300,当验证任务的数量(即用户数)增加到 100 时,验证延迟约为 30 s;如果将验证任务的数量增加到 1 000 时,则验证延迟约为 300 s。关于审计员部署问题的解决十分困难,因此如何减少审计方面的计算开销和延迟,使验证方案高效实用,具有重要的研究价值。

2. 高效公开验证方案

现有的大多数公共验证方案都是基于公钥的同态线性鉴权技术,虽然方案中已经研究了身份验证的优化问题,但在审核方仍然需要进行大量的计算开销。文献提出了一种新颖的高效公开验证方案用于保证数据完整性,其中公共审核员可以有效验证云存储数据的完整性,该方案支持批量验证,其中审核方的验证开销与用户数量无关,此外为支持数据动态使用了默克尔散列树技术。在数据完整性验证得到频繁执行的情况下,对审核员的设备要求大幅度降低,为了使审核员可以使用具有有限计算能力的低功耗设备执行审计操作,一个经济可靠的想法是将大量计算操作(最初由审核员执行)委托给云服务器。具体来说,审核员首先指定云服务器中的一个数据子集,云服务器负责检查数据集的完整性。只有在检查成功的情况下,云服务器才会对数据子集产生服务承诺,并将服务承诺发送给审核员。审核员只需验证确认数据完整性的承诺的有效性。由于所存在的不可伪造性和轻量级验证,该方案特别采用了基于消息认证码(message authentication code,MAC)技术的高效率承诺方案。

通过扩展方案来支持批量验证和数据动态操作,审核员可以高效地为多个用户执行多个验证任务,同时用户可以高效地插入、删除和更新云存储的数据。该方案中审核员的开销与验证数据集的大小无关,批次验证方案在审计方面实现了高效率。

3. 不可分辨性模糊

安全模型中云服务器可能会受到威胁或拒绝信任。由于审核员将大部分完整性检查操作委托给云服务器,因此服务器可能会产生欺骗审核人员的假承诺。为了抵御云服务器的这种不当行为,可以使用一种新的加密原语:不可分辨性模糊(indistinguishability obfuscation,IO)。通过 IO 技术,经过混淆的具有相同功能的两个程序在计算上彼此无法区分,此外 IO 也可嵌入混淆程序中以用于隐藏秘密信息。所以我们可以通过使用 IO 的功能来确保恶意云服务器不能欺骗审核员和用户。

高效公开验证方案中使用 IO 的主要目标是在保持安全性的同时减少审核员的验证开销。IO 具有两个独立的特征:①由于审核员只需要对云端服务器生成的承诺的有效性进行审核,用户的数据不会被泄漏给审核员,这样可以保证用户数据对于审核员的隐私性;②一些现有的公共验证计划无法抵御外部攻击,在线的主动攻击对手可以修改云存储数据并篡改云服务器和审核员之间的交互信息,IO 可以保证对于这种来自对手的外部攻击是安全的。

综上所述,使用 IO 的云存储服务的公共验证方案实现了对外部审核人员的数据隐私保护以及对外部对手的抵制。尽管目前建设 IO 候选人需要巨大的开销用于产生混淆,但该过程仅是一次性计算,并且可以在许多后续验证任务中进行预先计算和分摊。

4. 高效公开验证模型

基本的高效公开验证方案中存在 3 个不同的实体,如图 9-8 所示。在多个用户的情况下,该方案涉及 4 个实体,如图 9-9 所示。

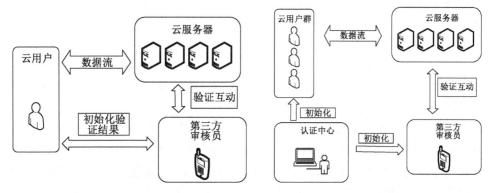

图 9-8　基本高效公开验证方案系统模型　　图 9-9　高效公开验证多用户案例系统模型

（1）云端用户

用户是数据所有者,他们将数据外包给云服务器,并能灵活地访问数据。用户应该定期验证云存储数据的完整性。然而,由于条件的限制用户本身不能检查数据的完整性,故由用户委托第三方审核员(third-party auditors, TPA)进行验证工作。

（2）云服务器

云服务器由云服务提供商管理,并提供云存储服务。它不仅具有显著的存储能力,还具有大量计算的能力。但是,云服务器可能会因此受到威胁。例如,即使当某些数据被损坏或丢失时,云服务器也可能一直声称所有云存储的数据都被很好地保存。因此定期验证云存储数据的完整性十分有必要。

（3）第三方审核员(TPA)

被用户信赖的 TPA 可靠且独立。用户使用 TPA 验证云存储数据的完整性,在用户需要时将验证结果返回给用户。

（4）认证中心

认证中心在有多个用户的情况下为 TPA 和所有用户生成必要的公共参数。认证中心可靠、可信任,可以实现来自不同用户的多个验证任务,也可同时由 TPA 处理。

不可区分性混淆的云存储公共验证方案在 TPA 方面实现了高性能,但用户端和云服务器端的效率不高,这是因为用户需要生成混淆的程序,云服务器需要执行混淆的程序。

目前存在的混淆候选方案由于其不切实际的多项式时间结构导致无效率地产生混淆。有文献首先实施了程序模糊工具链，虽然这种方案仍然需要巨大的存储和计算开销，但这项工作证明了程序混淆的可行性。目前，IO 已被设想成为新的加密原语之一。许多研究人员致力于使 IO 变得更加实用，在不久的将来我们必定会实现具有合理性能的 IO。

5. 总结与展望

与以前的公开验证方案相比，使用 IO 的云存储服务的公共验证方案要求云服务器花费更多的计算资源进行数据完整性验证。由于云服务器为用户提供按需、灵活和基于使用的付费使用服务，该方案可以扩展到其他基于 POR/PDP 的公共验证方案，而无须重新处理云存储的数据。该方案不仅让云服务器为具有良好兼容性的用户提供了新的选项，还为云服务器（服务提供商）带来额外的经济效益。因此，云服务提供商可能愿意与用户协作，以减少审计方的验证开销。

不可区分性混淆的云存储公共验证方案中的审核员只需要计算一个消息验证码标签进行验证。扩展后的方案可以同时由审核员执行多个验证任务，支持批量验证。审核员在批量验证方案中的开销与验证任务的数量无关。此外，该方案还实现了数据动态操作，包括插入、删除和更新。

审核员拥有用户的秘密 MAC 密钥，未来的工作需行进一步调查如何抵制恶意审核员的机制。如果恶意审核员与恶意云服务器相勾结，就可以很轻易地伪造有效的承诺用于欺骗用户。如何抵制恶意审计员仍然是一个开放的问题。其次，使用其他加密原语或工具在云服务器端设计公开验证方案，也是一个很有意义的未来发展方向。

从总体上看，云存储的服务性质让用户失去了对数据的绝对控制权，从而产生了云存储环境中特有的安全隐患。未来云存储系统的研究方向是在保证用户数据和访问权限信息安全的前提下，尽可能地提高系统效率。目前云存储系统在密文的搜索、重复数据删除、数据持有性证明等功能的支持上仍有待加强。

三、资源管理技术

云计算利用虚拟化技术将服务器整体虚拟化为一个资源池，由于虚拟化技术可以灵活地配置资源，因此当接收任务时，一般都会创建一个新的虚拟机或者在同一用户的已有虚拟机上处理。一旦任务完成，就会释放所有的资源，这些资源将会成为可用资源池的一部分。而资源分配是在服务提供商和客户之间约定的服务等级协议（service level agreement，SLA）的基础上执行的，SLA 包含了租户所要求的服务等级的详细信息，此外，还包含了有关付款流程和 SLA 违规罚款的信息。

在云环境中，几乎所有的资源都进行了虚拟化，并且在多个用户之间进行共享。同时，虚拟化也带来了与资源管理相关的一些挑战。资源管理技术可以从能量利用效率、SLA 违规、负载平衡、网络负载、利润最大化、混合云和移动云计算（mobile cloud computing，MCC）这 7 个方面进行分类。

1. 能量感知资源管理技术

能量利用效率是云计算中需要解决的核心问题之一。因为能量消耗不仅增加了服务提供商的电力支出，而且还增加了二氧化碳排放。解决这个问题的一个很容易想到的思路是工作量整合,通过在较少数量的服务器上整合更多的工作负载,从而最大限度地降低能耗。除此之外,还可以将托管在轻载服务器上的虚拟机迁移到相对较高的工作负载服务器,并关闭一些空闲的服务器,从而达到降低能耗的目的。

在云计算的 PaaS 结构体系中,基于分布式的层次框架能够满足较低的能量消耗和较快的响应时间,并且最大限度地提高可用性。如图 9-10 所示,中央处理器在框架的根部,它可以执行类划分和服务器分区,而且每隔 24 h 执行一次基本任务。一方面,服务器分区是指将服务器的可用资源划分为多个 VM,而每个接收到的任务根据其类型的不同放在不同服务器上;另一方面,应用程序管理器把执行的作业分为 T2 和 T3,每隔 1 小时执行一次 T2 来进行服务器交换和应用程序启动,每隔 15 min 执行一次 T3 来进行负载均衡、容量分配和频率缩放。

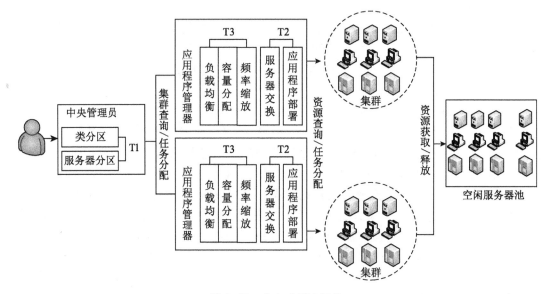

图 9-10　分布式层次架构

2. SLA 感知资源管理技术

服务质量(QoS)是管理资源时应考虑的重要问题之一。由于服务提供商需要为其客户提供最佳性能,所以双方都会签署 SLA,SLA 包含了有关所需服务等级和价格的信息,以及在违反协议的情况下执行的惩罚条款信息。因此,服务提供商应该在向客户提供服务的同时进行相关的检查,从而避免违规行为的发生。

为保证 SLA 并处理波动的工作负载,我们可以使用容量分配技术。这种方法的基本思路是与物理上分布式的资源控制器进行交互,并在网络中遇到拥塞时重新定向负载。另外,这种方法还可以在多个均匀分布负载的 VM 上运行应用程序。工作负载预测器会随着历史工作负载的波动,预测未来的工作负载需求,并且根据所预测的结果改变容量。因此在 VM 通信期间,可以通过保持较短的响应时间来避免 SLA 违规情况的发生。

3. 以市场为导向的资源管理技术

云计算是以市场为导向的模式,所以服务提供商会使用多种方案,如工作负载整合、避免违反 SLA、网络虚拟化和最小化网络负载等来提高利润。以下是一些旨在提高服务提供商收入和利润的以市场为导向的解决方案。

（1）基于拍卖的资源分配技术

与固定价格资源配置相比,基于拍卖的资源分配对于服务提供商来说可能更加有利。在考虑用户需求的前提下,用户必须竞标成功,服务提供商才会将广告资源分配给用户。

（2）多层资源管理技术

假设用户正在同时使用 IaaS 和 SaaS 提供商提供的服务,那么用户除了需要向 SaaS 提供商支付费用,也需要向 SaaS 提供商支付一定的费用,因为 SaaS 提供商是将虚拟机托管在 IaaS 提供商的资源上来为用户提供服务的。其中,支付金额是使用基于用户满意度的优化函数来计算的。对于 IaaS 提供商而言,可使用最佳资源分配技术来增加收入,而且它也会根据资源需求来定期更新价格。

4. 负载均衡资源管理技术

负载均衡是指在多个资源之间共享工作负载。如图 9-11 所示,物理机在应用负载均衡算法后,可以迁移任务。

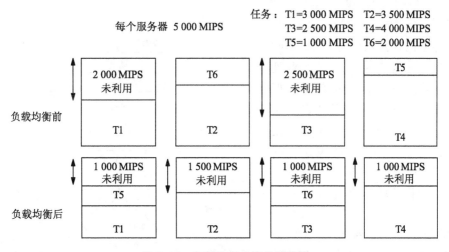

图 9-11　负载均衡虚拟机的部署

（1）动态平衡云资源之间的负载

这种模型先要检查每个服务器的资源利用率,如果服务器的资源过载,那么该服务器的工作负载将转移到未充分利用的服务器上。如果两台服务器都未得到充分利用,那么一台服务器的工作量将被转移到另一台服务器上,并将此服务器关闭。在工作负载变动失败的情况下,可以相应地放大或缩小系统。如果转移失败是由于不可用的免费资源,系统则会通过激活更多的服务器来扩大规模。

（2）基于人工神经网络（artificial neural networks，ANN）的负载均衡技术

该技术的原理是使用反向传播算法,在所有服务器之间分配相等的负载,从而预测每个用户的需求,并根据相应的需求分配资源。

5. 网络负载感知资源管理技术

网络负载是指在某个特定时刻通过网络的流量。在云计算中,资源管理器之间的信息共享、VM 布局、VM 之间的通信和 VM 迁移都和网络负载相关。高网络负载会导致系统

的性能下降,因为服务提供商在这种情况下必须等待 VM 部署,从而导致一些重要的 VM 之间的通信延迟。这就带来了一个需求:在不影响工作的情况下,将通过网络的流量实现最小化。一般而言,在高延迟的情况下,进程间通信会需要更多的时间,而且分布式应用程序的执行时间也会延长。因此,一种解决方法是基于网络延迟创建组(set)来调度程序,令通信比较频繁的 VM 放置在同一组内,以便能够最小化总延迟时间和执行时间。

如果考虑将 VM 集群放置在服务器集群上的情况,即每个虚拟集群(virtual cluster, VC)仅向用户提供特定类型的服务,并且由整个 VC 负责提供 QoS。此时 VM 的资源需求可能会改变,因此这种情况适合在较少的服务器上整合虚拟机。另外,如果为 VM 合并提供遗传算法,可以创建一个优化的系统状态来表示 VM 服务器映射,并将资源分配给 VM。如果 VM 的资源分配发生变化,则会创建新的系统状态,需要注意的是,系统必须从较旧的状态转移到较新的状态。但是这样的话,系统状态的过渡就会导致额外的系统开销。

6. 混合云的资源管理技术

混合云中的资源管理是人们正在考虑的另一个方向。如图 9-12 所示,混合云是指私有云和公有云的组合。在这样的云环境中,如果一个企业拥有私有云并向内部用户提供资源,但是可能在某些情况下,内部资源不足以适应工作负载,那么企业就需要使用公有云的服务。为了解决这个问题,有如下一些解决方案。

(1) 基于规则的混合云资源管理器

用户请求分为 2 种类型:重要数据/任务和次要数据/任务。重要数据/任务的优先级较高,而次要数据/任务的优先级较低。为了提供重要数据/任务的安全性,可以将它们托管在私有云上。具有低优先级或次要数据/任务可以使用公有云或私有云资源,但是公有云资源仅在私有云全部资源完全耗尽时才能使用。

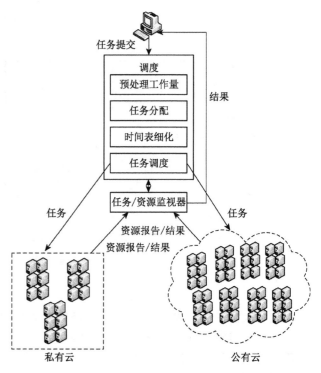

图 9-12　混合云

(2) 虚拟机分级

虚拟机配置请求可以分为低、中和高 3 个优先级。在低优先级中,用户只能请求一个虚拟机,而在中等优先级的情况下,可以请求两个虚拟机。但是在这 2 种情况下,虚拟机都放置在私有云上。在高优先级级别的情况下,可以请求 3 个虚拟机,其中将 2 个虚拟机放置在私有云上,将第 3 个虚拟机放置在公有云上。通过这种技术,可以有效管理私有云的资源,并且在公有云和私有云之间共享负担。

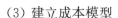

（3）建立成本模型

考虑所有成本因素（如电力、硬件、软件、劳动力、商业场所和服务）的混合云的成本模型。成本因素还需包括流量和部署相关成本，如服务布局向量、数据流量矩阵、流量成本率矩阵和部署数量。最后利用上述因素，选取成本最小的最优方案。

7. 移动云的资源管理技术

移动云计算（MCC）是通过将移动设备引入云计算领域而发展起来的。传统上，移动设备只能使用云中可用的资源。但是如今的移动设备具备足够的计算能力，因此最新的研究是如何分享移动设备的资源，这种用于资源共享的架构被称为基于协作的架构。该架构可以通过添加中间件来制定移动云所需要的能量、带宽和云资源，用户可以在"瘦"客户机应用程序的帮助下将他们的任务分配给中间件，并且在完成任务之后收到响应结果。另外，中间件为每个用户分配一个云个人助理（cloud personal assistant，CPA）来代表用户处理所有任务，CPA通过使用 Web 服务与现有云进行交互，将任务分配给云，并将相应的结果传递给用户。虽然 CPA 没有实例化云资源，但它依然可以访问云资源中的存储部分。

四、分布式编程与计算

从工业系统生成的大量数据可能范围从 TB 到 PB 的大小不等，巨大的数据量超出了计算机资源（特别是 CPU）的处理能力。由于存在内存泄漏的可能性，这些数据的计算处理不能在单个商品计算机上执行，即使顺利执行，冗长的处理时间也不能被用户接受。

为了能够低成本，高效率地处理海量数据，很多互联网公司都在建立大规模集群系统的基础上研发了分布式编程系统。分布式编程系统使得普通开发人员可以将精力集中于业务逻辑上，不必过分关注分布式编程的底层细节和复杂性，从而降低普通开发人员编程处理海量数据并充分利用集群资源的难度。此外，在工业上处理大规模数据需要在分布式环境中运行高性能的分析系统，可以考虑通过不同的算法进行分析。云计算模型还需要提供必要的可扩展性和灵活的基础架构，以便以分布式方式去适应标准分析算法。目前与云计算相关的分布式编程模型的研究在工业界和学术界方兴未艾，以下重点介绍几种具有代表性的通用分布式编程模型。

1. MapReduce

MapReduce 是一种分布式编程模型，可以利用计算集群来处理大规模数据集。MapReduce工作时首先将原始输入元素分为许多个小的独立数据块，随后在运行时分发数据块，进行并行处理任务，并以透明方式保持加载平衡。因此，开发人员只需要编写两个串行功能：Map 和 Reduce。

随着诸如 GPU 和 MIC 等协同处理器的快速发展，许多研究致力于调整架构以适应MapReduce 框架。基于 MapReduce 的异构架构（heterogeneous architecture-based MapReduce，HA-MapReduce）在大数据处理领域得到了广泛的研究，文献提出在云环境中实现 HA-MapReduce，总体框架如图 9-13 所示。HA-MapReduce 是一种具有高性能和可扩展性的大规模集群，协处理器仅用于加快 MapReduce 任务，控制流程在 CPU 侧运行。此外，它可以集成到其他类似的 MapReduce 的系统中（如 Spark 和 Hadoop），以利用 HDFS和 YARN 等功能。

HA-MapReduce 的主要特征有：①为异构架构设计并实施了一个统一的 MapReduce框架，它可以有效地利用 CPU 和协处理器，任务由二者在单个节点内协同处理。同时，多个节点可以以混洗或合并形式进行通信。该框架不仅确保了整体性能，而且具有出色的可扩展性。②为了处理协处理器的可扩展性和容错问题，开发了一种用于处理协处理器可扩展性和容错问题的协处理器令牌机制，并将每个可用的协处理器分配给独特的令牌，以确保系统的鲁棒性。当系统中的协处理器出现故障或有所增加时，相应的令牌也会有所改变。通过对应相应的协处理器令牌，任务调度器可以避免把任务分配给错误的协处理器。③利用Docker(轻量级虚拟化技术)开发云环境，设计了一个轻量级的基于虚拟化的云平台。该平台开销低，易于部署，保留了云计算的优势，能够高效灵活地管理协处理器，提高了整体性能。

HA-MapReduce 框架主要有以下 2 个优点：①通过协调使用 CPU 和协处理器可以避免计算资源的闲置，提高了整体系统性能。②单个异构节点内的任务处理与其他节点是相互独立的，其所有的中间结果或最终结果都可以与其他计算节点进行混洗或合并，因此该框架可扩展到大规模异构集群。未来的工作重点应注重提高用户的可编程性，优化 HA-MapReduce 框架的 I/O 性能，以及在更大的异构集群上扩展该系统。

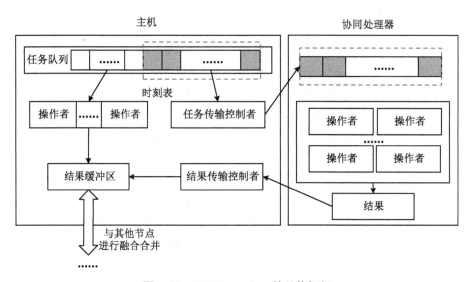

图 9-13　HA-MapReduce 的总体框架

2. Dryad

MapReduce 编程模型目前已有较为广泛的应用，由于其具有易于使用且处理大规模分布式数据的效率高的特点，吸引了众多分布式计算方向的研究学者。然而 MapReduce 也有一些局限性，例如处理多个相关异构数据集和迭代应用程序时效率较低。Dryad 是 Microsoft 设计并实现的允许程序员使用集群或数据中心计算资源的数据并行处理编程系统，可将应用程序模型化为进程或 DAG 之间的数据流。Dryad 支持关系代数，相比于 Hadoop能更有效地处理关系非结构和半结构数据。

Dryad、Dryad LINQ 和 DSC 是一组支持在 Windows 平台上处理数据密集型应用程序的技术。Dryad 的一个应用程序表示成一个有向无环图(directed acyclic graph，DAG)，被称为 Dryad 图。一个 Dryad 图由顶点和通道组成。图的顶点表示计算，是一定数量的数据处理程序的独立实例,应用开发人员针对顶点编写串行程序。图形边缘是在顶点之间传输数据的通道,可采用文件、TCP 管道和共享内存的 FIFO 等数据传输机制。DryadLINQ 是 Dryad 的高级编程语言和编译器,它可以自动翻译由语言集成查询(language-integrated query,LINQ)编写的程序。NET 语言可以转换为在 Dryad 集群顶部运行的分布式、优化的计算步骤。分布式存储目录(distributed storage catalog,DSC)是与 NTFS 一起使用的组件,以便提供数据管理功能(如 HPC 群集中的数据集存储、复制和负载平衡)。图 9-14 是 Dryad 软件堆栈的体系结构。

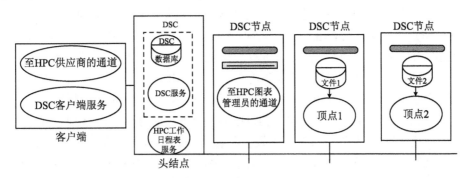

图 9-14　Dryad 的体系结构

Dryad 使用有向无环图来描述由 DryadLINQ 程序产生的 Dryad 任务之间的控制流和数据流依赖关系。Dryad 图管理器是一个集中的作业管理器,它负责读取最初由 Dryad LINQ 提供者创建的执行方案。图的每一个节点都表示一个被称为顶点的工作单位,根据数据位置信息,将顶点调度到 DSC 节点上进行执行,如果出现顶点数量比 DSC 节点更多的情况,那么 Dryad 图形管理器会对某些顶点的执行顺序进行排列。Dryad 类似于 Unix 中的管道,它利用 Unix 管道机制的泛化来连接构成作业的顶点,并且扩展了标准管道模型,以处理在群集上运行的分布式应用程序。如果把 Unix 中的管道看作一维,那么 Dryad 可以看作是二维的分布式管道,一个计算顶点能有多个输入数据流,处理完数据后,Dryad 可以产生多个输出数据流,一个 Dryad 作业就是一个 DAG。

3. Pregel

图形数据被广泛应用于不同的环境当中,用于表示复杂的结构,图形聚类是一项发现底层图形结构的重要任务。然而,随着社会网络服务(social network service,SNS)和万维网服务(world wide web,WWW)的激增,图形数据量快速增长,传统的聚类算法在计算量上的开销也越来越大。Pregel 是 Google 提出的一个面向大规模分布式图计算的通用编程模型,一般用于解决网页链接分析、社交数据挖掘等实际应用中涉及的大规模分布式图计算问题。许多实际应用都会涉及大型的图算法(如网页链接关系、社交关系的寻找、蛋白质在生物数据中的检测、科研论文中的引用关系等),甚至有些图规模可达数十亿的顶点和上万亿的边,Pregel 编程模型就是为了解决这种大规模图进行的高效计算。

Pregel 是一种以顶点为中心的计算模型,在边上没有相应的计算。一个典型的 Pregel 计算过程由一系列的迭代(即超级步)组成,它包括以下步骤:读取输入→初始化该图→随后是一系列由全局同步点分隔的超级步→直至算法结束,输出结果。整个 Pregel 程序的输出是所有顶点输出的集合。

运行在 Pregel 上的高效并行图聚类算法是大型图形数据的突出并行处理模型之一。图形聚类技术将节点合并到集群中，使得集群中的节点彼此之间连接为强连接，在这种情况下强连接的顶点具有相似的邻接顶点。Min-Hash 作为一种局部敏感的散列技术，用于计算一对集合之间的相似性评估，可以通过计算顶点和簇之间的相似度的 Min-Hash 来快速有效地寻求强连接的节点。如果一对顶点或簇之间的相似度大于用户定义的阈值，则这两个顶点或簇合并成一个簇。

4. All-Pairs

随着新的数据密集型大数据应用程序的出现和数据量的增加，如何减少内存占用以及如何在计算节点之间平均分配工作是当今研究的热点问题。All-Pairs 是从科学计算类应用中抽象出来的一种编程模型，它要求所有数据元素均与其他数据元素配对，使用循环仲裁集合以减少内存占用，该循环仲裁集合具有唯一的 All-Pairs 属性，只允许最少量的数据复制。从概念上讲，All-Pairs 解决了特定类型的大数据之间交互时面临的挑战，这种交互需要所有的元素（节点或数据）与集合中的所有其他的元素参与，通常被称为"All-Pairs"交互。

All-Pairs 模型的一个典型的应用场景就是比较两个图片数据集中任意两张图片之间的相似度。All-Pairs 计算一般包括 4 个阶段：①系统建模，求出最优的计算节点个数；②向所有的计算节点分发数据集；③把任务调度到响应的计算节点上运行；④收集计算结果。

5. 总结与展望

Hadoop 作为 MapReduce 的开源实践已经得到了业界的广泛支持，几乎成为海量数据处理的事实标准。Dryad 主要由 Microsoft 在其计算机集群中使用，目前 Microsoft 也在其 Azure 云平台上提供了 Hadoop 支持。几种极具代表性的通用分布式编程模型各有利弊，本节选取了任务间依赖关系描述、动态控制流描述与适用场景这几个维度作为比较指标，对上述的几种代表性的分布式编程模型做一个对比总结。

任务间依赖关系描述表示用户如何描述其任务间的依赖关系，例如 MapReduce 模型的用户只能通过 Map/Reduce 这两个固定的阶段来描述其程序的任务。

动态控制流描述表示模型是否支持对于动态控制流的描述，还是仅支持数据流的描述，控制流包括判断、选择、合并、分发等控制信息。通过表 9-1，可以更清楚它们之间的关系和结构。

表 9-1　通用分布式编程模型比较结果

	MapReduce	Dryad	All-Pairs	Pregel
任务间依赖关系描述	2 阶段（Map/Reduce）	DAG 图	矩阵模型	BSP 模型
动态控制流描述	不支持	不支持	不支持	支持
适用场景	海量数据处理	海量数据处理	求解 2 个集合的笛卡尔积	大规模图计算

五、平台支撑技术

1. Cumulus

Cumulus 是在卡尔斯鲁厄理工学院的 Steinbuch 计算中心成立的云计算项目，主要提供了用于科学计算的虚拟机、虚拟应用程序和虚拟计算平台。Cumulus 目前运行在具有 Linux 和 Xen 虚拟机监视器的高性能 HP 和 IBM 刀片服务器上,旨在建立一个集成已有技术的测试台和基础架构。Cumulus 是用分层架构设计的,如图 9-15 所示可以看出:①Cumulus 前端作为 Cumulus 的接入点,用来接收用户的虚拟机操作请求。②OpenNEbula 作为本地虚拟化管理系统(local virtualization management system,LVMS),其前端通过 SSH 来与 Globus 虚拟工作区进行通信。③OpenNEbula 前端与后端、前端与主机上的 Xen 虚拟机监视器之间都是通过 SSH 进行通信的。④操作系统 Fram 是一种用于生成和存储 Xen 虚拟机镜像的虚拟设备,本系统是将操作系统 Fram 作为一种虚拟机模板管理的工具。

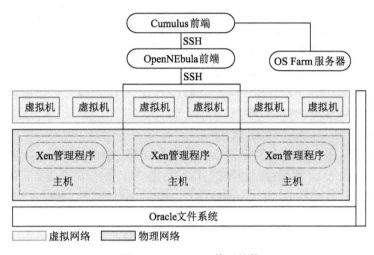

图 9-15 Cumulus 体系结构

这种设计方法可以使得系统具有可扩展性,同时保持数据中心的自主权。Cumulus 前端不依赖于特定的本地虚拟化管理系统,云内的数据可以定义自己的资源管理策略,例如 IP 地址租约或者虚拟机资源分配。

(1) Cumulus 前端:Globus 虚拟工作区服务的再实现

Globus 虚拟工作区服务包含 2 个软件:工作区服务前端和工作区控制代理。工作区服务前端接收虚拟机请求并将其分配到多个后端服务器,每个安装在后端服务器的工作区控制代理与 Xen 服务器进行直接通信。Globus 虚拟工作区服务原则上是可以作为云服务前端的,但是 Globus 虚拟工作区服务存在一些限制:①计算机数据中心一般运行自己特定的本地虚拟化管理系统(LVMS),来管理它们本地的基础架构(如 OpenNEbula 或者 VMware 虚拟基础架构)。但是 Globus 虚拟工作区服务需要直接在后端服务器上安装工作区控制代理,Globus 工作区服务提供的这种使用场景缺乏一般性。②Globus 虚拟工作区服务提供 3 个网络设置:接受和配置模式、分配和配置模式、咨询模式。一般用户都不关心虚拟机的网络设置,用户只需要通过虚拟机 IP 地址来访问虚拟机。如果将网络 IP 地址租约与云内的虚拟机资源分配相关联,并且网络设置由云服务的后台提供,那么这对终端用户来说是透明的。

为了适应 Cumulus 前端服务,又对 Globus 虚拟工作区服务做了一些改进,包括以下几个步骤:①删除控制代理,使 Globus 虚拟工作区服务可以与安装在后端服务器上的虚拟机监视器直接进行通信。②扩展 Globus 前端服务并使其与各种虚拟机监视器和 LVMS 正常工作,例如 OpenNEbula、VMware 服务器和 VMware 虚拟基础架构。③支持新的网络解决方案:前进模式。用户不需要输入网络配置信息,后端服务器为虚拟机分配 IP 地址并将其返回给用户。

(2) OpenNEbula:本地虚拟化管理系统

OpenNEbula 用于管理分布式刀片服务器,并且为虚拟机的部署提供资源。目前 OpenNEbula 主要采用 2 个系统:网络信息系统(network information system,NIS)和网络文件系统(network file system,NFS)。NIS 用来管理普通用户系统,NFS 为 OpenNEbula 管理共享目录。但是 NIS 有一个很大的安全缺陷:如果它离开了用户的密码文件,那么网络上的任何人都可以访问系统。为了解决这个问题,可以将 OpenNEbula 与一些现代化的安全基础架构(如 LDAP 和 Oracle Cluster File 系统)相结合。

(3) 操作系统 Fram:虚拟机镜像管理

操作系统 Fram 为云用户提供了 2 个界面:①用户可以为虚拟机镜像构建输入参数的 Web 界面;②可以通过 wget 访问的 HTTP 服务。

(4) 新的网络解决方案:"前进"模式

"前进"模式下,用户不必为网络要求指定任何内容,OpenNEbula 启动 Xen 虚拟机镜像,为虚拟机分配动态 IP 地址,然后将它们返回给用户。此外,后端服务器可以实现一些复杂的网络管理策略,并且将 IP 地址返回给用户。新的网络解决方案对用户来说是透明的,因此被称为"前进"模式。

(5) 访问 Cumulus 服务

Cumulus 服务为用户提供以下的访问方法:①通过 Globus 虚拟工作区服务客户端或者 Nimbus cloudkit 客户端;②通过网格计算工作台或者现有的网格门户网站(如 g-Eclipse、开放式网格计算环境和 GridShell)。

2. Yahoo 云计算平台

Yahoo 构建了一套可扩展的、高可用性的数据存储和数据处理服务,并将其部署在云模型中,使得应用程序开发和持续维护更加容易。Yahoo 多年来一直提供多个集中管理的数据管理服务,而这些服务不适用于"云服务"。例如,将用户配置文件的数据库作为中心服务来运行,只需要适当的权限和一个客户端库就可以访问用户数据库,避免了为每个应用设置和管理单独的用户信息存储库。为此人们对云计算提出了一系列要求。

(1) 多元化

在同一硬件和软件基础设施上必须支持许多应用(租户),这些租户必须能够共享信息,而保持彼此之间的性能相互隔离,因此 Yahoo 邮件的长时间未接收也不会导致 Yahoo 用户消息响应时间的飙升。由于已经为新的负载提供了足够的系统容量,所以增加一个新租户应该需要很少甚至不需要额外的开销。

(2) 弹性

云基础设施的大小是基于租户需求的估计确定的,但是这些要求可能会频繁变化,所以必须能够快速回应租户对额外容量的请求,比如不断增加的网站需要额外的存储量和吞吐量。

（3）可扩展性

必须能够以非常低的延迟来支持大数据库和高请求速率。在不增加更多硬件的基础上，能够扩大承担新租户或者处理不断增加的租户。特别地，系统必须能够自动重新分配数据来利用新的硬件。

（4）负载和租户平衡

必须能够在服务器之间移动负载，使得硬件资源不会超载。特别是在多租户环境中，必须能够将一个应用程序的未使用或未充分利用的资源分配给另一个应用程序，从而可以提供更高的负载。

（5）可用性

云服务必须持续可用。如果云的主要组成部分遭受中断，那么将不仅仅是一个单一的应用程序受到影响，而可能所有的应用程序都被中断。虽然可能存在服务器或者网络故障，甚至整个数据中心都可能脱机，但是云服务必须继续可用。特别地，由商品硬件构成的云必须能够容忍高故障率。

（6）安全性

云的安全漏洞将影响所有运行的应用程序，因此安全至关重要。

（7）可操作性

云中的系统必须易于操作，以便中心组可以对其进行规模化管理。此外，云系统之间的互联也必须易于操作。

（8）可测量性

必须能够监控个别应用程序的云使用情况，这个信息对于配置决策来说非常重要。此外，云是由使用它的应用程序支付的，因此使用者必须适当地分担成本。

（9）全球性

Yahoo拥有世界各地的用户并提供良好的用户体验，也就是必须提供用户附近的数据中心定位服务。这意味着云服务必须跨越大陆，并处理网络延迟、分区和瓶颈，这样才能将数据和服务复制到远程用户。

（10）简单的API

必须公开简单的界面来减少使用云的开发成本，并且避免暴露太多必须调整的参数，以便租户应用程序能够获得良好的性能。

Yahoo云计算平台的主要服务框架如图9-16所示。

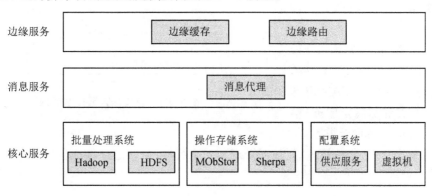

图9-16 Yahoo云计算平台服务框架

该平台有3层服务：核心服务、消息服务和边缘服务。底层为服务器端数据管理提供了巨大的支撑，边缘服务包括边缘缓存的内容以及到最近服务器和周围故障的边缘感知路由请求，有助于减少延迟并提高最终用户的交付效率。消息服务是将不同的服务捆绑在一起，例如，对操作存储的更新可能导致高速缓存无效，此时消息服务层会将无效消息携带到高速缓存。核心服务层进一步细分为3个系统，分别为批量处理系统、操作存储系统和配置系统。批量处理系统代表大型并行作业来管理 CPU 周期，具体来说，它部署了 Hadoop、MapReduce 的开源版本及其 HDFS。操作存储系统代表应用程序来管理数据的存储和查询，应用程序通常有2种操作数据：结构化记录和非结构化的 blobs。在这个基础架构中，结构化数据是由 Sherpa（也称为 PNUTS）管理的，而 blobs 存储在 MObStor 中。配置系统管理所有其他服务组件的服务器分配。

3. CARMEN

在全球范围内，超过10万名神经科学家正在研究大脑如何工作的问题。这是一个涉及生物学、医学和计算机科学的革命性问题，解决它需要了解大脑如何编码、传输和处理信息。对于目前的状况，总体结果是，具有互补专长的研究中心之间的相互作用有限，并且严重缺乏可用于神经元系统的分析工具。CARMEN 项目就是针对这个问题而成立的，其目的是使得数据和分析代码能够共享和协同利用，从而能够让神经科学家从收集的数据中得到更多的价值。CARMEN 系统是一个通用的电子科学"云"平台，可以实现元数据支持的数据共享、整合与分析，提供可扩展的服务范围来从数据中提取附加值。CARMEN 采用一种"云计算"方法，神经信息学家通过网络服务，并以数据和服务的形式填充内容。

CARMEN 的基本目标是提供一个"云"（称为 CAIRN），使得神经科学家通过基于网络的门户进行互动。神经学家所要求的主要能力是：①将实验数据上传到 CAIRN；②搜索符合某些标准的数据（例如在特定实验条件下捕获的所有数据）；③以用户定义的方式与合作者共享数据；④分析数据。不可能定义一套能满足所有科学家分析需求的服务，因此需要提供一种科学家添加新服务的方式。

CARMEN 选择部署一套通用的电子科学服务，然后在这些服务之上构建领域特定的神经信息学服务和内容，如图 9-17 所示。

CARMEN 主要分为4层，第一层是用户，用户通过 Web 浏览器和富客户端访问 CARMEN 系统；第二层是领域特定服务；第三层是 e-Science 核心云服务，包括工作流、数据管理、服务管理、元数据管理和安全组件；第四层是核心云服务，主要负责基本的存储与处理。

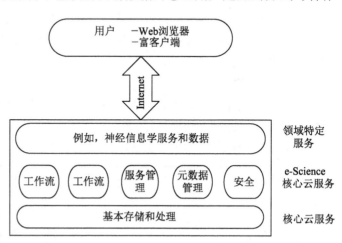

图 9-17 CARMEN 云体系架构

六、云计算相关安全技术

由于云计算的种种优势,这种创新技术的开发得到越来越多的支持,为未来的研究方向铺平了道路,但仍有几个问题尚未解决,备受关注的一个主要问题就是安全问题。云计算的安全性包括数据机密性、数据完整性、数据可用性和数据隐私性这

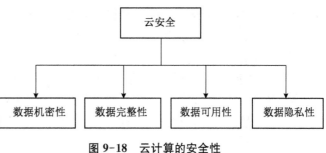

图9-18 云计算的安全性

几个方面,如图9-18所示。数据机密性指用户可以单独获取数据的保证,通过禁止数据的修改或删除来确保数据完整性;数据的可用性需要由所有云系统确保,以保证所有数据随时可供云端用户使用;数据的隐私性可以通过有选择性地查看数据来实现,使得数据所有者的相关信息不能被预测。

云安全是一个包含相关政策、技术和控制手段的广泛话题,用于保护数据、基础设施和所提供的服务免受攻击。由于"云"具有小客户对基础设施拥有所有权的动态性,破坏了传统的安全架构,故云计算的安全要求与传统的安全环境有很大不同。无论用户使用哪种的服务模式,安全应该是服务提供商和组织者的共同责任,提高安全性的一个有效方法是在云技术的各个层面上分层并与一个共同的管理平台相结合。如今市场上正兴起一场关于云技术的风暴,但由于安全性的欠缺,这些云计算业务增长略为缓慢,大多数公司还没有准备好将业务储存在云端。云计算的安全模型一般包括应用程序安全、信息安全、基础设施安全和安全监控这四部分,该模式通过提供更好的安全选项,以加大保护组织设施和虚拟资产的力度。云计算由几种不同的技术组合而成,包括虚拟化、Web 2.0、面向服务的体系结构等,有3种不同的服务模型和3种交付模型,如图9-19所示。

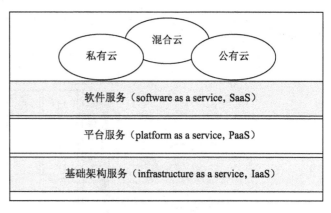

图9-19 云计算模型

1. 云服务模型与交付模型

(1)服务模型

云服务模型可分为软件服务(SaaS)、平台服务(PaaS)和基础架构服务(IaaS)3种。

① SaaS向用户提供其需求的软件服务,该软件服务可以由与互联网相连的用户直接调用,并且可以通过Web浏览器进行访问服务,即消费者通过网络浏览器使用托管的应用程序。在SaaS模型中,由于客户具有最小的控制权和可扩展性,服务提供者负责安全性,管理和控制得到保证。其特点包括:计算机化计费、进销存、人力资源管理、协同工作、文件管理、服务台管理。由于其抽象程度相对较低,相对于PaaS和SaaS来说,IaaS为客户提供

了更强大的安全性控制。

② PaaS 是终端用户需要的服务，一般用来解决应用层面的问题，它通过支持整个应用程序生命周期，为开发和部署软件应用程序提供一个平台。云提供商负责提供运行环境、中间件、操作系统、网络、服务器、存储和虚拟化以及安全保护与监控。使用 PaaS 可以轻松更改操作系统功能。对比之下，PaaS 模式提供更大的可扩展性和更大的客户控制权。

③ IaaS 是一种通过提升内存空间或计算能力达到提高系统性能目的的服务类型。服务提供商提供虚拟和物理硬件作为服务，包括网络、虚拟化、服务器和存储能力，整个基础设施通过互联网交付。在这种模式下，客户端具有更多的安全控制能力。其特点包括：实用计算服务和计费模式、管理任务自动化、动态扩展、桌面虚拟化、基于策略的服务和网络连接。

（2）交付模型

根据云的访问类型，云交付模型可以分为 3 种，分别是公有云、私有云和混合云。

① 公有云是一种可以被公众用户所使用的云服务，没有任何限制。该模型中，服务在互联网上提供，通过网络浏览器"按使用量付费"。

② 私有云是一种可以单独访问有限数量用户的云，这种类型的云通常由私人组织所拥有，由组织设立并维护，用于有效的数据存储与其他相关目的。云拥有者不与任何其他组织共享资源，可以很好地实现云安全性。

③ 混合云是公有云和私有云的组合，旨在满足客户的业务和技术要求，并且按照用户权限来访问数据。一般来说，任何私有云都与外部云相关联。

2. 云安全模型

为了实现业务目标，所有安全领域都应该协同有效地工作。图 9-20 表明了如何协调管理、风险管理计划以及合规行为之间的协作，达到每一层安全计划的有效执行。应用层的安全性对于有效地执行访问策略来说十分重要，同样，由于组织作为实体存在是身份的重要组成部分，实际的基础设施安全对基础设施的有效控制也很重要（否则物理访问很容易导致安全性受损）。

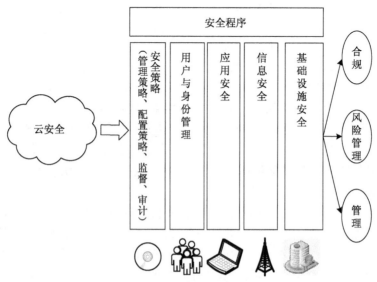

图 9-20　云计算的安全模型

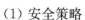

（1）安全策略

组织的基本职责就是确定和实施流程、控制和组织结构，从而实现有效的安全管理，风险控制和合规性。管理指的是组织内部工作的任何一套为实现安全目标提供指导的政策、法律和技术。组织的责任包括：①云提供商的访问风险；②保护敏感数据；③了解法律问题；④管理信息生命周期；⑤便携性和互操作性。

组织应实施有效的风险管理框架，并通过指标来衡量风险管理框架的绩效。服务级别协议由组织实施，以确保执行安全要求。

（2）用户与身份管理

①只有授权用户才可以访问组织的资产；②采用联合身份验证方法进行认证和授权；③用户登录时采用单点登录功能；④管理身份并利用目录服务提供访问控制；⑤基于 Web 的身份管理是一个很好的选择方案。

（3）应用安全

云提供商应遵循安全的开发流程；应使用 XML 签名和 XML 加密方法来保护应用免受 XML 攻击和 Web 服务攻击。

（4）信息安全

①数据和信息安全应当被重视；②需要关注数据的存储、处理、合规性与审计；③将标准加密方法和管理加密密钥应用于数据隐私的保护；④执行基于策略的安全性或可信任的虚拟域，从而解决数据/信息问题；⑤建立入侵检测和预防系统。

（5）基础设施安全

① 采取包括生物测量门禁控制、闭路电视监控（close circuit television monitoring，CCTM）等保障措施；②为门配备报警器；③基于计算机的访问控制系统（access controlled system，ACS）使用标记阅读器来限制不允许进入受控区域的访问者。

3. 云安全解决方案

了解核心实体构成的各种安全威胁及其在云计算环境中的协同恶性影响是非常重要的。由于整体的力量取决于最弱的元素的力量，"云"必须通过对其服务的保密性、完整性和可用性的测试才能成为组织的组成部分。对于在云环境中可行的安全解决方案的另一条重要标准是，它应该符合一系列"云"的理念，如可扩展、便携式、平台无关、弹性、普遍存在、可持续、共享（多用户）和近效应计算。在各种各样的安全问题中，由于核心区域的安全机制将控制来自其他方面的威胁，系统虚拟化和应用程序编程是最需要解决的重要问题。由于这些核心领域的安全机制将限制其他方面的威胁，如果需要从业务角度来降低风险，服务水平协议也是需要严格设计的重要方案。对于其他传统的安全挑战，则需要采用冗余、备份、恢复和加密技术之类的过往解决方案。

（1）系统虚拟化

有几个与客户虚拟化相关的安全风险（如虚拟机管理程序、VMMs 以及主机虚拟化）。如果虚拟机管理程序受到某些来自获取到特殊访问权限的虚拟机的威胁，那么这个恶性虚拟机可以在多租户环境中对其他虚拟机进行恶意操作。当黑客在虚拟机管理程序软件中找到循环漏洞时，这种情况就会发生。为了抵制威胁，Amazon Web Services 提出使用动态变化的定制版本的 XEN HV，特别是为了应对类似图像共享（VM 创建）、迁移和回滚的 VM 操作时出现的安全问题。

CSA 给出了保护虚拟化环境的准则,它强调利用虚拟机管理程序的嵌入式 APIs 来监控虚拟机的数据流量,CSP2 必须及时更新安全策略。虚拟机访问的数据必须由基于策略的密钥服务器加密,密钥必须与数据和虚拟机本身分开存储。虚拟机由防火墙、网络入侵防御系统(HIPS 和 NIPS)以及其他的传统安全工具所组成。在 VM 进行擦除操作期间,CSP1 负责清理备份因故障转移的 VM,CSP1 必须时刻保持 VM 隔离和通知机制的记录,以防隔离被破坏。

(2) 应用程序设计

云计算主要依赖于 Web 应用程序、Web 服务和 SOA。OWASP 中最为重要的 Web 应用程序安全风险列表提到了每种风险的可利用性、流行率、可取性和技术影响。OWSAP 还开发了几种资源来减少 Web 应用程序的安全风险,其中应用安全验证标准(application security verification standard, ASVS)用于评估应用安全性要求;开发人员指南和预防手册用于初始安全性的设计;企业安全 API(Enterprise Security API, ESAPI)用于开发安全 APIs 以生成安全的 Web 应用程序。类似的应用安全验证标准(ASVS)也可用于代码验证。此外,还有一些用于代码验证的开源工具,例如 O2 和 FindBugs,用于消除安全威胁的安全和渗透测试工具,例如 WebScarab 和 Zip。

(3) 服务水平协议

服务水平协议在云计算中占有重要地位,从 4 个方面直接参与到云计算环境的执行中,包括云服务提供商(cloud service providers, CSP1)、云服务生产者(cloud service producer, CSP2)、云服务消费者(cloud service consumers, CSC)和数据中心提供商(data center providers, DCP)。该协议应明确划分 CSP1、CSP2、CSC 和 DCP 等各利益相关者的责任,以保证个人利益;应准确界定信息资产的保密性、完整性和可用性等性能的基本标准;应制定明确的冲突解决机制准则、权威管理机构和争议调整管辖区;应明确定义软件工件和数据的所有权、安全性和隐私;依据云计算的即时配置和资源释放理念,在服务中断的情况下,资源应以可用形式进行回收。

第三节 云计算平台

云计算平台中,具有代表性的分别是谷歌的 Apache Hadoop、微软的 Windows Azure 和亚马逊的 Amazon Web Services。

一、Apache Hadoop

1. Hadoop 简介

Hadoop 是一个可安装在 Linux 集群上的软件,允许大规模的分布式数据分析。Hadoop的初始版本于 2004 年由道格·卡廷(Doug Cutting)创建。2008 年 1 月,Hadoop 成为顶级Apache软件基金会项目。Hadoop 中的所有模块都设计有一个基本假设,即硬件故障是常见的,应由框架自动处理。

Apache Hadoop 的核心包括一个称为 Hadoop 分布式文件系统（HDFS）的存储部分和一个名为 MapReduce 的处理部分。Hadoop 将文件拆分为若干部分，并在集群中的节点之间进行分布。基础 Apache Hadoop 框架由以下模块组成：①Hadoop Common：支持其他 Hadoop 模块的常用工具；②HDFS：提供对应用程序数据的高吞吐量访问；③Hadoop YARN：作业调度和集群资源管理的框架；④Hadoop MapReduce：一种基于 YARN 的大型数据集并行处理系统。

Hadoop 这一术语不仅仅指上面的基本模块，还涉及可以安装在 Hadoop 之上或之外的其他软件包的集合，例如 Apache Pig、Apache Hive、Apache HBase、Apache Phoenix、Apache Spark、Apache ZooKeeper、Cloudera Impala、Apache Flume、Apache Sqoop、Apache Oozie、Apache Storm。Hadoop 中主要用 Java 编程语言编写框架，用 C 语言编写本机代码，用 Shell 脚本编写的命令行实用程序。

2. Hadoop 历史

Hadoop 起源于 2003 年 10 月发布的 Google 文件系统论文。Hadoop 本来是 Apache Lucene 的一个子项目，是从 Nutch 项目中分离出来的专门负责分布式存储和分布式运算的项目。Hadoop 是由当时在雅虎工作的道格·卡廷用他儿子的玩具大象命名。由 Nutch 组成的初始代码包括 5 千行 NDFS 代码和 6 千行 MapReduce 代码。Hadoop 0.1.0 于 2006 年 4 月发布，并由许多贡献者演变为 Apache Hadoop 项目。

3. Hadoop 结构

Hadoop 由提供文件系统和 OS 级抽象的 Hadoop Common 包、MapReduce 引擎（MapReduce/MR1 或 YARN/MR2）和 HDFS 组成。"Hadoop Common 包"包含启动 Hadoop 的必需 Java ARchive(JAR)文件和脚本。

一个小型 Hadoop 集群包括一个主节点和多个工作节点。主节点由工作追踪器（Job Tracker）、任务追踪器（Task Tracker）、名字节点（NameNode）和数据节点（DataNode）组成。从属或工作节点充当 DataNode 和 Task Tracker，如图 9-21 所示。

在较大集群中，通过专用的 Name Node 服务器来管理 HDFS 节点，以托管文件系统索引，以及生成 NameNode 内存结构快照的 Secondary Name-eNode(二级名字节点)，从而防止文件系统损坏和数据丢失。类似地，独立的 Job Tracker 服务器可以跨节点管理作业调度。当 Hadoop MapReduce 与替代文件系统一起使用时，HDFS 的 NameNode、Secondary NameNode 和 DataNode 架构将被文件系统特定的等效替换。

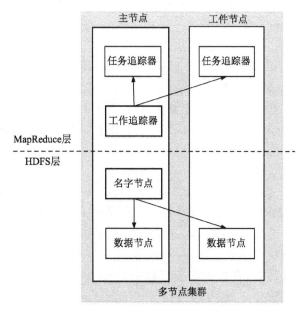

图 9-21　多节点 Hadoop 集群

291

4. Hadoop 的特点

组件。Hadoop 提供了强大的、容错的 HDFS,灵感来自 Google 的文件系统,允许使用 MapReduce 范例在集群的各个节点之间进行并行处理。可以通过 Hadoop Streaming 使用其他语言编写的代码(如 Python 和 C),该实用程序允许用户使用任何可执行文件作为 Mapper 和/或 Reducer 创建和运行作业。此外,Hadoop 还附带了 Job Tracker 和 Task Trackers,以跟踪程序在集群节点之间的执行情况。

数据位置。Hadoop 尝试自动将数据与计算节点进行协调。也就是说,Hadoop 计划将 Map 任务靠近它们将要工作的数据,"靠近"表示同一个节点,或至少是同一个机架。2008年4月,运行在 910 节点集群上的 Hadoop 程序打破了世界纪录,在不到 3.5 min 的时间内分类了 1 000 MB 的数据。随着 Hadoop 更加成熟,速度将继续得到改善。

容错、无共享架构。Hadoop 可以检测任务故障并重新启动其他健康节点上的程序。也就是说,自动处理节点故障,根据需要重新启动任务。

可靠性。跨多个节点复制数据;不需要 RAID(redundant array of independent disk)存储。

MapReduce 范例。Hadoop 采用 MapReduce 执行引擎来实现其容错分布式计算系统。该 MapReduce 方法已在谷歌推广使用,最近被谷歌用于集群并授权给 Apache,现在正在由广泛的研究人员进一步开发。

HDFS。开发用来部署在低廉的硬件上,而且它提供高吞吐量来访问应用程序的数据,适合那些有着超大数据集的应用程序。HDFS 放宽了 POSIX 的要求,可以以流的形式访问文件系统中的数据。

5. HDFS

HDFS 是用于 Hadoop 框架的用 Java 编写的分布式、可扩展和可移植的文件系统。Hadoop 集群名义上是一个名字节点(NameNode)子节点加上一组数据节点(DataNode)子节点组成,尽管由于其关键性,每个 DataNode 使用特定于 HDFS 的块协议通过网络来提供数据块。HDFS 使用 TCP/IP 套接字进行通信,客户端使用远程过程调用(RPC)来进行通信。

NameNode 是一个中心服务器,负责管理文件系统的名字空间(Namespace)和客户端对文件的访问。集群中的 DataNode 一般是一个节点一个,负责管理它所在节点的存储。HDFS 对外公开文件系统的名字空间,用户能够以文件的形式在上面存储数据。

从图 9-22 看,一个文件其实被分成一个或多个数据块(Block),这些块存储在一组 DataNode 上。NameNode 执行文件系统的名字空间操作,比如打开、关闭、重命名文件或目录,它也负责确定数据块到具体 DataNode 节点的映射。DataNode 负责处理文件系统客户端的读写请求,在 NameNode 的统一调度下进行数据块的创建、删除和复制。

HDFS 在多台机器上存储大型文件(通常在千兆字节到十亿兆字节范围内)。它通过在多个主机之间复制数据来实现可靠性,因此理论上不需要主机上的 RAID 存储(但是为了提高 I/O 性能,一些 RAID 配置仍然有用)。使用默认复制值 3,数据存储在 3 个节点上:两个在同一个机架上;另一个存储在不同的机架上。数据节点可以相互通信以重新平衡数据。HDFS 不符合 POSIX(portable operating system interface of UNIX)规定,由于对

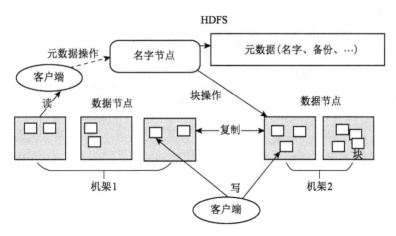

图 9-22　HDFS 的工作流程及架构图

POSIX 文件系统的要求与 Hadoop 应用程序的目标不同。没有完全符合 POSIX 标准的文件系统的权衡，提高了数据吞吐量的性能，并支持非 POSIX 操作（如 Append）。

　　HDFS 包括一个所谓的辅助 NameNode，这是一个误导性的名称，有些人可能会错误地将其解释为主要的 NameNode 脱机时的备份 NameNode。实际上，辅助 NameNode 会定期与主要的 NameNode 连接，并构建主要的 NameNode 的目录信息的快照，然后系统将其保存到本地或远程目录。这些检查点图像可用于重新启动失败的主要 NameNode，而无需重播整个文件系统日志，然后编辑日志以创建最新的目录结构。因为 NameNode 是元数据存储和管理的单一点，它可能成为支持大量文件的瓶颈，特别是大量的小文件。HDFS 联合会是一个新的补充，旨在通过允许由单独 NameNode 提供多个命名空间来在一定程度上解决这个问题。此外，HDFS 中存在一些问题，即小文件问题，可扩展性问题，单点故障（SPoF）以及庞大的元数据请求中的瓶颈。使用 HDFS 的优点是在 Job Tracker 和 Task Tracker 之间进行数据识别。Job Tracker 会随着对数据位置的了解而调度 Map 或 Reduce 作业到 Task Tracker。例如：如果节点 A 包含数据 (x, y, z)，节点 B 包含数据 (a, b, c)，则 Job Tracker 调度节点 B 在 (a, b, c) 和节点 A 在 (x, y, z) 上执行 Map 或 Reduce 任务。这减少了通过网络的流量并防止不必要的数据传输。当 Hadoop 与其他文件系统一起使用时，这种优势并不明显。

　　6. Hadoop 的 MapReduce

　　文件系统以上的 MapReduce Engine 由一个 Job Tracker 组成，客户端应用程序向其提交 MapReduce 作业。Job Tracker 将工作推出到集群中的可用 Task Tracker 节点，努力使工作尽可能靠近数据。通过机架感知文件系统，Job Tracker 知道哪个节点包含数据，哪些机器在附近。如果工作无法托管数据所在的实际节点上，则优先考虑同一机架中的节点。这减少了主骨干网上的网络流量。如果 Task Tracker 失败或超时，那么该部分工作将重新安排。每个节点上的 Task Tracker 都会生成一个单独的 Java 虚拟机进程，以防止 Task Tracker 失败。每隔几分钟将从 Task Tracker 到 Job Tracker 发送一次心跳，以检查其状态。Job Tracker 和 Task Tracker 的状态和信息由 Jetty 公开，可以从 Web 浏览器查看。

　　（1）MapReduce 编程模型和执行框架

MapReduce 是一个编程范例，它将人型分布式计算表达为键/值对数据集上的分布式操作序列。Hadoop MapReduce 框架利用一组机器，并在集群中的各节点之间执行用户定义的 Map/Reduce 作业。MapReduce 计算有两个阶段，即 Map 阶段和 Reduce 阶段。图 9-23 显示 MapReduce 的工作流程，计算的输入是键/值对的数据集。

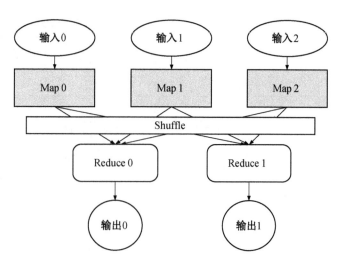

图 9-23　MapReduce 的工作流程

在 Map 阶段，框架将输入数据集拆分成大量片段，并将每个片段分配给 Map 任务，每个 Map 任务从其分配的片段中消耗密钥/值对，并产生一组中间密钥/值对。对于每个输入键/值对（K，V），Map 任务调用用户定义的映射函数将输入变换为不同的输入键/值对（K'，V'）。

在 Map 阶段之后，框架对中间数据集进行排序，并产生一组（K'，V'*）元组，使得与特定键相关联的所有值都出现在一起。它还将该组元组分成等于 Reduce 任务数量的多个片段。

在 Reduce 阶段，每个 Reduce 任务消耗分配给它的（K'，V'*）元组的片段。对于每个这样的元组，它调用用户定义的 Reduce 函数，该函数将元组转换为输出键/值对（K，V）。

每个阶段的任务都以容错的方式执行，如果节点在计算中失败，那么分配给它们的任务将在其余节点之间重新分配。拥有多个 Map 和 Reduce 任务可实现良好的负载平衡，并允许以小的运行时间开销重新运行故障任务。

（2）MapReduce 结构

Hadoop MapReduce 框架具有主/从架构。它具有单个主服务器或 Job Tracker 以及多个从属服务器或 Task Tracker，Job Tracker 是用户和框架之间的交互点。用户向 Job Tracker 提交 Map/Reduce 作业，将其放置在待处理作业的队列中，并以先到先得的方式执行。Job Tracker 管理 Map 的分配并将 Reduce 发送到 Task Tracker。Task Tracker 根据 Job Tracker 的指示执行任务，并且还处理 Map 和 Reduce 阶段之间的数据移动。

（3）MapReduce 缺点

向 Task Tracker 分配工作非常简单。每个 Task Tracker 都有一些可用的插槽（如 4 插槽）。每个活动的 Map 或 Reduce 任务占用一个插槽。Job Tracker 使用可用的插槽将工作分配给最接近数据的 Task Tracker。没有考虑到分配机器的当前系统负载，因此限制了它的实际可用性。如果一个 Task Tracker 非常缓慢，它可能会拖延整个 MapReduce 工作，特别是在作业结束时，所有这些都要最终等待最慢的任务。

7. Hadoop 的调度

默认情况下，Hadoop 使用先入先出（first input first output，FIFO）调度，以及可选的 5 个调度优先级来调度工作队列中的作业。在版本 0.19 中，作业调度程序从 Job Tracker 中重新构建,同时增加了使用备用调度程序(如下面描述的公平调度程序或容量调度程序)的功能。

（1）公平调度

公平调度程序是由 Facebook 开发的,公平调度程序的目标是为小型作业提供快速响应时间,为生产作业提供 QoS。公平调度有 3 个基本概念:作业被分组到池中;每个池被分配保证的最小份额;多余的容量在作业之间分配。默认情况下,未分类的作业进入默认池。池必须指定 Map 插槽的最小数量,减少插槽和运行作业数量的限制。

（2）容量调度

容量调度程序由雅虎开发。容量的 3 个基本概念是:队列占总资源容量的一小部分;空闲资源被分配到超出其总容量的队列中;在队列中,具有高优先级的作业可以访问队列的资源。一旦工作正在运行,就不会有抢占。

8. Hadoop 突出的用户

2008 年 2 月 19 日,雅虎公司发布了其声称是世界上最大的 Hadoop 生产应用程序——Yahoo!。Search Webmap 是一个 Hadoop 应用程序,运行在一个拥有超过 10 000 个内核的 Linux 集群上,并生成了每个 Yahoo! 网络搜索查询中使用的数据。Yahoo! 有多个 Hadoop集群,没有 HDFS,或者 MapReduce 作业分散在多个数据中心。每个 Hadoop 集群节点引导 Linux 映像,包括 Hadoop 分发。集群执行的工作包括 Yahoo! 搜索引擎的索引计算。

2009 年 6 月,雅虎通过开放源代码社区将公开的 Hadoop 版本的源代码提供给公众。2010 年,Facebook 声称他们拥有世界上最大的 Hadoop 集群。2012 年 6 月,他们宣布数据已经增长到 100PB,届时他们宣布数据每天增长大约二分之一 PB。截至 2013 年,Hadoop 采用率已经普及,超过一半的"财富 50 强"使用了 Hadoop。

二、Windows Azure

1. Windows Azure 简介

微软于 2008 年 10 月推出了 Azure。云平台最初名为 Windows Azure,但于 2014 年 4 月更名为 Microsoft Azure。它提供一系列云服务,包括用于计算、分析、存储和网络的云服务。用户可以从这些服务中选择,以在公有云中开发和扩展新的应用程序,或者运行现有的应用程序。使用 Azure 平台开发的服务和应用程序运行在 Windows Azure 操作系统上,该操作系统为 Web 应用程序提供了一个运行环境,以及一系列广泛的服务,便于构建、托管和管理应用程序,而无需维护昂贵的现场资源。

Windows Azure 还包括一个自动化的服务管理功能,可以在不影响应用程序性能的情况下升级应用程序。Windows Azure 旨在支持多种平台和编程语言。支持的一些语言是可扩展标记语言(extensible markup language,XML)、表示状态传输(representational state transfer,REST)、简单对象访问协议(simple object access protocol,SOAP)、Ruby、Eclipse、Python 和 PHP。Windows Azure 旨在使 IT 管理更轻松。最小化 Web 应用程序的创建、分发、升级开销和人员费用。

为了确保可用性,微软在全球筹建 Azure 数据中心。截至 2016 年 1 月,微软公司表示,

Azure 服务遍布全球 22 个地区,包括美国、欧洲、亚洲、澳大利亚和巴西。Microsoft Azure 被广泛认为是 PaaS 和 IaaS 产品。

2. Windows Azure 与云计算

云计算提供:灵活性,即提高用户快速适应预测技术;便宜的基础设施资源的能力;低成本的计算;位置和计算设备的独立性;多租户设施;可靠性和可扩展性。云应用程序维护更容易,因为它不必在每个用户的计算机上安装,更容易管理或升级。“云”表示公共基础设施的模式,有专业服务提供商,由商业、学术和政府组织管理和运营。在这种类型的“云”中,访问服务的方式是通过互联网,服务提供商在有效保护其系统中使用的数据方面起着至关重要的作用。

公有云提供全球服务,而私有云是专有网络或数据中心,为有限数量的客户提供服务。当服务提供商使用公有云资源创建自己的私有云时,其结果称为虚拟私有云。公有云平台提供商通过互联网将存储、计算、应用等资源作为服务提供给大众市场。企业不需要自己构建数据中心,只需要根据使用量支付开支。私有云类型描述了一个 IT 架构,为包含更多消费者的单一组织专门使用。混合云的模型描述了一个云基础架构,它代表了两个或更多个不同的云基础架构(社区云、私有云或公有云)的组合。它们表现为独特的实体,但是通过标准化或专有技术进行互连,可以实现按需数据和应用程序的可移植性。

Windows Azure 能够与基于 Windows Server 和 System Center 的私有云搭配使用,兼顾企业的具体需求。

3. Windows Azure 的虚拟化

虚拟化是 IT 技术领域最重要的部门。目前虚拟化领域的趋势是在物理机上安装更多的虚拟机,以最大限度地利用物理机器的使用寿命内的处理器和内存资源。虚拟化解决方案可以包括:虚拟化在硬件层面(VMware Virtual Center and ESX、Microsoft Hyper-V and Virtual Server)、操作级系统的虚拟化(Open Source Open VZ、Sun Solaris Containers、HP Secure Resource Partitions)、应用级别的虚拟化(VMware Thinstall、Microsoft Soft-Grid、Symantec-Altiris SVS、App Stream、Endeavors)、网络虚拟化和存储虚拟化。

Windows Azure 可以创建虚拟机,提供 IaaS,以便 IT 专业人员可以在云端创建和使用虚拟机。Windows Azure 开发的虚拟机为用户提供了在 Windows Server 2012 系统中使用 R2 映像的可能性,以及通过虚拟机运行 Linux 的可能性。

System Center 2012 R2 为“云”和 Microsoft Azure 平台提供统一管理和系统管理,还具有以下功能:提供基础设施,监测基础设施,按需服务和自动化,绩效监测,服务管理。System Center 2012 可与 Windows Server 2012 一起管理大量物理机。虚拟机具有专用 IP,只能通过中间机(负载均衡器)完成访问,该中间机器提供公共 IP(VIP)。

Azure 虚拟服务器可以从任何地方访问。Windows Azure 包含一个名为 VHD 角色的“预览功能”,可让我们实现虚拟机(如亚马逊或任何其他托管虚拟机),无论是从预定义的模板,还是使用 WHD 自定义,然后将其加载到“云”中。Windows 或 Linux 可以通过远程桌面访问。虚拟化技术提供的优势包括:多个应用程序和操作系统可以在单个物理系统上运行;服务器可以集中在虚拟机中;可用的自然资源被视为共同的一部分,并在虚拟机中进行控制。

4. Windows Azure 安全模型

（1）计算、存储和服务管理

Windows Azure 旨在抽象基于应用程序（服务器、操作系统、Web 和数据库软件等）的大部分基础设施，以便开发人员可以专注于构建应用程序。Windows Azure 提供了 2 个主要功能：基于"云"的计算（compute）和存储（storage）；客户可以在其上构建和管理应用程序及其相关配置。通常通过将新的或现有凭证与订阅门户网站上的信用卡号码相关联来创建订阅。后续访问订阅由 Windows Live ID（https：//login.live.com）控制。Windows Live ID 是可用的最长时间运行的互联网认证服务之一，因此是 Windows Azure 的严格测试的守门员。

订阅（subscription）可以包括 0 个或多个托管服务（hosted service）和 0 个或多个存储账户（storage account）。存储账户包含 blob、表和队列。托管服务和存储账户的访问控制由订阅管理。使用与订阅授权相关联的 Live ID 进行身份验证，控制该订阅中的所有托管服务和存储账户。

客户通过 Windows Azure Portal 网站上传开发的应用程序，管理其托管服务和存储账户或通过 SMAPI 编程。客户通过 Web 浏览器访问 Windows Azure 门户，或通过独立的命令行工具（以编程方式或使用 Visual Studio）访问 SMAPI。

SMAPI 认证是基于用户生成的公钥/私钥对和通过 Windows Azure Portal 注册的自签名证书。SMAPI 将请求发送到 Windows Azure Fabric，然后提供初始化和管理所需的应用程序。客户可以通过 Portal 监控和管理他们的应用程序，也可以使用相同的认证机制通过 SMAPI 以编程方式进行管理。

访问 Windows Azure 存储由与每个存储账户相关联的存储账户密钥（SAK）管理。存储账户密钥可以通过 Windows Azure Portal 或 SMAPI 重置。托管服务包含部署、角色和角色实例；存储账户包含 blob、表、队列和驱动器。

（2）Fabric

根据客户指定的角色实例数量，Windows Azure 会为每个角色实例创建一个虚拟机，然后在这些虚拟机中运行该角色。这些虚拟机依次运行在专为云端使用的管理程序（Windows Azure Hypervisor）中。其中一个虚拟机是特殊的：它运行一个称为根操作系统的强化操作系统，该操作系统承载一个架构代理（FA）。依次使用 FA 来管理客户虚拟机（VM）中的客户操作系统中的客户代理（GA）。FA 还管理存储节点。Windows Azure 管理程序、根 OS/FA 和客户 VM/GA 的集合构成了计算节点。

FAs 由 Fabric 控制器（fabric controller，FC）管理，该控制器存在于计算和存储节点之外（计算和存储集群由单独的 FC 管理）。如果客户在运行时更新其应用程序的配置文件，则 FC 与 FA 进行通信，然后联系 GAs，通知应用程序配置更改。在硬件故障的情况下，FC 将自动查找可用的硬件并重新启动虚拟机。

FC 具有高可用性、分布式运行的特点。它覆盖所有 Windows Azure 节点，监听每个节点的状态。当用户告诉它想定义一个怎样的服务模型时，它能够找出正确的硬件、节点及提供对的网络设置，这些细节都会自动完成并且监听硬件和应用程序的运行情况。

5. Windows Azure 带来的主要服务类型

（1）电脑

Azure 虚拟机（Azure Virtual Machine），允许在云中安装 Windows 服务器或 Linux 图像。Azure 虚拟机可以从画廊中选择图像，也可以自带自定义的操作系统图像。Azure 云服务不再需要管理基础架构。使用 Web 和 Worker 角色，可以立即切换到现代应用程序的开发、部署和管理。

Azure Web Site 可帮助快速安装 Web 应用程序在扩展且可靠的云结构中。它可以立即调整资源或节点数量，或设置自动缩放作为负载应用程序的要求。Azure 移动服务为 Windows Store 移动应用程序，Windows Phone、Apple IOS、Android 或 HTML/JavaScript 在"云"中提供后端。

（2）网络

Azure ExpressRoute 允许在 Azure 数据中心和基础设施之间创建私有连接，这些连接位于托管环境中。Azure 虚拟网络（Azure Virtual Network）帮助我们创建 VPN-Azure 中的虚拟专用网络，将这些 VPN 与 IT 基础架构安全连接起来。Azure 流量管理器（Azure Traffic Manager）为 Azure 上托管的流量进行负载平衡。

（3）数据服务

Azure 存储为非关系数据结构（如对象或二进制文件、简单表、队列或虚拟磁盘）提供存储空间。Azure SQL 数据库是一种关系数据库服务，可快速创建应用程序，以便在云中扩展它们。Azure 备份通过 Windows Server 2012、Windows Server 2012 Essentials 或 System Center 2012 Data Protection Manager 中熟悉的工具管理保存在云中的副本。

Azure 缓存是一种可扩展的分布式解决方案，可以构建高可用性和可扩展性的响应应用程序，从而快速访问数据。Azure HDInsight 是一款在云中引入 Apache Hadoop 解决方案的服务。通过云平台管理任何类型和大小的数据，获得大数据的全部价值。HyperV 恢复管理器有助于保护重要服务，协调虚拟机的复制或恢复。

Azure 媒体服务为许多现有技术提供云解决方案，用于收集、编码、格式转换、内容保护。Azure 活跃目录提供云应用程序的身份和访问控制的管理功能。Azure 多因素认证有助于防止未经授权的访问云应用程序或增加另一级别的身份验证。Azure 服务总线是一种将应用程序之间的消息传递给基础架构，使其能够交换消息以获得更好的可伸缩性和弹性。通知中心（Notification Hubs）是一种具有高可扩展性的跨平台基础架构，用于发送通知。

Azure BizTalk Service 是一种基于"云"的服务，提供企业对企业的功能（business-to-business，B2B）和企业应用集成（enterprise application integration，EAI），用于集成云或混合解决方案。Azure API 管理允许以安全和可扩展的方式为开发人员，合作伙伴或员工发布 API。Azure 内容传送网络通过强大的全球数据中心网络向全球客户提供宽带内容，具有低延迟和高可用性。Azure 自动化允许使用可扩展和可靠的引擎来自动化创建、部署、监控和维护资源，以执行工作流程。

（4）计算服务

Windows Azure 的计算服务指以 Azure 内的服务器群经过虚拟化后形成的大量虚拟机所组成的服务群，其主要功能是提供 CPU、存储器等具有计算能力的资源。在 Azure 中，计算资源分成 IaaS 与 PaaS 两种。

① IaaS

Virtual Machine 提供标准与客制化后的虚拟机映像（image），供用户于云产生虚拟机使用，也可以利用上传映像的方式，使用客制化映像来生成虚拟机。Azure 可支持 Windows 与特定的 Linux 操作系统。RemoteApp 提供桌面虚拟化的基础建设，企业可依需求产生默认范本（搭载 Office 应用程序）或是上传自定义的范本生成，其应用近似于在地端建设的 Remote Desktop Service VDI。

② PaaS

Cloud Service 提供标准的操作系统映像，开发人员可使用 Azure SDK 开发程序，发行到 Cloud Service 内，适合具高度客制化的大型应用程序。Service Fabric 提供标准的操作系统映像，开发人员可使用 Azure Service Fabric SDK 开发微服务（microservice）应用程序，可视为下一代的 Azure Cloud Service。Container Service（集装箱服务）提供类似于 Docker 的容器能力，并内置 Apache Mesos 服务，用以支持类似 Docker 的容器部署与管理功能。

6. Windows Azure 负责领域

（1）运行应用程序

在 Windows Azure 上，应用程序通常具有多个实例，每个实例都运行全部或部分应用程序代码的副本。这些实例中的每一个都在自己的虚拟机（VM）中运行。这些虚拟机运行 64 位 Windows Server 2008，并由专门设计用于云端的管理程序提供。

然而，Windows Azure 应用程序实际上看不到它正在运行的 VM。开发人员不允许为 Windows Azure 提供自己的 VM 映像，也不需要担心维护 Windows 操作系统的这个副本。相反，CTP 版本允许开发人员使用 Web 角色实例和（或）Worker 角色实例来创建. NET 3.5应用程序。图 9-24 显示了这个外观。

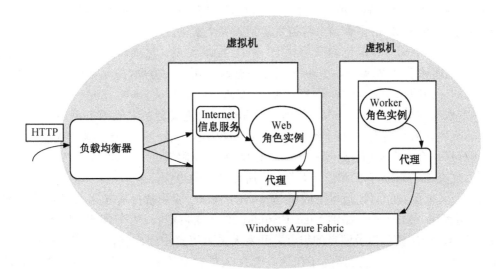

图 9-24 Windows Azure 应用程序云端运行图

顾名思义，每个 Web 角色实例都通过 Internet 信息服务（Internet Information Services，IIS)接受传入的 HTTP(或 HTTPS)请求。可以使用 ASP. NET、WCF(Windows communication foundation)或可与 IIS 一起工作的其他. NET Framework 技术实现 Web 角色，Windows Azure 提供了内置的负载平衡，以便跨同一应用程序的 Web 角色实例传送请求。

相比之下，Worker 角色实例不能直接接受来自外部世界的请求——它不允许有任何传入的网络连接，并且 IIS 不在其 VM 中运行。相反，它通过 Windows Azure 存储中的队列获取其来自 Web 角色实例的输入。其工作的结果可以写入 Windows Azure 存储或发送到外部世界——允许传出的网络连接。与 Web 角色实例不同，该角色实例被创建为处理传入的 HTTP 请求并在处理该请求后关闭，Worker 角色实例可以无限期运行——它是一个批处理作业。根据这种通用性，Worker 角色可以使用任何使用 main()方法的. NET 技术来实现。

无论是运行 Web 角色实例还是 Worker 角色实例，每个 VM 还包含允许应用程序与 Windows Azure Fabric 交互的 Windows Azure 代理，该代理公开了一个 Windows Azure 定义的 API，它允许实例写入 Windows Azure 维护的日志，通过 Windows Azure Fabric 向其所有者发送警报等。

虽然这可能会随着时间的推移而改变，但 Windows Azure 的初始版本在 VM 和物理处理器内核之间保持一对一的关系。因此，可以保证每个应用程序的性能——每个 Web 角色实例和 Worker 角色实例都有自己的专用处理器核心。要增加应用程序的性能，其所有者可以增加应用程序配置文件中指定的运行实例数。然后，Windows Azure Fabric 启动新的虚拟机，将其分配给内核，并开始运行此应用程序的更多实例。该 Fabric 还检测 Web 角色或 Worker 角色实例何时失败，然后启动一个新角色。

为了可扩展，Windows Azure Web 角色实例必须是无状态的。应将任何特定于客户端的状态写入 Windows Azure 存储，或者将其传回给客户端。Windows Azure 的内置负载均衡器也不包括无状态的 Web 角色。因为它不允许与特定的 Web 角色实例创建关联，所以无法保证来自同一用户的多个请求将被发送到同一个实例。

Web 角色和 Worker 角色均采用标准. NET 技术实现。然而将现有的. NET Framework 应用程序移动到 Windows Azure，通常不会起作用。一方面，应用程序访问存储的方式是不同的。访问 Windows Azure 存储使用 ADO. NET Web 服务，这是一种相对较新的技术，在本地应用程序中尚不普及。类似地，Worker 角色实例通常依赖于 Windows Azure 存储中的队列作为其输入，这在本地 Windows 环境中不可用。另一个限制是 Windows Azure 应用程序不会在完全信任环境中运行。相反，它们仅限于 Microsoft 中的 Windows Azure 信任，这类似于当今许多 ASP. NET 主机所允许的中等信任度。

对于开发人员，在 CTP 版本中构建 Windows Azure 应用程序看起来很像构建传统的. NET应用程序。Microsoft 提供 Visual Studio 2008 项目模板，用于创建 Windows Azure Web 角色、Worker 角色以及两者的组合。开发人员可以自由使用任何. NET 语言。此外，Windows Azure 软件开发工具包还包含在开发人员机器上运行的 Windows Azure 环境版本。

Windows Azure-in-a-box 中包括 Windows Azure 存储，Windows Azure 代理以及在云中运行的应用程序所看到的一切。开发人员可以使用本地模拟程序创建和调试其应用程序,然后将其在云中部署到 Windows Azure。但是,有些事情在云中不同。例如,不可能将调试器附加到基于云的应用程序,因此调试云应用程序主要依赖于通过 Windows Azure 代理程序写入 Windows Azure 维护的日志。

Windows Azure 还为开发人员提供其他服务。例如,Windows Azure 应用程序可以通过 Windows Azure 代理发送警报字符串,Windows Azure 将通过电子邮件、即时消息或其他机制将该警报转发到其指定的收件人。如果需要,Windows Azure Fabric 本身可以检测应用程序故障并发送警报。Windows Azure 平台还提供有关应用程序资源消耗的详细信息,包括处理器时间、传入和传出带宽和存储空间。

(2) 存储程序数据

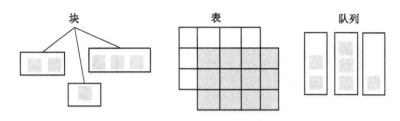

图 9-25 Windows Azure 存储数据方法

块(blob):在 Windows Azure 存储中存储数据最简单的方法是使用块(blob)。如图 9-25 所示,有一个简单的层次结构,存储账户可以有一个或多个"集装箱",每个"集装箱"都包含一个或多个块。块的大小可以大到 50 GB,传输这样的大块更有效率,每个块可以细分为区块。如果发生故障,可以使用最近的块重新开始重传,而不是再次发送整个块。块还可以具有关联的元数据,例如有关拍摄 JPEG 照片的位置信息或作曲者是 MP3 文件的信息。块只适用于某些类型的数据,但是对于许多情况来说,它们是非结构化的。

表(table):为了让应用程序以更精细的方式处理数据而设计,不要被这个名字误导(这些不是常用关系型数据库中的表)。它们虽然被称为"表",但是包含的数据实际上存储在具有属性的实体的简单层次结构中。所谓的"统计表"没有明确的架构,相反,属性可以有各种类型,如 Int、String、Bool 或 DateTime。应用程序使用 LINQ 语法和查询语言访问表的数据,而不是使用 SQL。单个表格可能相当大,数十亿个实体拥有数 TB 数据,Windows Azure 存储可以在许多服务器上进行分区,以提高性能。

队列(queue):块和表都专注于存储数据。队列的主要作用是 Web 角色实例提供与 Worker 角色实例进行通信。例如,用户可能会通过 Windows Azure Web 角色实现的网页执行某些计算密集型任务的请求。接收此请求的 Web 角色实例可以将消息写入工作的队列。然后等待该队列的 Worker 角色实例读取消息并执行其指定的任务。完成后结果可以通过另一个队列返回或以其他方式处理。

无论存储在表或队列中,Windows Azure 存储中保存的所有数据都将被复制 3 次。这种复制允许容错,因为丢失副本并不是致命的。然而,系统保证一致性,所以读取刚刚写入数据的应用程序将获得预期的效果。

三、AWS

1. AWS 与云计算

亚马逊在使用分散式 IT 基础设施方面有悠久的历史。这种安排使亚马逊的开发团队能够按需访问计算和存储资源，也提高了整体生产力和敏捷性。到 2005 年的 10 多年里，亚马逊建立和管理着全球最大的在线零售平台，同时亚马逊推出亚马逊网络服务（Amazon web service，AWS），以便其他组织可以从亚马逊的经验中受益，并投资运行了大型分布式事务性 IT 基础架构。AWS 从 2006 年开始运行，为全球数十万客户提供服务，每年管理数十亿美元的商业价值。

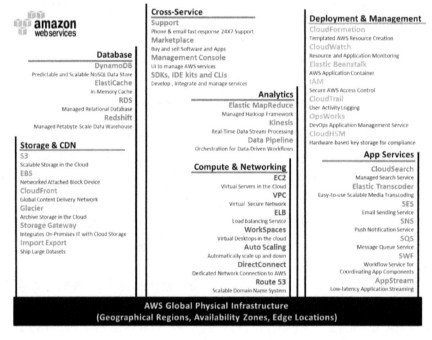

图 9-26　AWS 云平台

亚马逊弹性计算云（elastic compute cloud，EC2）是 AWS 的基本部分，允许为用户分配所需的计算机，以便运行他们需要的应用程序。它允许创建虚拟机，亚马逊称之为"实例"，以实现用户扩展应用程序的部署。实例是由用户根据需求创建、启动和终止。活动实例的支付是按照小时计算的，这表示弹性项的含义。AWS 云平台如图 9-26 所示。

自 2006 年初起，亚马逊 AWS 开始在云中为各种规模的公司提供技术服务平台。利用亚马逊 AWS，软件开发人员可以轻松购买计算、存储、数据库和其他基于互联网的服务来支持应用程序。开发人员能够灵活选择任何开发平台或编程环境，以便解决问题，而且只需按使用量付费，无需前期资本支出。亚马逊 AWS 是最终用户交付计算资源、保存数据和其他应用程序的一种最经济划算的方式。

通过以下例子可以说明从研究机构到大型企业如何使用 AWS：一家大型企业快速、经济地为其分布式员工部署了新的内部应用程序（如人力资源解决方案、工资单应用程序、库存管理解决方案和在线培训）；制药研究公司使用由 AWS 提供的计算能力执行大规模模拟；媒体公司为其全球客户群提供无限视频、音乐和其他媒体。

2. 亚马逊 AWS 的优势

亚马逊 AWS 提供了安全、可靠且可扩展的技术服务平台，使来自中国乃至全球的众多客户从中获益。

（1）没有前期投资

建立本地基础设施耗费时长、成本高，而且涉及订购、付款、安装和配置昂贵的硬件和软件等问题，而所有这些工作都需要在实际使用之前提前完成。使用亚马逊 AWS，开发人员和企业不必花费时间和资金完成上述活动；相反，他们只需在需要时为所消耗的资源支付费用即可，且支付的金额因所消耗资源量和种类不同。

（2）低成本

亚马逊 AWS 可在多方面帮助降低 IT 总成本。多种定价模式让客户能够针对变化和稳定的工作负载优化成本。而且，AWS 还能降低前期 IT 人力成本和持续 IT 人力成本，客户只需投入相当于传统基础设施成本的几分之一就能使用广泛分布、功能全面的平台。

（3）灵活的容量

很难预测用户会如何采用新的应用程序，开发人员要在部署应用程序之前决定容量大小，其结果通常有两种，要么是大量昂贵资源被闲置，要么是容量受限，最终导致用户体验不佳。使用亚马逊 AWS，这种问题将不复存在。开发人员可以在需要时调配所需的资源量。如果需要更多，他们可以轻松扩展资源量，如果不再需要，则只需关掉它们并停止付费。

（4）速度和灵敏性

利用传统技术服务，需要花数周时间才能采购、交付并运行资源。这么长的时间期扼杀了创新。使用 AWS，开发人员可以在几分钟内部署数百、甚至数千个计算节点，而无需任何繁琐的流程。这种自助服务环境加快了开发人员创建和部署应用程序的速度，使软件开发团队能够更快、更频繁的进行创新。

（5）应用而非运营

亚马逊 AWS 为客户节省了数据中心投资和运营所需的资源，并将其转向创新项目。稀缺的 IT 资源和研发资源可以集中用于帮助企业发展的项目上，而不是用在重要但是无法使企业脱颖而出的 IT 基础设施上。

（6）覆盖全球

无论 AWS 客户是全球化大型公司还是小型初创公司，都有可能在全球拥有潜在用户。传统基础设施很难为分布广泛的用户提供最佳性能，而且大多数公司为了节省成本和时间，往往只能关注一个地理区域。利用亚马逊 AWS，情况就大不一样：开发人员可以使用在全球不同地点运作的相同亚马逊 AWS 技术轻松部署应用程序，以覆盖多个地理区域的最终用户。

3. AWS 网络安全

AWS 具有出色的网络安全性，因为它具有出色的网络架构，受到适当的控制和管理。AWS 的安全网络架构、安全接入点、传输保护、亚马逊公司隔离、容错设计、网络监控和保护使其成为世界级网络架构。

（1）安全网络架构

由网络设备（如管理和控制网络边界的防火墙）实现。流量策略和访问控制列表（access control list，ACL），由 Amazon Information Security 批准生成以控制信息流由。

（2）安全接入点

表示 AWS 具有有限数量的接入点，以便对通信进行适当的监控。客户的接入点称为 API 端点，这些接入点有助于访问安全 HTTP（HTTPS）。

（3）传输保护

可以通过 HTTS 使用安全套接层（secure sockets layer，SSL）协议连接到 AWS 接入点。该协议提供安全服务，如防止消息伪造、篡改等保护。

（4）亚马逊公司隔离

这意味着亚马逊生产网络与亚马逊公司网络由网络设备隔离。开发商或管理员即使进行维护也不能直接访问网络设备，他们需要通过 AWS 售票系统进行访问。一旦人员获得批准，他们就可以在堡垒主机的帮助下访问 AWS 网络。

（5）容错设计

AWS 以容错设计的方式设计了其架构，如果任何硬件或软件故障，那么它对客户的影响最小。AWS 提供存储在多个地理区域的数据，每个区域都具有独立的故障区域。

（6）网络监控与保护

AWS 拥有世界一流的监控系统，具有检测缺陷的自动化监控系统。

4. Amazon.com 提供的远程计算服务列表

亚马逊网络服务是一组远程计算服务，它们共同组成了一个由 amazon.com 通过互联网提供的云计算平台。这些服务中最为众所周知的是 Amazon EC2 和 Amazon S3。Amazon.com 可提供的远程计算服务列表如下。

（1）Amazon EC2

亚马逊弹性计算云（EC2）是 Amazon Web Services 提供的服务之一，可根据需求提供对服务器实例的访问。EC2 是 AWS 的核心部分，为组织提供计算机设施。亚马逊提供用户可以提供的各种服务器映像，以及用户可以创建自己的虚拟机映像以供在 EC2 上使用。总而言之，AWS 是一套形成亚马逊 IaaS 产品的服务。

（2）Amazon S3

Amazon S3（simple storage sevice）是 Amazon.com 提供的在线服务，可让网页设计人员在线存储大量数据。S3 可以自由加入，并且是即付即用服务，这意味着只需支付使用的任何主机和带宽成本，对寻求最小化成本的初创公司非常有吸引力。除此之外，亚马逊提供的可扩展、快速可靠的服务对世界各地的网页设计师极具吸引力。

（3）Amazon RDS

亚马逊关系数据库服务（relational database service，RDS）是一个完全管理的 SQL 数据库服务。Amazon RDS 提供了一系列数据库引擎选择，帮助数据库管理任务，如迁移、备份、恢复和修补。根据 Amazon 的 RDS 页面，Amazon RDS 是一种 Web 服务，可以轻松地在云中建立、运行和扩展关系数据库。它提供了具有成本效益和可调整大小的容量，同时管理耗时的数据库管理任务。Amazon RDS 提供对 MySQL、Oracle 或 Microsoft SQL Server 数据库引擎的访问，这意味着已经与现有数据库一起使用的代码、应用程序和工具可以与 Amazon RDS 一起使用。Amazon RDS 会自动修补数据库软件并备份数据库,将备份存储在用户定义的保留期限内并启用时间点恢复。与数据库实例(数据库实例)相关联的计算资源或存储容量可以通过单个 API 调用进行缩放。

（4）Amazon ElastiCache

当用户提出请求时,应用程序的工作原理如下:人们请求你的 Web 应用程序,Web 应用程序查询数据库,数据库返回结果,用户在应用程序中看到它。随着更多用户使用该应用程序,开发人员需要添加其他 Web 服务器和数据库。负载最终变得过多,性能下降。内存缓存将重复的查询移动到缓存以限制服务器的负载。信息在内存中,而不是在磁盘上,所以它的服务速度非常快。但是,这样做需要安装 Memcached,Memcached 是一个免费的开源、高性能、分布式内存对象缓存系统。它旨在通过减轻数据库负载来加速动态 Web 应用程序。AWS 通过提供 Memecached 作为服务来消除复杂性。Amazon ElastiCache 与 Memecached 兼容,但由 AWS 管理。

（5）Amazon Elastic MapReduce

MapReduce 是用于处理大型数据集的流行编程模型。企业和学术机构近年来采用这种方法解决了一些具有挑战性的问题,包括数据挖掘、基因组数据处理和图像处理。Amazon Elastic MapReduce 也是一种 Web 服务,使企业、研究人员、数据分析师和开发人员能够轻松、经济高效地处理大量数据。它利用托管 Hadoop 框架运行 Amazon EC2 和 Amazon S3 的 Web 规模基础设施。

305

第四节　云计算技术在医疗行业中的应用

将云计算技术应用在医疗行业之中能够推进医疗行业的发展和改革,云计算能在医疗行业这个复杂的技术领域发挥巨大的作用。医疗信息具有巨大的信息量而且增长迅速,我们只有把这些庞大的医疗数据相互连接,借助云计算来实现这些数据的共享以及 CPU 的共享,才会产生更大的意义与价值。

本节我们将会阐述云计算技术带给医疗行业的优势与意义,并以某医院为例介绍基于云计算的医疗系统架构与实现。

一、云计算对医疗行业的优势与意义

据文献统计,美国的医疗行业在云服务上投资 37.3 亿美元,预计到 2020 年这个数字会增加近 3 倍超百亿美元。而在国内,目前已经有 21.7% 的二级以上医院部署了云计算应用,5.3% 的医院正在部署,8.6% 的医院正在评估,23.4% 的医院表示未来 1～2 年将会部署与云计算相关的工作,而同时 73% 的业内专业人士将会利用云计算技术作为患者授权工具,这是云计算在医疗行业的又一个驱动力。这些发展意味着医疗行业对云计算的接受程度得到显著的提高,医院的需求已经可以通过云计算的安全、服务以及生态来满足。结合大量频繁出现的医疗云和虚拟化采购,相关的云计算应用案例不断增加的现状,使我们能

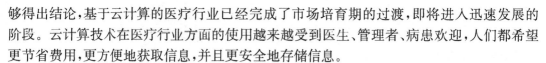

够得出结论,基于云计算的医疗行业已经完成了市场培育期的过渡,即将进入迅速发展的阶段。云计算技术在医疗行业方面的使用越来越受到医生、管理者、病患欢迎,人们都希望更节省费用,更方便地获取信息,并且更安全地存储信息。

那么为什么云计算在医疗行业会变得如此受欢迎呢? 这归功于云计算的如下几大优势。

1. 存储更好,成本低廉

云计算技术不仅能够处理巨大的信息量,并且拥有更低的成本,这使得运用云计算,即使是小型的医院也可以获得所需要的信息,并提供最好的医疗服务,同时不需要过多的成本。

2. 更适合合作

合作对于医疗行业是至关重要的,而云计算将成为医疗行业的一个完美合作伙伴。云计算技术允许专业人员能够远程存储和访问数据,全球各地的医疗行业专业人员都可以快速获得患者的信息,并进行必要的护理,无需任何延迟。除此之外,通过云计算进行远程会议,能够及时更新目前医疗行业发展,了解病患的状况,帮助医生更快速地拯救宝贵的生命。

3. 范围更大

尤其在灾难到来时,快速找到必要的专业人士以及给予这些专业人士所需要的医疗信息是一项重要且艰巨的任务。通过云,就能够互相咨询,发送相关的资源和人力资源的请求,同时及时更新灾难受害者的病情状况,从而在第一时间保住伤患的生命。

如果抢救现场的医生在外科手术中经验不足,可以通过云计算平台,让专家连线进行实时指导手术,通过医疗设备传输实时信息,确保手术的顺利进行。

4. 利用大数据治疗患者

当你听到"大数据"时,你可能会想到企业对数据进行挖掘来进行市场营销或生产策略。而对于医疗领域,大数据却可以让医生更快地缩小患者病状的范围,可以通过比较其他案例,对病患做出更为集中和准确的判断。医疗专业人员可以利用云技术,定制患者的专用护理,以减少出现治疗失误的情况。

5. 提高医学研究

大数据技术能够为医生治疗病患提供更好的方式,云计算能够通过数据的存储和共享,加快医学研究进程。云计算技术有着收集各个领域数据的能力,分析数据可以使用云来汇集这些数据,把它们凝结,得出更好的成果,这样医疗专业人员对于他们正在研究的课题,就能够得到更为清晰和先进的图像画面。

6. 远程监护患者

云计算技术可以使我们更容易掌控信息,但随着云计算技术走进医学领域,它甚至能挽救患者的生命。利用云技术设计的移动设备能够监视患者的情况,可以将应用程序安装在智能手机上,使患者能够时刻了解自己的病情发展状况,甚至获得远程的心理辅导。云计算技术可以在不去医院的情况下,得到高质量的监护。如果患者无法去医院,或者不愿面对医生,可以使用云设备传输病情,请求医生建议,这使医务人员能够尽早了解病情,一定程度上降低医患矛盾。

因此,云计算的发展给医疗行业带来了新的机遇,它不仅能够提高医疗资源的利用率,还让这些医疗信息成为重要的信息资源。在云计算的帮助下，未来患者可以随时随地了解自己的病情信息。云计算在医疗行业的应用，能够实现医疗数据的自动统计，帮助患者精确分析医疗数据，帮助医生快速制订出有效的治疗方式。另外，利用云计算技术将医疗信息数据标准化，不仅可以减少过度治疗，提高医疗质量，甚至还可预测出一些隐性问题，具有重要的应用前景。

二、基于云计算的医疗系统架构

基于云计算的医疗系统架构，其核心思想是由云来处理、计算和存储医疗信息，而当需要获取医疗信息时，只需由移动设备向云中心发出请求，并获取相关信息。考虑到移动设备的处理和存储能力不强，这种设计思想能充分发挥出云计算的处理能力强以及存储量大等优势，同时能结合便捷的移动设备，降低设备硬件要求的同时，带给人们更佳的使用体验。

云计算医疗系统架构有3层，最上层是应用层，然后是医疗平台管理层，最后是位于底层的云服务层。

最底层云服务层利用云技术来提供基础设施服务，同时为上一层提供相关的信息数据和技术支持。主要用于整合存储设备物理资源，虚拟化软件与硬件资源，并提供信息的计算能力服务和调度问题、分布式资源与安全管理等。

医疗平台管理层负责管理各种医疗服务，它是连接移动设备和云服务层的桥梁。医疗平台管理层必须提供相关的通信接口，同时保障接口拥有高度的可移植性，能够适应不同的云计算环境，还要能够处理大量的信息交互，包括客户端的请求和服务器的反馈，以及客户终端之间的通信。同时该层还要处理访问控制和用户身份，作为应用层的服务器进行响应。

最上层的应用层为用户提供直接交互的平台，使使用户得到相关的医疗咨询和护理服务，同时可以方便应用层接入管理层，实现数据共享和云端通信，完成大量信息交互。

在系统的平台架构中，云服务层遵循了"重云端，轻客户端"的理念，提供存储数据和分析的平台。客户端不做计算等实际的处理，而着重与云中心通信，为用户呈现出更好的数据。

1. 云服务层

云服务层中包含3大服务，分别是计算服务、控制服务和存储服务。计算服务为后台程序提供了"寄宿"服务，包括为应用层的终端设备提供合适的软件环境和虚拟机服务，可以支持稳定运行海量用户的大型应用程序。计算单元指的是云服务器上所运行的虚拟机，由数据中心负责管理和维护，分4种类型，其中以最基本的小型计算单元作为基础（一个优先级为中级的小型计算单元拥有1.6 GHZ存储器），除了小型计算单元还有中型、大型与超大型3种计算单元。而虚拟机有不同类型，不同类型的机器还有不同的价格与操作系统、硬件资源。在云服务层中，每一个角色的实例都是为用户服务的独立的运行单元。虽然虚拟机与这些角色实例没有直接的关系，但角色的每个实例都拥有一个具体的对应虚拟机，即虚拟机与角色实例是一对一的对应关系。因此，对于一个角色实例，是相当于一个虚拟机，这个虚拟机是部署了服务配置、用户服务代码和本地数据的。

而云服务层的存储服务，是由多个服务器协同工作的数据存储系统组成的。这个存储系统主要包含3层结构：前端层、分区层和分布式文件系统层。前端层用来提供对用户访问请求的授权和验证功能。用户通过授权与验证后,前端层会把用户的访问请求转移,保存到分区层上对应的分区服务器上。如果该用户不能通过验证与授权,则会直接返回服务器错误信息。前端服务器参照分区对照表,确定每个分区服务器所负责的区域,当用户发出请求时,通过用户请求中携带的相关信息,来判断确定将用户信息转移到相应的分区服务器上。分区层的功能是对存储服务中所有信息数据进行管理。数据的分区键能够帮助数据信息决定该数据所在分区服务器的信息。分区层的功能是以分区键为标准,对数据对象的存储分区进行分配和管理。该层同时还可以管理负载均衡。分布式文件系统层主要的功能是对数据进行存储工作。它采用数据分割技术,同时通过上层的负载均衡,将数据分别存储在不同的服务器中,这个功能可以保证数据具有高可用性和容错性,在一定程度上提高了数据读写速度。

对于分布式文件系统层,该层中有两个相对重要的数据存储机制,分别是检查数据一致性机制和动态复制机制。分布式文件系统层将用户的数据保存到大量服务器上,通过动态复制机制的复制功能,来为该层提供稳定性。首先,用户将数据信息传送到主服务器,动态复制机制创建两个副本。然后传送到主服务器的数据,会通过复制技术同步到创建的两个副本之中。当主服务器发生故障的时候,选择创建的两个副本中的其中一个,来作为主服务器,再创建一个新的副本,这时会有 3 个副本存在,这样的话任何时候都有 3 个副本,保证了医疗信息具有较高的可靠性。同时,所有的信息数据中都包含一个用于检查数据的一致性的值,系统通过不断轮询服务器通进行检查。如果发现出现数据一致性的情况,就会丢弃这个数据,并从副本中复制正确的数据进来。

云服务层的控制服务的功能包含路由分发和负载均衡、虚拟机、路由分发配置和管理等。在云服务层中,所有应用几乎都是基于微软数据中心进行实现的,由控制器控制这些机器的软件和集合。在应用层中每发布一个服务,都有分配一个云平台的虚拟地址进行对应,而控制服务中的负载均衡器通过这个虚拟地址,处理用户请求的不同实例。负载均衡器基于直接地址和虚拟地址间的对应关系来作为分发规则,其中直接地址指的是每个服务实例自己的地址。地址是不能在数据中心之外的地方访问到的,它们主要的作用是在内部通信中使用,包括不同实例和负载均衡器之间的通信等。如果服务需要具体的地址,则可以通过专用的编程接口进行获取。

2. 管理层

管理层分为不同的模块,包括数据存储模块、终端交互模块、推送通知服务模块、移动服务模块、身份验证模块等。对于终端交互模块,管理层的交互主要是云服务层数据和移动设备之间的交互。管理层在接收到客户端发送的数据请求后,通过相关接口查询并获取存储在 Windows Azure 或是 SQL Azure 的数据,最后用通用的 XML(extensible markup language)格式来响应,返回给客户端。

数据存储模块同时使用 Windows Azure 和 SQL Azure 数据库,这样缓存数据能够更接近于用户设备,使用 Table Storage 技术解决了本地状态的缓存问题,图 9-27 为其架构。

推送通知服务模块的功能是异步地、

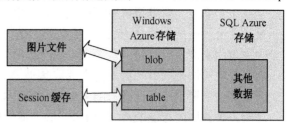

图 9-27 数据存储模块架构图

尽力地对通知服务进行推送。Web 服务在进行身份验证之后,通过 HTTPS(hyper text transfer protocol over secure socket layer)协议将需要推送的信息传送给云平台,而推送通知服务参考相关通知类型和规则将通知信息传送到应用层。推送通知有多种多样的类型,包括 Toast 通知、原生通知和磁贴通知,这 3 种通知的格式,包括消息传送和表现形式,都是不同的,通知的发送端可参考应用的不同情况,来决定需要的通知格式。推送通知服务中有一些重要成分:①通知者。通知者是一个服务的提供者,主要对象包括医生或医疗服务提供商等。如果该角色有相关的服务需求,则通知者要向服务器对需要配合的协议进行注册,并与该角色进行沟通。②推送通知服务。推送通知服务是服务的中介,其作用是将对需要发送的资料内容进行转发。它接受的服务是通知者注册时所申请的服务,让推送客户端可以在建立信道时指定。它同时也接受推送客户端申请需要的信道。通知者会保存送出的资讯,当建立的信道链已经连接后,才会被传送到客户端。③推送客户端。推送客户端会主动发出连接请求,建立起独有的信道,这样才能获取推送信息。④通知信道。通知信道指的是在接收到相关的推送通知之前,应用程序需打开信道。同一个信道可接受多种多样的推送通知。应用程序总是需要根据信道名称判断这个信道是否已经打开,如果已经打开了就可以直接使用。

对于移动服务模块,这个模块通过 API 接口把数据库中的各种信息传送到应用层。用户可通过自定义代码定制这个接口,包括数据处理和数据校验等。这个模块的中心提供了 Web 接口。应用层允许有各种各样的形式,而移动服务模块为这些应用设备进行访问代理。这时应用层只要对访问代理进行调用,就可以访问云平台的相应数据库,并不需要进行任何协议或网络的处理。

最后是身份验证模块,这个模块是用于创建、修改和验证用户,该模块还负责管理大量密码和电子邮件地址。

3. 应用层

移动终端应用层是提供医疗服务应用访问的桌面服务的设备。客户端建立了良好的界面环境,并为应用程序提供如配置文件、图形图像等资源。移动终端应用层包含两个重要模块,即本地缓存模块和网络通信模块。

移动设备的本地存储分为 2 部分:移动终端的轻量级数据库和缓存文件。读取存储在本地的数据时不用与网络应用程序进行连接。通过数据库文件的形式,存放在轻量级数据库中的数据从 SQL Azure 中复制到本地轻量级数据库,并进行保存,同时该数据库还存放一些不经常变化的常用数据(如该用户过去所看的病症信息或是搜索过的医生和疾病相关的资料信息等)。而存储在缓存中的数据,则会以缓存文件的方式进行存储。当使用者执行任务时,首先对可用的缓存信息进行查询,如果有缓存信息就直接调用本地缓存,并不需要从云平台获取数据,这样做能够节省数据通信流量。

而在传统 B/S 架构中,客户端拥有数据缓存策略单一的特点,同时无法在缓存时间期限内更新数据,容易造成数据脏读的情况。而如果客户端要想及时更新获取数据,只能不断地向服务器发起请求。针对这种情况,基于云计算的医疗系统为了改进缓存机制,使用推送通知服务的机制,使服务器主动建立缓存数据,对更新消息进行推送,达到数据列表的动态更新,提高用户之间交互性,从而保证了本地缓存数据的高可读性。

另外,服务器端采用了 Windows 通信开发平台(Windows communication foundation,

WCF),在有缓存数据更新时,WCF服务向云平台发送消息,对更新消息进行路由,传送给客户端。通过推送,客户端能够对数据进行分析,并向服务器重新发送连接请求,加载相关信息,更新本地缓存。

平台管理层与移动终端应用层是用HTTP协议进行通信的。其通信流程为:①建立一个URL对象,以相关的传输数据作参数进行传递;②建立一个连接;③执行连接,对服务端发送URL连接请求;④若URL连接不成功,则发出异常消息;若连接成功,则服务器端对该请求进行响应和处理,同时返回客户端相关数据信息;⑤通过缓存容器,客户端把云服务层传送回的相关数据进行保存,并进行数据分析。

三、基于云计算的医疗系统实例

基于云计算的医疗系统的目的在于为病患和各级医院以及医院行政部门提供一套系统的解决方案,对各类医疗数据信息进行收集、共享、整合等,统筹调配和管理各类相关资源。本节以某医院的医疗系统为例,介绍基于云计算的医疗系统的具体实现。

在该医疗系统中,通过认证的病患可以登录服务器,对自己在医院各项健康数据进行查询(如检查诊断记录、体检数据等),同时患者还可以通过医疗系统查询一些保健知识和医疗常识。该云计算医疗系统能够对数据进行收集,并把这些数据进行导入、集成等,汇总成更为标准的数据,同时云平台也进行相应的同步。云平台对这些数据信息建立数据仓库,并对数据进行分析处理。本系统的主要功能分为2个方向:数据分析处理和疾病的预判。

该云计算医疗系统分为2个子系统:面向病患的前台系统和面向管理人员的后台系统。

1. 前台实现

云计算医疗的前台系统重在给用户呈现友好透明的界面环境,让初次使用系统的患者能尽快接受和使用该系统。前台系统主要实现病患注册登录、查阅健康常识、查询病情报告等功能,以下对前台系统的各个模块进行介绍。

(1)用户登录

该云计算医疗系统需要给各种不同的用户提供服务(如病患、医疗机构和医护管理人员等),因此系统必须提供不同的登录界面。前台系统登录的用户是病患用户,他们是整个医疗系统最大的用户,应为其提供最方便整洁的界面。

(2)用户注册

首次使用云计算医疗系统的用户可以进行注册,只需在注册时提供最为基本的信息,但有些信息是很关键的,包括姓名、电话和身份证号,这些信息都需要与医生传送过来的检查信息进行匹配,如果匹配成功则可确定注册用户是真实的,此时医疗系统会把注册病患和检查信息进行绑定,从而实现网络信息和真实病状信息相关联。在这些信息中,身份证号最为重要,该信息不仅用来匹配用户数据,还用来对用户进行实名验证。在系统中注册之后的用户,可以登录系统查询个人信息,为了判断是否是本人进行查询,云计算医疗系统会发送验证码到用户的手机上,用户输入验证码以后便可进行相关信息的查询。

(3)查阅健康知识

为了能更好地给用户提供便捷,该医疗系统平台会不定期推送有关健康的常识咨询,包括养生保健、营养饮食、疾病的预防和预警,以及疾病相关等讯息,对于这些讯息,注册与非注册用户都可以查阅得到,能获得良好体验。

（4）查询相关报告

在查询自己的相关报告之前,首先用户需要进行手机验证,以确保是本人在进行查询。因此注册时填写的手机号码必须是本人使用的号码,而且手机号码也必须是在医院看病时进行登记的号码,当这些信息都统一匹配为同一个号码时,用户才能检查报告进行查询。这样做的目的是为了保证患者和查询报告的人是同一人,防止他人盗用,提高了可靠性。

2. 后台实现

云计算医疗的后台系统主要包括了管理员登录、用户管理以及数据导入等功能,各个功能模块具体实现方式如下。

（1）管理员登录

管理员在登录时需要输入自己的用户名、密码等信息。管理员拥有较大的权限,不需要进行注册,是由系统管理方对相关人员进行授权,授权后就能进行登录。

（2）用户管理

用户管理分为2类:普通用户管理和超级用户管理。普通用户管理是对一般医院系统进行注册的用户进行管理,主要包含密码修改、信息修改等,在后台管理这里可以手动绑定用户;而超级用户是对后台管理员进行的管理,包括授权新的管理员、查看管理员的管理操作等。

（3）数据导入

数据导入是在后台系统中最关键的部分,因为很多复杂功能已经通过程序进行实现,因此管理界面显示的是比较简单的操作。手动导入界面里,管理员必须输入完整的数据库信息,包括数据库的名字、数据库的用户名与密码以及服务器名,在点击同步按钮之后,系统就根据填入的相关信息去同步数据。同步完成后,系统会记录同步的日志信息,其中包含了数据库的相关信息、新增记录条数等。在设置好相关信息进行保存后,程序就会自动导入数据。

3. 云平台实现

云平台的实现使用 VMware vSphere 虚拟机,来对各类存储器进行统一管理,这样做能够减少一些维护成本,同时提升了业务持续性。

VMware vSphere 是一款新型服务器虚拟化的产品,也是目前行业内最可靠的基础设施虚拟化平台。这是一款能够对高级资源进行管理,运行效率高、灵活性强的虚拟机平台软件。VMware vSphere 可以在裸机上独立地安装和运行系统,它与我们过去见过的其他 VMware Workstation 软件不同,vSphere 并不依赖宿主操作系统。在安装好后,我们能够通过 vSphere 客户端进行远程的连接与控制,能在服务器上创建多个 VM 虚拟机。另外,VMware vSphere 还是一款能够集合硬件与软件资源的虚拟机,它能对资源进行合理的调度,使操作系统和应用程序都能摆脱对硬件的依赖。该产品还从内核级支持硬件的虚拟化,在其中运行的虚拟服务器,不比普通硬件服务器的性能和稳定性差,并且更方便维护管理。

VMware vSphere 强大的虚拟化功能能够更方便用户实现软件虚拟化和基础设施虚拟化。该医疗系统利用 VMware vSphere 建立系统的数据中心,包括数据备份服务器、数据库服务器、软件平台服务器等。结合医院的需要和云计算技术的概念,云平台的实现分为4层:①云平台接入层,这层主要提供医疗系统所需的基础信息数据;②云平台管理层,主要包含对信息资源进行分析、维护、管理的功能,还包括对设备进行管理、用户安全访问、对环境进行监控等,能够保证信息得到高效良好地运转;③云平台存储层,主要用来备份和存储集中于数据中心的所有信息;④最后的接口层,主要负责为各项服务提供接口,并且保障用户的管理和认证,为上一层提供调用云平台资源的接口。服务平台为广大患者提供医疗检查的查询、数据统计、查阅健康常识等服务。

在该云平台中,患者的电子检查报告和其他相关信息都在中央的服务器上,而不是在某个用户或某台电脑上。病患的信息可由医院进行分享,而不会单独存在于某医院的系统中。使用云平台,医院在硬件和软件资源上都可以得到更为有效的利用,资源的最大限度使用大大提升了医院的收益。由于大量硬件服务器都是虚拟化产品,这样可以大量降低成本,只有中介设备需要额外地提供。同时,云平台几乎能够帮助实现医院所需要完成的任何类型医疗应用,而不需要使用医疗专用硬件。

四、云计算技术在医疗行业发展总结

1. 现存问题

如今越来越多的云计算应用进入各行各业,通过各国政府、用户、媒体等多方面的支持,云计算时代也飞速进入了发展的阶段。有人甚至预言在未来的时代里,云计算技术会逐步发展成为类似煤气、水、电等公共基础设施,但是现阶段,还需要进一步研究和完善云计算技术和相关服务标准化,云计算产品的开放性和互操作性还有待提高,云的运行模式、可经营性和安全问题都需要进一步考量。

无论如何,云计算技术若能顺利应用在医疗行业中无疑是一件有益的事,云计算的发展也会对医疗行业的发展形成重要的影响。在医疗行业里,云计算无疑是一个理想的应用工具。通过云平台,医院与其各部门之间、医疗机构之间、各级医院和行政部门之间都可以进行信息共享,进行基础设施共享。在云计算技术的帮助下,医院能够尽可能地减少运营成本,同时能提高工作效率。但是到目前为止,云计算尚未完全地应用于医疗行业。

虽然云计算逐渐在医疗行业中应用,但在应用过程中仍面临着诸多问题。

(1) 信息重整

重症病患是医院一个特殊而重要的群体,医疗机构对这些重症患者的救治必须争分夺秒,因此医生们必须以极短的时间和最快捷的方式去获取重症病患的全面信息。另外,患者的存活率和康复成果还在于是否急救及时和术后的监护效果。因此,如何将云计算技术应用在急救领域,使医生能以最快的速度重整资源,获取患者最全面的信息,并通过数据分析快速进行判断会是一个有意义的课题。

(2) 信息安全

存储和处理医院和患者的资料,并通过网络进行传输等,这都与云计算医疗系统有关。如果患者关键的信息被盗了或是丢失了,这无疑会对患者造成毁灭性的伤害。医疗行业的核心数据也不能轻易泄露给第三方云服务商,因此医疗机构是不能把患者的隐私信息和重要的医疗数据放在这些平台上的,这限制了云计算的发展。因此,如何加强云平台的服务

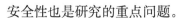

安全性也是研究的重点问题。

（3）兼容性

例如如果微软现有的文件格式与基于 Word 的应用程序不能兼容，那么云服务的发展会受到很大的限制。因此，云平台能否对各大操作平台实现兼容，是云计算发展所面临的另一大重要难题。如果医院使用 Google 提供的云计算服务，那么在微软中的 Excel 等文件就不能进行兼容。这种情况会给医疗机构和其他各级服务中心造成很大的打击。总之如何统一云计算的标准也是云计算研究的一大焦点。

2. 发展预期

云计算作为一种新型技术，应用在医疗行业的建设中是一种非常乐观的新尝试。虽然会遇到一些挫折和实际问题，但如果我们充分发挥主观能动性，积极分析处理，这些问题一定能得到有效的解决。云计算医疗行业的问题并不会严重妨碍医疗行业信息化，而云计算平台在医疗行业的应用仍能大幅提高我国医疗行业的信息化水平，国民所获得的医疗服务质量也将得到进一步提升，云计算技术的应用将会全面提升医疗行业的整体水平。因此，我们今后应该在标准、人才、法律等方面投入更多的资源重点研究。

（1）标准制定

国外的研究技术比较发达，这是因为他们更重视制定标准，为今后云计算医疗行业的发展奠定下基础。由于我国信息化技术的标准工作起步较晚，还没有系统地制定医疗行业信息化标准，因此需要对信息化标准进行不断的完善和调整。

（2）人才培养

为了把云计算技术和医疗行业快速应用与结合，这就需要对大量的技术人员和医院相关人员进行培训，只有这样才能快速推进云技术在医疗行业的发展，实现突破。

（3）法律制定

虽然云技术与医疗行业结合很重要，但如何合法保障病患的个人隐私信息也同样重要，当信息进行存储交换和共享时都容易发生泄露，因此我们需要制定有效的法律防止这一情况，同时也不能限制云计算在医疗行业的发展。

总之，云计算拥有超大的存储规模和高效的处理能力、强大的资源共享能力，能够实现医疗机构进行低成本的简便运行，同时使患者受益匪浅。云计算技术会对医疗行业信息化产生巨大的推动作用，具有十分美好的前途。

第十章

互联网远程医疗系统

第一节　互联网远程医疗系统概述

一、远程医疗系统的简介

远程医疗(telemedicine)从广义上讲,是指使用远程通信技术、全息影像技术、新电子技术和计算机多媒体技术,发挥大型医学中心医疗技术和设备优势对医疗卫生条件较差的及环境特殊的地区提供远距离医学信息和服务。它包括远程诊断、远程会诊及护理、远程教育、远程医疗信息服务等所有医学活动。从狭义上讲,远程医疗是指利用通信技术手段,通过音像视频等多媒体手段,实现医疗信息的共享和诊断交互的医疗过程。

未来医疗活动中,医生将通过计算机显示从远方传来的患者的各种信息,并对患者进行诊断和治疗,这种局面已经到来。预计全球远程视频医疗将在今后不太长时间里,取得更大进展。

远程医疗的内容包括远程医疗会诊、远程医学教育、建立多媒体医疗保健咨询系统等。远程医疗会诊在医学专家和患者之间建立起全新的联系,使患者在当地医院即可接受异地专家的会诊并在其指导下进行治疗和护理,可以节约医生和患者大量时间和费用。远程医疗运用计算机、通信、医疗技术与设备,通过数据、文字、语音和图像资料的远距离传送,实现专家与患者、专家与医务人员之间异地"面对面"的会诊。远程医疗不仅仅是医疗或临床问题,还包括通信网络、数据库等各方面问题,并且需要把它们集成到网络系统中。

远程医疗可以使身处偏僻地区和没有良好医疗条件的患者获得良好的诊断和治疗,如农村、山区、野外勘测地、空中、海上、战场等。也可以使医学专家及时对不同空间位置的患者进行会诊。

就目前来看,远程医疗的主要优点主要集中在4个方面。

(1) 在恰当的场所和家庭医疗保健中使用远程医疗可以极大地降低运送患者的时间和成本。

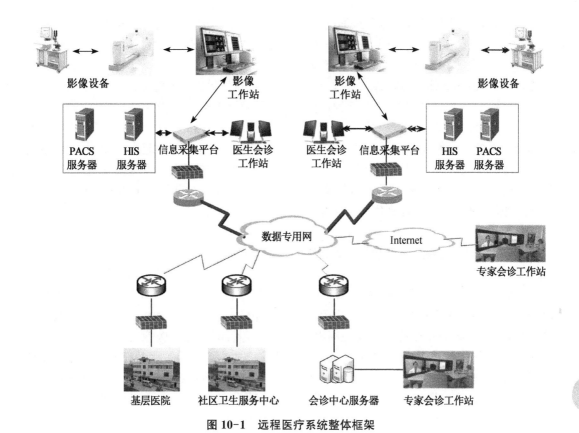

图 10-1　远程医疗系统整体框架

（2）可以良好地管理和分配偏远地区的紧急医疗服务，这可以通过将照片传送到关键的医务中心来实现。

（3）可以使医生突破地理范围的限制，共享患者的病历和诊断照片，从而有利于临床研究的发展。

（4）可以为偏远地区的医务人员提供更好的医学教育。

远程医疗技术所要实现的目标主要包括：以检查诊断为目的的远程医疗诊断系统、以咨询会诊为目的的远程医疗会诊系统、以教学培训为目的的远程医疗教育系统和以家庭病床为目的的远程病床监护系统。

应用的目的和需求不同，在远程医疗系统中配置的设备和使用的通信网络环境也有所不同。远程医疗诊断系统主要配置各种数字化医疗仪器和相应的通信接口，并且主要在医院内部的局域网上运行。终端用户设备包括电子扫描仪、数字摄像机以及话筒、扬声器等。远程医疗教育系统与医疗会诊系统相似，主要是采用视频会议方式在宽带网上运行。无论哪一种远程医疗系统，计算机和多媒体设备都是必不可少的。

远程医疗的应用范围很广泛，通常可用于放射科、病理科、皮肤科、心脏科、外科以及神经科等多种病例。远程医疗技术的应用十分广泛，因此决定这项技术具有巨大的发展空间。

基于视联网技术的远程医疗系统，利用统一视频服务平台，可以轻松实现数千路至数万路的高清视频流、多媒体和数据服务点的统一智能化管理，实现高品质、高度智能化的采

315

集、传输和播放,并且可以覆盖到桌面的每一块屏幕上。用户可以通过电视、电脑、4G 手机等实现平台内任意多点的双向实时高清视频通信,在医院内不同科室之间、多院区科室之间,为诊断患者的病情,可以通过桌上终端实现随时随地的双向高清视音频交流,共同进行会诊,保证沟通的顺畅、快速,极大地提高科室间协同办公和诊疗的能力。

　　通过统一的视频服务平台的远程医疗系统,还能提供医院内覆盖到病床、医院外覆盖至其他友好医院、从城市到乡村镇覆盖到社区门诊并最终通过电视覆盖到千家万户的高清远程医疗服务。依靠视联网技术的支持,只需两台电视、双向高清智能终端,就可以实现患者在家实时接收专家远程会诊的服务。统一视频服务平台在视联网技术的支持下,可以实现几万路、几十万路、成百上千万路的实时高清视频通信,随时随地发起双向、多向远程会诊等服务,使老百姓在家得到优质的医疗服务。

二、远程医疗系统的国外发展现状

　　1950 年代末,美国学者威特森(Wittson)首先将双向电视系统用于医疗;同年,朱特拉(Jutra)等人创立了远程放射医学。此后,美国不断有人利用通信和电子技术进行医学活动,并出现了 telemedicine 一词,现在国内专家统一将其译为"远程医疗"。

　　1960 年代初到 1980 年代中期的远程医疗活动被视为第一代远程医疗时期。这一阶段的远程医疗发展较慢。从客观上分析,当时的信息技术还不够发达,信息高速公路正处于新生阶段,信息传送量极为有限,远程医疗受到通信条件的制约。1960 年代初,美国建立了试验台,通过卫星和微波技术为宇航员提供远程医疗监护。

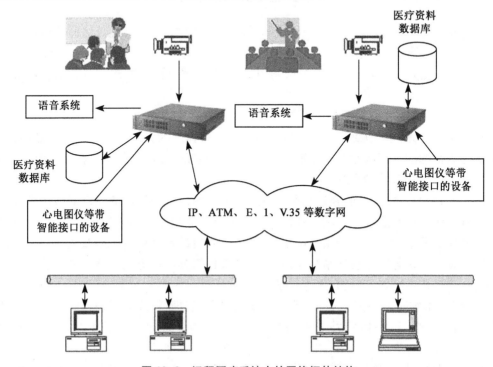

图 10-2　远程医疗系统中的网络拓扑结构

自 1980 年代后期,随着现代通信技术、编码技术和信息压缩技术等水平的不断提高,实现了数据、图片、语音和视频等多媒体信息的传输且其传输性能得到不断提高,一大批有价值的项目相继启动,旨在推动远程医疗监护的发展,其声势和影响远远超过了第一代技术,因此被业界视为第二代远程医疗时期。从 Medline 所收录的文献数量看,1988—1997 年的 10 年间,远程医疗方面的文献数量呈几何级数增长。在远程医疗系统的实施过程中,美国和西欧国家发展速度最快,联系方式多是通过卫星和综合业务数据网(ISDN),在远程咨询、远程会诊、医学影像的远距离传输、远程会议和军事医学方面取得了较大进展。

1988 年美国提出远程医疗系统应作为一个开放的分布式系统的概念,即从广义上讲,远程医疗应包括现代信息技术,特别是双向视听通信技术、计算机及遥感技术,向远方患者传送医学服务或医生之间的信息交流。同时美国学者还对远程医疗系统的概念做了如下定义:远程医疗系统是指一个整体,它通过通信和计算机技术给特定人群提供医疗服务。这一系统包括远程诊断、信息服务、远程教育等多种功能,它是以计算机和网络通信为基础,针对医学资料的多媒体技术,进行远距离视频、音频信息传输、存储、查询及显示。乔治亚州教育医学系统(CSAMS)是目前世界上规模最大、覆盖面最广的远程教育和远程医疗网络,可进行有线、无线和卫星通信活动,远程医疗网是其中的一部分。

美国的远程医疗起步早,但其司法制度曾一度阻碍了远程医疗的全面开展。所谓远程仅限于某一州内,因为美国要求行医需取得所在州的行医执照,跨州行医涉及法律问题。据统计,1993 年,美国和加拿大约有 2 250 例患者通过远程医疗系统就诊,其中 1 000 人是由 Texas 的定点医生进行的仅 3～5 min 的肾透析会诊,其余病种的平均会诊时间约 35 min。

美国联合航空公司正投入试验运行的远程医疗系统,提供了全方位的生命信号检测,包括心脏、血压、呼吸等,在飞行过程中,可通过移动通信系统及时得到全球各地的医疗支持。由马里兰大学(University of Maryland)开发的战地远程医疗系统,由战地医生、通信设备车、卫星通信网、野战医院和医疗中心组成。每个士兵都佩戴一只医疗手镯,它能测试出士兵的血压和心率等参数。另外还装有一只 GPS 定位仪,当士兵受了伤,定位仪可以帮助医生很快找到他,并通过远程医疗系统得到诊断和治疗。1988 年 12 月,苏联亚美尼亚共和国发生强烈地震,在美苏太空生理联合工作组的支持下,美国国家宇航局首次进行了国际间远程医疗,使亚美尼亚的一家医院与美国 4 家医院连线会诊。这表明远程医疗能够跨越国际间政治、文化、社会以及经济的界限。

云服务和物联网的发展使得第三代远程医疗应运而生。2010 年开始远程医疗逐步呈现走进社区,走向家庭,更多地面向个人,提供定向、个性的服务发展特点。根据奇笛网的智能家居行业报告,随着物联网技术的发展与普及,远程医疗也开始与云计算、云服务结合起来,众多智能健康的医疗产品逐渐面世,远程血压仪、远程心电仪,甚至远程胎心仪的出现,给广大的普通用户提供了更方便、更贴心的日常医疗预防、医疗监控服务。远程医疗也从疾病救治发展到疾病预防的阶段。

欧洲及欧盟组织了 3 个生物医学工程实验室、10 个大公司、20 个病理学实验室和 120 个终端用户参加的大规模远程医疗系统推广实验,推动了远程医疗的普及。澳大利亚、南非、日本等国家相继开展了各种形式的远程医疗活动。

三、远程医疗系统的国内发展现状

我国是一个幅员广阔的国家,医疗水平有明显的区域性差别,特别是广大农村和边远地区,因此远程医疗在我国更有发展的必要。尽管我国的远程医疗已取得了初步的成果,但是与发达国家的水平相比还有很大差距,在技术、政策、法规、实际应用方面还需不断完善;同时,广大人民群众对远程医疗的认识也有待进一步提高。

为了实现对重症患者的监护,早期大多数医院采取了电视监控的手段,这就是远程医疗的雏形。计算机技术和通信技术的发展,特别是互联网络的发展,为远程诊断、远程治疗和远程手术提供了技术平台。于是,现代意义上的远程医疗作为一项新的应用技术被提出,并很快得到广泛的关注。

我国从 1980 年代才开始进行远程医疗的探索。1988 年解放军总医院通过卫星与德国一家医院进行了神经外科远程病例讨论,开启了我国首次现代意义上的远程医疗活动。我国的远程医疗监护也逐渐进入尝试发展阶段。从 1990 年代后期以来,我国的远程医疗从真正意义上取得了进展。1994 年华山医院与上海交通大学利用电话网络进行了模拟会诊演示。同年,基于国家卫生信息化的总体规划,解放军总后勤部卫生部提出了军队卫生系统信息化建设"三大工程",并分别被列为国家"金卫工程"军字 2 号工程,即为建设全军医药卫生信息网络和远程医疗会诊系统。1995 年上海教育科研网、上海医科大学远程会诊项目启动,并成立了远程医疗会诊研究室。1997 年,中国金卫医疗网络即卫生部卫生卫星专网正式开通并运营。同年,解放军总医院通过电子邮件的方式与济南军区某医院进行了远程医疗会诊,并于当年正式成立"远程医疗中心",主要是通过电子邮件、可视电话、ISDN 等方式实现医疗通信。

近十年来,我国远程医疗进入实际应用阶段,上海交通大学已经开发完成全国首个无线远程心电图监控技术服务平台,该系统可以实时将人体生理信号转换成数字信号,利用移动网络终端和网络信道使得医学专家能在第一时间获得心血管疾病的诊断和预警。2011 年,我国首家急诊远程监护室在武警总医院急救监护中心启用,通过 GPRS 技术实施远程心电监测,而呼救者则可以通过"护心宝"检测器与医生进行交流。

目前经过验收合格并正式投入运营的包括北京协和医院、中国医学科学院阜外心血管病医院等全国 20 多个省市的数十家医院网站,已经为数百例各地疑难急重症患者进行了远程、异地、实时、动态电视直播会诊,成功地进行了大型国际会议全程转播,并组织国内外专题讲座、学术交流和手术观摩数十次,极大地促进了我国远程医疗事业的发展。

在我国一些有条件的医院和医科院校也已经开展了这方面工作,如复旦大学附属金山医院在网上公布了远程医疗会诊专家名单,实时为全国病患提供网络在线会诊和咨询。西安交通大学医学部在美国"亚洲之桥"资助下成立了"远程医疗中心",并成功地为美国国务卿奥尔布赖特进行了中美远程医疗会诊演示。

中山大学的研发团队在广东省搭建了首个区域性的远程医疗网络平台,涵盖了包括远程生命信息检测系统、远程会诊系统和 120 急救指挥系统。这 3 套系统以患者的健康档案、电子病历、个体化的生命信息、实验室检查结果、影像学资料为载体信息共享。该平台实现了系统、高级中心、次中心三者之间的信息无缝连接,从而实现了实时远距离医疗活动,该医疗会诊系统通过组建以中山大学肿瘤防治中心、中山一院、中山二院为中心的医疗平台,实现与县、市二级医院、120 急救移动平台等一线诊断点之间的点对点实时会诊(e-meeting)和病理检测诊断。该系统已成功在广州、兴宁、南海等华南地区实施。

远程医疗已在我国的农村和城市逐渐得到广泛的应用,并且在心脏科、脑外科、精神病科、眼科、骨科、放射科及其他医学专科领域的治疗中发挥了积极作用。远程医疗所采用的通信技术手段可能不尽相同,但共同的因素包括患者、医护人员、专家及其不同形式医学信息信号。

远程医疗具有强大的生命力,也是经济和社会发展的需要。随着虚拟仪器技术在国内的发展,基于 LabVIEW 的远程医疗技术在先心病的远程医疗诊断上得到了良好应用,由于虚拟仪器的开发周期和运营成本都较同类开发系统及仪器要有优势,因此未来虚拟测控技术及仪器将会更多地在我国得到普及和应用。另外,便携式的仪器系统也是当今时代的主流,因此,基于 ARM 和嵌入式系统的交互式远程医疗仪器也将进入我们的医疗卫生生活,北京交通大学开发出了一款基于 ARM 和 Linuxde 的嵌入式远程医疗装置,使得远程医疗仪器步入小型化便携式时代。随着信息技术的发展、高新技术(如远程医疗指导手术、电视介入等等)的应用,以及各项法律法规的逐步完善,我国的远程医疗事业必将获得前所未有的发展契机。

物联网、无线通信技术、大数据等技术的飞速发展,必然会带动远程医疗技术的革新和新型远程医疗概念的提出。建设可靠完善的远程医疗系统,是我国医疗卫生事业发展的必然走向,只有这样才能大大改善国内医疗资源分布,实现优良医疗资源的全域共享。

四、小结

远程医疗系统包括了远程诊断、远程会诊、远程护理、远程教育、远程医疗信息服务及共享等所有医学活动。从狭义上讲,远程医疗是指利用通信技术手段,通过音像视频等多媒体手段,实现医疗信息的共享和诊断交互的医疗过程。

随着云服务和物联网技术的发展,欧盟、美国、日本等发达国家已经迈入了第三代远程医疗时期。国外著名公司如美国的国家仪器、欧洲的飞利浦、ABB、Polycom、NuPhysicia等世界著名公司已经开始与其本国和地区的大型医疗机构联手,研究和部署远程医疗技术的新概念,使得远程医疗逐步走进社区和家庭。

在我国一些有条件的医院和医科院校也已经开展了这方面工作,如复旦大学、西安交通大学、中山大学、解放军总医院、北京协和医院和中国医学科学院阜外心血管病医院等机构。华为、中兴等也对第三代远程医疗项目进行了探索。未来远程医疗的应用前景广阔,也势在必行。建设可靠完善的远程医疗系统,能够有效地改善国内医疗资源的分布,实现优良医疗资源的全域共享。

第二节 远程医疗系统软硬件及网络

一、硬件系统——视频会议系统

视频会议系统是一套在位处两个或多个地点的多个用户之间提供视频画面和语音的双向实时传送的视听会话型会议业务系统。视频会议系统在远程医疗系统中有着广泛的应用。

一套完整的视频会议系统通常由视频会议终端、多点控制单元、网络管理软件、传输网络以及附属设备五大部分构成。由于用户的网络状况、硬件设施各有特色，所以对视频会议系统中视频会议终端系统、多点控制单元、网络管理软件等部分的要求，也各不一样。

1. 视频会议终端

主要的视频会议终端有 3 种类型：桌面型、机顶盒型、会议室型。

（1）桌面型视频会议终端

桌面型视频会议终端是强大的桌面型或者膝上型电脑与高质量的摄像机（内置或外置）、ISDN 卡或网卡和视频会议软件的精巧组合。它能有效地使在办公桌旁的人或者正在旅行的人加入到你的会议中，与你进行面对面的交流。桌面型视频会议终端的主要应用：通常配给办公室里特殊的个人或者在外出差工作的人。虽然桌面型视频会议终端支持多点会议（例如会议包含 2 个以上会议站点），但是它多数用于点对点会议（例如一人与另外一人的会议）。

（2）机顶盒型视频会议终端

机顶盒型视频会议终端以简洁著称，在一个单元内包含了所有的硬件和软件，放置于电视机上，安装简便，设备轻巧。机顶盒型视频会议终端开通视频会议只需要一台普通的电视机和一条 ISDN BRI 线或局域网连接。视频会议终端还可以加载一些外围设备例如文档投影仪和白板设备来增强功能。机顶盒型视频会议终端的主要应用：通常是各部门之间的共享资源，适用于从跨国公司到小企业等各种规模的机构。机顶盒型视频会议终端往往是公司购买的第一种"会议室型终端"。

（3）会议室型视频会议终端

会议室型视频会议终端几乎提供了任何视频会议所需的解决方案，一般集成在一个会议室。会议室型视频会议终端通常组合大量的附件，例如音频系统会议室型视频会议附加摄像机、文档投影仪和 PC 协同文件通信。双屏显示、丰富的通信接口、图文选择使会议室型视频会议终端成为高档的、综合性的产品。会议室型视频会议终端的主要应用：主要为中、大型企业而设计。

2. 多点控制单元

多点控制单元（multi control unit，MCU）也叫多点会议控制器。MCU 是多点视频会议系统的关键设备（图 10-3），它的作用相当于一个交换机的作用，它将来自各会议场点的信息流，经过同步分离后，抽取出音频、视频、数据等信息和信令，将各会议场点的信息和信令,送入同一种处理模块,完成相应的音频混合或切换、视频混合或切换、数据广播和路由选择、定时和会议控制等过程,最后将各会议场点所需的各种信息重新组合起来,送往各相应的终端系统设备。

3. 智能导播系统

智能导播系统的摄像机可智能化地自动追踪并放大讲话者图像,并可以进行音视频同步录制。

通过智能导播系统可以自动精确地追踪发言人,避免了手动遥控器造成的图像追踪、切换缓慢等极差的会议体验。通过精确的语音定位和图像识别技术,自动清晰地捕捉主讲人图像并呈现在显示屏中,突破了传统的人工摄像机限制或特殊的红外线发射器机制。

4. 附属设备

一套视频会议系统需要哪些附属设备需要看具体应用需求,通常用到的附属设备包括投影仪、监视器/电视机、大型扩音器、麦克风、大型摄像机、DVD 播放机、录像机、外部遥控器、写字板、中央控制、记忆卡、放映机、等离子屏、计算机监视器等(图 10-4)。

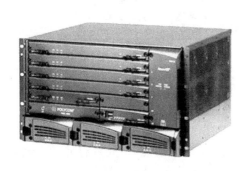

图 10-3　多点控制单元

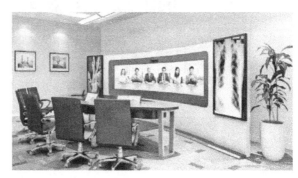

图 10-4　视频会议系统

二、远程会诊通信网络及数据中心

1. 通信网络

稳定、可靠的网络系统支持是远程会诊业务有效开展的前提保证。远程会诊业务开展过程中具有数据传输量大、交换频繁、呈现效果要求高、网络承载压力大等特点,而参与会诊的医院分布范围广且各网络运营商间存在通信不畅的问题。因此,各级医院在建设远程会诊网络时需要考虑网络带宽、网络稳定性以及网络运营商等要素(图 10-5)。

为了保证远程会诊系统数据的安全,除了在系统软件上采取用户权限管理、用户身份认证等技术外,在网络建设上还应配置防火墙、杀毒软件等设备和系统。

远程会诊通信网络全部采用光纤专线组网,接入卫生信息专网(由移动网络组建),各节点带宽分配如下:①远程会诊中心:采用 100 MB 移动光纤网络出口,具有备用线路,固定 IP 地址。②基层医疗机构:采用 4 MB 移动光纤接入,具备固定 IP 地址。建议有远程会议协作关系的双方医院尽量选择同一网络运营商,并要求该运营商提供网络质量保障(QoS),保证网络稳定性(减少抖动和丢包)。

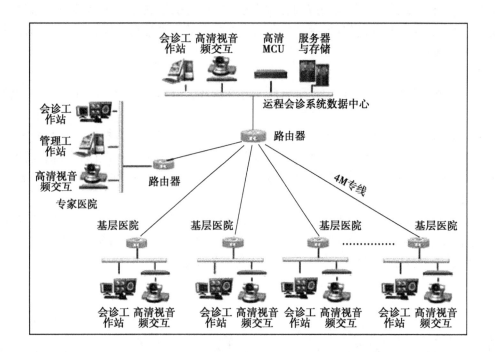

图 10-5　基于专线的远程医疗系统拓扑结构示意图

2. 数据中心

建设远程医疗数据中心,实现远程医疗数据的集中存储管理,是开展远程医疗业务的基础。远程医疗数据中心作为远程医疗管理系统的中枢,采用双机热备、光纤存储,充分利用现有资源,统一规划到在建的卫生信息大平台中。实现各类远程医疗数据的存储和管理,并为远程医疗各应用系统,如远程医疗教育系统、远程数字资源共享系统等提供数据挖掘和分析支持。

构建数据中心设计服务器和存储的配备以及建设运行环境时,应鼓励利用已建区域卫生平台的相关资源(场地、网络、存储设备等),避免资源浪费。建议在机房中放置专用机柜安装相关设备,以更好地解决维护和安全问题。有条件的地方应建立远程医疗应用系统和数据的备份及容灾体系。

三、专用软件

1. 功能需求分析

在传统的会诊模式下,来自不同医院、不同地区的医生,通过会议的方式聚在一起,对某些疑难杂症进行共同讨论,最终得出治疗方案,但是这种方式受时间和空间上的限制,不宜大范围、经常性地采用。而远程医疗就是利用通信技术和计算机技术来实现远距离的医疗活动,因此各个医院之间可以通过远程医疗用户终端系统来实现电子病历、影像检查等医学资料的传输和共享以及对手术现场的指导,医生及专家可以通过远程医疗用户终端系统方便地获取患者的基本信息和病历档案,患者和医生之间也可以通过用户终端来进行文字、语音实时交流。所以一个完善的远程医疗用户终端系统必须具备以下一些功能。

（1）远程专科诊断子系统

远程专科诊断子系统应支持影像、心电、病理的远程诊断功能。

① 远程影像诊断。支持从标准 DICOM 3.0 接口的影像设备或 PACS 获取患者的影像资料，并进行存储、再现和相应的后处理操作。建立基于 DICOM 3.0 协议、B/S 架构、Web 浏览方式的远程放射会诊系统，支持影像资料的后处理、关键图标注、保存，支持影像会诊报告的书写、发布，支持报告模板功能。支持远程影像会诊过程中多方进行医学影像（含静态和动态）的实时交互式操作。支持远程会诊专家在任意位置通过互联网安全认证后，进行远程影像会诊。

② 远程心电诊断。支持从数字心电图机采集心电图信息，并进行无损的数据传输、存储和再现，把基层医院的静态心电图数据传送给上级医院会诊专家。支持专家对心电图的判读、打印，支持报告的书写、发布。数字心电图支持通过 Internet、GPRS、电话线等方式传输心电图数据。数字心电图数据可存储为 XML、DICOM 等通用数据格式。支持不同病例及历史资料的分析、对比。有条件的上下级医院，可建立科室对科室的诊断服务关系。

（2）视频会议子系统

视频会议子系统为远程会诊服务提供音视频交互功能。

① 系统支持医学专家与申请医院医生、患者的远程互动交流、会诊。支持对异地的摄像头进行远程控制，实时调整观察视角。支持危重症患者的床边需求，患者在病床上就能实时接受专家远程会诊、远程监护服务。

② 系统支持会诊申请医院与不同卫生部属（管）医院及不同省级三级甲等医院间开展远程会诊服务，支持跨专科、跨机构、跨区域的多专家同时对同一基层患者进行实时联合会诊。在向不同医院申请会诊时，系统应快速无缝切换，增强系统响应效率和扩展能力。

③ 开展远程教育，支持授课专家音视频和课件幻灯的同步，支持双方互动交流，支持培训过程的实况转播和录像。

④ 支持各医疗机构间的高清视频会议，满足医疗机构间学术交流、病例讨论、经验分享等业务需求。

⑤ 音视频录制/回放，支持会诊、会议、教学过程的录制和录像回放。

⑥ 可与应急指挥系统视频平台进行互联，支持音视频信息的报送。

⑦ 系统基本配置

采用基于 IP 网络的全高清视频会议系统；

采用 H.323 协议框架技术，同时支持 H.264 等主流音视频协议；

解像度：分辨率≥1 280×720P；

帧速率：30 帧/s；

双流：支持 H.239 标准，第二路视频流分辨率≥1 280×720P；

支持双屏显示应用；

与应急指挥视频交换平台互联，在条件允许的情况下，可以把远程会诊视频会议系统与国家、省级应急指挥视频交换平台互联，实现应急会商与突发事件相关图像信息的报送。

（3）远程教育子系统

支持实时交互和课件点播两种培训模式。实时交互培训应能保证授课专家音视频与课件播放同步;支持培训参与方实时交互;支持对培训过程的录像,并保存为通用文件格式存储在远程会诊中心,并支持进行流媒体课件的制作、整理、归类。实时交互培训应包括对远程手术观摩、远程护理示教和远程教学查房的支持。支持课件点播服务,具备新增、删除、上传、查询等课件管理功能。

（4）远程数字资源共享子系统

支持基层医疗机构共享医学图书情报资源,为其查阅医学文献提供便利,以提高基层医务人员的业务水平。同时,支持上级医院把具有典型意义的病历、案例分析、手术录像等资料共享给下级医院,供基层医院医务人员参考、学习。

（5）双向转诊及远程预约子系统

支持基层医疗机构和上级医院之间的双向转诊和远程预约。支持上级医院出院信息自动下转至患者所属基层医疗机构,由基层对患者进行随访与院后管理,引导患者当地复查复诊。支持基层医院完成预约挂号、预约检查、转院申请等操作,支持上级医院完成相关申请受理及信息反馈。

（6）电子身份认证子系统

接入即将建设的统一身份认证系统,实现对单位和个人进行跨系统的统一身份认证和数据加密认证,确保系统运行安全和数据安全。

（7）短信平台子系统

支持站内短消息通知和手机短信通知,系统内部用户可通过站内短消息功能发送一对一或一对多通知,亦可通过手机短信平台手动或自动进行事物处理通知,以便于及时有效地处理会诊申请,实现会诊时间提醒等。

2. 性能需求分析

我国的远程医疗系统还处于一个高速发展的阶段,很多相关的技术、设备都处在完善的过程中,因此现阶段的远程医疗系统的建立应结合实际条件,以适用为原则,并考虑以下5个方面。

（1）系统的易用性

远程医疗系统的目标是要使那些经济不发达的地区也能享受到同等的医疗资源,而位于偏远山区、农村的基层医院往往缺乏专业的计算机技术人员,现有的医护人员的计算机水平又不高。因此远程医疗用户终端系统的界面和操作一定要简单化、人性化以方便人们的使用,采用的技术也要尽可能地易于实现。

（2）系统的可扩展性

远程医疗系统正处于蓬勃发展的过程中,随着需求的不断增加,远程医疗用户终端系统要能适应这种变化。在建立系统时要考虑到如何易于维护和修改,方便扩展,比如在初期制定信息传输和存储标准时,考虑到以后能够与国际相关标准接轨的问题,因此要采用当前通用的国际通用卫生信息传输标准,即 HL7 标准,它为医疗信息系统提供统一的信息接口标准,其目的是将医院内部的各个医疗系统以及不同医院的不同系统之间的数据统一成一种规范的格式,以方便信息交换,实现卫生资源共享和利用。

（3）系统的可靠性

远程医疗活动对用户终端系统的稳定性要求很高,比如在远程手术中,如果因为某种原因影响了系统的稳定而导致手术中断,将直接威胁到患者的生命。同时各种医疗信息也是十分宝贵的资源,如果因为用户终端系统的原因而丢失,将会带来巨大的损失,因此设计出的远程系统要能应付像断电、断网这样的情况,要配备 UPS 保护电源,系统的数据库也要经常备份。此外在经济欠发达的地区,基础设施条件差,网络带宽小,为了保证系统稳定、可靠、安全地运行,在建立系统时要结合当地实际条件。

（4）系统的安全性

远程医疗用户终端系统在使用中必然会收集包括患者信息、医生信息在内的多种医疗资源,这些都涉及个人的隐私问题,因此如何保障这些信息不被泄漏属于设计远程医疗系统时应该考虑的范畴。比如要严格控制账户的等级与权限,安装杀毒软件与防火墙来有效的保护计算机与网络的安全,对数据存储的格式和传输过程进行加密等。

（5）系统的低成本性

由于远程医疗系统涉及经济欠发达的基层医院,因此要充分考虑这些医院的投入和使用成本,尽可能降低医院和患者的会诊费用,减少系统的接入费用,此外还可以定期免费提供一些必要的培训和咨询。

第三节　远程医疗系统架构与功能

一、远程医疗系统功能结构

中国十多年的远程医疗发展大概可以划分为尝试阶段、学术研讨阶段、实业化发展阶段。1999 年底原卫生部发布了卫办发〔1999〕第 2 号文件《关于加强远程医疗会诊的通知》。这个明确划分医疗责任,让远程会诊咨询有规可循的文件推动了一大批提供远程医疗服务的实体单位和服务模式的发展。远程医疗在国内虽然只有十多年的发展时间,但发展迅速。

远程医疗系统在功能上可细分为若干个子系统,这些子系统实现以下 4 个层级的功能:基础信息、技术支撑、业务定制、业务应用。这 4 个层级构成整个远程医疗系统的功能体系,如图 10-6 所示。

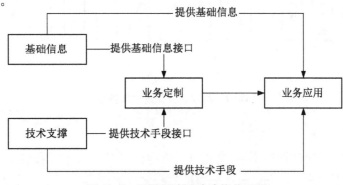

图 10-6　远程医疗系统功能关系图

"基础信息"包括数据字典、患者、医院、专家、科室等基本信息,为"业务定制"提供基本的数据调用接口,为"业务应用"提供具体的信息。

"技术支撑"提供视频会议、影像存储与传输、远程检查、远程监护等技术手段。这些技术手段包括系统中集成医疗设备、集成的远程医疗软件系统,每一种技术手段都作为一个功能模块,提供统一的调用接口和数据交互格式,供业务应用时调用。

"业务定制"可以根据不同医院的不同实际情况定制不同的业务流程,应用到不同的业务。

"业务应用"根据业务定制中定制的业务流程,应用技术支撑中的远程医疗技术,从基础信息中调用数据,完成对用户的应用。

二、系统详细功能

我国的远程医疗的研究与应用起步较晚,但进入 1990 年代后,随着多媒体通信技术的迅猛发展,国内的远程医疗随之迅速发展起来。国内的远程医疗系统目前主要应用在远程会诊、远程医疗继续教育、远程医疗咨询与交流等系统,在交互式的外科手术方面也时有应用。在新的远程医疗系统规划里,系统的功能模块越来越多。由于远程医疗的子模块很多,目前很多模块的功能还没有得到广泛使用,所以只列出一些主要功能。

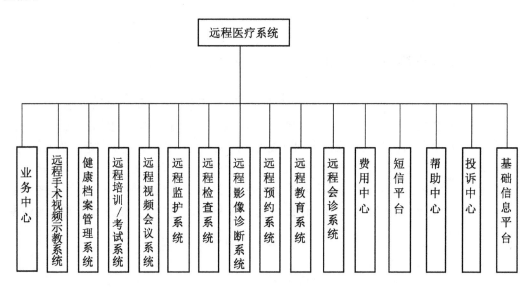

图 10-7　远程医疗系统功能模块图

1. 远程会诊系统

由于每个医院的实际情况不同,真正进行远程会诊时的工作流程也不一样。不同的工作流程可以通过平台进行定制。一个完整的远程会诊流程具备以下 5 个步骤:挂号/预约、检查、会诊、结果、反馈。远程会诊流程如图 10-8 所示。

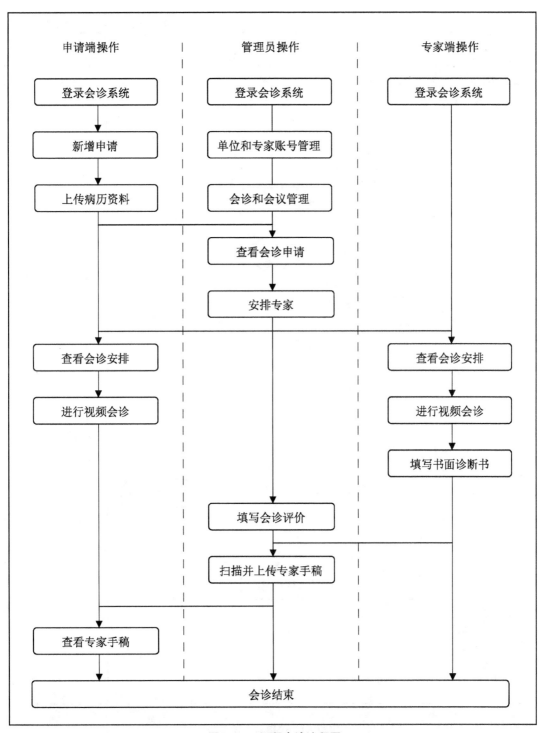

图 10-8 远程会诊流程图

2. 远程检查系统

有时候基层医院可能只要求中心医院做一个单独的远程检查业务。图 10-9 是一个典型的远程检查流程。

327

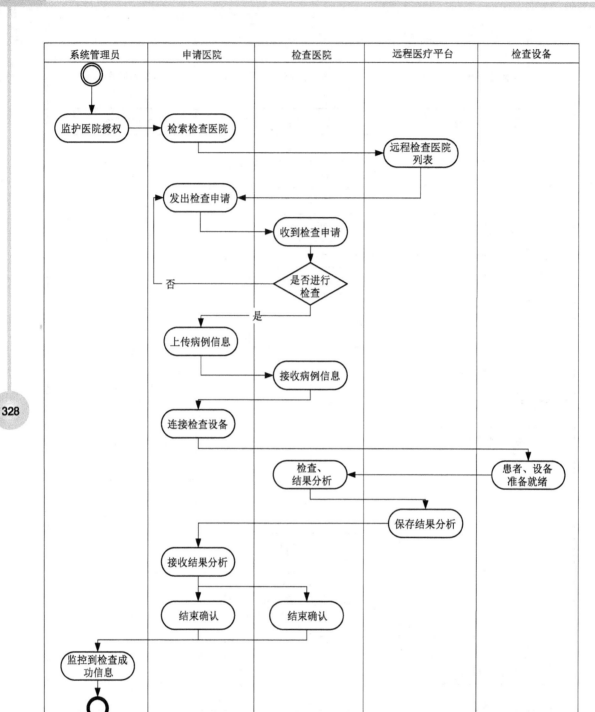

图 10-9　远程检查流程图

（1）远程听诊系统

远程听诊系统的核心设备是新一代的无线数码听诊器。该听诊器由心音（肺音）传感器、心电采集电极和信号放大器构成的听诊头、听诊耳机、无线接收机和 VPM2005 电脑心肺分析系统 4 部分组成。除可完成心肺音、心电信号的听诊外,还可把心肺音或心电信号用无线电波发射到电脑的分析软件中,在数十米范围之内实现无线听诊和随时随地的自我听诊、心肺音分析。

远程听诊系统是能听(listen)、看(see)、分析(analysis)、远程诊疗(network)的无线听诊分析系统。较之传统的听诊器,它具有几个显著优点:①无线的听诊方式,可以远距离听诊,打破了传统了听诊的距离限制;②高品质的听诊音给医生提供了更为可靠的分析数据;③比传统听诊器更优秀的 Sound 增幅可以用视觉确认、判断难以听辨的心音、肺音及杂音;④界面画的心肺音、心肺音色谱分析更为直观地显示出了患者的身体状况,给医生听诊监护和病例诊断提供了更多了条件;⑤听诊音的保存、回放、编辑等功能可以活用到学术研究,给医学听诊教学带来了方便;⑥听诊器的人体工学设计给听诊患者以舒适的感觉。

远程听诊系统可用于实时的听诊监护、听诊教学。尤其是在听诊教学方面,通过听诊音的实时监听和回放,老师和学生可以一起对听诊音和听诊音的色谱进行分析,使学生通过听诊音的分析判断更清晰地了解患者病情。远程听诊系统还可以用在专家远程会诊方面。通过远程对患者进行听诊分析,结合患者其他数据判断患者病因并给出患者治疗方法,这种更贴近实际的远程会诊不仅给患者带来了方便,更重要的是为医生对患者病情的判断提供了重要的分析依据。

远程听诊器利用自动增益控制电路、增幅电路、过滤电路及去除外部杂音电路等技术,将通过集音器从患有心脏疾病或呼吸道疾病的患者身上测定的心音及肺音进行分析,转换成更加清晰的信号,利用 USB 端口将数据传送到计算机。然后通过所开发的分析应用软件,可实时监控和听取被测定的心肺音,同时通过适用分析运算法则,显示时间及频率范围内的分析结果。另外建立临床数据库,向临床医生提供准确客观的诊断信息。远程听诊系统为了满足不同层次及使用需求,特把此系统建设成为 3 种模式:数码可视听诊系统、数码可视听诊工作站、远程专家听诊分析诊断系统。

(2) 远程病理检查系统

利用远程病理检查工作站,可把患者的病理切片传到专家端,病理专家为患者分析病理组织图,在远端控制显微镜(聚焦、移动、放大和捕获图像),观察显微镜下的组织病理图片,并出具病理诊断报告,为患者端主治医生临床诊断提供重要依据。

3. 远程监护系统

图 10-10 为典型的远程监护业务流程。

远程监护系统是基于视频的社区智能远程健康监护系统,以智能护理床及配套的生理参数监护仪为家庭客户端实时检测人体生理参数,视频监控被监护对象的身体状况,通过数据自动采集,实时分析监护对象的健康状况,若出现异常情况向医疗中心报警以获得及时救助。系统能与现有医院的医疗信息系统实现信息交互和共享,形成一个覆盖城市区域的医疗、护理和疾病预控网络。另外,系统可以实现医生和被监护对象之间的远程视频会话,让患者在自己熟悉的家庭环境中得以诊治,这不但减少了患者的心理压力,提高了诊断的准确性,还有利于病情的恢复,同时,减轻了患者因长期住院所带来的经济负担。除了老年人,系统的主要监护对象还可以是残疾人、术后恢复患者和高发患者群等。

(1) 系统硬件构成

如图 10-11 所示,远程监护系统主要由家庭客户端和社区远程监护中心组成。家庭客户端与社区远程监护中心通过网络连接。

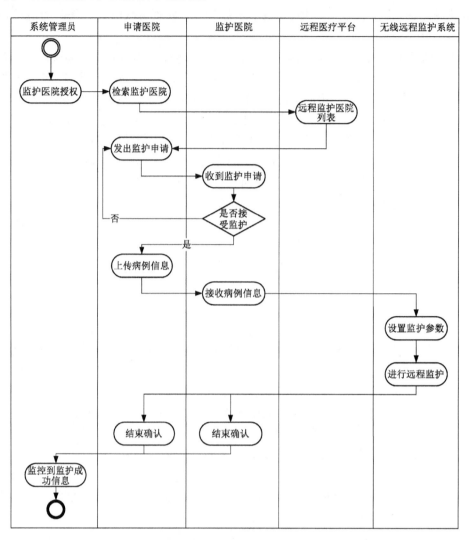

图 10-10　远程监护流程图

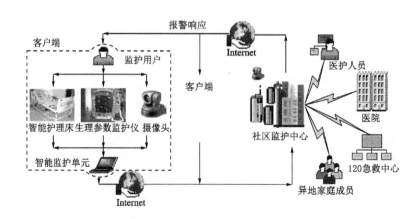

图 10-11　视频的远程监护系统

家庭客户端硬件设备由智能护理床、生理参数监护仪、一台个人微机、一个可变焦摄像头、一个可控万向云台、一个视频采集卡以及网络接口设备组成。社区远程监护中心硬件设备主要由监护服务器和网络接口设备组成。

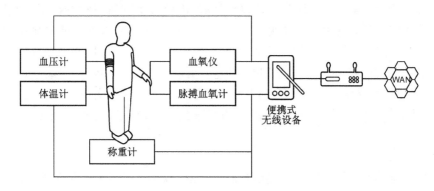

图 10-12　家庭客户端硬件原理图

（2）疗养区域远距离免接触看护系统

① 通过视频看护系统，医生、护士、亲人在非查房的情况下，在人员有限的情况下，为了能够实时地对疗养区域内的患者进行监护，采用在疗养区域内设置摄像机的方式，医护人员只要在主控室，通过电脑便可以对每一间疗养区域进行监看了，医护人员可以不用走动并可以了解到全部疗养区域内的情况。

② 在一些特护病房、传染性疾病患者病房，为保证医护人员的身体健康，医护人员在不与患者直接接触的情况下，通过该系统，便可以轻松地了解到病房内患者的情况。

③ 特殊情况下，为了对患者的病情进行特护观察以及出于后期病理诊断的需要，需要对患者进行实时监护并录像，通过该系统，在相关医护人员对患者进行免接触监护的同时，对患者进行录像。

④ 为了不妨碍患者的正常休息，但又必须对患者进行监护时，可以通过该系统，在主控室对病房、疗养室巡视监护。

⑤ 通过该系统，对患者监护是可以适当地减少医护人员数量，从而减轻了医护人员的工作强度，使医护人员得到更好的休息，保证了医护人员的身心健康。

（3）远距离免接触探视系统

① 系统优势

设立专用患者探视室，患者家属可以通过该系统对患者进行探视，有专门医务人员负责管理。

现代化的医疗机构，在医疗机构住院患者很多的情况下，避免不了大量患者家属来医疗机构对患者进行探视。为了保证医疗机构的正常工作，也为保证医疗机构工作环境的安静，但又不能阻止患者家属前来探视的需求，可以通过该系统，让患者家属以远距离、免接触的方式进行探望。

在一些重症病房、传染性病房、疗养室，为了保证探视人员的身体健康，让探视人员通过该系统对患者进行远距离、免接触式探视。

通过该系统，避免了患者家属大量进入疗养区域，从而保证了疗养区域的安静，为患者创造了更好的休息环境。

由于外来人员比较复杂,为了保证医疗机构的环境卫生,应最大限度地避免外来人员大量进入病房区。安装该系统,避免了外来人员进入疗养区域,保证了疗养环境的安全与卫生。

由于采用了完全基于互联网的灵活设计架构,因此整个网络视频看护系统在监视点接入和客户端访问上都非常灵活。监视点可以通过有线方式接入医疗机构局域网,也可以通过无线方式接入医疗机构局域网。可以基于医疗机构内部办公网,也可以基于互联网,或者基于手机访问监视视频。通过互联网,管理人员同时可以观察到这些场景,并且可以录像,也可以通过远程网络来观察,直接观察到疗养区域患者的真实情况。在无人值守的情况下,可以让视频看护系统发现异常,记录的视频数据连带有日期、时间信息,方便事后准确跟踪查验。

② 系统的功能

该远程智能健康监护系统主要包括对监护对象的监护、护理和远程诊断 3 方面的功能。

监护:生理参数监护仪长期连续地检测出监护对象的各项生理参数,并通过网络将数据传送至远程监护中心服务器,远程中心服务器对数据进行实时处理和分析,识别出疾病的早期信号、异常情况和监护对象健康状况的变化。本系统可实现对心电、血压、血氧、脉搏、呼吸、体温 6 项生理参数的监测。通过视频,社区远程监护中心可以实时观察监护对象的身体状况和精神状态。

护理:家庭客户端所使用的智能护理床是华南理工大学机器人研究室研制的集监测和护理于一体的智能护理床。可以根据键控或声控指令,帮助监护对象完成平躺、抬背、升降腿部、坐、翻身、排便等不同的体位变换,协助完成对监护对象的部分护理工作。

远程诊断:系统采用了视频监护技术,在监护对象准许的情况下,对监护对象的身体状况进行远程观察,实时了解监护对象的身体状况,并结合其他生理参数数据,做出远程诊断。诊断过程中,医生和患者可以进行远程交互对话,大大提高了诊断效率和准确率。为了保护个人隐私权,家庭客户端可以控制视频监护系统的开关。

利用远程医疗系统,可以实现远程专家会诊服务和 DICOM 图像传送,使远在千里之外的任何地区的普通老百姓都能够得到各地多位名医的集体会诊。

远程医疗系统提供的远程诊断解决方案,可以分别连通省级医院与全国各著名大医院及医疗科研机构、省级医院与地市医院、地市医院/医疗研究机构与县级医院/社区医院,也可以将上述 3 个单级网络组合在一起,形成遍布全省的二级网络,或跨省区的三级网络。

4. 远程预约系统

远程预约是指患者在本地医院实现对远程医院的挂号。图 10-13 是典型的远程预约流程。

预约系统可细分为计划设定、普通远程挂号、紧急远程挂号、挂号管理 4 部分。

(1) 计划设定

具有"可提供预约挂号服务"权限的医院用户可设置本医院每日的预约挂号名额限制;名额限定可具体到科室,也可具体到专家。当本医院某日的实际预约挂号人数达到限额值,本医院将不再接受普通远程挂号。

具有"可提供紧急远程挂号服务"权限的医院用户可设置本医院每日是否接受紧急远程挂号。紧急远程挂号不受名额限制,可享受优先治疗,但是收费标准较高。

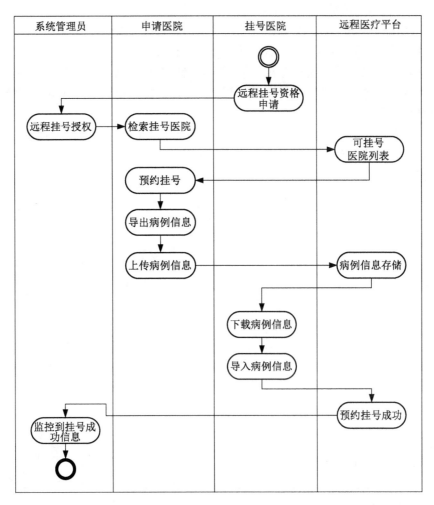

图 10-13 远程预约流程图

（2）普通远程挂号

普通远程挂号的条件包括：挂号科室、预约时间。挂号科室关联系统的科室字典，申请挂号医院根据本医院对患者病情的了解，选择相应的科室。

符合条件的限额未满科室将显示科室名称、所属医院名称、限额余额、选择该科室挂号的链接。

（3）紧急远程挂号

挂号条件同"普通远程挂号"。

符合条件的科室列表中的科室首先要符合挂号条件，另外其所在医院应能够提供紧急挂号服务。

（4）挂号管理

挂号管理包括本医院挂号信息管理、所有医院挂号管理、挂号信息查询。

5. 远程培训/考试系统

系统的工作流程以科目为中心，无论是培训还是考试，均是针对科目的。培训或考试结束后,总部根据培训认证结果或考试成绩给予学分。

科目认证过程有以下几种类型:只培训、只考试、培训+考试。

科目认证的方式有:授予学分、不授予学分、其他方式。

科目认证通过以下的选项来定义对象:全体人员的认证、针对科室的认证、报名参加的认证。若设置成全体人员或针对科室的认证,则相关人员可以直接参加培训和考试,否则需要网上填写报名表。

当总部需要进行一次认证,需要先增加一个科目,并通过对科目认证过程、认证方式、认证对象的设定来确定科目认证的过程。图 10-14、图 10-15 分别是听课认证和考试过程的工作流程。

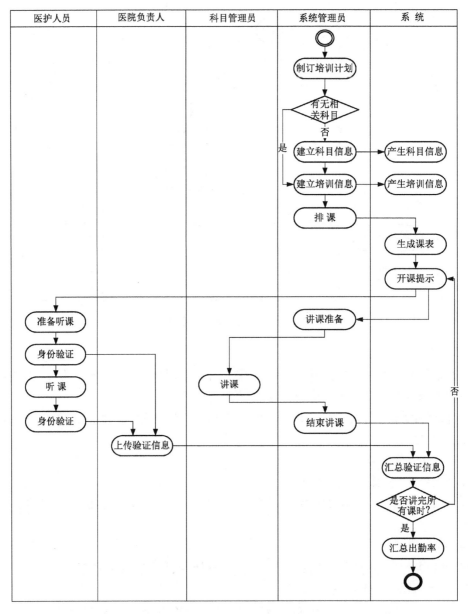

图 10-14　听课认证流程图

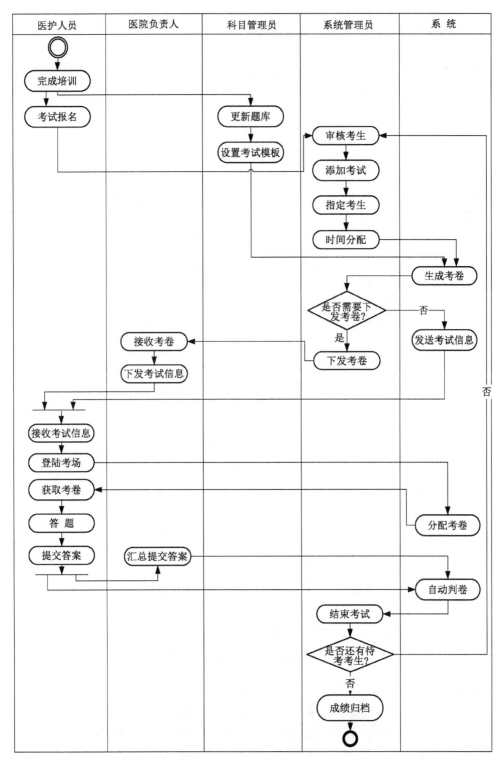

图 10-15　考试过程的工作流程图

6. 视频会议系统

视频会议系统主要用于提供医学院之间的远程教育、行政会议和业务讨论。在医院的会议室配备终端设备,在中小医院的会议室、诊疗室或学校的多媒体教室也同样配备终端设备,即可实现在几个医院与医科大学之间、或几个大医院与区县级医院之间的远程培训。

当然,还可以在医院的会议室或学校的多媒体教室配备视频点播系统,使分布在各地的医生、学生能够收看实时的广播或在线点播培训内容,并通过网上课件复习,通过电子邮件提问和提交作业。

视频会议系统为各个分支机构提供了一个全新的、先进的、最省钱的沟通平台。使患者和医生沟通更加及时,可以随时召集人员召开会议,而且会议功能更加信息化。在远程会诊过程中可共享、传输数据(心电图、CT)等。会诊医生可以通过扫描仪把患者的 X 光片、CT 片以及其他化验单据存入会议终端,在会诊过程中可用来参考也可以共享给其他会诊医生作为诊断依据。

在视频方面,基于 MPEG-4 的编解码技术使系统能在各种带宽环境中高速传输视频数据,支持同时显示 25 路高清视频并能查看所有会议视频;音频方面,系统支持 G.711、G.723、G.729 多种语音编解码技术和智能码流平滑技术,保证了语音数据的稳定性和高保真性,而 20 路全双工混音技术支持 20 方在会议中同时进行发言和数据操作。

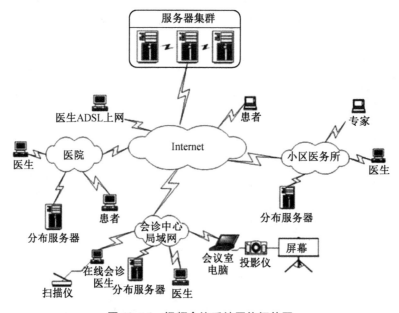

图 10-16　视频会议系统网络拓扑图

在数据协作方面,拥有技术先进的远程电子白板功能,支持在会议中随时进行矢量文档的共享和操作,支持通过电子白板完成大部分会议中的应用;而远程屏幕共享、协同浏览、文件共享和电子投票等功能为系统锦上添花,确保满足所有会议应用。

视频会议系统主要功能为(图 10-16):①高质量的语音视频效果;②最高 25 分屏的多分屏功能;③高保真语音处理及多路混音;④多功能电子白板协作;⑤任意格式电子文档协作编辑;⑥高速、真彩色远程屏幕共享;⑦应用程序远程共享及控制;⑧Web 网页同步协同浏览;⑨全方位会议录制及回放;⑩跨网关、端对端多媒体协作通讯;⑪可灵活定制的层级组织目录;⑫灵活的内部信息发布策略;⑬位高可靠数据加密;⑭有效可控的权限管理策略。

7. 影像诊断系统

影像诊断系统是利用影像数字化一体机,将医疗机构内现有检查设备(X光机、超声机、心电图机)生成的结果实现数字化转换,然后集中存储在一体机内。通过网络远程访问病历数据,实现远程诊断。针对不同的设备,采用不同的方式。

（1）X光机

一体机内置数字化影像扫描器,将现有X光机生成的胶片通过扫描的方式转换成为DICOM标准的数字影像。这种方式是在不改变原有操作的情况下,直接获得到诊断质量的影像数据。

（2）心电图机

通过一体机随机配套的专用心电图数字转换器,直接连接患者,采集数字化的心电图数据,自动存储在一体机内。

（3）超声机（或内窥镜）

通过一体机随机配套的超声机专用的数字转换器,通过视频接口与超声机连接,直接采集到超声机的检查影像,自动存储在一体机内。基本功能:①权限管理。要求对多家医院的用户权限进行严格多级设置管理:支持对多个医院的权限进行授权分配,支持对医院的不同影像检查的报告诊断与浏览等权限的分配,支持对不同影像检查的书写、审核、修订及浏览等权限的分配,所有密码必须加密保存和传输。②报告诊断和浏览。③集中存储。所有接入医院的患者检查信息、检查申请单信息、相应的检查证据文本等集中存储到区域检查数据仓库,进行统一调阅、统一管理,实现检查数据共享。支持患者基本信息与检查信息的采集录入、病例类型归档、备注信息,支持灵活多样的检索方式,支持病理自动追踪与病理诊断报告查阅,支持上传与调阅扫描申请单或电子申请单等。④集中质控。建立影像读片资料库,建立各医院的阅片质量追踪数据库,具备统一的传染病统计和报卡服务。应实现的基本功能包括:影像质量统计、技师评片、集体评片、报告书写质量统计、技师的影像总体质量统计、诊断报告诊断质量统计、疾病智能报卡与统计等。⑤病例学习。为医师提供一个学习提高的平台,特别是一些进修医师与实习生,可以对其关心的报告进行查询浏览,并进行对比学习与收藏。

在放射专家相对集中的情况下,需要将放射影像及相关信息从患者所在的检查地通过远程通信技术送到放射专家所在地,这样的放射检查实现过程即为远程医学影像会诊网络。近年来,远程放射学的出现使传统的会诊观念发生了根本的变化,即医学影像专家可以在千里之外的放射医学影像中心、办公室甚至家中观看通过通信网络传来的影像资料,从而为一些小医院、边远地区的诊所提供会诊服务,这就是远程医学影像会诊。先进的数字通信系统使异地的医学影像设备以极高的数据流相连接成为可能,人们不仅可以快速地获得存储在各医院、各诊所中的患者影像,而且可以随时请远在外地的专家进行会诊,这就是真正的远程放射学。从这种意义上讲,远程放射学将完全同PACS合并,而远程会诊将成为PACS的重要功能之一。远程医学影像会诊系统利用现代网络技术、计算机技术、多媒体技术将医学影像进行数字化重建,实现远距离的影像采集、传输、存储、分析和处理。远程医学的发展和医学影像传输技术的发展是密切相关的。远程放射学一直是远程医学的研究和应用的热点,医学影像的传送速率、远程可视化水平、三维虚拟现实环境技术是成为衡量远程医学水平的重要指标。

8. 远程教育系统

适用于医院、专家通过音视频和课件等方式为基层医生提供业务培训、教学、病案讨论和技术支持。鉴于国情和各种条件限制,业内一些医务人员的理论知识和技术仍停留在学校学习阶段,专业知识通常只在实际工作中被动而不系统地获取。目前医疗行业不断出现的医疗纠纷和各类医疗事故与此现象密切相关。医务人员缺乏系统有效的继续医学教育,加之工作中遇到的各种疑难问题得不到及时有效的解答,已在一定程度上影响到我国整体医疗水平的提高。据调查,我国乡镇卫生院中本科学历以上人员在卫生技术人员中的比例不足 2%,大专学历以上人员约占 15%。这个调查表明,农村基层卫生人员的学历层次普遍偏低,整体素质不高,迫切需要通过各种途径提高。大力开展继续医学教育,绝非是仅从医务人员考虑,它关系到国家整体医疗水平的提升,更是关系人民身心健康的大事。据统计目前我国基层医疗卫生人员有 500 万~600 万人,首先是这些基层医务人员的医学继续教育、医学院校手术观摩和科研实验的市场,我们力争在现有基础上每年达到 10%~15% 的份额。其次是随着医疗卫生服务多元化的不断深入,医疗预防工作进入家庭,自我预防、自我诊断、自我护理和自我保健的社会性、群众性宣传教育的范围将更加广阔。

远程教育系统的基本功能:①课程查询:具备课程视频查询、视频点播、实时培训及课件同步等功能;②课程学习:具备课程学习计划制作、课程培训记录、学习进度查询等功能;③课程管理:具备视频管理、课件管理、视频共享等功能;④学分管理:具备申请学分、学分证打印、听课认证及考试系统等功能。

9. 健康档案管理系统

对患者每次进行远程检查、会诊、监护的信息及资料进行统一存档管理。

10. 费用中心

费用中心为医院提供一个远程医疗服务产生的费用的详单。

费用中心包括收费标准、费用列表、费用查询、结算标记、费用汇总 5 个子模块。

11. 短信平台

向访问平台的用户发送站内短信息的平台。包括一对一短消息、群发短消息、系统自动发送短消息的接口。

手机短信平台可与远程医疗平台完美结合(图 10-17),当系统中有紧急的事务产生而负责人有可能没有登录系统,此时就可利用短信平台的短信接口自动发送短信,督促负责人进行处理。

12. 投诉中心

对远程医疗服务开展情况进行监控,解决矛盾。投诉中心包括添加投诉、投诉列表、投诉解决结果、投诉黑名单 4 个子模块。

13. 基础信息平台

(1)数据字典,包括门诊专科字典、职务字典、民族字典、ICD 疾病字典等公共字典信息的维护和调用接口。

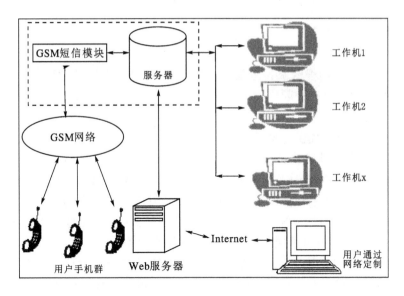

图 10-17 手机短信平台

（2）患者信息管理，包括患者基本信息的管理和调用接口。

（3）医院管理，平台内所有医院基本信息的管理，包括医院编码、医院名称、擅长专科、级别等信息，还包括对医院享受或开展某项远程医疗服务的授权。

（4）科室管理，医院实际科室的管理。每一个科室可对应科室字典中的多条记录。

（5）专家管理，医院专家的管理。

（6）体系单位管理，行政单位的管理，多级结构。

（7）用户管理，访问平台的所有用户管理，包括医护人员、管理员、行政人员等。

（8）收费标准，开展远程医疗服务的单位自定收费标准，由上级卫生机构审批后执行。

14. 远程手术视频示教系统

随着视频技术的不断提高，人们对视频质量的要求也越来越高。高清视频技术在各个领域都得到应用，其中高清视频在医院手术过程中得到典型应用，医院对手术视频要求苛刻，要求影像在色彩、饱和度和细节方面都有很好的还原能力，要求解码后的影像质量和模拟视频的影像质量几乎一致。因此该系统对手术直播过程提出了更高的要求。系统支持手术相关的多种摄像系统以及其他视频源设备的接入，如云平台、无影灯、显微镜、腔镜和各种监护仪等。手术观看者可以通过远程网络访问，多角度、全方位地观看手术过程。集音频、视频同步编码、同一信道传输的技术，使得音视频能够完全同步。设备安装调试简单，无需分别调试音频和视频。采用音频压缩技术和语声混音技术，实现了手术者同手术观摩者间的多方语音对讲，满足了用户实时沟通的需求。整合视频设备、音频设备、网络设备和终端设备，无需专人值守，手术观察者可通过网络远程控制前端设备，如云平台、摄像头、录像设备和编码设备等技术参数。手术录像资料的网络化管理，支持录像数据的剪辑、维护、备份、归档、导出，系统提供同现有外部系统和未来外部系统的数据接口，如为 HIS 提供数据对接，便于形成清晰完备的医疗记录。管理维护简单便捷，系统管理员在远程即可进行管理和维护，包括用户管理、设备管理、系统运行状态监控、故障报警和日志管理等。

339

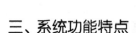

三、系统功能特点

远程医疗系统实现远程专家会诊系统功能，能充分地与医院的各种信息应用系统（如 HIS、PACS 和 RIS）整合在一起。

1. 系统功能

（1）为边远地区患者提供专家级服务

系统提供的远程诊断解决方案，可以将患者的病历、CT 片、B 超片等和手术全过程清晰到传到医学专家所在现场，由医学专家对患者病症提出会诊意见。在会议电视系统上显示的现场影像，非常清晰逼真，犹如在临床观看，甚至可以指导手术的进行。远程医疗系统可以为接入远程医疗网的各地区、区县医院的患者提供省级大医院的专家服务。

（2）用于远程培训，改善基层医务工作者的继续教育条件

用户可以充分利用该系统作为远程培训系统，使其他参与医疗培训的人员能在远端观看专家的会诊和手术的进行过程，改善基层医务工作者的继续教育条件。

（3）整合医院医疗资源，发展会员医院

提供的多级组网解决方案，可以充分整合各大医院医疗资源，实现优势互补，使各大医院充分利用远程医疗网络，发展会员医院服务，获取良好的社会效益和经济效益。

（4）减轻患者异地寻医费用负担，方便患者就诊

系统提供的多级组网解决方案使各地区、区县医院可以利用远程医疗网络，减轻患者异地寻医问药发生的交通费、差旅费负担，吸引患者前来就诊，同时获取良好的社会效益和经济效益。

2. 系统特点

远程医疗系统可与其他数字医疗系统有机地整合在一起，协同工作。

（1）具备整体性和分散性

① 可以在一个省或地市的三甲医院统一采购，分配至下一级的二、三级医院或社区医院，实施远程医疗系统，组建大规模的远程医疗网。

② 可以两三家医院或学术机构自发采购，实现互联，进行会诊或培训。

（2）注重实用性，除实时就诊以外，学术交流、远程会诊、疫情汇报和学术交流等其他形式的应用也更加广泛。

（3）通信可靠性

在实时就诊、远程会诊的过程中，系统对音、视频质量和通信提供了可靠、稳定的保障，并针对会议安全提供了口令保护等措施。

（4）网络通用性

国内的网络环境相对复杂：国家级和省级医疗机构、医学院或研究机构往往有自己的专网和丰富的带宽资源，地市级或县级医疗机构则没有自己的网络，需要租用电信部门如 ADSL、ISDN 等通信速率较低的网络。针对不同的网络环境（E1、DDN、ISDN、LAN、ADSL 等等），需要选择不同的产品和解决方案。

3. 连接全国各著名大医院及医疗科研机构

通过直接在远程诊室配备远程医疗设备，利用丰富的视频端口，可连接检眼镜、内窥

镜、耳镜等多种专业医疗设备以及 HIS、PACS 工作站等;或在会议室或诊疗室配备产品,就可以把本省的省级医院连接至全国各大著名医院及医疗科研机构,甚至通过互联网的国际出口连接国外著名医疗机构,与这些机构实现远程诊断或远程专家会诊(图 10-18)。网络的接入方式可以选择 E1、DDN、ISDN 等。

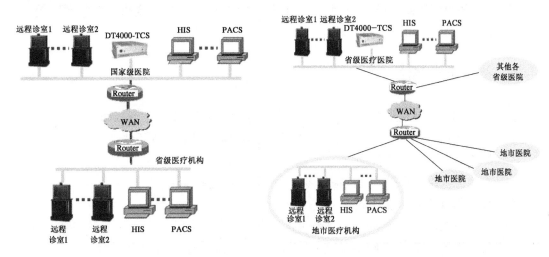

图 10-18　国际远程会诊网络拓扑结构　　　　图 10-19　省内远程会诊网络拓扑结构

4. 连接省级医院与各地市医院

各大医院可以采用基本相同的设备,即在远程诊室配备远程医疗设备,并与其 HIS、PACS 工作站连接,实现各个医疗机构之间的远程诊断或远程专家会诊。

在省内各医院之间的网络的接入方式有很多,可以根据实际情况选择 E1、DDN、ISDN、ADSL 等,其网络拓扑图如图 10-19 所示。

5. 连接地市医院与区县医院或社区医院

将全省各地市医院与区县医院或社区医院连接起来,组成一个相对简单却有效的远程医疗网络,使边远地区的患者能方便地享用远程医疗网所提供的优秀医学医疗资源,通过远程会诊、远程治疗等方式极大地方便患者就医,造福百姓。

考虑到区县级医院的医疗水平和经费问题,可以在各地市医院配置远程医疗产品。而在区县医院只配置一台 PC 加摄像头,来实现远程诊断或远程专家会诊。与这种方式相仿,还可以在各地区医院与区县医院之间采用 ADSL 的接入方式。

第四节　远程会诊系统

远程会诊系统是基于互联网,采用现代通信技术、现代电子技术和计算机技术手段,实现各种医学信息的远程采集、传输、处理、存储和查询,从而完成对远地对象的检测、监护、诊断、教育、信息传递和管理功能等的信息通信软件。

远程会诊系统是远程医疗系统的主要业务系统,它包括了远程视频会议系统、远程影像诊断系统、远程检查系统、远程预约系统等相关子系统,延伸出了远程教育、远程手术视频示教、远程医疗咨询等系统,是远程医疗的核心系统。远程医疗中包括大量的医学诊断图片、音频、视频、数据、表格等在内的多种媒体信息,而实时的视频与语音可以极大地提高检验的准确性,加强专家诊断的依据。要实现视频与语音信息的实时传输,一方面是设计低失真、快速的数据压缩解压算法,另一方面需要网络硬件的支持,提供足够的网络带宽,充分利用网络带宽,尽可能传输实时。

一、远程会诊条件

远程会诊时基层医院医生与上级医院专家进行远程交流,由医生和专家共同诊断疑难病症,所以对专家方和基层医院都有一定的要求,需要满足以下基本条件。

1. 专家方需要满足的条件

(1) 专家方应由具有公信度的医疗专家为基层医院进行会诊。

(2) 具有相应的远程会诊设备。

(3) 与设备相连的网线,带宽应达到会诊所需的最低标准(最少达到 4M 的独立网线)。

(4) 有专人负责专家的预约、文件的下载等工作,为远程会诊做准备工作。

2. 基层医院需要满足的条件

(1) 有专门的地方进行远程会诊。

(2) 具有相应的远程会诊设备。

(3) 会诊时应有陪诊医生。由于会诊时,要听取患者的病情描述,同时专家也会讲一些相应的医疗术语,提一些治疗方法建议,所以会诊时应有陪诊医生与专家进行交流。

(4) 可以提供准确的检查资料。在会诊时,专家方需要根据相应的检查报告才可对患者进行诊断,所以地方医院应有能力提供准确的检查报告。

(5) 与设备相连的网线,带宽应达到会诊所需的最低标准。

3. 远程会诊系统应具备的功能

(1) 直接从数字化医疗设备的 DICOM 3.0 接口接收数据,真正实现影像的无损传输,从而体现软件技术和医学影像处理技术的完美结合。

(2) 功能完善的影像诊断系统,直接读取 DICOM 文件,实现影像数据的无损显示;并提供各种方便的图像处理工具。

(3) 图文资料规范,分类明确,栏目齐全,完全满足医生诊断的要求。

(4) 严格的身份验证,保证绝对的数据传输安全。

(5) 安全、大容量的数据库支持,支持长期保存患者电子病历、影像数据、专家诊断。

(6) 基于地面宽带网络、先进的视频会议系统,提供专家与患者之间真正的实时的"面对面"会诊。

(7) 灵活多样的组网方式:光纤、专线、ADSL 等方式。

(8) 简单友好的操作、方便快捷的优质服务、权威专家的诊断、实时真实的专家会诊。

二、远程会诊系统业务流程

远程会诊系统一般由基层医院向上级医疗机构发起申请,经过整个会诊流程,会诊结束,基层医院获取会诊结果。

1. 患者资料的准备

(1) 患者在提出申请会诊前须先由主管医师准备好会诊所需各项资料,并根据病种的分类和专科情况有所侧重。资料应包括:较系统的简要病史、完整的临床检查(检验常规、生化、医学影像、病理及其他特殊项目检查的)文字、数据及影像等资料。

(2) 会诊资料按病史文字、临床检查和医学影像等次序编排。

(3) 请会诊医生要明确提出会诊目的和要求。

2. 会诊申请的提出

(1) 医院向其他会诊中心提出会诊前,须先由网上填写远程会诊申请表,传输至接受会诊医院的会诊中心电脑内。

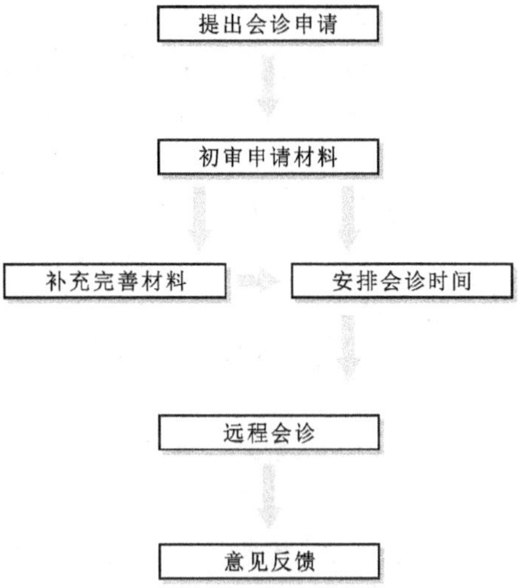

图 10-20　远程会诊流程图

(2) 会诊资料传输至对方网络电脑,接受会诊医院确认基本完备无须即刻补充资料后,通知申请方安排情况和会诊时间(医学影像资料如不能通过系统导出标准 DICOM 图像,可将透明胶片,包括:X 光片、CT 片、核磁片等用摄像头或摄像机抓拍输入或转输至电脑内,其他的病理切片放大照片、超声图片等非透明照片可采用扫描方式输入电脑)。

3. 会诊专家和会诊时间的确定

(1) 申请要求指名专家会诊时须同时提出医院不同等级的医学专家 3 人(2 人供参考),以供接受申请医院的会诊中心能顺利约请专家。

(2) 接受会诊申请的医院会诊中心在收到会诊申请及所需资料后,一般在 48 h 内作出会诊安排,3 个正常工作日内完成会诊(急诊会诊可在 12 h 内完成)。如因申请医院或患者坚持指定专家会诊而专家因故暂不能安排时间会诊时,申请医院或患者应考虑另选会诊医师或在病情许可时,预约等待。

(3) 一旦会诊专家和会诊时间确定后,会诊中心医院即提前 24 h 通知申请医院和患者,以便做好准备。

4. 会诊前的准备

(1) 每次会诊前 30～60 min 各方均需检查自己的会诊设备运行是否正常,并提前 20～30 min 开机,提前 10～15 min 连通会诊调用设备待命并进入工作状态。

(2) 参加会诊的人员应包括:双方的电脑工程师;患者的主管、主治医师和上级主任医师;患者和家属;约请的会诊专家(参加人员应提前 15 min 到场并安排好会诊步骤、会诊的主题和需提的问题)。

5. 标准会诊过程

(1) 会诊开始时首先出双方电脑操作人员介绍参加会诊人员的姓名和身份,并拍照存档。

(2) 患者的主治医师汇报介绍简要病史、临床检查结果及当前会诊所需解决的主要几个问题,大约 10 min。

(3) 会诊专家与患者的主治医师及上级主任医师讨论分析病情,约 20～30 min。会诊专家直接询问患者主诉及症状,约 10 min。

(4) 最后由会诊专家做出初步诊断、治疗方案,约 10 min。

(5) 会诊结束后,会诊专家将咨询会诊意见填写在申请单上回传给提出申请医院网络中心,供患者的主治医师在治疗中参考。

6. 会诊结束工作

(1) 会诊完成后,由会诊专家填写咨询意见诊断和治疗方案,并在当天会诊结束后即回传给患者就诊的医院网络中心,转达给主治医师。

(2) 拍摄会诊现场患者和专家、主治医师照片各 1 张,与所有资料一起存档、备案。

三、远程会诊系统功能

远程会诊系统包括 3 方用户,分别为:医院端、会诊中心(医学专家)、数据中心(系统管理人员)。远程会诊系统主要包括:数据采集子系统、会诊申请子系统、会诊中心管理子系统、视频会议子系统、费用管理子系统等。

1. 数据采集子系统

通过相应的接口程序接受传输 HIS、LIS、EMP、PACS/RIS 等系统中的患者基本信息、医嘱、病历、DICOM 影像数据、检验结果等相关数据。

2. 会诊申请子系统

申请初诊、复诊、急诊及交互与非互式会诊等,同时提交会诊所需的病历及各种检验与检查资料等。通过浏览器,访问远程会诊系统的 Web 页面,填写详细的患者病历信息,选择期望会诊的类型和会诊专家。按照数据采集子系统提示的影像文件保存路径,选择此患者的影像文件,提交后,所有信息将保存在数据中心的数据库中。

3. 会诊中心管理子系统

会诊中心管理是远程会诊系统的重要组成部分,它包括会诊申请审核模块、会诊专家管理模块、会诊病历查阅日志模块、系统用户管理模块等,以完成整个会诊过程的调控和安排。

(1) 会诊申请审核模块:审核远程会诊申请,依据会诊要求安排会诊,包括时间、专家、录制权限设置、会诊直播设置等。

(2) 会诊专家管理模块:维护会诊专家目录信息,包括姓名、照片、职称、科室、专长等。

(3) 会诊病历查阅日志模块:显示会诊病例的所有查阅日志,包括什么用户、什么时间、查阅了哪个病历,提供搜索和统计功能。

(4) 系统用户管理模块:管理系统用户,主要指系统管理员及可查阅会诊病例的用户,并且设定用户权限,包括浏览、下载权限。

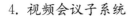

4. 视频会议子系统

视频会议子系统是远程会诊的核心应用系统,远程会诊系统中的视频会议子系统是一个交互式的系统,利用先进的互联网技术、视音频解码和传输技术,让医生、患者感受卓越的视音频享受,先进的视频会议子系统提供患者与专家实时的"面对面"沟通和会诊。

利用视频会议子系统,用 CT、核磁、X 光机等医疗设备拍摄的 DICOM 3.0 规格医学影像可完整无误地进行即时快速传送、同步处理,再加上视频、音频同时进行,三者的有效结合,保证了远程医疗的高质量和有效性。视频会议子系统具有良好的数据兼容性,提供了与 HIS、PACS 等进行数据交换和互动的接口,保证了医院现有资源的有效利用。

视频会议子系统具有的功能如下。

(1) 支持多种图像显示模式,包括单图、4 画面分屏、6 分屏、9 分屏、12 分屏、16 分屏。会议中,主持人可以任意放大 1 路视频。视频布局可以根据用户显示器的尺寸最优布局,达到最佳的缩放效果。

(2) 程序共享功能:要求系统能提供嵌入式程序共享功能。

(3) 远程控制功能:需要支持桌面共享和远程控制功能。

(4) 录制功能:可以根据需要任意组合录制(音频、视频、数据、全屏录制等,其中包括录制白板),同时可以将会议中录制的文件合并为一个可以点播的视频文件。

(5) 文字聊天功能:支持私聊、公共聊天。

(6) 文件传输功能:支持一对一、一对多、多对多的传输。

(7) 管理控制功能:支持基于 Web 的远程管理,支持各种发言、控制、视频显示权限控制等,并可锁定会议室和将人员请出会议室。会议室可提供完善的分组功能,有权限的人员可在视频会议过程中随时发起/停止分组视频通信,每组成员可进行多路语音交流。支持视频同步功能;支持桌面同步布局功能;支持系统采用 SSL 数据加密技术。

(8) 会议管理:包括账号管理、预约会议管理、会议中的轮巡功能、会议讲稿和会议录制文件的管理。

5. 费用管理子系统

提供对会诊患者的收费管理和统计功能。

四、国内外远程会诊成果举例

1. 国外远程会诊

美国 Second Opinion(远程会诊系统),就是患者足不出户,只需要将自己的病历等资料提供给咨询机构,由中介转诊整理(翻译)病历,并提交给美国哈佛大学医学院附属麻省总医院、约翰霍普金斯医院、MD 安德森癌症中心、梅奥诊所等顶尖医学专家给出诊断建议,并提供详细的治疗意见,供患者及其国内主治医生参考。

由于中美之间存在的医学差距,一些在国内被认为无药可治的疾病,在美国已经有了非常成熟的药物或治疗手段。通过美国专家会诊就可以了解某种疾病在美国是否有更好的办法,能否取得更好的治疗效果。较为典型成果:①肺腺癌:麻省总医院,肿瘤缩小并得到控制;②视网膜母细胞瘤:斯隆凯瑟琳医院,保住了患儿的眼睛;③脑瘤:麻省总医院,放

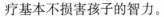

疗基本不损害孩子的智力。

患者通过美国专家会诊的方式准确了解到美国在治疗所患疾病上的优势,并在会诊后选择直接到美国顶级医院接受治疗,都取得了很好的效果。

2. 国内远程会诊

北京儿童医院集团远程会诊中心于 2014 年 7 月 1 日正式成立,凭借其强大的软硬件优势,已为诸多患儿提供了疑难重症远程医疗服务,免除了其长途跋涉的异地就医之苦。

北京儿童医院集团由北京儿童医院于 2013 年发起成立,现已吸收了包括北京儿童医院在内的 13 家省级儿童医院,集团内专家对于全国儿科领域疑难杂症有着丰富的临床诊疗经验。利用这一优势,北京儿童医院集团搭建了远程会诊中心,中心落户北京儿童医院,借助远程技术使得全国患者在当地就能享受到集团内优质的医疗服务,在"全国儿科是一家"的宗旨下,促进集团"专家共享、临床共享、科研共享、教学共享"。

会诊平台内容丰富、形式多样、功能先进、实用性强。软件方面,具有强大的数据上传及存储功能,设置了会诊资料上传区域,影像上传区域等项目,可实现平台上多方医院同时在线阅读病历及阅片,并可实现在线标记及 DICOM 格式片的在线阅读,从而保证了患者所有影像资料可以不失真地呈现给会诊专家。硬件方面,1080P 高清分辨率摄像头,保证了最佳清晰度;2 块 55 英寸 LCD 高清晰电视背板,可随时调节清晰度,使远程会诊双方均能享受到优质高清的画面质量;外接音源及麦克风,提升了会诊双方的视频和音频通话效果。

积极发展远程医疗是中共中央、国务院《关于深化医药卫生体制改革的意见》的重要举措。在北京儿童医院集团领导的大力支持和推动下,这一远程会诊平台能为集团内外各家医院解决儿科方面的疑难病例,解决医院及患者的燃眉之急,同时推动各家医院儿科诊疗水平的发展。

第五节　远程医疗系统应用新进展及前景

远程医疗已不局限在远程会诊的应用,当前的远程医疗包括了远程会诊、远程手术、院前急救、远程监护、远程教学等诸多应用,成为信息化条件下医疗服务的一种新模式。本节就远程医疗系统中几个比较具有代表性的典型应用再做进一步介绍,同时,也将远程医疗系统在发展过程中的一些问题一并提出,供大家思考和讨论。但是,不论有多少问题,远程医疗终将向着为患者提供优质、高效、便捷的服务去发展,我们对远程医疗系统未来的发展充满信心和期望。

一、院前急救系统

1. 院前急救系统概述

院前急救系统是一种特殊的远程医疗系统。院前急救是指从第一救援者到达需急救患者所在现场并采取一些必要救治措施开始,包括救护车到达现场后医护人员进行急救处置,然后将病员送达医院急诊室之间的这个阶段。这里面最重要的阶段就是救护车及医护人员到达现场后到将患者送到急诊室之间这段过程,往往是抢救的黄金时段。

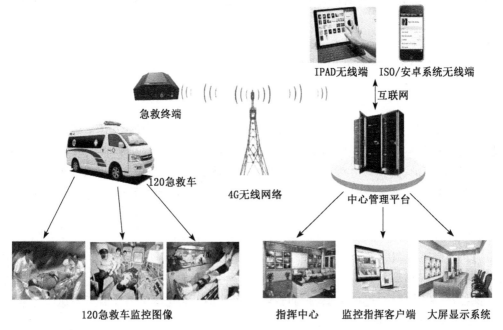

IPAD无线端　ISO/安卓系统无线端

互联网

急救终端

中心管理平台

120急救车

4G无线网络

120急救车监控图像　　指挥中心　　监控指挥客户端　大屏显示系统

图 10-21　院前急救系统

随着 3G、4G 网络的普及,智能化医疗设备的不断出现,应用移动计算技术的日益成熟,以及院前急救需求的不断增长,迅速建立院前急救信息系统的外部条件已基本成熟。院前急救系统是针对急救中心对患者各项生命体征参数采集和传输需求而产生的。该系统可以将急救病患在救护车上急救过程中的生命体征、急救视频等传输到急救中心和接诊医院,让急诊医生提前了解病患的状况,并远程指导救护提供技术保障。

院前急救系统以提高医疗急救能力、缩短院前急救时间、提高抢救成功率为目标,利用无线与现代网络通信技术,在急救车到达现场的第一时间即建立救护车与接诊医院、远端专家的信息通道,将在救护车内采集到的患者生命体征波形、患者基本信息以及视音频信息等及时传送到医院,便于院内专家及时制订抢救方案。同时通过远程系统使车上的救治人员在进行抢救时及时得到院内专家的指导,真正建立起院前急救和院内急救一体化的急救绿色通道,增加患者的救治成功率。

院前急救的一体化完整流程应当是实现从接到 120 的调度电话开始到将患者运送到急诊室急救这一阶段间的工作流程,包括指挥调度、救护车到达时开始的院前急救,故而涉及指挥调试、院前急救 2 个部分,包括转运患者的监护与指导。

院前急救系统真正建立了院前到院内的急救绿色快速通道,为急救患者的生命赢得宝贵时间,让急救专家无论是在院外、院内,都可以在第一时间看到患者情况,指导远程急救。

2. 院前急救系统功能

(1) 视频监控

通过安装在车辆上的摄像头可实时获得车辆内外动态移动视频监控影像,通过 4G

网络上传至指挥中心,便于中心对突发紧急事件进行应急指挥和处理,影像采用 H.264 编码格式,压缩比高,影像清晰。影像上实时显示传输视频的速率、时间和经纬度等信息。

（2）实时录像

在急救过程中全过程对实时视频进行本地录像,对当前所有视频画面进行视频紧急录像。

（3）车辆定位

GPS 实时定位,通过车载视频监控的主机自带 GPS 模块,及时获得车辆的位置、状态、速度、时间、方向、运行轨迹和遇到堵塞情况,从而可以优化救护车辆的行驶路线;并对以上监控数据进行记录,需要时可对车辆的历史运行进行回放,包括车辆的位置、状态、速度、方向和运行轨迹等,有助于及时发现环境或人为问题,极大地提高了车辆运行的安全性和调度的便捷性。

（4）录像回放及备份

可以对历史录像进行回放,为可能发生的医疗纠纷提供证据。录像回放可按照指定车辆、通道、时间、报警信息等要素检索历史图像资料,并能完成回放和下载,回放支持正常播放、快速播放、慢速播放、逐帧进退、画面暂停等。支持平台分段备份,车辆到达服务点后服务器自动将录像备份功能。

（5）音频对讲

通过语音对讲功能,指挥中心人员能够对车辆现场工作进行指导,通过短信下发功能,在车内播放 TTS 语音,可以将信息对所有司机同步播放。

（6）轨迹回放

对车辆的每次运行进行实时记录,在需要时可对车辆的历史运行轨迹进行回放。

（7）紧急报警与调度

系统提供车内紧急报警按钮,对于所有入网的车辆,一旦遇到紧急情况司机只要按下报警开关,监控中心就可以收到报警信息,车内影像自动弹出到中心显示屏,GPS 地图上报警车辆图标闪烁,软件平台自动弹出应急预案。

（8）车辆故障检测与告警

系统预留接口可对车辆故障进行检测和告警,如发动机控制系统通过车载主机连接到车辆中控,采用 CAN 总线连接方式,可采集到发动机转速、声音等情况,一旦发现异常及时发出告警。

（9）信息管理

系统平台可对司机、车辆信息进行统一录入和管理,提供数据统计和报表查询功能,提高救护车信息化管理水平。

（10）电子地图

将车辆的实时信息、历史信息通过电子地图进行直观展示。

随着移动通信技术和医疗科技的不断发展,院前急救系统的功能也将越来越完善,它将为急救患者的生命赢得宝贵时间,真正建立起院前急救和院内急救一体化的急救绿色通道。

二、远程医疗监护系统

1. 远程医疗监护系统概述

远程医疗监护系统作为远程医疗系统中的一部分,是将采集的被监护者的生理参数与视频、音频以及影像等资料通过通信网络实时传送到社区监护中心,用于动态跟踪病情发展,以保障及时诊断、治疗。随着当今社会老年人口的剧增,医疗资源中监护的作用更加突出(图 10-22)。

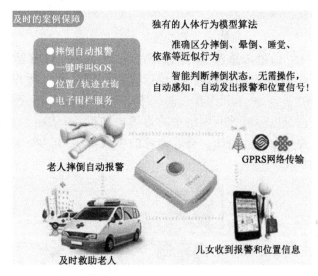

图 10-22 远程医疗监护系统

医疗监护仪器目前可分为 2 类:一类是指在医院内由执业医生或专业技术人员使用的专门仪器,对患者进行生理指标的监护;另一类是在普通人员的家庭内或者户外,在医生的指导下,由患者本人或其家属使用远程医疗监护系统对其进行监护,所得生理指标将及时传送给相关医生。目前,医院所使用的监护系统,大多建立在线缆连接的基础上,往往体积和功耗大,不便于携带,且要求在患者身边使用,限制了患者和医护人员的行动,增加了他们的负担和风险,已经越来越不适应当今实时、连续、长时间地监测患者重要生命特征参数的医疗监护需求。为了使经常需要测量生理指标的人员(如慢病患者或者老年患者等)能够在家中实时状态下测量某些常规指标,远程医疗监护系统应运而生。

近年来,随着生物医学传感器的小型化、信息处理及无线数据传输技术的快速发展和普及,无线医疗监护系统的研制成为热点。可穿戴设备逐渐进入寻常百姓家,患者佩戴含有生命体征传感器的小型设备,使得被监护人能够拥有较多的自由活动空间,在获得较准确的测量指标的同时,免除患者在家庭与医院之间奔波的劳苦。同时,在医院病房内建立无线监测网络,多项测试项目可以在病床上完成,能够极大地方便患者就诊,并加强医院的现代化信息管理和工作效率。

2. 远程医疗监护系统架构

远程医疗监护系统由监护基站设备和传感器节点构成一个微型监护网络。传感器节点上使用中央控制器对需要监测的生命指标传感器进行控制并采集数据,通过无线通信方式将数据发送至监护基站设备,并由该基站装置将数据传输至所连接的 PC 或者其他网络设备上,通过互联网可以将数据传输至远程医疗监护中心,由专业医疗人员对数据进行统计观察,提供必要的咨询服务,实现远程医疗。在救护车中的急救人员还可通过 GPRS 实现将急救患者的信息实时传送,以利于医院抢救室及时做好准备工作。医疗传感器节点可以根据不同的需要而设置,因此该系统具有极大的灵活性和扩展性。同时,将该系统接入互联网,可以形成更大的社区医疗监护网络、医院网络乃至整个城市和全国的医疗监护网络。

3. 远程医疗监护系统功能

远程医疗监护系统主要针对老年人设计,下面以养老福利院的远程监控系统举例说明其功能和特点。

(1)生命体征监测功能

通过传感器(脉搏、体温、血压、心率等传感器)和无线传输节点,福利院老人的各项体征数据经过网络传输到远程监护服务器。远程监护服务器负责脉搏等生理数据的实时采集、显示和保存。监护中心和医生可以登录监护服务器查看被监护者的生理信息,也可以远程控制网络中的传感器和设备,从而在被监护患者出现异常时,能及时检测到并采取抢救措施。被监护者的亲属等也可以登录监护服务器随时了解被监护者的健康状况。

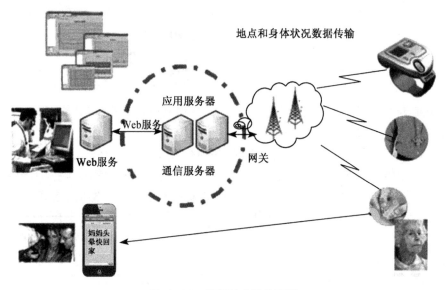

图10-23 远程医疗监护系统

(2)人员定位管理

人员定位管理功能可使管理人员实时监护福利院内各个楼层区域老人的详细信息及数目,有效防止老人在独自活动时间可能发生的意外情况,降低老人无法及时呼救的突发状况。另外,还能实现指定楼层房间内自动点算老人数量,在遇到突发事件时能迅速定位寻获老人的所在位置,大幅降低监护管理人员的工作强度,有效地保障福利院老人的人身安全。

(3)监控报警

监控报警功能可使管理人员即时了解福利院内所有老人发生异常事件可能存在的健康风险。院内老人可在任意区域利用所佩戴的电子标签上的报警呼救实施求助;区域监护可对老人行动区域进行监护,当老人脱离大楼或福利院大门时系统及时告知看护人员;床位监测功能可对老人是否在床位进行实时监护,夜间老人离开床位系统立即告知看护人员为老人提供帮助；滞留报警在老年人滞留在卫生间、浴室等独处密闭环境超过警戒时间时立即告知监护人员对老年人状况进行巡查；环境监护对于室内温湿度、门窗等进行实时监测；异常告警系统及时通知监护人员巡查。

（4）视频联动功能

当发生任何异常报警时，系统立即与远方视频监控系统进行联动，根据定位系统提供的报警位置，调度附近摄像头进行事件即时影像查看以及对事件处理第一时间提供真实影像信息和事件处理影像存证。

三、远程医疗系统面临的问题

1. 面临的问题

远程医疗作为一种新的医学服务模式，与传统的医疗手段相比较，发展迅速，在医学领域中已充分显示出优越性。然而，目前我国远程医疗系统在医疗单位的思想认识、技术水平、人才准备和经费投入等方面，仍然存在着不少问题与症结，总体来说，远程医疗系统使用率不高。以远程会诊系统的建设为例，目前处于"叫好不叫座"的尴尬状态，具体表现如下。

（1）远程会诊普及率仍很低。一方面，目前许多医务人员对远程会诊技术操作形式的作用和意义感知不深，部分医师墨守成规，不愿接受新技术，认为自己的医术已经享有一定的知名度，申请会诊面子上过不去；另一方面，多数患者对这种新的医疗服务方式的优越性不了解，仍然习惯于专家亲自触诊和叩诊，认为网上远程望诊"不可靠"，思想上存在顾虑，不愿轻易尝试远程会诊，导致远程会诊的应用推广率仍较低，尤其是在三、四线城市和乡村地区。

（2）远程传输质量不稳定。在实时会诊过程中和传输资料时，由于线路问题、终端问题、软件问题等，有时会出现传输速度慢、语音延时长、连接不稳定、影像小且不清晰等情况，甚至出现线路中断、死机，严重影响了远程会诊工作的质量和医患双方的积极性。

（3）系统兼容技术不高。目前一些地方医院远程医疗系统通信制式仍不兼容，没有统一标准，开放性差，不同的会诊中心不能互相通信，会诊设备的性能低，不能进行多点服务，达不到资源（医学数据库、医学影像库）共享的目标。

（4）远程传输的安全问题。在远程网络环境中传播和存储信息，也容易受到黑客、病毒攻击，造成信息失密、信息被盗、被删除或被改写等严重后果，因此医患双方对电子病历、信息资料的加密能否确保绝对安全、医院之间交换电子病历时如何互联互信、法律效力如何确定等问题仍心存忧虑，这也制约了远程会诊的推广、普及。

（5）网络建设费用制约远程会诊中心的普及。远程医疗会诊中心部署建设的费用相对较大，尤其是项目式开发，成为各方条件尚缺的三四线城市推广远程医疗会诊系统应用的一个瓶颈。

（6）对于患者通过电话、邮件或视频来咨询医生有关的健康问题所产生的费用，医疗保险公司难以取证，并无相关政策支持予以报销份额。

（7）对于远程医疗无法规范限制，对所产生的医患关系出现误诊、漏诊无法追责。

另外，我国目前从事远程会诊的工作人员基本是兼职，由于身兼数职，没有精力潜心钻

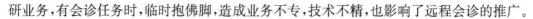

研业务,有会诊任务时,临时抱佛脚,造成业务不专,技术不精,也影响了远程会诊的推广。

2. 解决的办法和措施

以上问题是否能妥善解决,决定着远程医疗能走多远,以及远程医疗会诊的具体成效,这考验着各医疗机构的智慧和勇气。

使远程会诊系统应用突破瓶颈,更加系统化、标准化、规范化须采取以下措施。

(1)加强远程医疗会诊的宣传力度。远程医疗会诊目前仍是新鲜事物,其用途、技术、应用特点和优越性对广大医务人员和患者都较陌生,因此,无论是对医务人员,还是对患者,都要做好宣传工作,以吸引更多的医生和患者认识并利用远程医疗服务。

(2)通信线路采用专用网络方式。为提高远程会诊的影像视频质量,应尽量采用光纤、专线等网络技术,有条件的甚至可采用卫星通信技术传播,以传输高质量、高清晰度、高稳定性的文字、动画、图像、音频、视频等多种媒体,使远程会诊达到最佳水平。

(3)保证会诊软件的兼容性。今后加入远程会诊网络的医疗单位应尽量采用统一标准的会诊软件,会诊双方应尽量采用同一品牌的设备,避免各行其是、各自为政、重复投资,形成一盘棋,也便于全国接轨,这将有利于远程医疗事业的深入发展。

(4)保障电子病历的安全。病历是已执行的患者医疗过程的记录,也是将要执行的医疗操作的依据,医疗机构要对不同的使用人员授予不同的使用和管理权限,不允许无权限的人员阅览、窃取、篡改电子病历。因此,使用电子病历系统必须要建立一套安全机制。

(5)规范远程会诊制度。为了保证远程医疗会诊工作的质量,要建立制定一套完善、适合本院运行、操作的远程会诊室工作制度和计算机工作制度,包括远程会诊注意事项、远程会诊流程、远程会诊申请规定、远程会诊病历资料管理规定、远程会诊系统维护等相关制度,并行之有效地全面落实、推广,保证远程医疗会诊的正常运行。

(6)整理、审查会诊资料。患者会诊信息应尽可能有足够的会诊所需图文、影像、化验报告等资料,并提高获取资料的技术水平,使结果准确可靠,资料不足时应予以补充。只有提供清晰的影像和完整的病历,才能保证会诊质量,提高诊断的准确性。在每次会诊后能对电子病历进行登记整理和分类归档,以备后用,对于会诊中出现的问题能及时分析总结,以提高会诊水平。

(7)加强远程医疗会诊中心建设。要做大做强我国的远程医疗会诊,改善医院之间、地区之间医疗技术水平的不均衡状况,必须逐步拓展省市级远程医疗局域网,在全国范围内组成省级网管中心互联网,充分发挥各大医院的优势,病患者可得到任何一家省级远程医疗中心提供的医疗服务,真正体现全国各地医疗技术、专家资源共享,为我国医疗保健事业做出更大的贡献。

(8)对于远程医疗过程中产生的费用,应当统一标准,并纳入医保范围。

(9)设置专门从事远程医学的工作人员。有条件的医疗部门应考虑解决远程会诊专业人员的编制问题,至少应有一名既懂得计算机网络通信知识、又有一定医学背景的专职技术人员从事远程医学工作,学习和研究这方面的新技术和新方法,成为远程医学方面的专家,这样才有利于远程医疗的推广和应用。

四、远程医疗系统的前景

虽然远程医疗面临诸多问题和困难，但是，我们坚信，随着互联网技术和通信技术的飞速发展，远程医疗应用的瓶颈问题将逐步得到改善，4G网络、移动智能化终端、宽带提速等的不断发展都为远程医疗发展提供了广阔空间。

国家对国内医疗资源不均、患者和医院现实需求不平衡等现状比较重视，在远程医疗领域给予了很大的政策支持。目前远程医疗前景广阔，远程医疗项目也获得了政府的大力支持，正准备从西部慢慢向全国铺开。而且用远程医疗来解决群众的看病难问题是成本较低的一种方法。

远程医疗技术是目前国际上发展十分迅速的跨学科高新科技，已跨越国界和时空，对医疗保健改革产生巨大现实的影响，它的意义在于打破地域观念，既可以使偏远地区的患者享受高水平的医疗服务，又可以提高大城市的医疗服务水平，还可以提高医学自身的水平，更合理地配置医疗资源，它无疑将极大地促进医疗和保健事业的发展。随着国家信息化基础建设的逐步完善，远程医疗系统将在多种通信线路并存的情况下，向移动性、多样性、实时性方向发展，产生极大的社会效益和经济效益。

353

第十一章

医疗信息安全体系

第一节　计算环境安全

在大型信息系统中,终端和服务器作为大型信息系统的载体,是实际计算操作和网络行为的发起者,也是关键文件和数据等敏感信息的存储体,如何保障基础计算环境的安全是大型信息系统安全纵深防御体系中最基础的一环。与对区域边界和通信网络的安全防护相比,大型信息系统中计算环境的结构更加复杂、形态更为多样、单元数量更加庞大、部署极其广泛,从而导致计算环境的安全性相对薄弱,因此,亟须提升整个大型信息系统中计算环境的安全防护能力。

计算环境安全是大型信息体统的安全基石,本章首先对计算环境安全的概念和相关研究进行概述,然后从可信计算、主机入侵检测和虚拟机安全三方面展开对计算环境安全的技术研究,有效解决大型信息系统"根基不牢"的难题。

一、计算环境安全概述

在大型信息系统中,所有具有计算能力的设备构成最基础的计算环境,在各类终端、服务器、网络设备上通过运用可信计算、主机入侵检测、虚拟机安全来对现有计算环境进行可信改造和安全增强,有效识别和阻断各类攻击入侵行为,为大型信息系统构建一个具有较强自免疫能力的基础计算环境。

(一)计算环境安全的概念与范畴

在大型信息系统中,计算环境可以细分为基础计算环境、网络计算环境、虚拟计算环境、云计算环境、分布式计算环境、移动计算环境等。本章着重关注基础计算环境范畴的安全研究。计算环境安全具体是指能够保证终端和服务器中各类应用和数据不能被未授权访问、使用、泄露、中断、修改或破坏,有效保障大型信息基础计算设施的安全可靠运行。

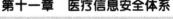

(二) 计算环境安全的作用及定位

在大型信息系统中,由各类不同形态终端和服务器构成基础的计算环境,为各类不同的数据、应用及服务等提供计算支撑,是整个大型信息系统的安全基石。计算环境在面临着最为广泛的网络攻击的同时,网络攻防技术的日新月异难以对存有各种数据的计算设施进行全面有效的安全控制。因此,迫切需要通过保障计算环境安全来提升各类具有计算能力设备的安全防护等级,有效解决固件攻击、非授权访问、非受控启动、核心硬件设备非法替换、数据泄露、后门攻击、病毒攻击、木马攻击等安全问题,保证各类应用和数据不能被未授权访问、使用、泄露、中断、修改或破坏,从硬件、固件、操作系统、应用等各层次来构建具有较强自我免疫能力的计算支撑环境。

(三) 计算环境安全主要研究方向

计算环境安全通过构建具有较强自免疫能力的基础计算环境,从而有效保障大型信息系统基础计算设施的安全可靠运行。目前,计算环境安全具有以下 3 个主要方向:可信计算技术;主机入侵检测技术;虚拟化安全技术。

二、可信计算技术

(一) 可信计算的概念

1999 年,国际标准化组织与国际电子技术委员会在 ISO/IEC 15408 标准中定义"可信计算"为:参与计算的组件、操作或过程在任意的条件下是可预测的,并能够抵御病毒和一定程度的物理干扰。2002 年,可信计算组织(trusted computing group, TCG)用实体行为的预期行为来定义"可信计算":一个实体是可信的,如果它的行为总是以预期的方式,达到预期的目标。我国张焕国等提出的"可信计算"概念是:可信计算形态是能够提供系统的可靠性、可用性、安全性(信息的安全性和行为的安全性)的计算机系统。

可信计算的基本思想是:在计算机系统中,首先构建一个信任根,再建立一条信任链,从信任根开始到硬件平台、到操作系统、再到应用,一级度量认证一级,一级信任一级,把这种信任扩展到整个计算机系统,从而确保整个计算机系统的可信。

(二) 可信计算的研究现状

目前,国内外在可信计算标准规范、可信计算软硬件技术、可信网络技术等方面开展了大量的研究,取得了系列研究成果,形成了具有代表性的部件和产品。

1. 可信程序开发工具和可信程序开发方法的研究

许多软件开发人员在开发软件系统时往往只注重软件功能的实现而忽略了代码本身的安全性,他们希望通过安全功能模块来实现系统的安全,这是不够的,必须从编程阶段开始就考虑软件的安全性。通过研究可信程序开发工具和可信程序开发方法,可以帮助软件开发人员在开发系统的过程中提高系统的安全性,进一步减少系统在使用时被恶意攻击的可能。

2. 构件信任属性的建模、分析和预测

基于构件的软件开发技术已经逐渐成为主流的软件开发技术,未来的软件将是由各种构件组装而成,而不是从零开始进行开发。在使用构件组装一个系统软件时,可信的构件

355

是实现可信系统软件的前提。如何描述构件的信任属性是关键所在,只有确定了构件信任属性的描述方法,才能对它进行分析和评估。

3. 容错与容侵系统研究

计算机已经被应用到社会生活的各个层面和领域,容错成为衡量计算机系统性能的一项重要技术指标,如何从硬件和软件上提供系统容错性特别是分布式系统的容错性,是需要认真关注的问题。目前的计算机系统不可避免地存在安全隐患,要消除这些隐患几乎是不可能的。因此需要研究容侵系统,使得系统即使受到利用存在隐患的攻击仍能运行关键操作。

4. 大规模、高复杂度网络环境下的安全分布式计算

由于互联网能够把全球的计算机资源联结起来,分布式计算已经逐渐成为主流计算模式,网格计算、公用计算、对等计算、Web 服务等这些概念对我们来说已不再陌生。传统的安全技术已经不能适应安全分布式计算的要求,必须研究在分布式环境下的认证、授权、审计等安全技术,为分布式计算提供一个安全的环境。

5. 无线网络的安全研究

无线网络的迅速发展和广泛应用使得它也面临着安全威胁,无线网络的特点决定了对它的攻击方式与有线网络有所不同,因此必须研究新的专门用于无线网络的安全技术。下一代网络将是有线网络和无线网络的结合体,研究有线网络和无线网络的安全技术,为下一代网络的安全技术研究奠定基础是非常有意义的。

6. 有效的信任管理

现有的安全技术,无论是密码算法和协议,还是更高层次的安全模型和策略,都隐含地与信任相关,它们或者预先假定了某种信任前提,或者目的是为了获得或创建某种信任关系。信任管理是一种为确定用于决策的信任而通过搜集、分析和编码相关证据以进行决策评价的行为,它实际上是一种决策支持技术。在开放网络环境(如互联网)中,各系统之间相互独立,但只有建立相互信任关系,系统之间才能实现有效交互,因此通过信任管理来对系统信任关系进行决策成为亟待解决的基础性问题。

(三)可信计算的关键技术

可信计算技术涉及硬件体系结构、平台固件、系统软件和网络优化接入等多个方面,本节针对其中重要的关键技术进行详细描述,提供切实可行的技术实现途径。

1. 可信计算机体系设计

可信计算机体系结构是设计实现可信计算机的基础,体系结构的优劣将直接决定可信计算机的安全防护功能、性能及信任等级。目前,比较典型的可信计算机体系结构包括可信 PC 体系结构、Intel 基于可信执行技术和新一代虚拟化技术的体系结构、Microsoft 基于下一代安全计算基础的体系结构、斯坦福大学的 Terra 体系结构以及 IBM 的 Vtpm 体系结构等。

2. 安全芯片组技术

目前,国外安全芯片组最为典型的是 Intel 的可信执行技术,利用 TXT 技术的可信计算机能够保护区域中运行程序的内存安全,有效解决键盘、鼠标、显卡等 I/O 通路的数据保护、特权代码内存访问权限过高以及 DMA 映射内存空间不受控制等问题。另外,TXT 技术配合 Intel 新一代虚拟化技术,可保护虚拟化运算环境下的数据,确保虚拟机监控程序具备更强地抗攻击能力,保护各隔离虚拟环境下的数据,避免其他隔离环境内的软件进行未

经授权的存取。

3. 可信 BIOS 技术

BIOS 直接对计算机系统中的输入、输出设备进行硬件级的控制,是连接软件程序和硬件设备之间的枢纽,其主要负责计算机加电后各种硬件设备的检测初始化、操作系统装载引导,并向操作系统、上层应用软件提供中断服务,为用户提供重新配置系统各项参数的机会。

在可信计算机中,BIOS 可信模块是系统信任链传递过程中的关键一环,需要实现相关的可信计算服务和安全控制服务。BIOS 可信模块具体包括 TCM 模块设备驱动、多因子用户身份认证模块、硬件完整性度量模块、软件完整性度量模块、I/O 端口控制模块和细粒度备份恢复模块。

4. TCM 虚拟化技术

TCM 虚拟化是构建可信计算环境的关键技术,由于设计上的限制,物理 TCM 的资源只能被一个系统所独享。为了让所有的虚拟机能够共享物理 TCM 的安全存储和签名等安全属性,让信任链在虚拟域进行传递,需要将 TCM 进行虚拟化,通过虚拟的 TCM,使信任链能在各个虚拟域中进行并发传递,提供可信的虚拟机算环境。

5. 平台可信接入控制技术

可信接入控制技术是构建可信计算环境的关键技术之一。可信接入控制技术主要解决网络环境中终端主机的可信接入问题,在主机接入网络之前,必须检查其是否符合该网络的接入策略。有问题的主机将被隔离或限制网络接入范围,直到它经过修改或采取了相应的安全措施为止。这样不但可以防止这些主机成为蠕虫和病毒攻击的目标,还可以防止其成为病毒传播的源头,从而能为用户提供一个可信安全的网络计算环境。

三、主机入侵检测技术

主机入侵检测是将检测系统安装在被重点检测的主机之上,通过对该主机的系统审计日志、应用程序日志以及网络实时状态等作为数据源而进行智能分析和判断,来识别入侵攻击。当前采用云计算模式减少主机入侵检测的规模,依靠云端强大的数据处理与分析能力,实现威胁的快速发现和处理的新型主机入侵检测系统已经成为研究新方向。

(一) 主机入侵检测的概念

入侵,主要是指通过非正常途径对系统进行不具备相应权限的操作,会造成合法用户无法访问系统资源,甚至造成系统数据被篡改和删除。美国国家安全通信委员会(NSTAC)下属的入侵检测小组(IDSG)在 1997 年给出的关于"入侵检测"的定义为:入侵检测是对企图入侵、正在入侵或者入侵后进行识别的过程。所有能执行入侵检测任务和功能的系统,都可以称为入侵检测系统。

根据目标系统类型的不同,可将入侵检测系统分为主机入侵检测系统和网络入侵检测系统。主机入侵检测系统,是指将检测系统安装在被重点检测的主机之上,对该主机的各种数据源进行智能分析和判断,来识别入侵攻击。主机入侵检测系统多广泛地分布在网络中的各个节点上,搜集并分析处理各种数据。如果有可疑事件被触发后,入侵检测系统会有选择地通知管理节点。管理节点根据各个节点处搜集到的数据信息,综合分析、处理,判断、识别入侵攻击并报警,完成相应的控制操作。

(二) 主机入侵检测的研究现状

为了提高主机入侵检测系统产品、组件及与其他安全产品之间的互操作性,一些组织和机构发起制订了一系列建议草案,从体系结构、API、通信机制、语言格式等方面对主机入侵检测系统做了一些规范。其中最有影响力的是入侵检测工作组标准(intrusion detection working group,IDWG)和公共入侵检测框架(common intrusion detection framework,CIDF)。

IDWG 是互联网工程任务组(IETF)的入侵检测工作组发起制订的建议草案。IDWG 定义了入侵检测系统之间的信息共享,制订了数据格式和相应的通信规程。草案包括 3 部分内容:入侵检测消息交换格式(IDMEF)、入侵检测交换协议(IDXP)以及隧道轮廓(tunnel profile)。IDMEF 描述了入侵检测系统输出信息的数据模型,并解释了使用此模型的基本原理。IDXP 是一个用于入侵检测实体之间交换数据的应用层协议,能够实现 IDMEF 消息、非结构文本和二进制数据之间的交换,并提供面向连接协议之上的双方认证、完整性和保密性等安全特征。

CIDF 草案最早由美国加州大学戴维斯分校安全实验室主持起草工作,得到了美国国防部高级研究计划署(DARPA)的研究赞助。CIDF 主要介绍了一种通用入侵说明语言 CISL,用来表示系统事件、分析结果和相应措施。CIDF 标准主要包括体系结构、通信机制、描述语言和应用编程接口 API 4 个部分。

目前,主机入侵检测系统在实现入侵检测的基础之上,多与防御技术、杀毒技术、数据挖掘技术、虚拟化技术等相结合,在实现对入侵行为检测的同时,更实现了对入侵行为的防御。分布式入侵检测系统多用于大规模异构网络的安全需求,但由于设计架构不明确,在及时、有效地获取网络上的数据信息,以及如何有效协调异构模块之间的工作等方面还存在诸多缺陷和不足。

云计算作为一种新型的分布式计算模式已经得到广泛应用。基于云计算的主机入侵检测系统的设计思路,是采用分布式计算和存储架构,缩减主机端入侵检测系统的规模,依托云端强大的数据处理与分析能力来进行检测分析,构建全网一体化的入侵检测系统,大大提高对入侵行为的检测、分析和处理效率,从而有效解决当前主机入侵检测系统存在特征库需持续更新、主机资源占有率高等系列问题。与此同时,采用 SOA 的服务封装,将恶意代码分析、恶意行为检测等安全功能划分为相对独立、组件化、标准化的服务,便于在云计算中广泛应用。

现有入侵检测系统往往采用延迟被动的控制策略,即主要通过采集数据源的各类信息进行分析和检测,导致入侵检测均有一定的延迟性。如何提升入侵检测系统的实时性,将系统行为的主体参与融合到系统运行过程中来,实现主动实施的入侵响应是未来研究的一个重要方向。

(三) 主机入侵检测技术

主机入侵检测是将检测系统安装在被重点检测的主机之上,通过对该主机的系统审计日志、应用程序日志以及网络实时状态等作为数据源而进行智能分析和判断,来识别入侵

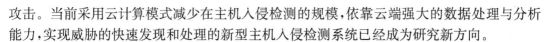

攻击。当前采用云计算模式减少在主机入侵检测的规模,依靠云端强大的数据处理与分析能力,实现威胁的快速发现和处理的新型主机入侵检测系统已经成为研究新方向。

信息安全技术和产品不断更新换代,以突破和完善主机入侵检测相关的技术。下面将简介基于多检测引擎的综合检测技术和基于程序行为分析模型的恶意代码检测技术。

（1）基于多检测引擎的综合检测技术

为了充分发挥恶意代码集中检测分析的优势,入侵检测分析系统需要集成现有主流杀毒引擎及病毒特征库,实现高效、准确的恶意代码协同分析。

基于多检测引擎的综合检测技术是通过集成当前主流杀毒引擎及病毒特征库,实现多杀毒引擎对同一可以文件进行恶意代码检测分析,并对检测结果进行综合分析,同时获取恶意代码清除方法的技术。基于多检测引擎的综合检测技术主要通过在不同平台的虚拟机中分别安装不同的防病毒软件,通过调用防病毒系统的接口或采用安装网络代理的方式实现与防病毒系统查杀文件、检测结果、清除方法等信息交互。

基于多检测引擎的综合检测技术方案主要包括分析环境监控管理、杀毒引擎监控管理、检测结果分析和清除方法整理 4 个方面。

① 分析环境监控管理:指从虚拟机配置和操作系统环境配置两个方面,对杀毒引擎和可疑文件所在的网络环境、系统环境、计算资源等进行监控配置,并模拟真实的应用场景,为恶意代码执行和杀毒引擎查杀病毒提供条件,对引擎运行环境的状态进行监控,保障杀毒引擎正常运行。

② 杀毒引擎监控管理:指通过代理或杀毒引擎接口对杀毒引擎的工作运行状态进行监控管理。

③ 检测结果分析:指根据从杀毒引擎或代理返回的恶意代码检测结果进行分析整理,并根据不同杀毒引擎投票方式和人工分析方式得出最终检测结果。

④ 清除方法整理:指将从杀毒引擎或代理返回的恶意代码清除方法转换为可被主机入侵防护代理理解的恶意代码清除脚本。

（2）基于程序行为分析模型的恶意代码检测技术

随着信息安全形势越来越严峻,攻击手段多种多样、攻击机制错综复杂,恶意代码花样不断翻新、恶意代码反检测能力也越来越强。例如,代码多态技术、代码加密技术、代码变形技术等使得传统基于特征码的病毒查杀方式难以进行有效地查杀。基于恶意行为特征的方式进行恶意代码查杀,能够根据恶意代码执行的恶意操作对其进行分析识别,有效地规避了上述反检测技术。

基于程序行为分析模型的恶意代码检测技术通过构建独立的沙箱环境,直接运行可疑文件,动态跟踪系统文件、内存、进程列表、系统调用、网络数据包等运行情况,根据恶意代码行为库,分析可疑文件的威胁性,并声称分析结果。此外,行为分析管理构件可以发现新恶意代码的恶意行为,为分析提取恶意代码行为特征和特征码提供帮助。

恶意行为分析识别可以采用3种不同的方式实现,分别是基于恶意行为特征库的查杀、基于程序依赖图的查杀和基于恶意行为特征统计的查杀。其中基于程序依赖图的查杀和基于恶意行为特征统计的查杀主要用于实验室环境,针对新病毒提供分析识别,为分析人员提供病毒的辅助分析报告。基于恶意行为特征库的查杀主要用于实际环境,在入侵检测代理和入侵检测分析系统中进行恶意代码识别。

四、虚拟化安全技术

随着大型信息系统信息化的快速推进,虚拟化技术在医疗信息系统建设中的应用越来越广泛,但伴随着网络攻防技术的日新月异,传统安全防护措施已无法应对当前新型的虚拟计算平台,安全形势面临巨大挑战。一方面,虚拟化环境引出新的安全隐患,如虚拟机蔓延、特殊配置隐患、状态恢复隐患、虚拟机暂态隐患等,同时虚拟化环境也容易遭受很多针对虚拟环境的安全攻击,如虚拟机窃取和篡改、虚拟机逃逸、VMBR 攻击和拒绝服务攻击等。另一方面,虚拟计算平台的实现方式便于攻击者集中攻击,安全威胁易扩散,无法清晰定义网络边界,安全防护风险加剧,更面临传统网络环境的安全技术手段在虚拟化环境失效等问题。

(一) 虚拟化安全的概念

鉴于当前虚拟化技术在信息化进程和医疗信息系统中的战略地位,虚拟化安全的重要性不言而喻,它不仅是用户选择虚拟化应用时的首要考虑因素,也是虚拟化技术乃至云计算技术可持续发展的基础。

1. 虚拟化技术的定义

虚拟化技术的含义很广泛,将任何一种形式的资源抽象成另一种形式的技术都是虚拟化。抽象地说,虚拟化是资源的逻辑表示,它不受物理限制的约束。具体地说,虚拟化技术的实现形式是在系统中加入一个虚拟化层,虚拟化层将下层资源抽象成另一种形式的资源,提供给上层使用。通过软硬件的分割、时间上分时共享以及模拟,虚拟化技术可以将一份资源抽象成多份资源。同样,虚拟化也可以将多个不同的资源抽象成一份。在这个定义中,"资源"一词所涵盖的范围很广,资源可以是各种硬件资源,如 CPU、内存、存储、网络;也可以是各种软件环境,如操作系统、文件系统、应用程序等。通常资源的虚拟是通过一个叫作虚拟机监视器(virtualization machine monitor, VMM)的软件层来实现的。

虚拟化的主要目标是对基础设施、系统和软件等 IT 资源的表示、访问和管理进行简化,并为这些资源提供标准的接口来接收输入和提供输出。虚拟化的使用者可以是最终用户、应用程序或者服务。通过标准接口,虚拟化可以在 IT 基础设施发生变化时将对使用者的影响降到最低。虚拟化技术还降低了资源使用者与资源具体实现之间的耦合程度,让使用者不再依赖于资源的某种特定实现。

2. 虚拟化技术的分类

(1) 根据 VMM 所处的位置和实现结构的不同,虚拟机可以分为以下 2 类。

① Hypervisor 模型:VMM 直接运行于物理硬件之上,享有所有的物理资源,如处理器、内存和 I/O 设备等。VMM 除承担管理物理资源之外,还负责创建和管理虚拟环境。

② 宿主模型:VMM 运行在宿主操作系统之上,宿主操作系统对物理资源进行管理,VMM 作为操作系统独立的内核模块,优点是直接在原有操作系统上运行,缺点是性能损耗比较大。

(2) 按照应用领域,虚拟化技术可以分为桌面虚拟化、网络虚拟化、存储虚拟化、应用虚拟化以及服务器虚拟化等。

①　桌面虚拟化:通过虚拟化技术对桌面镜像文件进行虚拟,然后将这些虚拟镜像存储在数据中心,每个镜像文件就是带有应用程序的操作系统。数据中心可以在本地也可以在远程服务器。终端用户可以在任何地方对授权的应用程序进行访问,而不用关注这些应用程序的部署情况和其他的一些细节。

②　网络虚拟化:随着网络的发展,虚拟化技术逐步在网络方面进行延伸。网络虚拟化将任何基于服务的传统客户端/服务器安置在"网络"上,将共享系统的经济和高效的特点与独立系统在完整性、性能和安全等方面的优势结合起来,实现在一个物理硬件平台上传送一系列的网络和安全功能,便于设置、管理和配置。

③　存储虚拟化:存储虚拟化通过对物理存储设备的抽象,构建与物理设备隔离的存储逻辑视图,完成对现有存储架构的整合,优化存储管理,实现存储系统集中、统一、方便的管理。用户或者应用程序可以对存储对象进行访问,而不用关注这些数据存储在哪,是怎样管理的。

④　应用虚拟化:应用虚拟化为终端用户提供应用程序的远程访问,而无须在用户本地系统安装该应用程序。与传统的终端/服务器操作不同的是,这些应用程序的本身在设计时不需要考虑支持多个用户的同时使用。每个用户都有一个完全属于自己的功能完全的应用环境。

⑤　服务器虚拟化:服务器虚拟化就是通过对底层硬件的虚拟,允许多个客户操作系统直接运行在硬件之上。通过对硬件资源的共享易于对硬件的管理,同时大大提高利用率。

(二) 虚拟化安全的研究现状

近年来,虚拟化环境暴露出来的安全漏洞开始引起越来越多人的关注,也给虚拟化技术的发展和应用敲响了警钟。随着信息安全被提升到国家安全的战略高度,整个虚拟化相关领域开始日益关注虚拟化的安全,众多研究机构开始在虚拟化安全方面展开技术攻关,同时安全厂商开始探索针对虚拟化技术防护的安全产品。

针对虚拟化的安全问题,为了减少重复投资,增强互操作性和安全性,更好地指导虚拟化安全研究,国外相关标准组织机构开展了虚拟化和云安全标准的相关研究。

分布式任务管理组(DMTF)在云计算方面有云管理、云审计数据联合、软件授权和系统虚拟化4个标准工作组,已发布《开放虚拟格式》《云基础架构管理接口》等多项标准,其中《开放虚拟格式》已正式发布为新的国际标准 ISO/IEC 17203:2011《信息技术开放虚拟格式规范》。DMTF 率先对云计算相关产品进行测试认证,下设虚拟化云管理论坛(VCMF)负责虚拟化和互操作性标准验证及策划工具研发。

美国标准技术研究所(NIST)于 2011 年 1 月发布了 SP 800—125《完全虚拟化技术安全指南》,描述了与面向服务器和桌面虚拟化的完全虚拟化技术相关的安全问题,并对解决这些问题提出了相关建议。

国际可信计算组织成立了 TCG 虚拟化平台工作组,该组着重虚拟化平台上的可信计算研究,并于 2011 年 9 月发布了《虚拟可信平台架构规范 1.0》,定义了一个通用的虚拟可信平台架构。

2011 年 6 月,美国 PCI 安全标准组织发布了 PCI 数据安全标准虚拟化指南,该指南描

361

述在虚拟化环境中如何实现 PCI DSS 2.0 标准,包括 Hypervisor、虚拟机、云计算、虚拟网络以及其他相关的主题。

除此以外,相关的云安全标准组织的云安全研究大都涉及虚拟化安全。云安全联盟(Cloud Security Alliance,CSA)是于 2009 年 RSA 大会上宣布成立的非营利组织,其宗旨是帮助业界在安全规范、安全标准方面更加有效的沟通,形成一致性的规范和标准,使得云应用更加安全。云安全联盟确定了云计算安全的 15 个焦点领域,对每个领域给出了具体建议,并从中选取较为重要的若干领域着手标准的制定,其中第 13 个焦点领域主要针对虚拟化安全。

目前国内有多个机构从事云计算标准研究制定,其中,专注虚拟化安全和云计算安全标准的管理单位是全国信息安全标准化技术委员会。该委员会专注于云计算安全标准体系建立及相关标准的研究和制定,成立了多个云计算安全标准研究课题,承担并组织协调政府机构、科研院校、企业等开展虚拟化安全、云计算安全标准化研究工作。

第二节　网　络　安　全

一、大型信息系统的网络安全威胁

现代的信息系统越来越依赖网络,在医疗信息系统中,普遍采用客户机/服务器或者浏览器/服务器的部署模式。用户通过网络访问信息系统和数据库,实现网上办公、收发邮件、信息发布等工作。然而,网络在给医疗工作带来便捷的同时也为信息系统的安全带来了挑战。

网络安全威胁是动态发展的,一些早先影响巨大的安全威胁随着防护技术的发展变得微不足道,而新技术的出现又可能带来新的安全威胁。下面是一些典型的网络安全威胁,它们目前对信息系统的安全造成严重影响。

1. 病毒

计算机病毒(computer virus)在《中华人民共和国计算机信息系统安全保护条例》中被明确定义,"指编制或者在计算机程序中插入的破坏计算机功能或者破坏数据,影响计算机使用并且能够自我复制的一组计算机指令或者程序代码"。

计算机病毒的一个重要特征是可以自行复制,而网络为病毒传播和复制提供了便利的途径:网页、邮件、共享文件等都是病毒传播的重要渠道。例如病毒一般会自动利用电子邮件传播,利用对象的某个漏洞将病毒自动复制并群发给存储的通讯录名单成员。

2. 木马

特洛伊木马(Trojan Horse)简称木马,是一种后门程序。黑客为盗取其他用户的个人信息,甚至是远程控制对方的计算机而加壳制作,然后通过各种手段传播或者骗取目标用户执行该程序,以达到盗取密码等各种数据资料的目的。与病毒相似,木马程序有很强的隐秘性,随操作系统启动而启动。在用户不经意间,对用户的计算机系统进行破坏或窃取数据,特别是用户的各种账户及口令等重要且需要保密的信息,甚至控制用户的计算机系统。

木马程序一般包括服务端(服务器部分)和客户端(控制器部分)两部分。植入对方计算机的是服务端,而黑客正是利用客户端进入运行了服务器端的计算机。运行木马程序的服务端以后,会产生一个名称容易迷惑用户的进程,暗中打开端口,向指定地点发送用户关键信息数据,黑客甚至可以利用这些打开的端口进入电脑系统。

木马不会自动运行,它是隐藏在某些用户感兴趣的文档中。当用户运行文档程序时,特洛伊木马才会运行,信息或文档才会被破坏和丢失。特洛伊木马和后门不一样,后门指隐藏在程序中的秘密功能,通常是程序设计者为了能在日后随意进入系统而设置的。

木马的植入通常是利用了操作系统的漏洞,绕过了对方的防御措施(如防火墙)。中了特洛伊木马程序的计算机,因为资源被占用,速度会减慢,莫名死机,且用户信息可能会被窃取,导致数据外泄等情况发生。

3. 拒绝服务

拒绝服务(denial of service,DoS)攻击是指故意攻击网络协议实现的缺陷或直接耗尽被攻击对象的资源,目的是让目标计算机或网络无法提供正常的服务或资源访问,使目标服务系统停止响应甚至崩溃。拒绝服务攻击是一种古老而具有生命力的网络攻击手段,目前仍然是信息系统面临的主要安全威胁。

DoS的攻击方式有很多种,最基本的DoS攻击就是利用合理的服务请求来占用过多的服务资源,从而使合法用户无法得到服务的响应。

分布式拒绝服务(distributed denial of service,DDoS)攻击是指借助于客户/服务器技术,将多个计算机联合起来作为攻击平台,对一个或多个目标发动DoS攻击,从而成倍地提高拒绝服务攻击的威力。攻击者可以使用木马控制大量的傀儡机,在傀儡机上安装拒绝服务攻击程序,从而可以实现几秒钟内激活成百上千次代理程序的运行,实施大规模的DoS攻击。

当一个信息系统被实施DDoS攻击时,这个系统会接到非常多的请求,最终使它无法再正常使用。在一个DDoS攻击期间,如果有一个不知情的用户发出了正常的访问请求,这个请求会完全失败,或者是访问速度变得极其缓慢。

4. 欺骗与假冒

欺骗和假冒在网络上是经常遇到的安全威胁。欺骗和假冒的形式有很多种,如钓鱼网站,攻击者伪装成银行及电子商务,窃取用户提交的银行账号、密码等私密信息。“钓鱼”是一种网络欺诈行为,指不法分子利用各种手段,仿冒真实网站的URL地址和页面内容,或利用真实网站服务器程序上的漏洞在站点的某些网页中插入危险的HTML代码,以此来骗取用户银行或信用卡账号、密码等私人资料。

另一种欺骗与假冒是中间人攻击,在密码学和计算机安全领域中,中间人攻击(man-in-the-middle attack,MITM攻击)是指攻击者与通信的两端分别创建独立的联系,并交换其所收到的数据,使通信的两端认为他们正在通过一个私密的连接与对方直接对话,但事实上整个对话都被攻击者完全控制。在中间人攻击中,攻击者可以拦截通信双方的通话并插

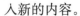

入新的内容。

实施中间人攻击必须具备2个技术条件:首先就要让本来应该互相通信的双方的数据流量都从攻击者处转发或中继,称之为流量牵引;其次,流量牵引过来了,攻击者还要让通信双方对他没有任何怀疑,称之为身份伪装。

在有线网络环境中,流量牵引不太容易。局域网中需要使用ARP欺骗技术,而广域网中需要使用DNS欺骗技术,容易被防护,也容易被发现。但是在Wifi环境中,达到上面所谓的中间人攻击技术条件非常容易,攻击者只需要使用跟合法接入点同样的SSID,然后让伪造接入点的功率大于合法接入点就可以了。攻击者再以客户端的身份连接到合法接入点,在中间中转被攻击者跟合法接入点之间的流量,数据都能被明文监听下来,或者进一步实施更高级的攻击手段。

5. 利用程序漏洞的攻击

网络中的服务器程序能够对外提供信息服务,但与此同时,对外开放的服务也给攻击者提供了入侵信息系统的"弱点"。由于这些开发的服务出于便于访问的原因,疏于对访问者进行鉴别和认证,如果服务本身还存在程序上的BUG,则更给了攻击者以可乘之机。典型的利用程序漏洞的攻击包括缓冲区溢出攻击、SQL注入攻击和跨站脚本攻击。

(1) 缓冲区溢出攻击

缓冲区溢出(buffer overflow)攻击,是针对程序设计缺陷,向程序输入缓冲区写入使之溢出的内容(通常是超过缓冲区能保存的最大数据量的数据),从而破坏程序运行并获取程序乃至系统的控制权。

从理论上说,采用C/C++语言编写的软件,如果程序设计有缺陷都存在缓冲区溢出的风险。2004—2008年,Microsoft的Windows操作系统连续爆出了多个缓冲区溢出漏洞,使黑客可以通过这些漏洞远程控制计算机。

2014年,著名的开源软件,OpenSSL也暴露出一个重大漏洞,被称为"心脏滴血"(heart bleed)。该漏洞是因为在实现TLS的心跳扩展时没有对输入进行适当验证(缺少边界检查)而导致的,攻击者可以读取到比允许读取的要多的数据,从而造成信息泄露。由于OpenSSL是互联网中广泛采用的基础库,因此该漏洞的暴露给众多互联网厂商造成了严重的影响。

(2) SQL注入攻击

随着Web应用系统的流行,采用Web作为前端、数据库作为后端的信息系统成为普遍的选择。而随之而来的SQL注入攻击是黑客对数据库进行攻击的常用手段之一。随着B/S模式应用开发的发展,使用这种模式编写应用程序的程序员也越来越多。但是由于程序员的水平、经验参差不齐,相当一部分程序员在编写代码的时候,没有对用户输入数据的合法性进行判断,使应用程序存在安全隐患。用户可以提交一段数据库查询代码,根据程序返回的结果,获得某些想得知的数据,这就是所谓的SQL injection,即SQL注入。SQL注入是从正常的WWW端口访问,而且表面看起来跟一般的Web页面访问没什么区别,所以防火墙都不会对SQL注入发出警报,如果管理员没查看Web服务器日志的习惯,可能被入侵很长时间都不会发觉。

在Web应用安全权威机构OWASP的年度攻击TOP10排行榜中,SQL注入攻击连续多年排名第一,可见这种攻击的危害之大。

（3）跨站脚本攻击

跨站脚本攻击(也称 XSS)指利用网站漏洞从用户那里恶意盗取信息的一种攻击方式。用户在浏览网站、阅读电子邮件时,通常会点击其中的链接。如果攻击者通过在链接中插入恶意代码,这些代码可以在用户的计算机上执行,就有可能盗取用户信息。攻击者通常都会将恶意代码上传至网站,网站在接收到包含恶意代码的请求之后,会生成一个包含恶意代码的页面,而这个页面看起来就像是那个网站应当生成的合法页面一样。如果受害者访问这个网站就会收到攻击。

随着 Web 2.0 的普及,出现了大量的社交网站,这些网站允许用户上传图片、视频等信息,如果用户甲发表了一篇包含恶意脚本的帖子,那么用户乙在浏览这篇帖子时,恶意脚本就会执行盗取用户乙的 Session 信息。

在 Web 应用安全权威机构 OWASP 的年度攻击 TOP10 排行中,2017 年跨站脚本攻击已跃居第三位。

6. 其他安全威胁

窃听(sniffer):计算机网络中使用的协议大多数是采用明文进行传输的,因此攻击者可以通过"嗅探""抓包"等方式,窃听网络上的通信数据。这成为造成信息系统泄密的一个主要途径。

伪装(masquerade):伪装往往是实现其他网络攻击的辅助手段,例如在典型的 SYN Flood DDos 攻击中,攻击者就会伪造多个不存在的 IP 地址,实施 DDos 攻击。而在进行钓鱼攻击中,攻击者也常常伪装成受害者朋友,或以亲人的名义传送电子邮件。

数据篡改(data manipulation):是指攻击者修改存储或传输中的数据,其完整性被破坏。

网址转嫁链接(pharming):犯罪者常侵入 ISP 的服务器中修改内部 IP 的信息并将其转接到犯罪者伪造的网站,所以即使用户输入正确的 IP 也会转接到犯罪者的网站,而被截取信息。

二、网络安全防御架构

医疗信息系统面临着各种网络安全威胁,这些威胁有的来自信息系统内部,有的来自系统外部,威胁的方式也多种多样。计算机病毒可以感染和破坏计算机中的程序和文件,中间人攻击可以窃取用户通过网络传输的信息,分布式拒绝服务攻击可以导致服务器系统宕机。安全威胁的多种多样意味着不可能仅仅通过简单的部署防火墙、杀毒软件的方式解决所有安全问题。对于医疗信息系统而言,网络安全需要统筹考虑,形成系统的解决方案。

在医疗信息系统中出于管理的需要,有时会将整个系统划分成多个安全域。安全域在信息安全领域是一个广泛应用的定义,在美国标准技术研究院 NIST SP 800—33 中,对安全域的定义为:"域是一组活动实体(人、进程或设备)、实体所具有的数据对象,以及一个共同遵守的安全策略"。

在医疗信息系统中,安全域的划分处于不同的需求和目的,主要包括以下几种。

1. 业务分割的需求

为了便于不同业务的管理,医院信息系统划分为多个子系统,子系统独立运营和核算。因此,每个子系统需要划分独立的安全域,安全域可根据自身系统的业务特点制定安全策略,实施安全运维和管理。

2. 物理位置的需求

不同的信息系统,其使用的部门位于不同的物理位置,例如医院有不同的院区,依靠网络专线连接,需要独立划分安全域。

3. 信息分级的需求

信息分级被认为是保护信息数据资源机密性和完整性的最有效的手段,通过信息分级,按级别实施对信息资源的访问控制,可以有效地避免信息资源的非授权访问。为了实现信息分级,在医院内网划分多个不同级别的安全域是一种常用的技术和管理手段。由于目前医院的应用系统往往采用 C/S 或 B/S 架构,信息资源存放在服务器端,因此可以将这些服务器和运行在服务器上的信息系统,根据信息资源的敏感程度进行划分,使其分布在不同的网络域中,并在网络域边界实施不同安全级别的防护措施,实现安全域的划分和隔离。

综上所述,进行安全域划分可以起到以下作用。

(1)理顺系统架构:进行安全域划分可以帮助理顺网络和应用系统的架构,使信息系统的逻辑结构更加清晰,从而更便于进行运行维护和各类安全防护的设计。

(2)简化复杂度:基于安全域的保护实际上是一种工程方法,它极大地简化了系统的防护复杂度。由于属于同一安全域的信息资产具备相同的 IT 要素,因此可以针对安全域而不是信息资产来进行防护,这样会比基于资产的等级保护更易实施。

(3)降低投资:由于安全域将具备同样 IT 特征的信息资产集合在一起,因此在防护时可以采用公共的防护措施而不需要针对每个资产进行各自的防护,这样可以有效减少重复投资。

(4)提供依据:进行了安全域的设计和划分,便于发现现有信息系统的缺陷和不足,并为今后进行系统改造和新系统的设计提供相关依据,也简化了新系统上线安全防护的设计过程。

三、网络边界安全

信息系统是由多个安全域组成,安全域之间通过网络连接起来,就产生了网络边界。保护本安全域的安全,抵御网络外界的入侵就要在网络边界上建立可靠的安全防御措施。网络外部互联带来的安全问题与网络内部的安全问题是截然不同的,主要原因是攻击者不可控,攻击是不可溯源的。

典型的网络边界防护技术有如下几种。

1. 防火墙

防火墙是"一种通过安全规则控制网络中通信流量的设备"。防火墙是一种访问控制设备,访问控制的对象是网络报文,而访问控制的方法是网络协议。防火墙可以分为主机防火墙和网络防火墙,主机防火墙部署在计算机上(如 Windows 系统自带的防火墙系统),网络防火墙部署于网络中。

网络防火墙一般部署在网络安全域的边界,是本地网络与外界网络之间的"关卡",事实上,防火墙在实际使用中也往往作为网关。防火墙在本安全域边界对流入安全域和流出安全域两个方向的网络报文进行访问控制,它能允许符合安全策略的报文和数据进入所保护的安全域,同时将不符合安全策略的报文和数据过滤。

防火墙是最常见的网络安全设备,也是目前市场上使用最广泛的网络安全设备,可以说是网络安全方案中的"标准配置"。应该说,防火墙的使用,为原来完全暴露在攻击者面前的信息网络增加了一层防护。由于来自安全域外部的攻击要么基于网络协议的漏洞,要么是以网络协议为承载层,通过部署防火墙,可以在 OSI 模型中网络层和传输层对网络攻击进行控制,从而增加了网络攻击者的攻击难度,实现对网络安全域的保护。具体来说,防火墙主要起到以下功能。

(1)防火墙是网络安全的屏障

防火墙作为网络重要的控制点能提高一个内部网络的安全性,并通过过滤不安全的服务降低风险。由于只有经过允许的应用协议才能通过防火墙,所以可以大大降低内部网络被攻击的可能性。如防火墙可以禁止不安全的 NFS 协议进出保护网络,这样外部的攻击者就不可能利用这些脆弱的协议来攻击内部网络。再比如,防火墙可以保护网络免受基于路由的攻击,如 IP 选项中的源路由攻击和 ICMP 重定向中的重定向路径。

(2)对网络存取和访问进行监控审计

如果所有的访问都经过防火墙,那么防火墙就能记录下这些访问并做出日志记录,同时也能提供网络使用情况的统计数据。当发生可疑动作时,防火墙能进行适当的报警,并提供网络是否收到监测和攻击的详细信息。

(3)防止内部信息的外泄

防止系统内部信息外泄与防止被外部入侵一样重要,防火墙作为信息系统通往外界的网络"关口",可以通过设置防火墙规则对系统内部对外部的访问进行控制,防止信息的泄露。

(4)防止系统内部网络的滥用

安全域之间往往存在相互访问的需求。但是如果不限制本安全域内部主机对外部的随意访问,那么容易造成对信息系统内部网络资源的滥用。在这种情况下,防火墙可以作为边界访问控制设备,不仅可以防止外部网络对本安全域的攻击,也可以防止内部恶意用户对信息系统网络带宽的占用。

2. 入侵检测

入侵检测系统(intrusion detection system,IDS)是一种网络审计设备,IDS 能够对网络传输即时监视,在发现可疑传输时发出警报或者采取主动反应措施的网络安全设备。它与其他网络安全设备的不同之处在于 IDS 是一种积极被动的安全防护技术。

IDS 一般由 4 个部分组成:①事件产生器:从网络中捕获报文,并向系统的其他部分提供捕获的报文。②事件分析器:根据规则对报文进行匹配分析。③响应单元:响应单元对于匹配规则的报文,发出警报或采取主动反应措施。④事件数据库:存放安全事件的特征数据。

3. Web 应用防火墙

Web 应用防火墙（web application firewall，WAF）的工作原理与应用代理防火墙类似，是应用代理防火墙的一个分支。

WAF 与传统防火墙的区别主要有以下几方面。

（1）异常检测协议

WAF 会对 HTTP 的请求进行异常检测，拒绝不符合 HTTP 标准的请求，也可以只允许 HTTP 协议的部分选项通过，从而减少攻击的影响范围。甚至一些 Web 应用防火墙还可以严格限定 HTTP 协议中那些过于松散或违背完全制定的选项。

（2）增强输入验证

增强输入验证，可以有效防止网页篡改、信息泄露、木马植入等恶意网络入侵行为，从而减小 Web 服务器被攻击的可能性。

（3）漏洞修补

修补 Web 安全漏洞，是 Web 应用开发者最头痛的问题，通过 WAF 可以进行统一的漏洞屏蔽，降低漏洞对 Web 系统的危害，并为漏洞修复赢得时间。

（4）基于规则的保护和基于异常的保护

基于规则的保护可以提供各种 Web 应用的安全规则，WAF 生产商会维护这个规则库，并实时为其更新。用户可以按照这些规则对应用进行全方面检测。

（5）状态管理

WAF 能够判断用户是否第一次访问并且将请求重定向到默认登录页面并且记录事件。通过检测用户的整个操作行为可以更容易识别攻击。状态管理模式还能检测出异常事件（比如登录失败），并且在达到极限值时进行处理。

四、内网安全

医疗信息系统需要通过网络提供业务服务和数据共享。医院内网已经成为医院运营的神经网络，应对内网的稳定性、可靠性和可控性提出严格的要求。同时内网所连接的大量服务器与终端形成了统一整体，任何一个部分的安全漏洞或者问题，都有引发网络瘫痪的风险。

内网安全与网络边界安全防护策略有所区别：网络外部的安全问题，重点是防护与监控；来自网络内部的安全，需要控制人员，通过认证、授权、审计的方式追踪用户的行为轨迹，也就是行为审计与合规性审计。

1. 内网安全策略

相对于内网安全概念，传统意义上的网络安全更加为人所熟知和理解。从本质上说，传统网络安全考虑的是防范外网对内网的攻击，包括传统的防火墙、入侵检测系统和 VPN 都是基于这种思路设计和考虑的。在网络边界的防护中假设内部网络都是安全可信的，威胁都来自外部网络，其途径主要是通过内外网边界出口。所以，网络边界的安全防护假设只要将网络边界处的安全控制措施做好，就可以确保整个网络的安全。

内网安全与外网安全相比更加全面和细致，它假设内部网络中的任何一个终端、用户和网络都是不安全和不可信的，威胁既可能来自外网，也可能来自内网的任何一个节点。

所以,对于内网安全,需要对内部网络中所有组成节点和参与者的细致管理,实现一个可管理、可控制和可信任的内网。如果说网络边界的安全策略主要是防御的话,内部网络安全策略则主要在于控制。

首先,需要对网络内部的人员和设备进行标志。

其次,人员和设备对信息系统的访问需要进行身份认证,并根据认证结果进行授权,保证只有合法用户和设备在授权范围内才能访问信息系统。

再次,对信息系统的访问要严格审计,记录用户和设备对系统每次访问的详细信息,这种审计既可以在出现安全问题时便于追溯和认责,也可以对信息系统内的用户产生一种威慑。

最后,对信息系统内部,特别是关键系统的访问进行实时控制,发现安全隐患立刻弥补和修复。

2. 内网安全技术

由于内部网络主要由系统内部的用户使用,因此系统应用的特点与外部网络不同。内网用户都应是有合法身份的,因此内网安全技术需要围绕着用户身份认证展开,身份认证是内网安全管理的基础,不确认实体的身份,进一步制定各种安全管理策略也就无从谈起。内网的身份认证,必须全面考虑所有参与实体的身份确认,包括服务器、客户端、用户和主要设备等。其中,客户端和用户的身份认证尤其要重点关注,因为其具有数量大、环境不安全和变化频繁的特点。

授权管理以身份认证为基础,主要对内部信息网络各种信息资源的使用进行授权、确定"谁"能够在哪些"计算机终端或者服务器"使用什么样的"资源和权限"。授权管理的信息资源应该尽可能全面,应该包括终端使用权、外设资源、网络资源、文件资源、服务器资源和存储设备资源等。

身份认证技术是在计算机网络中确认操作者身份的过程而产生的有效解决方法。计算机网络中一切信息(包括用户的身份信息)都是用一组特定的数据来表示的,计算机只能识别用户的数字身份,所有对用户的授权也是针对用户数字身份的授权。如何保证以数字身份进行操作的操作者就是这个数字身份合法拥有者,也就是说保证操作者的物理身份与数字身份相对应是一个难题,身份认证技术就是为了解决这个问题。作为防护信息系统资产的第一道关口,身份认证有着举足轻重的作用。

(1)认证方法

在真实世界,对用户的身份认证基本方法可以分为以下3种:①基于信息秘密的身份认证,根据你所知道的信息来证明你的身份;②基于信任物体的身份认证,根据你所拥有的东西来证明你的身份;③基于生物特征的身份认证,直接根据独一无二的身体特征来证明你的身份,如指纹、面貌等。为了达到更高的身份认证安全性,某些场景会从这3种挑选两种混合使用,即所谓的双因素认证。

(2)认证形式

① 静态口令

用户的口令是由用户自己设定的,在网络登录时输入正确的密码,计算机就认为操作者就是合法用户。实际上,由于许多用户为了防止忘记密码,经常采用诸如生日、电话号码等容易被猜测的字符串作为密码,或者把密码抄在纸上放在一个自认为安全的地方,这样很容易造成密码泄露。如果密码是静态的数据，在验证过程中很可能会被木马程序或网络截获。静态口令机制虽然使用和部署都非常简单，但从安全性上说，用户名/口令方式是一种不安全的身份认证方式。

② 生物识别

通过可测量的身体或行为等生物特征进行身份认证的一种技术。生物特征是指唯一的可以测量或可自动识别和验证的生理特征或行为方式。使用传感器或者扫描仪来读取生物的特征信息，将读取的信息和用户在数据库中的特征信息比对，如果一致则通过认证。生物特征分为身体特征和行为特征两类。身体特征包括声纹、指纹、掌型、视网膜、虹膜、人体气味、脸型、手的血管和 DNA 等；行为特征包括签名、语音、行走步态等。目前部分学者将视网膜识别、虹膜识别和指纹识别等归为高级生物识别技术，将掌型识别、脸型识别、语音识别和签名识别等归为次级生物识别技术，将血管纹理识别、人体气味识别、DNA 识别等归为深奥生物识别技术。

目前较为常用的是指纹识别技术，生物特征识别的安全隐患在于一旦生物特征信息在数据库存储或在网络传输中被盗取，攻击者就可以执行某种身份欺骗攻击，并且攻击对象会涉及所有使用生物特征信息的设备。

③ 数字证书

这种认证方法是目前普遍采用的网络认证技术。数字证书就是网络通信中标志通信各方身份信息的一串二进制数字，提供了一种在网络上验证通信实体身份的方式，数字证书由一个权威机构——证书授权中心（certificate authority，CA）发行，可作为一种数字凭证用来识别对方的身份。数字证书内包含公开密钥拥有者信息以及公开密钥的文件。最简单的证书包含一个公开密钥、名称和证书授权中心的数字签名。数字证书另一个重要的特征就是只在特定的时间段有效。以数字证书为核心的加密技术（加密传输、数字签名、数字信封等安全技术）可以对网络上传输的信息进行加密和解密、数字签名和签名验证，确保网上传递信息的机密性、完整性及交易的不可抵赖性。数字证书里存有很多数字和英文，当使用数字证书进行身份认证时，它将随机生成 128 位的身份码，每份数字证书都能生成相应但每次都不可能相同的数码，从而保证数据传输的保密性，即相当于生成一个复杂的密码。数字证书绑定了公钥及其持有者的真实身份，它类似于现实生活中的居民身份证，所不同的是数字证书不再是纸质的证件照，而是一段含有证书持有者身份信息并经过认证中心审核签发的电子数据。在实际使用中，数字证书往往被存储在一种硬件载体中，典型的载体是 USBKey。USBKey 是一种 USB 接口的硬件设备，它内置单片机或智能卡芯片，可以存储用户的密钥或数字证书，利用 USBKey 内置的密码算法实现对用户身份的认证。基于 USBKey 的身份认证技术软硬件相结合，利用 US-BKey 存储数字证书，而对于 USBKey 本身又可以设置读写的 PIN 码口令，因此基于 US-BKey 身份认证是一种双因子的强认证模式，很好地解决了安全性与易用性之间的矛盾。

在现代的内部网络中，访问网络资源首先需要进行身份认证，典型的身份认证设备包括以下 3 种：①身份认证网关：一般部署在应用系统前段，对访问应用系统进行身份认证，合法用户才能访问应用系统，同时身份认证网关还能够起到单点登录的作用。②接入认证服务：接入认证对入网的计算机和用户进行认证，例如 WIFI 接入认证、终端接入认证。③域控制器：域控制器是安全域中对每一台连入网络的计算机和用户进行验证工作的服务器,相当于一个单位的门卫,称为"域控制器"。域控制器中包含了由这个域的账户、密码和属于这个域的计算机等信息构成的数据库。当计算机连入网络时,域控制器要鉴别这台电脑是否是属于这个域,用户使用的登录账号是否存在,密码是否正确。如果以上信息有一样不正确,那么域控制器就会拒绝这个用户从这台计算机登录。

第三节　HIS 数据安全

一、数据安全概述

医院数据是医院的核心资产,记载了患者的病历档案、档案记录、住院记录、身份、体检等信息,也记载了医生的诊断报告、医嘱、处方、会诊等信息,同时还有医院的运营数据、资产数据等信息,是开展医疗工作、运营管理的工具和依据,因此医院数据至关重要。

为了确保数据的质量和安全,我们需要在数据流动的每个环节(采集、存储、传输、删除、备份与恢复)做好相应的身份鉴别、访问控制、系统审计、权限控制、日志记录、传输加密、对关键特殊字段的加密存储和安全管理制度等重要的安全机制,保障数据的安全,以防止数据被泄漏、篡改、丢失和破坏。

1. 数据安全的概念及范畴

数据安全有 2 方面的含义:一是数据本身的安全,主要是采用现代密码算法对数据进行主动保护,如数据保密、数据完整性、双向强身份认证等;二是数据防护的安全,主要是采用现代信息存储手段对数据进行主动防护,如通过磁盘阵列、数据备份、异地容灾等手段保证数据的安全。

数据安全范畴包括数据处理的安全、数据存储的安全。数据处理的安全是指如何有效地防止数据在录入、处理、统计或打印过程中由于硬件故障、断电、死机、人为的误操作、程序缺陷、病毒或黑客等造成的数据损坏或数据丢失现象,某些敏感或保密的数据可能被不具备资格的人员或操作员阅读,而造成数据泄密等后果。而数据存储的安全是指数据在系统运行之外的可读性,一个标准的 Access 数据库,稍微懂一些基本方法的计算机人员,都可以打开阅读或修改。一旦数据库被盗,即使没有原来的系统程序,照样可以另外编写程序对盗取的数据库进行查看或修改。从这个角度说,不加密的数据库是不安全的,容易造成泄密。

简单来讲,有关数据安全的内容可以简化为以下 3 个基本点。

(1) 保密性(secrecy):又称机密性,是指个人或团体的信息不被其他不应获得者获得。在电脑中,许多软件(包括邮件系统、网页浏览器等)都有保密性的相关设定,用以维护用户信息的保密性,另外间谍档案或黑客有可能造成保密性的问题。

(2) 完整性(integrity):数据完整性是数据安全的三个基本要点之一,指在传输、存储数据的过程中,确保数据不被未授权的篡改或在被篡改后能够迅速发现。

(3) 可用性(availability):数据可用性是一个计算机存储制造商和存储服务提供商用来

描述产品和服务的词汇,这些产品和服务是用来确保在从正常到"崩溃"的环境中,当性能保持在一个必需的级别上时,数据必须是可用的。数据可用性通常用数据可用的比例和在同一时间可以流动多少数据量来衡量。

2. 数据安全的作用及定位

随着计算机系统越来越成为数据的载体,数据安全成为信息系统建设中非常重要的核心环节。通常人们对信息安全的关注点集中在网络周边防护设备和密码设备上,如防火墙、入侵检测系统、传输加密系统、防病毒系统等,对个人计算机及各种移动存储设备基本上依靠业务流程进行管理。虽然防火墙、入侵检测、隔离装置等网络安全设备对于阻止基于网络的攻击行为具有不可替代的作用,但是数据存储的安全隐患却能导致危害最大的信息安全事故,分布在大量存储介质的数据处于高风险的状态。中国国家信息安全测评认证中心提供的调查结果显示,现实的威胁主要为电脑终端上的信息泄露和内部人员犯罪,而非病毒和外来黑客攻击。

在政府层面,数据安全建设被作为信息安全体系的重要组成部分进行监督指导。2007年6月,公安部、国家保密局、国家密码管理局、国务院信息化办公室联合制定并审批通过了《信息安全等级保护管理办法》。该管理办法定义和描述了信息系统安全保护等级,在定义和描述中,数据安全是重要的安全等级保护关注的重点对象,接受国家信息安全职能部门的监督管理。

3. 数据安全主要研究方向

(1) 数据安全存储技术

数据安全存储技术确保数据的访问控制安全、机密性与完整性,既包括存储设备自身的安全,又包括存在存储设备上数据的逻辑安全。数据安全存储主要研究包括数据访问控制、数据机密性和完整性保护、数据访问的不可抵赖性,以及存储设备自身的安全增强与防护、基于存储的审计和入侵检测等。

① 数据访问控制:是进行数据安全防护和保护的核心策略,为有效控制用户访问网路存储系统,保证存储资源的安全,可授予每个用户不同的访问级别,并设置相应的策略保证合法用户获得资源的访问权。

② 数据机密性保护:是指数据不能泄露给非授权的用户,用户必须得到明确的授权,才能访问到数据,主要体现在对数据加密来防止黑客攻击。数据完整性保护:就是确保用户在访问数据的过程中,对数据进行完整性检查,保证所有数据的正确性。

③ 数据访问的不可抵赖性:体现在确保数据确实由某个存储设备发送并且无法否认,且接收到数据的用户一定是得到授权的用户,一般使用数字签名技术来实现。

④ 存储设备自身的安全增强与防护:体现在采用可信计算平台、硬件加密、数据自销毁等技术对数据进行主动防护,常见的存储安全增强设备包括安全移动硬盘、自毁固态盘、安全磁盘阵列、安全 NAS 设备等。

⑤ 基于存储的审计和入侵检测:入侵者通过被攻破的存储服务器来窃取存储设备上的数据,对于这种安全威胁可采用主动防护措施和被动防护措施来保护存储服务器。目前比较常用的主动防护技术有各种防火墙技术和容错技术。

(2) 容灾备份技术

容灾备份是指通过特定的容灾机制,在各种灾难损害发生后,仍然能够最大限度地保障信息系统的正常运行。对于提供实时服务的信息系统,用户的服务请求在灾难中可能会中断,容灾备份能提供不间断的应用服务,让客户的服务请求能够继续运行,保证系统提供的服务完整可靠、一致。在建立容灾系统时会涉及多种技术,一类是生产站点与冗余站点间的互联技术,一类是进行异地数据备份的远程镜像技术,还有一类是改善容灾管理的存储虚拟化技术。

① 互联技术

由于容灾涉及生产站点与冗余站点,因此将它们连接起来的互联技术在容灾中十分重要。目前,生产站点与冗余站点之间的连接主要有 2 种方式:一种为光纤通道连接,可以提供很高的性能,但是成本较高;另一种方式是 IP 互联技术,包括 FCIP、Ifcp、iSCSI 等。

② 远程镜像技术

数据镜像即把磁盘中的数据完全复制到另一磁盘中,数据在两处的存储方式完全相同。远程镜像又叫远程复制,是容灾备份的核心技术,同时也是保持远程数据同步和实现灾难恢复的基础。按照请求镜像的主机是否需要远程镜像站点的确认信息,又可分为同步远程镜像和异步远程镜像。

③ 存储虚拟化技术

存储虚拟化为容灾提供了一种灵活的解决方案,可以在虚拟的各类设备之间实现容灾功能,其目标是改善管理和提高利用率,实现更高层次的管理功能。利用虚拟化特性,数据管理工具可以更好地处理快照、复制、按需配置容量以及教育策略的决策。

（3）数据资源集中管控技术

数据资源集中管控技术能够实现以电子文档为主要目标的数据资源在创建、存储、流转、销毁等各个环节的集中存储和安全防护,并结合数据访问控制策略、用户身份属性、数据资源安全属性、数据资源安全属性,实现对用户访问数据资源的细粒度控制和远程应用、安全标签、文件访问控制、安全存储、安全审计等。

① 身份认证

能够通过多种认证方式对用户身份进行有效鉴别,确保用户身份的真实性和合法性。

② 安全应用环境

为敏感数据资源的使用提供一个安全的运行环境,能够实现对终端数据保密性的防护。

③ 远程应用

能够在瘦/零客户端模式下向用户安全地提供所需的远程应用程序服务和文件服务。

④ 安全标签

实现对数据资源的安全标签的嵌入和管理,支持对数据资源的全生命周期管理、监控和审计。

⑤ 文件访问控制

能够根据用户属性和安全标签中标识的文件属性对文件操作和用户行为进行细粒度访问控制。

⑥ 安全存储

通过对集中存储的文件进行安全防护,包括隔离、访问控制、格式变换等。

⑦ 安全审计

能够对各类子系统的日志进行集中采集、集中管理、集中审计,同时能够对异常事件进行告警。

二、数据安全存储技术

数据存储是数据流在加工过程中产生的文件或加工过程中需要的信息,以某种格式记录在计算机内部或外部存储介质上。根据不同的数据存储需要,常见的存储技术架构有 3 种:直接附加存储、网络附加存储和存储区域网络。

直接附加存储(direct attached storage, DAS):DAS 存储方式与我们普通的 PC 存储架构一样,外部存储设备都是直接挂接在服务器内部总线上,数据存储设备是整个服务器结构的一部分。这种存储方式目前在医疗卫生行业已不常使用。

网络附加存储(network attached storage, NAS):NAS 存储方式采用独立于服务器、单独为网络数据存储开发的一种文件服务器来连接存储设备,形成网络。NAS 内置了与网络连接所需要的协议,因此使整个系统的管理和设置较为简单。存储设备位置非常灵活,管理容易且成本低。这种存储方式目前广泛应用于医院的 PACS 业务、部门文件存储、视频监控系统、手术视频存储等领域。

存储区域网络(storage area network, SAN):SAN 存储方式创造了存储的网络化。FC-SAN 的支撑技术是光纤通道(fiber channel)技术,极大提升了存储的性能,当然 SAN 也可以使用 IP 通道进行部署。FC-SAN 的优势:容易部署,更高的存储带宽,存储性能明显提高。由于 SAN 采用了网络结构,扩展能力更强,是目前医疗卫生行业应用最广泛的存储方式,尤其是在数据库类型的应用中。

根据医疗业务的特点,有时候也可把数据存储分为:在线存储、近线存储、脱机存储和异站保护。不同的存储方式提供不同的获取便利性、安全性和成本开销等级。在大多数场景中,四种存储方式被混合使用,以达到最有效的存储策略。

在线存储(online storage):有时也称为二级存储。这种存储方式提供最好的数据获取便利性,高性能磁盘阵列是其中最典型的代表之一,其好处是读写非常方便迅捷。

近线存储(near-line storage):有时也称为三级存储。比起在线存储,近线存储提供的数据获取便利性相对差一些,但是价格要便宜。大容量磁盘阵列或自动磁带库是其中的典型代表。近线存储由于读取速度相对较慢,主要用于归档较不常用的数据。

脱机存储(offline storage):这种存储方式指的是每次在读写数据时,必须人为地将存储介质放入存储系统。脱机存储用于永久或长期保存数据,而又不需要介质当前在线或连接到存储系统上。脱机存储的介质通常可以方便携带或转运,如磁带和移动硬盘。

异站保护(off-site vault):为了防止灾难或其他可能影响到整个站点的问题,许多人选择将重要的数据发送到其他站点来作为灾难恢复计划的一部分。这种存储方式保证即使站内数据丢失,其他站点仍有数据副本。

医疗卫生行业的数据存在着增长快、数量大、读取速度高的特点,根据不同的应用,又有着各自不同的要求。

1. 医院的 HIS 安全存储的要求

HIS 数据库的数据量不大,一般小于 2TB,但其必须不间断运行,而且数据要求不能丢失,同时又具有并发访问人数多、查询量比写入量高的特点,因此导致设备性能低,系统响应慢。

HIS 对存储的性能要求高,能够满足高并发的要求,同时 HIS 对存储的高可用有要求,要求设备足够稳定。因此,在选择 HIS 的存储并考虑安全数据存储时,需考虑高性能存储。

基于高性能的要求,可以在存储设备中考虑数据分层存储方案。数据分层存储可以充分利用 SSD 的读写速度,带来高性能体验,同时配合 FC/SAS 磁盘,带给客户最大限度的灵活性。数据分级存储方案,可以根据不同应用数据的重要程度和性能要求,将不同应用系统的数据分别存储在不同类型的存储介质上,提升整体性能,降低 TCO。

2. 医院的 PACS 安全存储的要求

PACS 的特点:PACS 是基于数据库和文件系统的,既有结构化数据,也有非结构化数据;数据库数据量不大,但影像文件量大,一般年增长量在 10TB 以上,系统要求的并发访问低,吞吐能力要求高;同样要求数据不能丢失。

PACS 的数据增长量大,文件数量大,长期数据管理难度大,数据备份和恢复比较困难。因此,在选择 PACS 的存储并考虑安全存储时,除了考虑性能,更要考虑高容量的要求,同时需要兼顾到备份方便性,可以考虑扩展式存储或分级存储方案。同时也可以考虑分级存储方案,为放射科、临床医生等提供 1 年内的在线影像资料查阅设置在线存储,2～3 年内的近线影像资料查阅设置近线存储,同时考虑近线归档、医疗影像独立存储,提供有效管理数据增长、集中综合查询功能。最后要设置离线存储和备份系统,存储系统的存储容量应大于全员 10 年的影像总量,为长期的数据存储做好安置工作。

三、HIS 安全运维管理

HIS 安全运维管理经历了从分散到集中,从以资产为核心到以业务为核心的发展轨迹。网络安全管理、网络安全态势感知等技术的出现提升了用户信息安全管理运维的水平,从而也使用户对信息安全管理有了更高的期望,其发展趋势将是实现安全与业务的融合,真正从用户业务角度进行一体化安全防护体系的建设。

广义上,安全运维管理是指企业或组织按照信息安全管理体系相关标准和要求,制定信息安全管理的方针和策略,并采用风险管理的方法进行信息安全管理计划、实施、评审、检查、改进的信息安全管理工作,是集方法、技术、手段、制度、流程等为一体的一套完整的管理体系。

狭义上,安全运维管理是一套用于对信息系统进行安全管理的技术支撑手段,通过安全运维管理系统,实现对网络安全设备统一监控管理,对安全事件集中采集和存储,对全局安全状态进行统一分析和呈现、对安全风险进行预警和处置、对安全策略进行统一配置和管理、对应急任务进行统一安排和协同、对运维保障能力进行量化分析和评估,从而实现网络安全管理的智能化、精确化、科学化、可视化,简化管理复杂度,提升信息系统的整体安全防护水平。

安全运维管理体系通常体现在 3 个层面:第一层,系统自身安全防护,是各应用系统和安全对象自身的基础防护措施,降低自身的安全风险;第二层,安全产品防护,是在各系统

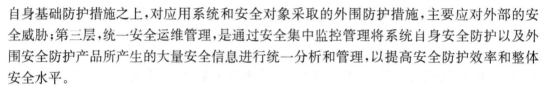

自身基础防护措施之上，对应用系统和安全对象采取的外围防护措施，主要应对外部的安全威胁；第三层，统一安全运维管理，是通过安全集中监控管理将系统自身安全防护以及外围安全防护产品所产生的大量安全信息进行统一分析和管理，以提高安全防护效率和整体安全水平。

安全运维管理主要关注2个方向：一是通过技术手段实现对功能各异、数量庞大的各类安全设备或系统进行统一管理，有效降低管理难度，提升管理效率；二是在统一管理的基础上能够进行进一步融合分析，进而实现对全局安全态势的掌控、对未来安全风险的预测。

四、HIS 应急响应

随着信息化建设的快速发展，HIS 面临的信息安全威胁也日益严峻。应急响应作为应对各类安全事件、保障系统安全运行的有效手段，是大型信息系统不可或缺的重要组成部分。

1. 应急响应概述

应急响应涵盖了信息安全的多个技术领域，具有很强的综合性与实践性。应急响应是指应急响应组织根据事先对各种可能情况的准备，在突发/安全事件发生后，尽快做出正确反应，及时阻止事件进一步发展，尽可能减少损失或尽快恢复正常运行，以及追踪攻击者、搜集证据直至采取法律措施等行动。简言之，应急响应指对突发/安全事件进行响应、处理、恢复、跟踪的方法和过程。

应急响应贯穿于 HIS 安全保障的各个技术及组织层面，主要包括事前预防和事后响应2个方面。

（1）事前预防：主要指针对信息系统及其业务的具体特点，前期做好充分准备。技术方面包括：增强系统安全性，如使用可信安全系统，对重要业务和数据进行备份，安装操作系统补丁，升级系统软硬件；安装部署各类网络安全防护系统/工具，如防火墙、入侵检测、防病毒系统等；终端计算机安装监测与防护类软件，使用漏洞扫描等工具及时发现安全漏洞，评估网络安全风险；对信息进行加密。管理方面包括：定期进行安全培训；根据风险评估结果结合业务影响分析制定安全策略；编制应急响应预案并进行测试和演练。

（2）事后响应：主要是事件发生后采取各种措施和行动抑制事态发展，根除问题，尽快恢复系统正常运行。技术方面主要包括调整安全策略，网络访问策略，隔离被攻击系统，限制或关闭被攻击服务，使用备份进行系统恢复、反击等。管理方面主要包括总结应急响应过程，及时更新应急响应预案等。

随着 HIS 发挥的作用和功能的扩展，医疗信息系统的规模和复杂度也在逐渐增大，同时，网络入侵攻击行为正朝着规模化、智能化、复杂化的方向迅速发展和演变，医疗信息系统所面临的威胁也越来越严峻。为保障 HIS 的保密性、完整性和可用性，亟须建立有效的应急响应技术和组织管理体系。

2. 应急响应标准

针对计算机应急响应处理工作，我国制定了一些相关标准，主要标准见表 11-1。

表 11-1　信息安全应急响应标准概览

标准名称	主要内容
《信息技术　安全技术　信息安全事件管理指南》GB/Z 20985—2007	明确了信息安全事件管理过程和管理规程,提供了规划和制定信息安全事件管理策略和方案
《信息安全技术　信息安全事件分类分级指南》GB/Z 20986—2007	为信息安全事件的分类分级提供指导,用于信息安全事件的防范与处置,为事前准备、事中应对、事后处理提供一个基础指南
《信息系统灾难恢复规范》GB/Z 20988—2007	明确了信息系统灾难恢复的基本要求,针对信息系统灾难恢复的规划、审批、实施、管理等给出了详细指南
《信息安全技术　信息安全应急响应计划规范》GB/Z 24363—2009	明确规定了编制信息安全应急响应计划的前期准备,以及信息安全应急响应计划文档的基本要素、主要内容和格式规范等

这些信息安全应急响应标准与《信息安全技术　信息安全风险评估规范》GB/T 20984—2007、《信息安全技术　信息系统安全等级保护定级指南》GB/T 22240—2008、《信息安全技术　信息系统安全等级保护基本要求》GB/T 22239—2008 等一系列标准紧密联系、互相配合、互为补充,共同构建成为我国信息安全标准体系。但目前我国应急响应方面的标准相对较少,科学的应急响应标准体系尚未形成,需要加快相关应急响应标准的制定步骤,从而不断完善整个应急响应体系。

3. 应急响应过程及方法

应急响应最早来源于入侵检测领域,逐渐向整个网络安全领域扩展。信息系统应急响应方法学(PDCERF)是研究安全事件响应过程的科学,定义了应急响应的任务、过程、阶段及顺序,能够帮助系统迅速从混乱状态恢复控制,提高事件响应的效率,形成提高事件响应处理过程的有效机制。

应急响应方法学涵盖了准备(preparatory works)、检测(detection mechanism)、抑制(containment strategies)、根除(eradication procedures)、恢复(recovery steps)、跟踪(follow-up reviews)6 个阶段,是一个周而复始、持续改进、螺旋式上升的动态过程。

(1) 准备阶段

应急响应准备工作是以预防信息系统安全事件的发生、降低安全事件的影响、改善组织的安全生态为目的,是应急响应小组的基础工作。准备工作对于提高响应能力、优化响应过程非常重要,主要包括如下方面。

① 评估系统安全风险。响应者应明确信息系统安全风险及其范围、了解受害者的系统和网络安全情况,便于响应者提前掌握保护对象的系统和网络环境,提前发现安全隐患并加以排除。应急响应风险评估使用的安全产品主要包括漏洞扫描设备、补丁更新系统等。

② 制定安全策略,设置安全防护措施。安全策略一般由专业人员在对保护对象进行风险评估之后制定并加以指导,其应包括建立安全防护措施的内容,根据风险评估的结论和建议选择适当的安全工具并建立软硬件的防御体系。

③ 建立应急响应预案。应急响应预案即应急响应计划,是响应人员进行决策的重要依据,也是应急响应准备阶段的重要内容之一。建立应急响应预案后,一旦安全事件发生就

377

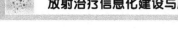

可根据相应的预案处理事件,正确及时地采取有效措施,大大提升响应时间,降低系统损失。应急预案应经常培训、演习,并根据实际情况及时更新。

④ 获取必要的应急工具和资源。应急响应须有专门的响应人员,接受相关培训;应有响应者所需的资源,如教材、演习环境等;应有可能用到的各种设施,如备份/恢复系统;应有相应的安全和辅助工具,如评估、检测、攻防、漏洞补丁等工具;还应有相关的应急信息系统信息,如系统登录账户、路由器及安全设备配置信息等。

⑤ 支持应急响应的系统及平台。系统包括建立应急响应组织机构,并明确具体职责;建立用于沟通和联系的通信信息;建立系统备份恢复机制,实施系统备份;妥善保管事件处理过程中收集的各类证据。

（2）检测阶段

检测是以识别和发现各种安全事件是否发生为目的,是动态响应和加强防护的依据。从操作的角度来讲,安全事件应急响应过程中所有的行为都依赖于检测。

在检测阶段,应急响应小组可采用入侵检测系统、入侵防御系统、日志审计系统等各类安全工具/系统,进行网络行为监控与检测、系统用户操作监控与检测、系统日志及安全事件审查等,了解并评估安全事件发生范围和影响程度,如安全事件是由谁、在何处、用何种手段发起,哪些业务系统受到影响,事件发展态势如何等。同时,应急响应小组应强化审计功能,备份系统保留现场,实时记录安全事件信息,并在分析之后将重要安全事件及时上报至相应的权威机构。

（3）抑制阶段

抑制是一种过渡或者暂时性的措施,其目的在于阻止入侵者访问受害系统,限制攻击范围,避免进一步的损失。在应急响应过程中要非常重视抑制措施,因为某些安全事件可能导致整个系统迅速失控。应急响应小组应尽早做出决定,确定阻断、缓解、封堵、隔离等措施,如临时关闭受侵害系统或主机,断开受侵害系统的网络连接,禁用服务和账户,修改防火墙和路由器的过滤规则、设置入侵诱骗系统等。

（4）根除阶段

根除的目的是消除安全事件的根源所在。如果不采取根除手段,系统将始终无法安全运行,可能再次遭受同样攻击。而完全消除入侵根源往往需要很长的时间,只能通过持续有效的安全改进过程才能实现。在根除阶段,响应者应根据具体系统和网络环境,采用防火墙、终端监控、病毒查杀、远程控制、取证等工具/系统,进行病毒及恶意代码清除、违规账号禁用、补丁更新、安全策略改进、安全加固等操作。在必要时应该及时向应急响应协调中心请求跨部门跨地区协调帮助。

（5）恢复阶段

恢复是实现动态网络安全的保证,其目的是将所有受侵害的系统、应用、数据库等恢复至正常工作状态。由于系统与应用环境的区别,在恢复过程中要遵循详细的技术规程。在恢复阶段,主要进行用户数据恢复、系统服务重建、系统可用性恢复等操作。其中,最基本的灾难恢复是利用备份技术,对数据进行备份,保证数据的一致性和完整性。

（6）跟踪阶段

跟踪是一个应急响应流程的最终环节,目的是关注系统恢复后的状况,总结、整理、分析安全事件的相关信息。其中，总结整理经验是重要的一环，有助于应急响应人员吸取教训、提高技能，同时经验教训是重要的一环，有助于应急响应人员吸取教训、提高技能，同时经验教训又可作为教材来源，用来培训新的应急人员。应急响应小组应在安全事件处理完成后不断回顾、学习并汲取经验教训，拟定事件记录和跟踪报告，重新进行风险评估以提出新的安全建议，出于管理的目的收集系统日志，建立或完善自己的应急响应事件库等。

AAPM TG-100

风险分析方法在放射治疗质量管理中的应用[*]

随着现代辐射治疗计划和计划传递的日益复杂,传统规范化质量管理(QM)方法,比如美国医学物理学家协会(AAPM)、美国放射肿瘤学会(ASTRO)、美国放射学院(ACR)、欧洲放射肿瘤协会(ESTR)和国际原子能组织(IAEA)等学术组织发布的指南,受到越来越多的挑战。这些规范指南通常只专注于比较实测的参数与理想值间的容差来监测放射治疗(RT)设备各个方面的功能表现,当然这些容差的设定是严格且可实现的。但辐射肿瘤学所发生的许多差错不是由于设备和软件故障,而是发生在治疗的过程中。因而,对整个放射治疗过程中有可能发生的差错或过失的概率及其所产生的临床后果有个系统性认识是很有必要的,这有助于通过有限质量管理资源的有效利用来给患者提供最大程度的安全和质量保证。基于放射治疗计划和放射治疗过程中已发生的差错及对应临床后果发生概率的估计,AAPM TG-100 提出了一种放射治疗全过程的质量管理框架。任务组选择了"调强放射治疗(IMRT)"所需的特定放射治疗过程作为案例进行研究。这项工作的目标是将现代的基于风险的分析技术应用于这个复杂的放射治疗(RT)过程,以向 RT 团体证明这些技术可以帮助确定更有效和高效的方法来提高我们治疗过程的安全性和质量。该任务组在某作者所在的机构以协商一致的方式提出了在 IMRT 过程中应执行的质量管理计划战略的示例。本报告描述了开发的方法和命名规则,提出了流程图、效果分析(failure modes effects analysis, FMEA)、故障树和 QM 程序,并提出建议,说明这些信息如何才能用于临床。风险评估技术的提出和实施将使辐射治疗更安全、更有效。

1 前言

1.1 读者和监管机构关于使用 TG-100 报告的指南

TG-100 关于将风险分析方法应用于放射治疗 QM 的报告与大多数 AAPM 任务组报告非常不同,因此应该以与大多数任务组报告不同的方式阅读和使用。本前言通过描述报告的总体目标、建议阅读和使用报告的方式,以及对监管机构和法规对 TG-100 报告的使用提出意见,从而解决这些差异。阅读和理解本报告前言的重要性不能过分强调,因为这些概念和概念的应用在重要性方面与以前的任务组报告不同,并且使用与本

[*] "AAPM TG-100 报告"(中文译文)仅作为阅读参考和交流之用,具体应用请以原文为准。报告中所述"附录 C1~3"和"附录 D~G"请查阅 http://dx.doi.org/10.1118/1.4947547 E-MPHYA6-43-069605。

前言中讨论的原则相反的方法可能导致更大的危险,而不是提高质量和安全性。

1.1.1 提出放射治疗 QM 的前瞻性方法

规定性的技术质量管理方法已经有为癌症患者服务超过百年的放射治疗史。在北美洲每年癌症发病超过 1.6×10^6 例,估计有 50% 的新增和 20% 复发的患者使用放射治疗,在美国每年大约有 100 万个放射治疗疗程。其中绝大多数放射治疗是安全的,对患者有相当大的好处。然而,作为一个团体,我们必须继续寻找方法来提高治疗的质量和安全性。传统上,我们专业质量的提高主要由新技术进步推动,安全改进是由对过去系统故障的反应性响应驱动的。显然这里有一个同步问题。针对新的和现有的技术及流程,本 TG-100 报告提出的策略为提高质量和安全性提供了一种机制。当患者和医疗服务提供者的期望不断增加,而可用资源正在下降时,我们必须在这个时候探索这样的模式转变。

由 AAPM 和其他专业组织公布的那些技术 QM 规范性的方法,未来将继续发挥作用。这些核心文件的制定是基于该领域专家的共识。然而,随着 TG-100 提出的预期质量管理技术(在使用之前设计安全的临床工作流程的技术)的采用,例如故障模式(FM)和 FMEA。我们可以设想一个未来,通过对所涉及技术和次优性能的原因和后果给予更严格的分析来获取这种技术的 QM 文件,尽管包含主观因素。熟悉本报告中讨论的预期错误管理技术将有助于过渡到质量控制协议,这些协议被加权用于可能更有效地保护患者的安全性,并可能提高临床结果的测试或工作流程。

本报告在方法学方面出现了一种变化。直到最近,特别是医学物理学界,在放射治疗中质量管理的重点放在了放射治疗设备的技术性能上。然而,近年来,人们越来越意识到,质量和安全缺陷的主要来源是放射治疗过程中的弱点或可变性。例如,存在有限数量的直线加速器设计,在放射治疗中心之间的过程几乎没有标准化。直线加速器设计之间的高度共性使其适用于或多或少的通用机器质量控制协议的提出,因此可以是规定性的。过程的广泛变化需要更高程度的定制,定制必须由熟悉过程本身的具有专业知识的人来执行。本文中描述的技术构成了一种结构化方法,用于分析临床过程,并开发临床和场所特定的质量管理计划,以更有效和高效地解决个别诊疗中心的临床实践。随着我们通过临床过程的优化以努力实现更高的安全性,并提高质量,过程映射(PM)、FM 和 FMEA 以及故障树分析(FTA)将在工作流程设计中承担更多的重要作用。在其他高新技术和高度管制的行业(如核电)的前瞻性分析,包括以上这 3 种技术,一直是设施设计和运行的重要组成部分。

放射治疗技术的发展速度并没有变缓的迹象。在专业范围内,利用共识驱动的方法在快速变化的环境中维持质量和安全,不可避免地会在实施新技术和应该伴随的批准的质量控制协议之间存在时间滞后。仅对质量管理的规定性方法通常不涉及过程和技术改进发展的巨大变化,但这些变化有助于放射肿瘤学不断提高病人的治疗。本文中讨论的前瞻性工具不仅适用于诊疗机构到诊疗机构风险特征的变异性,而且提供了一种方法,用于使诊疗机构的质量和安全程序适应技术和患者治疗的变化。使用这些工具可以产生一个节约时间的 QM 计划,但更有可能的是,它将提供指导,使每个计划能够更有效地指导资源实现放射治疗的质量和安全性。

1.1.2 阅读和使用 TG-100 报告

如已经描述的,TG-100 报告与大多数 AAPM 任务组关于质量保证(QA)的报告完全不同。因此,医学物理学家如何阅读和使用报告也是不同的。主要的变化是,该报告试图展现一种全新的方式来思考放射治疗计划和交付过程的质量安全需要,并提出对放射治疗过程的质量管理需求的前瞻性和基于过程的分析。报告描述了:①预期风险分析的理由;②如何执行过程和临床特定的风险分析及质量管理计划制定;③应用于通用 IMRT 过程方法的详细示例应用。

虽然典型的 AAPM 任务组报告通常可以用作质控参考指南(如在 TG-142 的表 V 中查找用于检查 IMRT 的频率),但是 TG-100 报告不应以这种方式使用。详细的示例分析和从该分析开发的 QA 程序都基于一个默认过程,在作者之一的医疗机构进行建模,并实例帮助读者理解如何开发自己的分析。虽然本报告试图提供一个详细和现实的示例方案,但不宜将该方案纳入每个医疗机构。故障、排名、分析和质量管理计划是建立每个机构分析和 QM 计划的基础,但过程中每个步骤的个体化是每个机构创建一个有效和高效的质量管理计划的关键。TG-100 将帮助读者通过这一过程为自己的机构制定适当的质量管理计划。

本任务组建议 AAPM 和其他组织通过以下方式为医疗机构提供实施流程:①成立任务组,为特定临床过程实施前瞻性分析方法制定指导。②召开当地研讨会,培训 AAPM 成员高效应用 TG-100 方法。③提供更深入的培训(例如在开发分析时,为各种程序建立具有 FMEA 模型的网站,提供基于网络的培训和重点研讨会,如 2013 年关于辐射治疗质量安全的暑期学校)。④为诊所提供有竞争力的资金,以开发展示前瞻性风险评估实施。可在收到资金时附加一个组成部分,要求医疗机构在其 FMEA / FTA 和其他预期风险评估实施中教育他人。

许多研究者已经发表了他们在放射肿瘤学环境中应用 FM 和 FMEA 的经验。成功应用 TG-100 方法的个体组应该公布他们的工作(参见 Ford 等人的论文)。

成功地推广目前的规范性 QA 方法,包括 TG-100 提出的更具前瞻性和基于风险的方法,将需要所有相关人员花费相当多的时间和努力。然而,要想为治愈癌症而保持或提高患者的安全性及治疗质量,我们需要根据辐射肿瘤学领域暴增的技术改进的复杂性和速度要求,实施所提议的方法。

1.1.3 TG-100 关于预期放射治疗 QM 计划对监管机构和法规的一些建议

TG-100 介绍了建立设备 QM 计划的方法,每个设备根据自身的流程和程序确定自身的危害和风险。其他受监管的行业使用基于风险的质量计划,监管机构已经开发了技术来审查这些类型的计划。核电和航空工业中存在这样的例子。基于风险的质量管理计划不仅仅采用规定性的核查清单。基于风险的管理方法的一个重要优势是每个设备可以根据需要最有效地引导资源,保证患者安全和治疗质量。这导致存在不同的 QM 程序,有可能会对法规产生挑战。请监管机构熟悉 TG-100 原则,了解如何评估使用基于风险的管理方法来开发辐射治疗 QM 计划,以及如何确定计划是否提供预期的安全措施。(参见"1.1.4 遵循本报告方法的重要指导")。

基于风险的 QM 程序设计已在英国授权一段时间。在美国,从 2001 年开始,联合委员会(然后是卫生保健组织联合委员会认证)规定,卫生保健组织每年对高风险程序进行一次主动风险评估,而不是强制 FMEA 作为唯一的方法,基于随后的意向讨论和关于合规技术手册,显然预期是设备将使用 FMEA。为了促进基于风险分析的执行,联合委员会出版了

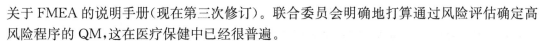

关于 FMEA 的说明手册(现在第三次修订)。联合委员会明确地打算通过风险评估确定高风险程序的 QM,这在医疗保健中已经很普遍。

大多数放射性监管者都熟悉 AAPM 的规定性任务组报告,为放射治疗质量保证提出建议。这些报告,例如 TG-40 和 TG-142 的报告,提供要检查项目的列表。其中一些报告已纳入美国一些州的法规。他们提供了有用的框架,监管者可以据此评估临床质量保证计划,无论 AAPM 报告是否在法规中引用。许可分支机构必须与许可证持有者合作,制定与拟议基于风险的 QM 方法和向这些新方法的过渡提出一致的修订。

TG-100 的成员以及许多其他研究者已经发现,有效的 QM 过程需要辐射肿瘤学团队的所有成员,包括医生、治疗师、护士、剂量师和管理员在内的积极协作。本报告将有助于利益相关者就辐射肿瘤学质量管理计划的设计和实施进行广泛讨论。本报告的目的是提供信息和指导,以促进这些方法在临床实践中的应用。特别强调不是为了规定或监管目的。

1.1.4 遵循本报告中方法的重要指导

在建立基于风险的 QM 时,应遵循以下准则。

(1) 不要对你的质量计划做突然的重大改变。质量保证计划在 TG-100 方法学和常规质量保证之间的任何差异,如任务组报告或其他指导文件所建议的导致删除质量保证的步骤,都需要非常仔细地考虑,有翔实的理论支持,并与熟悉常规 QA 和 TG-100 方法的专家讨论。不管任何分析,都必须保持遵守法规。

(2) 从一个小项目开始。这样做有几个目的。第一,它创造一个机会,使我们习惯于可管理规模的技术。第二,由于所有参与者都富有热情,一个小项目有更高的机会完成,成功完成第一个项目将为未来的项目提供更大的支持。第三,一个小的开始项目可以提供帮助选择后续项目的经验。对于许多设备,从来没有一个大项目,只是一系列的小项目。第四,过程是动态的,随着时间的推移而变化。在大型项目期间,审查过程可能会改变。

(3) 治疗的关键方面应该有冗余。冗余可防止错误进入其中一个系统。

(4) 基于风险的 QM 可能用于医院或诊所的其他部门。QM 部门应该能够为早期项目提供援助。

1.1.5 为促进 TG-100 方法的使用,向 AAPM 的强烈建议

(1) AAPM 应该为监管者提供指导,以评估放射治疗设备的 QM 计划。该指南应由一个专家小组制定,包括 TG-100 的一些成员和辐射控制程序主要领导会议(CRCPD)。该指南和原始的 TG-100 文件应传播给所有州和联邦辐射控制机构的规则制定、执法和许可单位。

(2) AAPM 应在 CRCPD 会议和协定国组织会议上为监管者提供关于新方法的深入教育介绍。

(3) AAPM 应在其网站上建立一个样品 QM 计划的储存库,监管机构可以使用它来熟悉这些计划。

本报告正文中提供了对 AAPM 的更多建议。

2 本报告的使用范围

确保放射治疗的物理方面的准确性、有效性和安全性是临床医学物理学家的主要职

责,以及对来自美国医学物理学家协会(AAPM TG-40、TG-43、TG-45、TG-53、TG-56、TG-51、TG-142)和其他专业学会的出版物提供持续更新的指导。一般来说,这些文件着重于设备特定评估——通过对特定参数设置严格但可实现的容差,并以特定频率进行测量来评估放射治疗设备的功能性能。然而,自从1994年AAPM任务组第40号报告公布以来,技术进步大大增加了放射治疗的复杂性;处理这种不断增加的复杂性存在资源短缺的问题。此外,最近公开的具有灾难性后果的放射治疗事件已经促使人们越来越意识到需要改善医疗机构的安全措施。对放射治疗事件的许多分析发现,它们通常由从问诊到治疗结束整个过程中的缺陷而引起,而不是通过传统物理QA可检测到的孤立硬件或治疗计划系统(TPS)的计算错误引起。

成立TG-100的主要目的是解决不断新增的先进技术的实施所带来的问题和设计更有效的方法进行物理QA。课题组的主要目的如下。

(1)审批现有指导,如来自AAPM的文献TG-40、TG-43、TG-56、TG-59、TG-60、TG-64、ACR、ACMP关于放射肿瘤学质量保证的报告,ESTRO放射治疗质量保证报告,IEC关于放射治疗设备功能性能的出版物,以及最终ISO质量管理和质量保证指南。目标是确定被省略但需要更好地覆盖的具体领域,并制订一个合适的整体质量保证计划。

(2)确定结构化的系统性QA计划方法,以平衡患者安全质量与普遍可用的资源,并在规定性和灵活性之间取得良好平衡。

(3)在确定了各级放射治疗程序的危害分析之后,制订质量保证大纲的框架。

鉴于新技术和治疗方法的迅速发展,在与AAPM治疗物理委员会讨论后,决定TG-100将仅处理第二项和第三项目的。尽管有许多工具可用于此类分析,但任务组选择了3种工业工程风险评估和缓解工具:PM、FM、FMEA和FTA,因为它们在高可靠性工业中被广泛接受。IMRT被用作这些工具的应用示例。

TG的报告首先回顾了与辐射治疗QM的传统方法相关的一些问题("第3节"),并简要描述了术语和工业中使用的一些主要质量改进工具,包括PM、FMEA和FTA("第4、5节")。然后给出了在放射治疗中设计QM程序方法的描述("第6节"),这些方法与以前的工作的比较,及对未来研究和开发的建议和总结推荐见"第7节"和"第8节"。"第9节"是整体方法的一个示例应用。TG-100的成员以及许多其他研究者发现,有效的QM过程需要辐射肿瘤学团队的所有成员,包括医生、治疗师、护士、剂量师和管理员以及物理学家的积极合作。我们希望本报告有助于所有这些利益相关者就如何设计和实施更有效的放射肿瘤学流程QM进行广泛讨论。本报告的目的是提供信息和指导,以便于在个体临床实践中将这些方法应用于IMRT和其他治疗方式。特别强调不是为了规定或监管目的。

3 辐射治疗QM传统方法的问题

3.1 需要全面解决治疗过程

常规的辐射治疗方法QM任务检查,具有相关的容差水平和频率,用于患者在其整个治疗过程中使用的每个装置。这种方法的主要缺陷是它强调特定设备的QA,过分重视设备弱点的代价是存在不适当的过程设计和信息流、培训不良、文档记录不足,以及患者特异性检查的匹配不佳等相关错误。虽然许多已报道的严重放射治疗错误涉及由于错误沟通或误解而不正确或不适当地使用装置,但是传统的物理QA通常集中在别处。尽管在计划和执行 RT 治疗方案中使用的每个装置应当根据规范和期望来执行是重要的,但更好地理解临床过程、工作人员、专用设备和各种"失败"对治疗结果影响之间的相互作用,将有助于更高效和有效地分配资源。

3.2 对物理资源的过度需求

随着治疗方法变得越来越多、越来越复杂和技术密集,QM 对医学物理资源的需求不断增长。最近 AAPM TG-142 对加速器 QA 的 TG-40 进行了更新,使每日、每月和每年检查的数量都增加了 60% 以上,主要是为了解决在 1994 年没有在临床使用的诸如 IMRT 和机载影像系统(OBI)等。医学物理学家需要维护现有技术的质量,并制定安全和有效的临床实施新程序。他们必须执行用于治疗计划设计和传递的软硬件的验收测试和调试,建立用于持续安全使用设备的 QM 程序,开发满足法规要求的 QM 程序,设计和执行患者特定测试以验证正确的治疗传递,并使之成为一般公众和辐射治疗团体的教育资源。这些劳动密集型活动对医学物理学家的需求很高。然而,每位物理学家可以安全地执行的 QM 活动的数量和强度受到人类执行能力和一天中工作时间数量的限制。事实上,精神和身体超负荷已经与许多放射治疗中的严重差错相关联,并与许多事故和意外有联系。因此,需要考虑基于正式风险评估的新的 QM 方法,该方法可以实现质量的提高和误差的减少,同时提供用于更好地分布物理资源的指导。这些方法将确定其频率可以安全减少的"标准"QA 活动,并识别标准 QA 不足的领域。虽然后者的结果不一定会减少物理学家的工作量,但它们为配置适当的人力和设备资源提供了依据。

3.3 开发涵盖临床实践中所有排列 QM 方案的难点

放射治疗的复杂性来自广泛的治疗条件、使用的技术和需要的专业知识。例如,目前存在超过 7 种 IMRT 递送方法:"步进"(step-and-shoot)、"滑窗"(sliding window)、物理补偿器、螺旋和序列断层治疗(TOMO),以及在常规直线加速器上的各种基于弧的递送,包括稳定和可变剂量率的"容积旋转调强治疗"(VMAT)方法。IMRT 治疗的细节取决于疾病部位、部门经验、可用技术和个体医生的偏好。这种复杂性由 IMRT 过程中涉及的多个步骤、内部和部门间的动态变化、已经公布的各种物理测试和测量、临床结果研究带来的持续变化以及引入的新技术等多种因素复合而成。为不断增多的治疗技术和治疗设备开发单一的 QM 方案是一个令人生畏(并且可能不可能)的任务。

3.4 为新兴技术和相关过程建立公认的 QM 协议的延迟

专业组织如 AAPM 努力开发周到和基于共识的 QM 协议以应对新的临床技术。不幸的是,制定协商一致的建议所需的时间跨度可能太长,当新的治疗策略可供广泛的临床机构使用时,诊疗机构还面临实施的压力。对于这种情况,TG-100 描述的方法将有助于开发安全有效的过程和 QM 程序。

4 质量和安全概述

4.1 质量

质量保证过失的影响范围从临床不重要的事件(如与处方相比,治疗剂量的变化 <5%)到灾难性事件(如导致患者死亡的案例)。尽管质量管理计划的目标是保护患者免受所有这些问题,但可行的计划被迫集中在具有可察觉的差错造成的影响方面。

质量一词经常涉及这一讨论。虽然经常使用一般意义上的"良好",但一个更精确的定义是有用的风险评估。仅修改 Juran 给出的定义,放射治疗的质量包括那些满足患者需求的功能,具体包括:理性的医疗、心理和经济目标,同时还要考虑到护理人员和机构的专业和经济需求;设计用于实现符合国家认可的实践和规范标准的癌症治疗的临床过程;没有错误和失误。

达不到所需的质量水平是失败。特定的处理步骤可以以不同的方式失败,每个处理步骤构成失败模式。在讨论失败模式时,如同质量,术语需要比在随意交谈中更精确的定义和使用。虽然在文献中可以找到各种质量的定义,但以下定义已经被广泛接受。

① error:失败包括行为和交办的事务(做不应该做的事情)或遗漏(不做应该做的事情),不正确地执行过程所需的预期行动。

② mistake:由于不正确的意图或计划导致的失败,使得即使按预期执行也不会实现目标。

③ violation:由于故意不遵循正确的程序而导致的失败,如为实现正确目标而走捷径或怠工。

④ event:整个方案,包括失败本身和其通过临床过程的结果,导致患者治疗质量下降。

⑤ near event:未检测到和未纠正会损害患者治疗质量的差错而导致的情况,也被称为 close call,near miss,and good catch。

失败可能由 error、mistake 或 violation 引起。许多失败导致无可检测的影响。当效应上升到可检测和显著的水平时,这可能发生在失败的几个月或甚至几年后,命名该失败为事件。

故障的原因通常是很复杂的,也不易对他们分类。但通常包含人为故障(mistake 或 error)和/或设备故障。虽然不容易识别,但组织或设计失败(称为潜在错误)通常涉及环境、管理或组织因素,这些因素可导致人员或设备性能恶化或增加此类失败传导到治疗的可能性。以组织失败为例,包括过度的工作量;嘈杂或分心的环境;或对信息的次优访问。

尽管医疗电气设备设计必须解决基本性能的概念,由国际电工委员会(IEC)定义了实现免于不可接受的风险所必需的性能(IEC 60601-1),但故障仍时而发生。虽然系统的设计可以帮助最小化故障的频率,但不能完全防止它们。风险管理是管理政策、程序和实践在分析、评估和控制风险任务中的系统应用(IEC 60601-1)。风险评估考虑治疗质量能否达到预期目标的方式。质量管理是保护患者免受故障影响的前哨。

4.2 QM:组件、功能和工具

QM 包括所有的活动设计来达到预期的质量目标。根据 Ford 等人的定义,QM 包括质量计划、质量控制、质量保证和质量改进。QM 这篇报告的核心包含 2 部分:质量控制(QC)和质量保证(QA)。尽管这些概念在文献中能发现有很多定义,我们在这篇报道里使用的内容如下:①QC 包含的程序是通过以下方式迫使质量达到理想水平:评估治疗参数的现状;将参数与期望值比较;根据差异来实现目标。②QA 通过确定任务或参数的质量目标来确认期望的质量水平。

通常,QC 对进程的输入进行工作,以确保在过程中一起进行的一切是正确的,而 QA 评估进程输出的正确性,如图 1 所示。根据 IEC,这个流程是将输入转换为输出的一套相互关联的资源和活动。QC 和 QA 都可以防止从流程里传出错误的输出。尽管输入中的错误可能导致质量差的产品,其中 QC 与输入并行,但是输入及其对应的 QC 并不能完全杜绝差错进入过程。类似地,如果 QA 流程导致了不良产品,则必须有 QA 失败以允许其通过该进程。在大多数情况下将给定活动分类为 QC 或 QA 可能是复杂的,因为来自一个进程的输出通常成为下一个进程的输入。

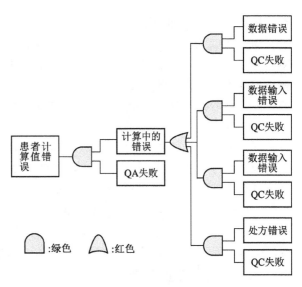

图 1 故障树示例

该图显示具有 4 个输入的过程,每个输入具有 QC 以维持过程的完整性,以及约定 QA 以提供过程的输出是正确的。红色和绿色符号分别表示"或"和"与"门。因为 4 个输入中的任何一个的错误可以在计算时传播到错误中,所以它们都通过"或"门(红色符号)进入过程。与每个指示输入错误的框,平行的是指示与过程相关联的 QC 失败的框。每个"QC 失败"框输入"与"门(绿色符号)及其在输入框中的相应错误。这表示输入中的错误要传入计算过程,必须存在对该输入起作用的伴随 QC 的失败。

QC 和 QA 都能中断故障的传播。一般来说,QC 比 QA 需要更多的资源。如图 1 所示,防止进程故障需要 4 个 QC 活动,而单个 QA 活动就可以提供相似的保护。然而,在 QC 期间识别故障导致较少浪费的效率。由 QA 检测到的故障需要调查以确定其原因,接着用校正后的输入再来重复该进程。因此,有效和强健的 QM 方案采用 QC 和 QA 的组合方式,这取决于一些变量,比如进程中所用的时间、输入的数量和输入的故障率。如果 QA 频繁地发生故障,则资源应该理想地转移到 QC 上。如果 QA 从不(或很少)发现问题,则 QA 步骤的价值应该重新被考虑。

质量审核是 QM 计划的另一个重要组成部分。质量审核是通过手动或自动审查独立于常规流程的治疗记录的代表性样本来评估临床进程。虽然有多种类型的质量审核,但对放射治疗最有益的包括进程审核和产品审核。进程审核是审查所使用的进程,而产品审核可以检查患者图表以查看是否所有需要的物理过程已完成并正确执行。AAPM TG-103审议的质量审核将不在本报告中讨论。

4.3 反应性安全方法

一旦确定故障,无论故障的影响是否渗透到临床治疗,都应采用反应性安全方法。反应性安全方法的目标是系统改进,目的在于最小化由于重复此特定观察到的故障模式而在将来对患者造成伤害的风险。为了实现这一目标,有必要确定特定故障模式的原因,并根据这些已识别的原因,对组织的程序或质量管理计划进行适当的修改。识别事件原因的这一过程构成了根本原因分析(RCA),这是一种成熟的错误管理方法。正如术语暗示的,RCA 的目的是追踪从实际或潜在的临床事件到开始导致事件的动作和条件链的步骤顺序。

在分析期间,也可以识别影响因素。

RCA 采取在每个决策点询问是什么和为什么的形式,直到根本原因被识别出米。RCA 过程应涉及整个治疗团队,以最有效地覆盖所有视角,并应包括靠近发生错误过程或系统的个体。研究质量方法和实施效率计划的组织被广泛接受,惩罚性或责备文化作为错误管理策略适得其反。因此,RCA 集中于系统和过程,而不是个人绩效。

除了制定一系列行动和观察导致不良事件或"near event"的条件外,RCA 还涉及评估屏障和控制的效果。安全屏障,也称为关键控制点,主要功能是防止错误或错误发生或通过放射治疗工作流程传播的若干进程步骤。通常,将屏障和控制作为 QM 计划的组成部分。综合事件学习系统可以基于 RCA 构建,并且可以正式地包括纠正措施和对辐射治疗团队的反馈学习。在美国,国家事故报告和学习系统刚刚可用于放射肿瘤学。(https://www.astro.org/Clinical-Practice/Patient-Safety/ROILS/Intro.aspx;http://www.cars-pso.org)。系统协助委托方通过 RCA 工作,也可以对委托方执行分析。

4.4　前瞻性安全方法

正如"第4.3小节"中所讲,RCA 是一种反应性 QM 工具,解决在现有临床过程中实际发生的故障。通过识别根本原因,可以通过质量管理程序提出流程改进,以最大限度地减少故障模式复发的可能性。相比之下,预期风险分析的目标是在故障发生之前识别危险的流程步骤,然后是新过程的设计或现有过程的修改,以减少潜在故障发生的可能性或增加在期望结果被破坏之前检测到它们的可能性。任何前瞻性风险或危害分析的根本出发点是通过开发过程图来理解临床过程,然后综合列举可能在过程的每个步骤发生的潜在故障。通常,对这种潜在故障的了解源于专家团队对过程的直接或共享经验,包括 RCA 和其他反应性 QM 工具的经验。对于治疗组知识库之外的失败,所报告的放射治疗错误的表格可能非常有用。

前瞻性风险评估是分析进程中涉及危害的过程。风险评估工具广泛用于保证工业质量。虽然在工业产品开发过程和放射治疗设计和治疗交付过程之间存在差异,但也有重要的相似之处。特别是近年来,许多研究表明基于风险的工业技术对医疗环境中的安全和质量的益处,如临床药学科学的研究完全改变了它的质量管理方法,试图减少处方药物错误和数量的错误,取得了令人印象深刻的结果。最近,急诊室程序的过程导向和基于风险的分析已经成为急诊医学领域主要努力方向。这些努力的目标是建立有效的计划,以合理和系统的方式保持或提高质量,而不需要不断增加的 QM 的资源。

虽然在文献中已经描述了许多风险评估和过程分析技术(如 Kaizen、状态分析等),但本报告采用广泛被使用的方法和工具,包括:①PM;②FMEA;③ FTA;④创建一个质量管理计划,以减轻在之前的分析中被识别的最重要的风险。这种方法和其他方法似乎可以直接适用于典型的放射治疗实践。尽管临床不鼓励使用这些其他方法,本报告强调了 FMEA 和 FTA,因为任务组认为这种方法是最有效的。

这种风险评估方法的第一个任务是描述和理解该过程中的每个步骤。可以使用理清流程的任何方法,包括步骤的简单列表。流程图树或图表可能非常有用,因为它们以图形方式描绘了流程中各步骤之间的关系。第5.1小节描述了流程图的开发,并显示了本报告中考虑的 IMRT 流程的 TG-100 过程树。流程图是逻辑流或组织图表,进程图是流程工作原理的任何其他图解说明。

388

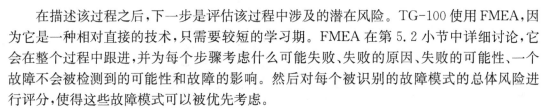
在描述该过程之后,下一步是评估该过程中涉及的潜在风险。TG-100 使用 FMEA,因为它是一种相对直接的技术,只需要较短的学习期。FMEA 在第 5.2 小节中详细讨论,它会在整个过程中跟进,并为每个步骤考虑什么可能失败、失败的原因、失败的可能性、一个故障不会被检测到的可能性和故障的影响。然后对每个被识别的故障模式的总体风险进行评分,使得这些故障模式可以被优先考虑。

总体分析的第三步是使用 FTA 来评估故障的传播。我们选择使用故障树,它使过程中故障的传播可视化,从而有助于确定干预策略以减轻已识别的风险第 5.3 小节所述)。

概括地讲,FMEA 指导故障模式的具体 QM 活动的开发,同时检查通过 FTA 识别的祖因原因的频率,提供关于辐射治疗计划的某些结构特征的相对重要性的指导。

一旦完成 FTA,最后一步是确定如何更好地避免已经识别的错误和风险。然后使用该分析来制定 QM 程序。设计 QM 程序的方法(第 6 节)及其对 IMRT 的应用示例将在第 9 节中讨论。

5   TG-100 风险分析方法

TG-100 推荐的基于团队的方法,需要所有治疗团队成员(医师、物理师、剂量师、治疗师、护士、IT 支持者、机器维护者、管理者等)代表的积极参与。团队成员有助于分析过程步骤和故障模式,特别是那些涉及其工作模式的步骤。由于治疗技术、可用技术、医生培训和偏好、资源、监管环境和其他因素的不同,每个诊疗机构都有独特的过程图、FMEA、故障树和 QM 计划。如本报告后面所示,FMEA 是一个风险评估工具,利用数据(如果有的话)以及相关人员的经验,因此需要额外的思考和分析来解决数据和经验有限的新技术。

5.1   流程图

流程图(或"树")是一个方便的、可视化的说明,显示了过程的不同步骤之间的物理和时间关系,说明了这些步骤从过程开始到结束的流动和相互关系。

图 2 显示了 TG-100 流程树,包括任务组成员一致同意的 IMRT 治疗过程的主要步骤,是以任务组成员的设备过程为基础的。树干:带领患者从开始进入放射肿瘤学系统,穿过树的中心后结束治疗。主要的枝干:代表主要的子过程,大致按时间顺序排列。从每个树枝出现的另外"分支",详细描述了分支表示的子过程中所需的步骤。每个分支可以进一步分解成细枝和叶,其描述子过程更精细的细节。彩色箭头表示从一个主要子过程到另一个子过程的信息或实际物理资料的流动。例如,紫色箭头表示固定和定位如何影响更远的下游;青色箭头表示下游解剖信息的流动;深绿色箭头显示初始图像的传输。流程树中的每个步骤必须正确地执行,以便成功地进行治疗。在执行 FMEA 和向物理师、其他团队成员提供整个流程的概览时,开发和理解流程树是必不可少的,否则可能被日常临床任务所遮蔽。

在制作流程树时,关注适当的细节层次是很重要的。极端的细节掩盖了流动和关系。太粗糙的流程图会隐藏关系和重要的步骤。对树规模的决定是不可撤销的。树只是在它使用时是有用的,可以添加步骤或细节,直到它变得易于管理和理解。显然,整个放射治疗团队都需要参与决定流程树中的关键步骤。

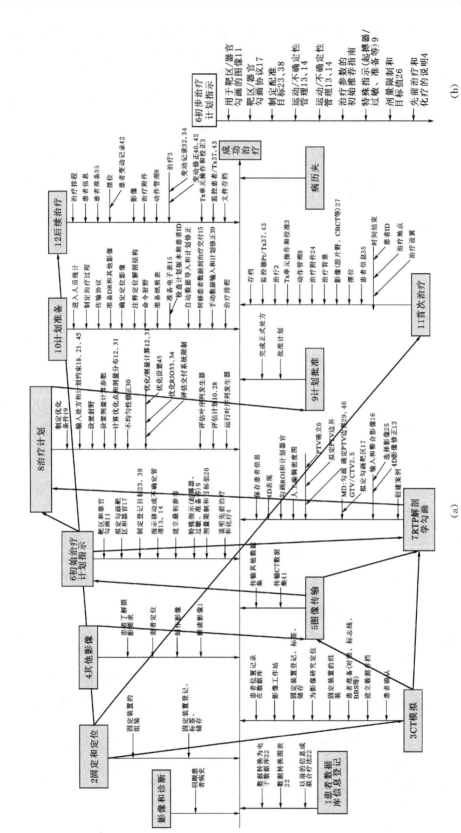

图 2　TG-100 流程树

(a) 一个 IMRT 流程树。(b) 初始治疗计划指令分支令的放大视图。红色数字表示（风险等级）由风险优先级编号值表示的最危险的 20%～25% 的步骤。绿色表示严重危害的步骤（第"8"）。风险可以造成伤害。风险是偶然性的，高或低都会给人造成伤害（图中色彩指示需查阅原文）。

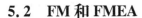

5.2 FM 和 FMEA

FMEA 评估过程的每个步骤中失败的可能性,并考虑它们对过程结果的影响。FMEA 的目标是评估在每个步骤中可能出错的一切结果——可能的特定原因是如何导致故障发生的、检测的可能性有多少以及其后果可能有多严重。在单个步骤中的故障可能具有许多潜在原因,并且每个故障可能具有各种后果。例如,在第一治疗日,患者可能被放置在相对于等中心点不正确的位置。这可能由潜在可避免的错误引起,例如治疗机或模拟机激光失准,治疗师由于分心而引起的误差,图表中的指令或设置资料不当,固定不充分,或者由于护理者难以控制器官运动或解剖学变化。这种定位失败的后果从可忽略到严重,取决于计划等中心的位移的大小、治疗技术(立体定向、适形或大照射野)、危及器官的临近和在治疗期间错误被检测到的时间。

如前所述,FMEA 是前瞻性的,它包括机构的专家对未发生的事件的预测。在许多情况下,发生的频率和检测的概率必须从当地的"近事件"或其他机构的事件或近事件的轶事报告来估计。假设没有特定的 QA / QC 测量,还要进行 TG-100 FMEA 测试。由于存在已建立的与大多数分析步骤相关的 QM 措施,并且基于现有 QM 程序估计故障的可能性,因此这一概念的原理可能难以掌握。然而,假设在执行 FMEA 时没有这些 QA / QC 措施,可以对 QM 程序进行系统的、彻底的重新设计,而不会由于现有措施的存在而产生混淆,因为现有措施可能放错地方或无效。因此,本报告中的所有风险概率估计都是假设没有特定的 QA / QC 测量。

当执行定量 FMEA 时,有多种步骤要完成。包括以下内容:①为每个过程步骤识别尽可能多的潜在 FM 和过程可能失败的方式,即每个过程步骤可能并且通常确实具有哪些 FM。②确定每种 FM 尽可能多的潜在原因,即每个 FM 可以并且通常有哪些原因。③假设在随后的步骤中没有检测到和纠正②的情况,确定每个 FM 对过程结果的影响。

所有 FM 的 TG-100 列表、每个 FM 的潜在原因以及每个 FM 对 IMRT 过程不同步骤的结果的影响在附录 C1-C3 中给出。

对于每个 FM,多学科执行 FMEA 的团队将数值分配给 3 个参数 O、S 和 D:①O(出现)描述存在指定 FM 的特定原因的可能性。②S(严重性)描述了如果未检测到或未纠正,则由 FM 导致的程序结果上的严重性。③D(缺乏可检测性)描述了无法及时检测到故障以防止事件的可能性。虽然过去的 QC 或患者结果研究的经验可能用于指导 D 的价值的选择,但其选择将在很大程度上依赖于专家意见。

将这 3 个参数相乘得到称为风险优先系数(RPN)的单一的量化指标:$RPN = O \cdot S \cdot D$。RPN 是由未检测到错误的已识别类型对患者造成的风险的相对替代度量,它单调增加未检测到出现的概率($O \cdot D$)及其对患者(S)影响的严重程度。RPN 值直接关注最需要 QM 的故障,它们的组件因素(O、S、D)帮助我们了解 FM 的哪些特征对与其相关的总体风险贡献最大。附录 A 给出了如何执行 FMEA 的示例。

TG-100 已经开发了与放射治疗结果和观察特别相关的 O、S 和 D 指数的标度(虽然可以使用和已经使用其他标度):①O 范围从 1(不太可能,<0.01%)~10(失败的可能性相当大,超过 5% 的时间)。②S 范围从 1(无危险,最小干扰临床常规)~10(灾难性的,无论是来自单个事件或累积事件)。③D 范围从 1(非常可察觉:0.01% 或更少的事件在治疗期间未被检测到)~10(非常难以检测,>20% 的故障在治疗过程中持续)。

给定的过程步骤可能以多种不同的方式失败,每种方式都具有不同的 O 和 D。例如,由于硬件故障(不正确校准的激光器)或人为因素(分散注意力或缺乏训练的人员),患者可能在相对于等中心的错误位置被治疗。但是这些不同的故障模式具有相同的 S,因为对患者的结果是相同的。

表 I 描述了与严重性相关的 TG-100 术语。这种严重程度量表非常明确地适应放射治疗环境的需要。还要注意,失败是相对于实践标准或特定需要的期望或预期来说的结果。例如,处方错误或失误是与实践指南、医生共识或等同物的显著偏离。对于处方下游的故障,参考的是医生的指令。

设置 TG 100 采用的不同严重程度之间的边界是必要的,但是必然不精确。表 I 提出了在可能设置这些边界剂量和空间中的合理位置。尽管考虑了具体靶区和剂量耐受性,但是仍被认为各种不同的临床情况使得硬性指标非常难以使用。

在表 I 中定义的术语错误靶区、错误剂量分布等在许多情况下具有相当大的重叠。例如,除了将剂量递送到错误的体积之外,在不正确位置处的等中心治疗可以被认为是递送错误的剂量分布或错误的绝对剂量。然而,这种故障的感觉最好被捕获为错误的体积。对于大多数故障,效应的实际术语对于其定量不是关键的。

表 I   用于 TG-100 FM 和 FMEA 中的严重性术语

严重程度	S 值	描述说明
错误的剂量分布	5~8	在大量患者群体中统计显示,剂量分布的传递准确性的失败预计将增加不良临床结果(例如减少肿瘤控制或中度晚期毒性的可能性增加)。对于决定性的放射治疗,根据实践标准建议靶区或器官 5%~10% 的剂量变化
严重错误的剂量分布	9~10	对个体患者的剂量分布的递送准确性的失败,其极可能在该个体患者中引起严重的不良临床结果(例如肿瘤复发或Ⅲ/Ⅴ级晚期毒性)。对于决定性的放射治疗,根据组织的生物敏感性,建议实践标准的 10%~20% 阈值
错误的绝对剂量	5~8	特定类型的错误,由于变化的剂量处方点或等剂量线,相对剂量正确分布但整体剂量分布不正确的剂量传递误差,如由机器校准和 MU 计算引起的误差。对于决定性的放射治疗,建议剂量的变化在 5%~10%
严重错误的绝对剂量	9~10	特定类型的严重错误,由于变化的剂量处方点或等剂量线,相对剂量正确分布但整体剂量分布不正确的剂量传递误差,如由机器校准和 MU 计算引起的误差。对于决定性的高剂量治疗,建议剂量的变化在 10%~20%
错误的位置剂量	5~8	在大量患者群体中统计显示预期的正确位置未达到相应的剂量会增加不良临床结果(例如减少肿瘤控制或增加中度晚期毒性的可能性)。造成这种失败的定位差异的大小,取决于靶区和靶区附近正常器官的解剖结构,通常,在参考位置和治疗体积之间 3~5 mm 的差异是现实中标准的分级处理
严重错误的位置剂量	9~10	未能将剂量递送到个体患者中的正确位置,其很可能在该个体患者中引起严重的不良临床结果(例如肿瘤复发或Ⅲ/Ⅴ级晚期毒性)。造成这种失败的定位差异的大小,取决于靶区和靶区附近正常器官的解剖结构,通常,参考和治疗体积的位置之间的差异大于 5 mm,或者在治疗体积中包含过量的正常组织将被分类为"严重错误的位置"

续表

严重程度	S 值	描述说明
错误的体积	5～8	在大量患者群体中统计显示正确靶体积未达到剂量将不利临床结果(例如降低的肿瘤控制或增加的中度晚期毒性的可能性)。造成这种失败的体积差异取决于靶区和靶区附近正常器官的解剖结构,以及对应于靶区体积的边缘缺失或者危及器官部分超量,从而增加并发症的可能
严重错误的体积	9～10	在个体患者中无法将剂量递送至正确靶体积,其极可能在该个体患者中引起严重的不良临床结果(例如肿瘤复发或Ⅲ/Ⅴ级晚期毒性)。造成这种失败的体积差异取决于目标和处于危险中的器官的解剖结构,以及病人靶体积的位置错误或危及器官超量导致的并发症或治疗失败
未达最佳标准的计划	4	未达到最佳标准的治疗计划
非辐射性物理损伤	5～10	由辐射以外的其他原因引起的伤害,例如身体创伤
不便的病人	2～3	不便病人的问题,例如造成对放射治疗设备意想不到的错误
员工不便或成本增加	1～2	给员工带来不便的问题,创造额外的工作,治疗费用或增加压力

表Ⅱ描述了由 TG-100 成员同意并在随后的 FMEA 分析示例中使用的 O、S 和 D 的数字分类。使用这些标度,与特定 FM 相关的 RPN 可以在从 1～1 000 的范围内。值得注意的是,单独的 O、S 和 D 标度不是线性的,而是更多地倾向于对数。这些量表能够处理严重性的范围、发生频率和不可检测性,这是在放射治疗中必须要考虑的。

表Ⅱ 用于 TG-100FM 和 FMEA 中的 O、S、D 值

序号	事件		严重性		可检取性
	性 质	频率(%)	性 质	分 类	未被检测到失败概率(%)
1	不可能失败	0.01	无效果		0.01
2		0.02	困难	困难	0.20
3	相对较少失败	0.05			0.50
4		0.1	小剂量误差	次优化方案或治疗	1.00
5		<0.2	有限的毒性或肿瘤低剂量		2.00
6	偶尔失败	<0.5		错误的剂量、剂量分布、位置或体积	5.00
7		<1	潜在严重毒性或肿瘤低剂量		10
8	重复失败	<2			15
9		<5	可能非常严重的毒性或肿瘤低剂量	严重误的剂量、剂量分布、位置或体积	20
10	不可避免失败	>5	彻底失败		>20

RPN 评分系统的一个具有挑战性的方面是确定有效且可用的严重性评分(S)。经过大量的工作，TG 达到了日前的严重程度。虽然也许有点主观，TG 发现，把 S 描述得太具体，会让他们更难以使用。有许多失败通常具有中等严重性（错误），但在极端情况下可能有 $S=10$（非常错误）；通常中等的 S 情况具有比非常高的 S 情况更高的 O 和 D。通过区分严重程度，评估者不太可能在非常高的严重程度上挂起，这有助于他们专注于更多临床相关的失败模式。这种方法对任务组非常有用，并且是推荐的。

在执行 IMRT 的 FMEA 时，TG 成员试图识别所有可能的 FM 和每个 FM 的潜在原因（在附录 C1～C3 中给出）。在 TG 报告中确定的最常见的一类原因是人为失败、缺乏标准的流程、培训不足、不适当的通信、硬件和软件故障、资源不足、设计规范不足、调试不足。所有这些也是系统故障，一些是非常直接的，例如缺乏标准化程序和不充分的培训，而其他的，如人为故障，是由于在过程中缺乏安全保障而导致的事件。甚至设备故障经常是由于缺乏调试、QA 或预防性维护造成的。

5.3 故障树型分析法

流程图包含故障树。如图 1 和图 3 所示的故障树，从左边开始可能出错（故障模式之一）。图 1 展示了故障树的简化版本的示意图。在附录 E 中给出了整个故障树，补充了在图 2 中 IMRT 的过程树。图 3 显示了整个故障树的一段，描述了目标定位预处理成像中可能出错的地方。分析人员叮嘱在成像过程中患者的行为可能直接导致不正确的定位。造成这种情况的可能差错包括图像的不正确解释（如 FDG-PET 的不正确的窗口），或者不能及时访问辐射治疗计划的扫描、用于成像的不正确的患者定位，或向患者提出关于特殊要求的错误（如：FDG-PET 之前的空腹等）。逻辑"或"门连接代表这些可能性的盒子（称为节点），任何这些节点可导致错误或次优的治疗。在每一个盒子中，树向右边访问可能导致节点失败。这些问题一直会继续访问上游行径，直到某一时刻、某个节点的命令落在部门或设施的控制之外。一些框可以通过逻辑"与"门连接，在门中所有输入框中的命令必须不能导致门中输出处差错。这种"与"门连接通常是 QM 程序的结果。如果检查一个动作的正确性，那么为了将动作中的一个差错传播到左边，那么关联检查中也必须有一个伴随差错。因此，"与"门提供保护，而"或"门公开误差传播的机会。对故障树的一个过程或子过程的研究说明了路径可能会导致失败。为了保证差错预防，在图 3 左侧的每个差错模式和右侧的初始原因之间，应该有一个质量管理措施，以防止故障模式通过过程传播。典型的 QM 措施包括提高培训、制定政策和程序、制定协议、提高沟通和持续的管理支持这些程序的问题。设计良好的调试程序、比较强大的软件和硬件也将是必要的。此外，整个步骤将遵循 QA 流程（如图 3 所示同行评审对靶区和 QAR 体积的评定）。

FMEA 帮助奠定了故障树，故障树为个人或部门提供一个可视概览以了解他们实践中的哪些步骤不被 QM 涵盖。RPN 和 S 值直接关注最需要补救的差错。从树状图可以很清楚发现，虽然不是每一步都需要并行的 QM，但每一步都需要一些 QM 来限制差错对患者的影响。就一般情况而言，依赖于一个单一的 QM 步骤来中断差错流程并不是一个好方法。尽管插入 QA 步骤作为效率测量来阻止许多步骤错误的传播是诱人的，但该 QA 步骤的失败将使得该过程完全不受保护。此外，从一个 QA 步骤①检测的问题可能产生许多错误流程和浪费大量努力，以及②可能很难确定到底是哪一个上游流程导致的问题，虽然这

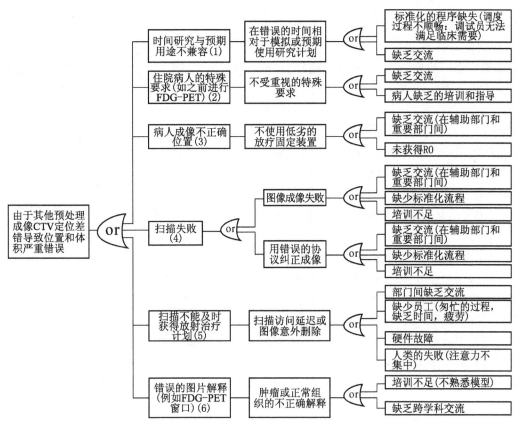

图3　在预处理图像中确定 CTV 位置可能出错的故障树示例

是纠正差错的必须流程。因此,通过在可能的 FM 和最终过程结果之间并入多个 QM 测量来提高 QM 程序功效和总体过程效率。这些冗余措施降低了由于单个 QM 测量中的故障未检测到错误的可能性,并且如前所述,还提供了在过程早期检测错误的机会,从而避免浪费时间和精力。在 FMEA 中添加的 QA / QC 过程评估可能有助于确保这些核查的实际正常运行。

6　TG-100 中放射治疗 QM 流程设计方法

本节为设计放射肿瘤学质量管理流程提供指导。没有固定的 QM 流程适合所有实际情况,同样每个 QM 的流程应根据个体实际的情况进行差错评估。

6.1　建立 QM 流程目标

一个简单的 QM 流程的目标应当是安全地将正确的剂量传递到正确的位置。要使这个目标有效,需要更具体的说明。其相对合理的目标是:①特定疾病的治疗需要所有 CTV 的剂量在 5% 以内;②危及器官的剂量要保持低于治疗的特定限制(实际上,剂量不能超出容差范围);③患者没有可避免的损伤或毒性。其次要目的是:没有治疗导致管理问题,例如违反规定。

在 FMEA 期间对可能的治疗失败模式进行排序,通常将注意力集中在灾难性失败,特别是对具有非常高严重性值的那些。这通常不是一般情况。考虑沿着连续分布的错误的示例。考虑一个连续治疗差错的例子(误差大小可以采用连续的值,例如剂量校准误差)。图 4 在假设情况下将 O、S 和 D 的值绘制为该参数的百分比误差函数,其中出现和非检测到的频率随着误差幅度和事件严重程度的增加而系统地减小。该图中 RPN 值被除以 10 以适应于同一坐标的显示。

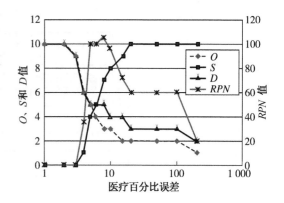

图 4　FMEA 中参数的各种百分比误差的假设情况(RPN 值除以 10 来匹配图表)

最大的波动的产生不是在最大的百分比误差处,而是在中间的地方。如果假定"误差"从期望值就有偏差,尽管很小但经常发生,以至于相关的"事件"甚至不会被注意到。治疗可能产生预期范围内的毒副反应,因此,S 值的范围在图中延长到零。由于误差(即偏离期望值)的增加,使其发生的概率减小,严重程度和其检测的可能性增加,导致 D 值减小。例如,如果一个计划上的剂量分布的靶区覆盖率差,那么覆盖越差,就越有可能引人注意。由于一些好的方法在实际工作中是罕见的,导致 O 值用于交付这样的计划被视为差的。同样地,因为在计划治疗前可能发现靶区覆盖差,所以 D 值被认为是低的。

原则上,任何的结果都可看作一个连续的随机变量,这种函数至少以一个近似的方式把 RPN 和出现的百分比误差连起来,作为 FMEA 的输入。不幸的是,对于大多数治疗参数几乎没有硬数据,并且任务组没有这种性质的信息。TG-100 报告建议研究开发这种关系。希望全国性的交流学习系统提供足够的数据支持所需要的研究。

6.2　将潜在差错模型以 RPN 和严重程度函数为依据划分优先级

对 FMEA 中的条目分类有助于 QM 设计流程,因为它有助于确定最危险和/或最严重的优先级差错模式。从 FMEA 的两个副本开始,一个通过 RPN 值排序,第二个通过 S 排序,因为这样有助于关注最危险和最严重的措施。这两个排序的列表使用相同的方式,所以首先使用哪一个没有差别。最危险步骤的优先级为有效分配用于分析的资源提供信息。根据清单可以判断,在某些时候解决潜在故障所牵扯的资源超过益处,但是如果没有首先解决更高级别的关注,通常难以确定危险步骤发生在什么级别。设计高级步骤的干预措施往往用来解决或修改许多低级别的步骤。

6.3　在流程中标记最危险和最严重的步骤

这种方法利用 RPN 和严重程度确定在临床过程中最危险的步骤排序。一种有效的方法是在树型图的流程上标记最危险的步骤,例如在 $20\% \sim 25\%$ 之间排序最高的 RPN 值(图 2)。不考虑 RPN 值,具有高严重性排名的步骤也应该被标记,例如 TG-100 报告选择了严重度为"8"的这个界限。对于许多高度排名的潜在差错的过程树步骤,QM 设计团队应该考虑重新设计过程消除或减少风险,随后再分析。如果重新设计是不切实际的或不会降低风险,那么应对其进行进一步的控制。

6.4 在故障树上标记相同的最高级别步骤

相同的最高级别的步骤可以在故障树型图上标示。与过程图表示一样,此标记有助于将注意力集中在最危险的群集上。

6.5 选择 QM 干预位置

从最高等级的危险开始,通过 RPN 或严重性等级来考虑在哪里放置 QM 干预以解决每个差错模式。在这个过程中,纠正所有上游的失败是没有必要的;但是,在任何可能的时候采取纠正措施来减少这些原因的概率是令人满意的。进一步采取纠正措施可以阻止该差错的传播,以防止对患者的治疗产生影响。资源的有效利用是解决最危险步骤的第一步,当处理高级别步骤时,它通常可以节省时间来考虑沿分支一起的其他步骤,用来解决高排名的步骤的行动可能以较少的成本包含一些较小的排名步骤。

6.6 选择合适的 QM 工具

几个质量管理方案的存在是为了解决一个明确的弱点,但不是所有的 QM 工具在预防失败都是一样有效的。关于 QA 和 QC,安全医疗实践(ISMP)研究所根据有效性对 QM 活动进行可能的排名。虽然原始列表主要处理用药错误,表Ⅲ以更一般的形式给出了其可能适用于放射治疗处理过程的实例列表。

表Ⅲ　基于实例的有效性的 QM 工具排名,部分遵循 ISMP 的建议

1. 强制函数和约束条件	• 操作检查
• 连锁	• 与标准进行比较
• 障碍	• 增加监控
• 带反馈的计算机输入指令	• 添加状态检查
2. 自动化和计算机化	• 验收测试
• 条形码	5. 规则和政策
• 自动监控	• 优先
• 计算机验证	• 建立/澄清通信线路
• 计算机	• 人员配置
3. 协议、标准和信息	• 更好的计划
• 检查的形式	• 强制性暂停
• 建立协议/澄清协议	• 修复
• 警报	• PMI(预防性维护检查)
• 标签	• 建立并执行 QC 和 QA(硬件和软件)
• 标记	6. 教育和信息
• 减少相似	• 培训
4. 独立双校验系统和其他冗余	• 经验
• 冗余测量	• 指令
• 独立审查	

在表中,数字越小工具越有用,最大的功效在于强制功能,如连锁和物理障碍阻止行动与过程的目标不一致,又如自动化可以消除在准备治疗计划中由于转录或输入超出范围值的错误。这些方法说明防止差错的最有效的机制是重新设计机器操作员接口以便减少差错可能发生的情况。然而,强制功能的实施往往不可能实用于个体临床,因为用于治疗患

者的设备不是为了具体到每一种可能的强迫功能或自动化,以防止不正确的治疗计划和治疗。一个更可行的选择是重新设计和简化程序,消除不必要的步骤,并澄清协议,从而消除潜在的全部错误类。重新设计的一部分包括校正环境中的缺陷,例如照明的改善或背景噪声水平的降低。独立审查由其他机构的经验丰富的同行提出的标准化程序也构成了设计过程中有价值的一部分。重新设计后,更新 FMEA 变得必要,因为新的过程可能产生一些新的意想不到的危害。

上面讨论的策略可以在基于 ISMP 67 的建议的表Ⅲ的上下文中看到。应该指出的是,在表Ⅲ的底部中列出教育对于正确的计划和执行是必不可少的程序。然而,即使有最好的培训,依然存在人为失败,依靠教育来防止所有失败已被证明比较高级别的工具的效率更低。冗余、独立检查和操作检查(周期性 QA)落在列表中间,但在放射治疗 QM 中起到重要作用。如果可能的话,应当使用最有效的工具,但资源和实用性往往导致工具在表的后面。明智地利用任何一种工具在质量控制和防止故障的传播中非常有用。经过一段时间后,重新评估流程本身提供了一个更好的质量监测有效性的构想,并确定了新的危险步骤。

重新评估的输入主要有 3 个来源:

(1)事件、失败和临近事件的记录。建立用于事件的报告系统和数据库,以及从根本原因分析捕获信息可以将后验统计数据添加到 FMEA 使用的先验估计。这样的数据还可以揭示在 FMEA 期间未被发现或由质量程序导致的问题。事件报告不关注潜在的故障,而关注已发生的故障,从而把更多的权力集中到为防止未来故障而建立的活动上面。临近事件报告被证明是非常有价值的。在临近事件期间发生了故障,但一些活动可防止故障影响患者的治疗。阻止影响患者的这些活动,提供了在未来临近事件案例下截取失败行动的有效性。报告系统还可以在故障发生前留意工作人员提到的有关危险情况的信息。所有 3 种类型的信息可以帮助改进质量管理程序。

(2)质量审核。质量审核包括权威专家,例如 IROC-Houston 或认可机构,如美国放射肿瘤学院(ACRO)、ACR 和 ASTRO 认证辐射肿瘤学计划审查计划(内部审计使用机构内部的人员,而外部审计不太频繁地使用外部人员)。审计包括"产品"审计,在医疗环境中审查病历和评估所有患者的治疗是否适当和完整,以及审查标准化程序和评估的过程,审核它们是否在设置中运行良好。审核还可以包括现场或远程执行的测量,以评估治疗单元校准或其他操作参数的准确性。

(3)质量改进。信息来自事件数据库、审计,还有质量保证和质量控制程序,作为质量改进的投入,质量指志、QI 标志部分需要更改或增强的质量计划通过重新设计将会受益。

附录 A 提供了实用指南,以协助用合理一致的方式实施本报告讨论的技术。附录 B 为教育和培训目的而设计。因此,在某种程度上,它是自给自足的,可以分发给研究生、住院医生和同事,介绍技术的实用性。第 9 部分提供了上述风险分析方法的扩展示例,为 IMRT 治疗过程设计了一个全面的 QM 计划。由于许多机构提供 IMRT,TG-100 希望读者能够发现此指南有助于进行自己的风险分析,以提高自己的 IMRT 计划和交付过程的质量和安全性。

7 与以前的工作相比较

质量体现了使患者免于受到伤害的概念。在 TG-100 的审议期间,与本工作有关的一些出版物已经出版或正准备出版。这些出版物可以分组为医学物理学家从更为熟悉的角度来解决 QA 的问题,以及那些关注放射治疗中的安全问题。前一种方法倾向于以设备为中心,而后者则倾向于流程中的故障。TG-100 的工作可以看作在这两组之间的定位,甚至在某种程度上的桥接。

关于辐射治疗的传统 QA 方法的最新文件是 AAPM 的任务组 142 号报告,它是在著名的 TG-40 文件和其他国际出版物的基础上进行发展和改进的。为了与先前的文件方法保持一致,TG-142 提出了具体测试的容差和频率。TG-142 在 TG-40 上进行了扩大,吸收了更新的放疗技术,如多叶准直器和 IMRT 等。TG-142 的菜单驱动方法中,其中不同的容差和使用频率的提出是为了适应不同临床条件,例如 3D CRT、IMRT 与立体定向放射治疗等,这些是受欢迎的创新。TG-142 认可它们提出的质量保证计划的影响,但是建议接受这些方法直到 TG-100 报告取代 TG-142。其他规范性的或已经出版的特殊处理的 QA 文件是 TG-148、TG-135、TG-101 和 ASTRO 白皮书的一部分。

替代和补充观点是将质量定义为实现治疗目标,这是 TG-100 采用的观点。以前发布的和本篇文章所描述的最相似的是由 Ford 和他的同事所完成的失败模型和在约翰霍普金斯大学放射肿瘤学设置实验室做的外照射放疗的效果分析服务。他们的努力开始于一个加工图和 269 种不同的节点,由多学科开发的团队包括医疗、科学、护理和技术人员参与,其活动影响于患者治疗。他们的 FMEA 得分系统 O、S 和 D 与 TG-100 所收录的略有不同,表 Ⅱ 中每一个他们所使用的量值范围在 $1 \sim 10$。在他们的工作中,他们发现 159 种潜在的故障模式。该组评估的最高风险优先级编号对于任何故障模式为 160,比 TG-100 发现的最高值还明显降低。Ford 等人提供了如何选择故障模式可以用于改进过程的方法,以减少 O,并提高质量控制,减少 D 的例子。本文包含一个有用的讨论部分,其中描述了作者的经验,进行全面的 FMEA。在文献中已经报道了与涉及 RT 应用的 TG-100 一致的其他工作。

从 TG-100 的定性角度来看,放射治疗的质量已成为最近几个出版物的主题。英国专业机构的联合体与国家患者安全局一起编写了一份题为"促进更安全的放射治疗"的文件。联盟的方法是通过共同的专家意见制定一套 37 个一般性建议。有趣的是,TG-100 通过对 IMRT 过程中的假设故障模式的检查以及英国文件通过了更加定性的共识,得出了关于高风险故障模式和原因的类似结论,并提出了类似的、具体的 QM 干预它们。为了防止一般放射治疗(特别是 IMRT)的失败,QM 计划应该具有 TG-100 所指的元素作为质量的关键核心要求。这些核心要求是:①标准化程序;②充足的员工、物理和 IT 资源;③对员工进行充分培训;④维护硬件和软件资源;⑤工作人员之间的沟通畅通。

如上所述,安全是质量的一个子集和先决条件。因此,来自英国集团的建议虽然特别针对安全,但如果采用,将同时提高临床放射治疗手术的质量和安全性。

世界卫生组织(WHO)最近基于对报告的实际和放射治疗的评估事件公布了"放射治疗风险概况"。根据这项评估,WHO 文件的作者制定了干预和安全过程的优先次序清单。同样,WHO 名单与 TG-100 报告中确定的 QM 步骤之间有很多重叠。WHO 名单中一个特别突出的战略是规划方案清单。最近,AAPM 发布了一个医学物理实践指南,以便于临床过程中检查表的开发。TG-100 同意 WHO 文件和 MPPG 关于构建检查表的一般指导。表 Ⅳ～Ⅷ 是 TG-100 FMEA 包括在 IMRT 放射治疗过程中的特定活动的检查表中的项目。

表Ⅳ　在 IMRT 治疗计划之前患者治疗的标准化的、特定于站点的方案的示例核对表

- 识别网站、阶段、组织学等和其他预处理特性,定义选择此协议的适应证,FM 的步骤 4 和 14～16

- 指定总体临床治疗计划,包括其他 RT(如近距离放射治疗)和其他治疗(化疗、手术)

- 提供特定地点的特殊临床指示(如头颈癌的牙科咨询、植入基准标记物),FM 的步骤 13 和 17

- 指定患者特定的要求(起搏器、对比过敏、膀胱/肠准备等),FM 的步骤 13 和 17

- 调查以前的放射治疗史,FM 的步骤 3 和 48

- 指定额外的所需成像程序(如 MR、PET、4D CT),具有足够的细节,以便能够明确地执行或识别期望的图像集合,FM 步骤 25～31

- 指定模拟指令:位置、使用的固定、标称等点位置,扫描区域的顶部和底部,以及特殊说明(对比、空白、禁食等)。注意与标准的偏差,FM 步骤 4～7 和 11～174

- 指定执行多重和单一模式图像注册的过程(如主要和次要图像集、自动或手动注册和注册地标),FM 步骤 25～29、42、43 和 57

- 指定要使用的命名法和程序(RTP 轮廓颜色和名称)和分割程序,FM 步骤 62、66～69 和 80～86

- 提供 OAR 和靶标的标准命名法和程序(例如 CTV1＝GTV1 的 1 cm 扩张和 CTV2＝选择性处理的淋巴结),FM 步骤 62、66～69 和 80～86

- 指定谁(剂量师、主治医师、住院医师)负责轮廓每个结构
- 分段 GTV 和 CTV 的特殊说明,优化危及器官,OAR 的评价

- 指定不确定性管理技术(如 IGRT 运动管理),FM 步骤 63～65

- 为所有目标结构指定 PTV 边距,FM 步骤 63～65

- 指定用于每个待治疗的 CTV 的总处方剂量和时间-剂量-分级时间表

- 指定 IMRT 类解决方案(字段排列、能量、附加回避结构等),FM 步骤 89～104

- 开始规划/优化约束和目标(如用于优化的 DVH),FM 步骤 89～104

- 指定目标的计划评估指标(如等剂量线,DVH)、OAR、剂量分布,FM 步骤 127

注:可以作为用于建立患者解剖模型、解剖轮廓、治疗计划和初始规划指示子过程的模拟和其他成像的 QM 检查的基础的一组标准化和特定于站点的过程的示例内容。所述的故障模式步骤(参见附录 C1,"按过程的 FMEA")在每个过程之后列出。

表 V　准备用于治疗计划的患者数据集的示例核对表

- 检查输入到计划过程中的图像数据集是否正确选择(正确的患者数据)、文档、质量等

- 提供来自模拟机的等中心坐标、测量、患者定位等的数据

- 图像已验证正确

- 对于图像登记情况:选择主数据集和辅助数据集(用于注册),实现注册精度,注明偏差或移床

- 危及器官根据指南绘制轮廓

- 验证所有 3D 表征(体表描述、体表等)的正确性
- GTV 到 CTV 的扩展遵循特定方案,自动边距正常工作,注意变化

- CTV 到 PTV 的扩展遵循特异性方案,自动边距正常工作,注意变化

- 布尔结构检查:输入到结构检查,创建的区域图像检查

- 根据方案范围校正的图像伪影(如,对比度)

- 正确地包括或排除了患者固定装置(如固定、皮肤标记、体模)

- 治疗计划指示是清楚和明确的

- 初步书面处方

- 指定优化目标和限量,并使用适用的方法或其他方案

- 特殊说明按照标准范围编写

- 初始指令包括以前治疗的说明,审查先前要求的治疗以及任何以前治疗的处方说明

注:附录 C1 中 18-21、34、45、37 和 49-79 步骤中故障模式的建议。

表Ⅵ FMEA 故障模式建议的治疗计划物理检查的示例检查表

- 用于规划/优化的剂量处方和约束与特定方案(示例核对表Ⅰ)或与计划指令一致

- 正确选择 ROI:在优化中正确使用重叠和非重叠结构,已经做出了射束能量和模态的最佳选择

- 计划中考虑了先前治疗的剂量

- 优化目标实现或失败,与放射肿瘤医师讨论和共识　□是　□否

- 正确选择剂量计算算法和密度校正(算法、开/关)

- 剂量分布对于计划和解剖结构是合理的
1. PTV 覆盖符合初始处方或特定方案(示例检查表Ⅰ)或与医师讨论并接受的偏差　□是　　□否
2. OAR 在接受范围内的剂量(由特定方案规定)或由医师评审并正式接受的偏差　□是　　□否

- 计划同样定性地同意类似病案的经验

- 总体计划包括每个处方的单独的剂量或伴随加量

- 计划指定的固定和定位方法

- 验证射野是否可治疗
1. 最终计划中使用的 MLC 模式,叶片序列参数正确
2. 在可治疗范围内监视单位

- 计划处方和治疗计划信息已经下载到系统数据库中的正确位置

- 4D 计划保持在系统的可靠性限度内

注:步骤 81~173 见附录 C1。

表 Ⅶ 第 1 天 QM 测量的示例检查表(治疗之前的测量)

- 使用两种形式的识别检查和程序来正确地识别要使用的患者和治疗计划

- 处方在图表和治疗系统中是完整的、有签名的和明确的

- 数据传送系统具有患者计划的正确版本

- 所有治疗参数在计算机输送系统或纸质图中是正确的,传输系数按规范计算

- 已经对计划进行了独立的物理检查,并根据规范满足了接受标准

- 在电子和/或纸张记录中清楚地指定患者装置

- 所有固定、定位或运动装置使用正确

- 计划定位标记移动正确

- 其他说明，如膀胱填充和推注、正确记录和遵循

- 其他设置规格在计算机和纸张记录中注明

- 计算机传送系统中的字段顺序以及允许自动传送的自由度（或不允许）根据规范或机器限制

- 在设置期间获得的定位图像或其他图像引导参数与计划图像或值匹配

- 图像和最终定位信息由医师检查和批准

- 执行成像的转换并清楚地记录

注：参见附录 C1 中的步骤 174～193 中的故障模式所示。

表Ⅷ　FMEA 为第 *n* 天步骤建议的 IMRT 患者的剂量测定和治疗交付图表检查的示例检查表

- 除非计划更改，否则请确认患者输送信息或文件在治疗过程中未更改

- 如果需要更改，请确认它们已正确实施，并且是合理的，以满足治疗的整体处方

- 验证所有治疗是否正确记录

- 到目前为止的剂量与处方和计划的治疗总量的比较

- 审查治疗传递系统连锁、超越问题，确定这些问题的原因，分析纠正或其他方案

- 标准分级：患者体重（治疗师或护士）

- 检查记录的患者位置、定位偏移、图像引导，以及检查表位置覆盖和移床位置的其他指示

- 每天正确记录所有非连锁附件（挡块、补偿装置、静脉推注等）的使用

注：参见附录 C1。这些项目至少应在患者治疗过程中定期检查。对于标准分级（1.8～－2Gy /级分，5～6 周的治疗），通常需要每周检查；对于压缩治疗计划，这些检查必须更频繁地进行；对于短期治疗，每次治疗前可能需要检查。

　　因此，WHO 文件与本报告之间的区别，是 TG-100 重点关注与英国小组和 WHO 更为通用的建议的具体过程步骤和失败模式（有关设计和有效使用检查表的信息，请参阅 Fong de Los Santos 等人的文章）。

　　最后，另外两个相关文件是"预防新的外部射束辐射治疗的意外暴露"的放射防护（ICRP-112）和 ASTRO 中是否安全的事故。虽然 ICRP-112 集中于新技术，但其许多意见和建议适用于当前技术。ICRP-112 检查一些细节，11 个辐射治疗事件中许多通过大众媒体、专业和科学出版物公布。通过类似于根本原因的分析，作者确定了重要的可概括的"经验教训"，并提出了一系列建议以提高放射治疗的安全性。类似于英国和 WHO 报告，主要结构和环境造成系统故障的原因包括文件、培训和沟通。ICRP 的一个显著特点是关于"预防方法"的章节。TG-100 的工作当然是重点关注这些方法。英国文件建议新的或引入改变的工艺处理技术时进行风险评估，设计了"安全是没有事故"的文件，以满足当代人在辐射肿瘤设施中结构、人员和技术过程中的具体要求，确保安全的环境用于放射治疗的输送。

作为增强质量和安全性的这些通用方法的补充,还有文献反映了医生的观点。

如上所述,关于放射治疗的安全性和质量的许多(如果不是全部的话)出版物有共同的主题。这些包括培训、文档、沟通以及错误管理的反应和前瞻性方法。如果我们接受这些作为先进的临床 QM 计划的先决条件,那么我们需要为员工提供工具,使他们到位。我们不应再假设我们可以编写清楚和明确的文件,或者我们是有效和坚定的沟通者,或者我们可以进行有益于治疗质量和安全性的风险评估。本文件和上文提及的这些先决条件需要纳入所有放射肿瘤学科的培训计划,以确认其作为质量和安全文化的组成部分的重要性。

8 放射治疗应用风险分析的一些建议

在 TG-100 推荐的辐射治疗中实施基于风险的 QM 方法对许多人来说似乎是令人生畏的。在这个项目期间,TG-100 的成员必须了解一个重要的学习曲线。然而,一旦理解了基本原理并且针对一个临床区域或过程完成了理解,对于其他临床应用的基于风险的 QM 程序的开发则变得显著有效。

8.1 单个医疗机构

为多元化团队投入时间学习和整合基于风险的初始 QM 计划是一项重要的资源承诺。然而,对整个临床过程没有良好的多学科理解的 QM 程序开发可能导致无效的和/或低效的 QM 程序。

- 建议每个医疗机构的放射治疗交付由放射肿瘤学家、医学物理师、剂量师、治疗师、护士、工程师和 IT 人员组成的团队,为所有临床过程开发全面的风险感知 QM 程序,特别是在与其临床职责和整个过程相关步骤的分析中。任务组认识到这将随着时间的推移而发生,并且将需要在许多医疗机构中进行额外的教育和文化变革。

- 一旦承诺实施本报告中所述的 QM 程序,建议他们从小项目开始,使用工具构建经验,与 QM 团队建立沟通模式,并获得信心。通过一系列小项目的运作,避免了大项目的设计压力,并且阻止项目拖延了很长时间。

- 基于风险的分析表明许多 QM 措施将增强,而不偏离安全实践。这些可能会改变工作负载、进程,从而需要令人信服的人员。比如包括制定书面程序和教育工作人员跟随他们,为医生实施"轮廓勾画"。对于一个重大的变化,如机器 QA 计划的剧烈变化,TG 建议极其谨慎。QA 计划在 TG-100 方法和常规 QA 之间的任何差异(如任务组报告或其他指导性文件所建议)导致删除 QA 步骤,需要非常仔细地考虑和支持,并与熟悉常规 QA 和 TG-100 方法的专家讨论。不管任何分析,都必须保证遵守规范。

- 治疗的关键方面应该有备份。备份可防止错误进入其中一个系统。

- 基于风险的 QM 可能用于医院或诊所的其他部分。质量部门可以为早期项目提供援助。

AAPM 认识到,开发和采用基于风险的个性化 QM 计划将是一个重大的模式转变,大规模实施是一个长期的过程,需要物理师和医生、医疗经理和高管、协会(诸如 ASTRO、AAPM、ACR 和 ACRO、SROA)之间的密切合作和调节。作为实施工作的第一步,任务组建议代表人员(辐射肿瘤学家、物理师、治疗师等)从自己的管理部门或其中一个研讨会接受培训和介绍,例如在上述 2013 年 AAPM 暑期培训之后。如我们的第二个建议所示,通过 FMEA 和 FTA 分析小规模、有限的临床过程是下一个合理的步骤。AAPM 还认识到,人规模实施需要 AAPM 和其他组织成功地采取行动(在第 8.2 小节中提出建议)。

可以以各种方式来实现 QM 程序的有效性的测试。一种方法是由医疗机构组成一个 FMEA 委员会,并进行审查关于自己机构中对 O 和 D 估值的信息。在完成 FMEA/FTA 建议的一些 QM 举措后,FMEA 委员会在事件报告数据库中分析一段时间(如 1 年)的新事件的可观察到的变化或事件的数据。是否有可观察到的变化? 这种分析的结果将产生有关实施 QM 计划的有效性的有价值的信息。

上述建议将是本报告中提出的建议的最终应用。实际上,会有 2 个不同的考虑,一个用于现有和已建立的临床程序,另一个用于引入临床中的新技术和相关的临床程序。我们期望本报告为方法和定义提供基础。对现有临床实践的分析可以识别当前资源或努力分配中的安全差距和低效率。对于新技术,初始 FMEA 和 QM 计划将必须基于有限的经验,并可能经历更频繁的修订,并定期更新。但所有过程都可以从系统分析和重新设计中获益,最终,所有临床程序都应通过 FMEA 来优化相关 QM 程序的设计。

IMRT 是高风险、高损伤,且资源密集型的行业。本报告第 9 节中的例子提供了一个宝贵的学习工具和减少初始内部努力的机会。小型医疗机构的初始步骤可能是将 TG-100 FMEA 和 FTA 用于 IMRT 以适应当地临床过程。这个任务组建议背后的基本前提是 FMEA 和随后开发的 QM 计划将允许更好地利用临床资源,从而使时间利用更加高效。这对于记录何时处理个体临床组,以及组织分析过程十分重要。适用于基于风险方法早期应用的其他程序将根据个体机构而变化,但是对所有程序和临床区域的最终分析是期望的目标。

- 建议风险效应的优先级排序,应遵循高风险过程、高损伤过程、新过程以及资源密集过程。

现代放射肿瘤学实践是动态环境,其中当前技术的升级或新技术的安装是连续的过程。保持高效 QM 过程的唯一方法是通过不断的分析,重新设计和分配资源来实现的。尽管已经采取了许多方法,保持和调整 QM 过程以及资源分配,但仍需要不断努力。故障模式和影响分析是一个运用逻辑,而非蛮力的方法。最终,个别机构必须决定 FMEA 重分析和重调整过程的频率,并为特定临床过程而不断努力。

- 建议基于风险管理应该被当作一个持续不断的过程。

QM 计划的复杂性和基于风险的 QM 的可用资源将随个体机构的临床活动、方法、专业知识和规模而变化。这种关系不是线性的,因为无论机构的规模如何,都必须进行基本分析,由于员工较少,因此在较小的医疗机构中开发基于风险的方法可能会存在疑惑。这个问题的至少一个方面对于小型医疗机构更容易,因为个别工作人员更了解整个过程。然而,较小的医疗机构可能从改善资源分配中获得最大的好处,这可以通过了解其临床过程限制而产生。

一些医院在质量改善部门有专门的工业工程师和安全专家。当首先对个别部门或过程进行分析时,这些都可能是巨大的资源。合格的外部顾问能在这个过程中,提供合理的指导和洞察,也能跳出当时的环境。这些顾问对肿瘤放疗临床过程并没有了解,但他们是系统设计和过程分析的专家。

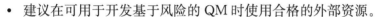

- 建议在可用于开发基于风险的 QM 时使用合格的外部资源。

8.2 对于 AAPM 和其他组织

- 未来的 AAPM 团队应该解决 QM 融合基于风险的技术。这可能包括重要临床过程的风险分析,并将其作为与放射治疗过程和技术相关的,通用或具体 QM 建议的基础。

这些分析能指导临床医生采用有效和高效率的新技术。在 FM 和 FMFA 中,图形和表格表示格式,使它们为组织程序和考虑技术提供有效的沟通方法,并有助于理解相关 QM 的早期应用。该课题组推荐如下:①随着这些分析的发展,AAPM 为不同过程建立了一个关于模型流程图、FM 和 FMFA、FTA 以及相关 QM 程序的网站。AAPM 也应该建立一个基于训练工具的网站,该网站训练医学物理学界运用最新的模型流程图、FM 和 FM-FA、FTA 以及相关 QM 程序。②AAPM 应该建立一个课题组,用于专门起草 *RPN* 的指南。

为了帮助医用物理学界应用这些工具,该课题组建议:①AAPM 建立一个工作组来帮助指导学界度过向基于风险的 QM 的转变。②AAPM 应该向相关学界伸出援手,建立共同工作组,共同合作,熟悉基于风险的 QM。③AAPM 应该让知识和经验丰富的学者,在每年的协会上发言,谈谈他们对风险分析技术的认识。并且,若有可能的话,在姊妹学界的会议上交流经验。④AAPM 应该创建一个提高放射治疗设备 QM 的文件。该文件需由 TG-100 以及辐射控制董事会(CRCPD)的专家们制定。⑤AAPM 应该在 CRCPD 以及协定国家组织的会议上,向新的方法学管理者们做出有深度且有教育性的演讲。⑥AAPM 应该与美国放射学委员会(ABR)讨论如何将病人的安全与治疗的效果,融入自己的职业生涯。另外,AAPM 应该在其主页上,建立标准的 QM 过程,这样管理者就能熟悉标准 QM 过程应该是怎样的。

8.3 未来研究和发展

在将 FMEA 和 FTA 应用于 IMRT 过程流程的通用模型方面,TG-100 的经验突出表明需要进行额外的科学研究、工程创新、临床研究以及咨询组织,如 AAPM 和 ASTRO 的额外指导。该领域需要进一步的创新和发展,重点如下。

8.3.1 FMEA/FTA 在单个医院中的通用性和优化性实现的评估

在 TG-100 建议的实际应用中,一个主要问题是,单个医院能够从这个具体流程树、FMEA 和错误分析中获益,且不用再为其特定的临床过程建立流程树和向下分析的限度是什么。TG-100 的结果,对于强调形成特定机构的 QM 过程十分有益。首先,TG-100 分析对 TG-40 和 TG-142 所提出的以仪器为中心的 QA 方法,提供了一个更确切的补充说明,那就是需要结合一个更复杂的以过程为核心的方法,该方法需要考虑实施放射治疗的设备人员和放射治疗过程间的相互关系。TG-100 就放射治疗计划和治疗过程中最危险步骤(就潜在高损伤性和未被发现的情况下进行治疗)也提供了确切的指导。许多高风险事件与过程输入的错误规范有关,而这些输入对于指导接下来的计划十分重要。与医师有关的错误包括:选择不合适的影像学检查来勾画靶区,对图像的错误解释,粗略且不正当的 CTV 勾画以及错误的治疗指导。而更多的与物理师有关的错误,比如对计划系统与设备的不当应用,对布尔结构的错误应用,以及对先前治疗剂量的错误解释。另一方面,在医院层面,对 TG-100 风险分析的直接复制,应该被禁止或者需要更加慎重,因为对 TG-100 的具体风险分析不能直接用到临床。"传递图像及其他 DICOM 数据"的风险,很大程度上取决于图像和计划软件的界面,比如需要用户选择文件和终点的软件,以及只能进行很少的自动性及完整性检查的软件,这些会使其发生错误的概率高于自动化软件界面发生错误的概率。在应用 TG-100 风险情况优先级的过程中,读者应该记住由医学物理师(本文作者)提出的输入填充流程树和 FMEA 分析的限制,这样才能做出更合理的 FM 和 FMEA。当放疗医师、剂量师、治疗师及护士都能包括在等效输入时,还需要关注其他的错误途径和风险评估。第一个提出放射治疗 FMEA 的物理师 Ford 得出了这样的结论:耗时分析过程中,涉及整个放射治疗团队,产生了更多的超过 FMEA 的益处,包括提高团队凝聚力和安全意识、建立开放的沟通渠道、系统的弱点和优势的共同认识,并提出了改进流程的建议。通常情况下,调试和验收测试的主要好处是共同开展进程,而不是从不同的方向到达终点。

目前,我们需要进一步的研究评价,应该将定制、机构分析和通用风险分析的应用相结合,才能够达到用最高效的方法来实现工程安全和稳健的放射治疗过程。

建议:AAPM 需要与其他机构合作,组织并寻找一系列工艺设计的证明,其中每一个都应该与主导临床实践有关,例如 SBRT,在项目操作者的指导下,进行风险评估过程和 QM 系统设计。通过区分不同临床实践的相同点和不同点,能够在通用和特定的分析之间找到合适的平衡。

8.3.2 严重性、错误传播和过程控制的研究

TG-100 关注的重点是提高患者安全和治疗的质量,其中,最着重关注失败模式的原因、检测与缓解。如果将其用于临床,会导致投照剂量不当,而这会对患者造成损伤。无一例外,该方法与先前 AAPM 工作组有明显差别。在放射治疗的计划和管理中,该方法将设备的 QA 测试和计划系统作为重点,并以此确保获得和保持可接受的准确性。从 TG-100 的观点来看,通过普及该系统,以设备为中心的 QA 协议,是阻止随机设备故障和/或系统设备误解的有效方法。FMEA 和 FTA 技术适用于剂量传递错误,该错误在统计层面上看,会危及患者的治疗效果。TG-100 第 9 部分已经为合理分配装置的测试频率或行动阈值提供了一个简化模型。虽然该模型仍然需要许多新的数据和分析,以及关于该设备是如何运作影响及传递精确性的更好的理解。通过使用诸如"置信加权剂量分布"和等效均匀剂量(EUD)的评估工具作为用于评估临床结果对设置和装置性能不确定性的敏感性的替代,可以改进对如何利用该信息的详细理解。将此方法应用于更广泛的设备性能终点和临床病例的额外经验是需要的。

该问题的另一方面是,当对不同的设备参数加以控制,所呈现出随机波动和潜在的时间趋势或系统问题时,需要确定行动等级和测试频率。已经被研究的例子包括,在混合型假体和日常加速器输出测试中,采用等中心剂量测量的方法来检验 IMRT 计划。QM 测试发展的目标是,设计一个协议,该协议要求在极限范围内用最小的努力来制定合适的灵敏度研究,以此控制目标参数,例如重复测量输出和干预措施(如改变直线加速器监控室的灵敏度)。数据过程控制技术,有利于在 QA 测试随机波动与预期的临床表现相一致的背景下,辨别潜在趋势(系统设置)。因此,可以合理设置干预过程中的动作级别。传统的统计建模方法可以用来估计 QA 测试的采样间隔和行动水平需要降低设备故障的概率,例如在校准系统的漂移会导致剂量传递误差超过某一预定值的概率时,降低到一个可接受的

水平。一个更难的挑战是,将这些过程控制技术应用到器械的程序性问题和行为中。这些领域中仍然需要更多的研究,包括收集更多装置性能特点的数据记录的统计参数,更多的系统灵敏度研究,以及发展标准方法来定义设备性能的极限、行动等级以及采样频率。

8.3.3 观察性研究和风险分析验证

与将 FMEA 和 FTA 应用于工业上相反,TG-100 对此的主要限制是:对放射治疗过程应用风险分析技术,在发生和测量概率上缺乏相关数据。所有的这些研究都不得不依赖专家们的经验,运用主观估计的数值。在放射治疗方面,尽管有些研究报道运用了许多方法和误差分类来采集数据,以此来报道总体误差率,但只有少数研究处理放射治疗过程的通用子过程的错误率和检出率。Barthelemy-Brichant 报道了将参数从纸上记录的数据中抄录到治疗单位计算机系统时的错误率为 0.46%。Fraass 等人报道了参与治疗交付过程的许多成分的错误率,包括了手动和计算机控制的传送方法。研究解决错误率和共同规划及交付任务的深层原因,在降低现有放射治疗风险分析主观性特征上有重要价值。

(1) TG-100 意识到,治疗计划系统、计划传输系统以及其他设备的设计者和生产者,在放射治疗执行中,应就其产品的鲁棒性和机械性、电气和剂量学的可靠性进行广泛的预发布风险分析。它进一步建议,运用类似的方法来测试和提高产品的临床可用性,在共同规划和交付的任务中,可能通过与 Beta 测试站点合作,以确定错误率和错误模式的深层原因。这使得这些研究能为放射肿瘤学领域所用。适当的情况下,在执行 FMEA 和 FTA 时,制造商可能希望用 TG-100 的定义。

(2) 它还建议放射肿瘤界用系统的方法,用以检测不同的临床过程,以便该模式能够为他们发展。

对使用基于风险的 QM 方法的效益验证应在当地医院进行。概率风险分析的方法,能够被用在基于主观估计成分的错误率的基础上,进行半定量验证风险分析。埃卡伊特等人的研究能够证实该点。97 名研究人员,运用他们医院的放射治疗过程的故障树分析,并用专家审稿的概率来填充故障树,比较用概率故障树分析的总体治疗率(0.4%)以及观察到的预测率(0.1%~0.7%)。

8.3.4 事故报告与分类分析

如上所述,很少有肯定的证据能够将发生和探测概率用来填充 FMEA 和 FTA。许多肿瘤放射分析,是基于经验、专业知识以及参加分析的治疗团队成员的期望的一种前瞻性模型。前瞻性构建的风险分析和经验性的现实之间的主要联系,是可观察的错误率、近期事件以及重大/灾难性事件的报告。医疗差错的分类中,有两项已被用来专门用于放射治疗,其目的主要是为了支持根本原因分析。然而,正如上文讨论的那样,随着对质量和安全的前瞻性研究的出现,有机会探索用于实际临床数据的告知的 FMEA 和 FTA 的可能性。

(1) 在 TG-100 报告的撰写过程中,AAPM 的预防放射肿瘤学错误工作组公布了一份文件,名为"放射肿瘤学中事件学习数据库结构的共识建议"。该集团已经在 5 个领域达成了共识:定义、流程图、严重程度量表、因果关系的分类和数据元素。对于一致性而言,包含这些建议的术语和数据元素被检查,以确保前瞻性 QM 策略的适用性。

（2）根据航空行业的经验显示，为改善系统和过程安全，将综合不良事件报告和根源分析作为分析工具的意义。然而，运用这些工具也仅仅是超过回顾性分析。欧洲医学界 AS-TRO-AAPM 发起的 RO-ILS 系统和放射科学辐射事件报告与分析系统评价中心，都是在放射治疗领域可被用于告知 FMEA 的数据库的实例。

9　将 TG-100 的方法用于 IMRT 的实例

9.1　简介

为了说明在第 4.8 小节所描述的风险分析方法的应用和描述其对临床物理师的价值，TG-100 进行了设计、描绘流程图、FMEA 以及通用 FTA，但并未描述 IMRT 过程中的临床现实情况。为了充分利用该活动，有必要至少首先要好好阅读该报告的序言，最好是阅读第 4.6 小节。

第 9.2 小节呈现了 FMEA 和 FTA 分析的方法和结果。第 9.3 小节、附录 C1~C3 和附录 E~G 又基于这些结果，第 9.5 小节和附录 G 的一致性建立了 QM 过程的范例，总结了由此产生的 QM 建议和概要，并将其总结在第 9.6 小节中。

QM 工程包含了规划和交付过程的建议。这些包括临床过程的改变、参考资料、培训要求和文化的变化，以及传统的设备和过程为导向的 QA 和 QC 检查。本报告中的建议不被视为规定的实践指南或普遍适用的建议。该文件不能被像 TG-40、TG-142 和类似的指导性文件一样使用。这些文件以及风险分析，是基于第一个和最重要的教学工具，这些工具是为了向读者阐明如何为自己的临床过程开发风险分析，如何运用这些成果，为 IMRT 和其他先进技术处理程序，来设计和构建起自身的 QM 和决策过程。本报告的操作建议可以作为愿意采用 TG-100 IMRT 分析自身的临床治疗过程而无需从头开始执行自己的临床具体 FMEA 和 FTA 的读者的出发点。TG-100 强调，在第 9.3 小节和第 9.5 小节部分，以及附录 G 中的操作建议，是基于通用 IMRT 的优先级风险的，它代表了 10 名物理师和 1 名医生的一致意见，并且受限于该工作组鉴定的系统漏洞。TG 成员寻求输入从各自的医院的调强放射治疗团队的其他成员。

TG-100 分析的一个限制是，它是一个仅包含 1 名医生，以物理师为主的工作组，它不含剂量师、治疗师、护士和行政支持人员。TG-100 试图包含足够的方法实例，以便于更多的工作组能够为自己部门的具体过程和具体方法，开发基于 FMEA 和 FTA 的 QM。但这些团体应争取具有代表性的各机构人员的加入。

值得注意的是，分析 FMEA 方法给 TG-100 提出了许多建议，这些建议与 ASTRO 白皮书的建议和清单一致。同时，为大型放射治疗过程所用的几个 FM 和 FMEA 已出版。其中，两个是单一机构分析，一个是为医院网络提供，一个是为电子束放疗提供。与 TG-100 的分析一样，这些工具需要奉献和多学科团队合作，这些机构强调 FMEA 是一个很有价值的工具。TG-100 的报告还提出，在识别高风险特征方面，FMEA 作为一种新技术被引入是非常有帮助的。同时，几个处理特殊放射治疗设备的 FMEA 已经被出版。

9.2　通用 IMRG 临床过程的 TG-100 风险分析

在这部分，我们描述关于通用 IMRT 过程的风险分析。正如前文解释的那样，这包含：①流程图绘制（第 9.2.1 小节）、FM、FMEA（第 9.2.2 小节）；②故障树分析（第 9.2.3 小节）。

9.2.1 IMRT 过程绘制

因为在每一个 TG 成员的机构中均遵循独特的行为模式。所以 IMRT 的执行,与步骤进行的顺序、具体设备的运用、人员责任的分配和具体过程(基于一个机构的过程粗略地)的选择有关。尽管有趣的是,TG 成员最终同意对已出现的 QM 的指导方针,该选择并不是具体过程的保障。TG 同意表 IX 和图 5 所列出的 12 个子过程是 IMRT 过程树的主要分支,该过程树中所列出的内容为物理师的职责范围。

表 IX 详细的步骤和 IMRT 的 FMEA 的实例的失败模式

过程标号	过程描述	过程的步骤数	失败模式标号
1	输入患者信息	1	3
2	固定和定位	4	7
3	CT 模拟定位	10	14
4	其他预处理影像	6	7
5	传输图像和其他 DICOM 数据	3	8
6	原始治疗计划指导(来自医务部)	9	9
7	实时位置解剖轮廓	15	31
8	治疗计划	14	53
9	计划审批	2	11
10	计划准备	11	30
11	初始治疗(第 1 天)	7	20
12	后续治疗(第 n 天)	9	23

其他分支,包括"图像和诊断"和"咨询和治疗决策"由放射诊断人员、医师或其他人负责。这些分支也被认为是超出了该任务组的范围。为 IMRT 从事 FMEA 的医院,被推荐仔细审视自己的行为。尽管 TG-100 的事例足够广泛,足以包含医院的工作流程。

因为 FMEA 的一个重要目标是开发最有效率的 QM 过程,而无需假设习惯 QM 程序的使用,几个熟悉的纯粹 QM 步骤的子程序均省略了目前的 FMEA。省略的步骤包括预处理图像的检查、常规线性加速器和 IMRT 的 QA、医生复查和每周的图表检查,因为包括这些步骤会对结果产生偏倚。期望真正需要的 QA 步骤将会作为 FMEA/FTA 的结果,返回到 QM 程序中。

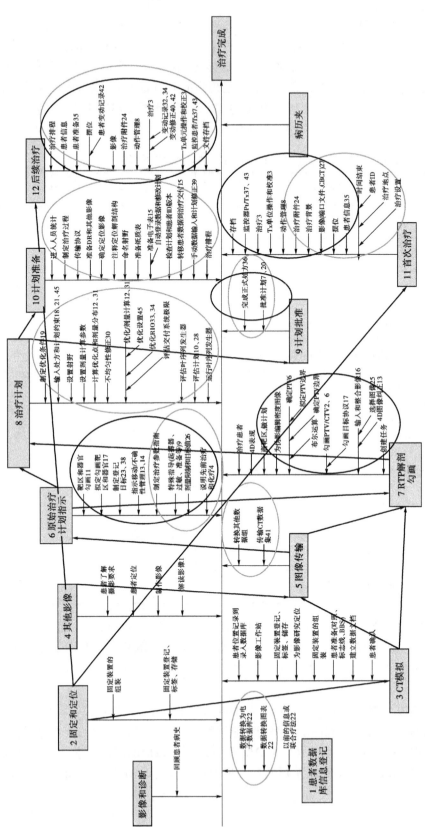

图 5　缺乏任何 QM 的 IMRT 过程图

黑色箭头示正常过程流向，其过程在大范围内从外向内、从左至右。红色的数字意味着（危害等级）最危险的 20%～25%的步骤。正如高风险优先数值表示的那样。在 20%个最危险的类别中，"8"边上的步骤意味着其为第八危险的步骤。有几个数字意味着其危险步骤。在 20%的最危险步骤意味着，对于不同的失败模式的等级。特别地，绿色的文字意味着 S≥8 的失败模式，无论它们是否在最危险类别的前 20%中。彩色的箭头意味着在一个子进程和另一个子进程之间的信息流向。红色圆圈则是用紫色箭头意味着固定和定位如何影响下游的组。亮蓝色箭头意味着解剖信息的下游流。深绿色为初始图像的转换。绿色圆圈为刻始图像的转换。红色圆圈意味着该步骤绕那些明确危险危险的步骤的集合。在绿色圆圈周围的红色圆圈则意味着重又危险。在前面步骤中的 QM 测量将会阻止错误进入后期步骤（图中色彩示需查阅原文）。

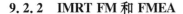
9.2.2 IMRT FM 和 FMEA

为了创建 FMEA,TG 在每个流程中达成共识,确定了他们能想象的每个步骤中出现的 FM。基于其集体经验,TG 列出了每种失败模式的可能原因,并描述了他们认为失败可能发生的临床情况。在后来的分析中,起初 FMEA 并未发现额外的 FM。这是一种常见情况,TG 后来发现应该建议 FM 被分析或解决。FMEA 是一种致力于提高安全和质量的工具,它本身并没有完善。

216 FM 最终被包括在分析中。整个 FMEA 分析在附录 C1 中按顺序列出,附录 C2 是以递减的顺序列出的平均水平项,附录 C3 是按递减顺序列出的严重程度得分。前面描述的共识命名有严重程度(表Ⅰ)和发生率,严重程度以及检测能力的缺乏(表Ⅱ)都用于分析中。下文描述 FMEA 创建的实例。

9.2.2.1 O、S、D 值的定义

创建了一个电子表格(附录 C1),其中列出了每个过程步骤,每个步骤的 FM 和与每个 FM 相关的潜在故障原因。然后将 O、S 和 D 值分配给每个 FM 及其相应原因的组合。最初,TG 把 FM 作为一个群体看待,试图确定 S 和 D 值的一致性。考虑到成员的多样性和地理的分散性,效率很低。因此,TG 决定独立做出电子表格,然后评估 O、S、D 之间的一致性以及它们决定的 RPN 值($O \cdot S \cdot D$)。这些工作是通过 9 个成员才完成的。每个成员基于他们的个人经历,为每一个 FM 和原因提供一个单独的 O、S 和 D 的估计值。整个小组讨论了评估方式,然后汇集在第 9.2.2.2 小节中。关于部门 FMEA,描述了一个类似的个人评估过程,然后是小组共识,其中地理分离不是问题。一般来说,O、S、D 小组平均值在没有仔细考虑当地的条件时不应该被应用。

如前所述,FMEA 假设没有认真考虑 QA 或 QC 的测量,比如 TG-40 推荐的整个放射治疗过程或 TG-142 直线加速器 QA。因此 O 和 D 的估计值是完全基于固有的下游的常规临床检查过程。尽管缺乏具体 QA 和 QC 检查,但还是有机会来检测故障,如固定问题会导致患者建立"第一天"或"n"治疗的问题,进而导致中值 D 的缺乏检测。另一方面,没有传统的直线加速器 QA,在患者治疗期间会很难检测到不正确的剂量校准,进而导致该 FM 的高 D 值。正如我们在第 9.3 小节、附录 G 和核对表(表Ⅷ、表Ⅸ)中见到的,许多传统的 QM 步骤都返回此过程。值得注意的是,尽管 TG 成员分配 O 和 D 时,好像 QA 不得其所(允许失败被发现且只有通过正常程序上的步骤进入下一步),但是在假设缺乏传统的 QA 的情况下,评估者的个人经验和偏见无疑影响了他们的 O 和 D 值。

9.2.2.2 分析方法

为了确定这个过程中风险最高的步骤,为了在这些领域集中分析 QM 程序工作,获取个体 FMEA 结果,采取了几种方法来分析 9 组 O、S、D 和 RPN 值。TG 选择了以下 2 种方法。

首先,计算出 O、S、D 的每一步的中位数、平均值和标准偏差以及 RPN 值。RPN 值分配给 216 FM 的个别评估范围是从 2~720,中值 RPN 从 8~441。在第一个方法中,所有步骤的中值 RPN 是有序的,阈值最高的 10% 和 20%(HM10 和 HM20)和最低的 10% 和 20%(LM10 和 LM20)中值 RPN 已经测定出。如果至少 5 个评估者被分配一个上面的 RPN HM20(HM10),这个过程步骤是包含在 20%(10%)最危险组,这样一个类似的分析就被用于优先级最低的步骤中。HM10、HM20、LM10 和 LM20 的分析表明,即使 RPN

不同,这些 FM 具有高度或最低限度的危险性。

第二种方法根据 RPN 的最高(或最低)平均值确定最危险和最危险的步骤。平均 RPN 值介于 19~388 之间。在流程树(图 5)上标记具有排名最高的 20% FM 的过程步骤,其中它们的排名数字为红色。这在视觉上突出了流程图的特别危险的分支和树枝。图 5 中还示出了在最高排名的 20% FM 之前或之后发生的步骤,以显示高风险步骤在整个过程中的位置。接近最高排名的 20% FM 的过程步骤也在图 5 中标记,因为在 20% 水平的许多步骤具有几乎相同的 RPN 分数,并且认为它们具有同等重要性。此外,判断失败导致高严重性(平均 $S \geqslant 8$)的步骤被特别注意,即使它们的整体 RPN 不高。理由是,预防这些失败应该具有高度优先权,而不考虑 TG 成员对其发生或检测的可能性的估计。这些步骤在流程树上以绿色标记。

为了进一步了解,对于选定的高风险和低风险步骤单独绘制每个评估者的 O、S、D 和 RPN 值,并且检查由两个不同评估者指定的评分之间以及评估者的评分和中值之间的相关性。该分析表明,尽管个体评价者的个体 RPN 值频繁存在定量差异,但个体评价者对于最危险和最危险的步骤仍然定性一致(参见附录 D 进一步讨论)。这种统计方法在其自身过程的单一机构 FMEA 中不是必要的,尽管可能存在一些需要平均、讨论或谈判(FMEA)的个体评分差异。Ford 等人注意到,故障的排序次序比 RPN 值的绝对量表更重要,因此知道 IMRT 过程的单机构 FMEA 的风险排名是否与 TG-100 的那些非常不同,如果是,了解为什么。

该过程的下一步是使用整个 FMEA 与 FTA 一起开发基于风险的 QM 计划。在临床使用中,所得到的程序将被采用一个试用期,然后使用部门的错误报告机制重新评估。对于一些步骤,由于减小的 O 或 D 值,成功的程序将导致先前高级分解 FM 的 RPN 值减小。持续的高风险或高 S 值的 FM 和新实现的 FM 将促进新的 QM 效果。

9.2.2.3　结果

表 X 根据最高平均 RPN 值评估展示了十大最危险的步骤。

物理 QA 实践标准(独立检查治疗计划、物理和电子图表、加速器 QA、严格调试治疗计划系统等)将大幅降低仅仅少部分的由于缺乏检测能力(D)造成的故障模式的 RPN 值。人为因素是最常被引用的造成最高风险失败的原因,而非设备性能故障。这是符合在其他放射治疗研究中的患者安全的观察。提到的因素包括培训不足、内部和跨部门沟通不畅,缺乏一致的程序指导方针,以及执行任务人的注意力的缺失。不太常提到的原因是时间压力。医生深入参与这些高度危险的步骤中的 7 个,强调了对放射治疗 QM 采取全面跨学科方法的必要性。

在 FM 的流程树中,20% 最危险类别的分布在图 5 中显示为以下观察结果。

1. 几个肿瘤区和临床靶区描述的步骤会导致位置丢失,从而变成高风险的 FM。目标结构通常由医生定义,并且需要 QM 测量,例如医生同行评审,以防止这些失败在整个过程中传播,影响患者治疗。计划靶区的描述被认为是危险最小的,也许是因为 PTV 起源于 GTV 和 CTV,而 PTV 事实上是一个旨在减少摆位和定位误差影响的 QM 措施。

表X 10个最高平均 *RPN* 步骤和相应的潜在 FM,故障的潜在原因以及来自 TG-100 FMEA 的故障的潜在影响

排名 流程树	子过程 描述	分步 描述	潜在 FM	潜在失效原因	潜在失效 效应影响	O 均值	S 均值	D 均值	RPN 均值
1 (#31)	4：其他 CTV 预处理图像	6：正确定义的图像（如 PET）	肿瘤或正常组织的不正确定义	不充分的训练（用户不熟悉程序，缺少交流（内部之间的训练）	错误的体积	6.5	7.4	8.0	388
2 (#58)	7：解剖 RTP	勾画 GTV/CTV 和计划优化辅助结构	1:3*sigma 错误轮廓 错误：错误器官，错误位置，错误外扩	缺乏标准化的程序、硬件故障（缺陷材料/工具/设备），不充分的设计说明书，不当的编程，人为失误（评估操作功能不足），人为的失败（未能审查工作），工作人员缺少（缓冲过程，缺少时间，疲劳）	非常错误的剂量分布，非常错误的体积	5.3	8.4	7.9	366
3 (#204)	12：治疗天数 N	治疗传递	直线加速器硬件故障/MU；不精确的多叶准直器叶片运动，平坦度/对称性，能量(标准物理 QA 是为了防止以上全部)	不好的设计（硬件），维护不足，软件故障，缺乏标准化的程序（弱物理 QA 流程/实践），标准直线加速器使用流程（错误地使用 QM 性能失败（这里没有进一步考虑），培训不足	错误的剂量，剂量分布错误，错误的地点，错误的体积	5.4	8.2	7.2	354
4 (#48)	6：初始治疗计划指令	再处理，预治疗，brachy 疗，等	错误地总结其他疗法。错误地记录没有记录的其他治疗	工作人员缺少（缓冲过程，缺少时间，疲劳），人为失败（疏忽），缺乏沟通，人为失误（重建以前的治疗），人为失败（信息不可用	错误的剂量	5.3	8.6	7.3	333
5 (#59)	7：解剖 RTP	勾画 GTV/CTV 和计划优化辅助结构	2：过多地描述错误导致错误 <3*sigma 的分割错误	缺乏标准化的程序，有缺陷的材料/工具/设备的可用性，人为失败（材料/工具/设备使用不当，设计说明书不充分、规划不足，培训不足，人为失败（评估运营能力不足），人为失败（疏忽），人为失败（失败的审核工作，工作人员缺乏（缓冲过程，缺少时间，疲劳）	错误的剂量分布，错误的体积	5.9	6.6	8.0	326

413

续表

排名流程树	子过程描述	分步描述	潜在 FM	潜在失效原因	潜在失效效应影响	O 均值	S 均值	D 均值	RPN 均值
6（♯65）	7:RTP 解剖	PTV 勾画	3:PTV 勾画的边缘宽度协议不符合实际的病人设置错误分布	缺乏标准化流程、缺乏沟通、培训不足、人为失败（失败的审核工作、工作人员缺乏时间、疲劳）	错误的剂量分布、错误的体积或次优方案	7.3	5.4	7.9	316
7（♯136）	9:计划审核	1:计划通过去治疗	3:坏的计划批准	缺乏沟通、人为失败（疏忽）、缺乏标准化的流程、人为失败（错误地使用步骤/实践）、培训不足	非常错误的剂量、非常错误的剂量分布、非常错误的体积	4.9	8.0	7.9	313
8（♯200）	12:治疗天数 N	设置 2 个治疗天数	特殊的运动管理方法（如浇注、屏息）不适用或错误地应用了	不好的设计（软件）、不好的设计（硬件）、培训不足、人为失败（操作者不在屏幕上观测）	错误的剂量、错误的剂量分布、错误的位置、错误的体积	6.2	6.7	7.11	310
9（♯46）	6:初始治疗计划指导	详细的特殊说明、视觉识别系统。过起搏器、过敏、排尿、肠道准备等	特别的指示，不给予错误的指导（如过敏、起搏器）	缺乏标准化的程序（文档）、工作人员缺乏时间、疲劳、人为失败（流通）、缺乏沟通、人为失败（错误或不足的信息获取）	非放射相关损伤	5.3	8.8	6.5	306
10（♯126）	8:治疗计划	13:评价计划（DVH，等剂量，剂量表等）	1:不充分的评价	人为的失败（没有足够的时间、精力）、不好的评价策略、培训不足、人为失败（错误的最终处方）	错误的剂量、错误的剂量分布	5.6	7.0	7.1	303

414

2. "最初的治疗计划指令"是医生在不考虑计划目标和约束条件的情况下交给计划室做的。大多数初始治疗计划指令步骤都携带着高风险、高严重性，或两者兼而有之。尽管物理师可以自己采取有限 QM 措施，如建立标准化的过程，确保足够的剂量学员工培训，医生同行评审可能是这个子流程最直接和有效的质量保证措施。

3. 治疗计划为失败提供了许多机会，因为，如果没有发现这些治疗计划失败，都将导致系统性治疗失败。FMEA 支持在治疗规划领域的物理 QM 工作的传统集中，并且表明这些工作的必要性。许多最危险的步骤与具体的解剖感兴趣区有关。用于计划优化和计划评估的剂量计算、图像传递以及感兴趣的轮廓区域 3D 结构的转换，都被识别为危险步骤。传统 QM 策略，包括计划系统调试和日常计划 QA 程序，可以减少很多 FM 的风险。

4. 计划审批的许多步骤是失败的，计划准备的子流程也可能有严重的后果，都是因为它们的高 S 分数（计划审批中 11 个失败项中的 10 个以及计划准备中 30 个失败项中的 13 个，它们的平均 S 都大于 8）。

5. 治疗交付步骤是至关重要的。大部分的个人治疗交付步骤没有最高的风险系数（RPN），因为在错误影响一个完整的治疗疗程前是没有机会去察觉到与治疗有关的错误的，不像治疗准备错误会显著地影响整个治疗疗程。然而，治疗交付确实包含许多排名在前 20% 的危险类别之中。这是另一个在 FMEA 上的检查，它证实了在治疗交付流程中严格服从 QM 措施是合理的。直线加速器在没有正常的设备质量保证实践下发生硬件故障被认为会提升 10% 的风险。

6. 与运动管理相关的高风险系数反映出来了这个事实：呼吸系统以及其他运动管理方法是相对较新的，对许多体系是不熟悉的，常规规划和交付过程没有被完全修改以解决这些问题，并且还没有确定整体投放精度对运动管理的执行错误和不确定性的敏感性。

7. 治疗实施步骤中的几个高风险失败与不作为、错误的行动或在错误的时间进行的行动有关。通常情况下，当复杂过程中的某些事情发生不正确时，对该问题的反应可能导致下游的新的和可能更糟的错误。

9.2.3　IMRT FTA

9.2.3.1　由 TG-100 FMEA 导出的故障树的一般特性

FMEA 分析被执行后，正如在第 5.3 小节中描述的 FTA 是较早基于故障模式识别的，它也会被执行。FTA 是一个工具，它允许一个有效的形象化潜在位置和（或）适当的 QM 措施，因为在 FTA 的例子上 FM 的传播过程比 FMEA 的电子表格更直观。附录 E 展示了整个 IMRT 流程中一个完整的故障树形图。每个 FM 显示为与 RPN 右上角附近有关的一个框，红色的 RPN 表明该模式是最危险的 20%。附录 F 是一部分 QM 行动的故障树形图，它限制了 FM 到病人治疗的传播。全部的故障树有以下几个特点。

1. 这个故障树不是很复杂深入（即没有广泛的分支成子步骤）。其维度是不同寻常的，是相对高深（许多单独的故障）和浅显的。虽然这可能是所使用的通用 IMRT 过程的假象，但是在其他医疗过程的 FTA 中已经观察到类似的特征。

2. 这里另一个不寻常的特点是大多数 FM 有大量的输入到该 FM，看作 FTA 门。这种模式意味着非常高的危险等级，因为任何未受保护的输入中的故障将导致整体故障。

3. 树最右侧启动每个错误路径事件的起因多为潜在的错误或条件,即持续的组织的故障或缺陷,这增加了工作人员将发生主动错误的可能性,例如,未能正确执行流程步骤。找到和纠正潜在条件有助于降低整个这类问题发生的可能性,因为潜在错误比主动错误更可能导致沿着故障树的许多不同分支的故障。

4. 在流程中的一个位置发现的特定的潜在条件(如缺乏特定程序)可能与其他位置不是同一个来源,即使两者都被描述为缺乏过程,因为不同的程序缺乏不同的流程步骤。因此,通过开发一个活动的具体的书面程序来解决每个特定缺乏程序会有一个局部作用。然而,这一事实导致缺乏过程,多次发生可能意味着一个潜在的条件,如门管理不充分强调临床过程的合理化和形式化。风险分析中的一个常见发现是,程序定义了一个或一组参考水平或过程结果预期,可用于确定与规范不同的结果。

5. 表 XI 列出了由 FTA 用图表描绘的故障模式的最常见的起始原因。

表 XI   IMRT 故障树分析中最常见的分类失败的可能原因

类　　别	时　间	类　　别	时　间
人为失误	230	软　件	44
缺乏标准化流程［程序］	99	硬件或软件	5
培训不足	97	人员不足	37
交流不足	67	设计规格不足	32
硬件/软件故障	58	调试不充分	18
硬　件	9	缺陷的材料/工具/设备的使用	12

注:参见附录 E 所示。

人为差错是主要原因。在 FMEA 中 TG 成员提出了不同形式和人为失败的根本原因,有趣的是,员工绩效差很少被认为是一个主要原因。有许多原因会导致人为错误,如缺乏注意力,有偏见的预期,多个干扰项的要求,在面对偏离正常过程的误差时不能正确判断,以及疲劳或过度劳累。"强制函数"可以最有效地减少人为失误率。强制函数被定义为防止故障原因继续直至被改正;直线加速器连锁是熟悉的例子,它经常第一时间防止出错。不幸的是,强制函数往往需要高技术解决方案,往往是进步而不是立即解决,临床医师和供应商之间的密切合作在这方面是很重要的。人为失误率也可以通过提供的解决根本原因的策略来减少,例如适宜的光线和注意力不易分散的环境、好的计算机测功设计和图形用户接口装置以及有效率有序的信息流动。这些策略以及在安全文化方面建立的监督和培训可以减少人为失误率却不能消除。TG 发表的研究报告 TG-85、105～113 报道的放射治疗计算和转录任务的错误率大约为 $0.5\%\sim1\%$,这可能是在低于最优条件下实现的最好的结果。这个简短的样本实例在附录 C1～C3 上是高度通用的。我们建议个人诊所要检验自己的练习方案的关联性。

接下来的两个最常见的类别是缺乏标准化程序和培训不足,以及缺乏沟通和信息问题,这些都反映了潜在的组织缺陷。这些问题不能通过添加更多的 QA 和 QC 检查来有效解决,而是至少需要重新设计或改进当前流程的文档。建立标准程序和协议,保证人员能适当训练(和考试检验),明确地设计好信息流动和交流理解线,并创造一个能减少许多潜在路径发生故障可能性的环境。TG-100分析方法在示例清单表Ⅳ～Ⅶ中给出了标准程序和协议。对于部门经理来说,提供一个没有杂乱、中断和干扰的环境也是非常重要的。

大部分的原因可以归为是由于工作人员行政决策导致的不足。在一个示例场景中,如果没有一个经验丰富的放射剂量测试员做IMRT计划,物理师经常是IMRT治疗计划和预处理计划检查都要执行。这是一个危险的情况,因为一个错误更容易被一个独立的检查发现而不是第一时间犯错误的人。人员编制不足也可以产生一个紧张的环境或疲劳,进而导致用户错误。一般来说,这些不仅仅是程序设计、文档计划的问题,或者是添加QA检查的问题,而只能通过依据当前解决人力资源的研究的行政决策来解决。

归因于硬件和软件故障以及设计失败的大量潜在缺陷说明,放射治疗质量是高度依赖正常和精确的设备运转的。防止传播事件发生设备故障需要:①在购买时仔细查看设备运行性能说明书,包括可靠性和安全性;②在全面的调试和使用的过程中确保设备的合理操作;③培训人员如何识别和应对机器故障;④监控操作下适当的定期设备质量保证。

综合调试在患者治疗之前发现在设备和程序两者上都有缺陷。调试不但检查了设备的运行以及提供其使用的必要信息,而且还制订了设备和系统可靠运行的极限。调试程序需要协调所有相关人员通过操作测试。调试上的时间花费可以节省日常工作时间提高可靠性。调试提供了对设备功能详细和真实的了解,为理性地整合到部门临床实践提供了基础。医院管理者和部门领导人允许足够的时间和人力资源来进行调试任务是非常重要的,否则就是"欲速则不达"。

9.2.3.2　QM设计上FTA指导的简单例子

正如在上文的讨论中所说,许多故障原因不能通过传统的设备性能QA或者物理图表检查来解决,而是要求系统重新设计、管理改变,或进行更广泛类型的调试。例如,高风险RTP解剖FM(图6和附录F)的带注解的故障树表明,一般类型的QM方法论需要减少其主要起因。

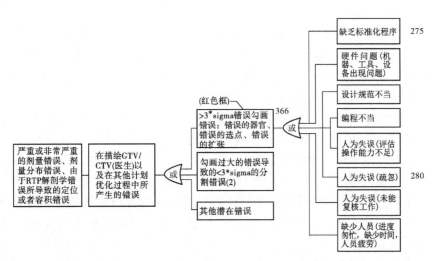

(a)

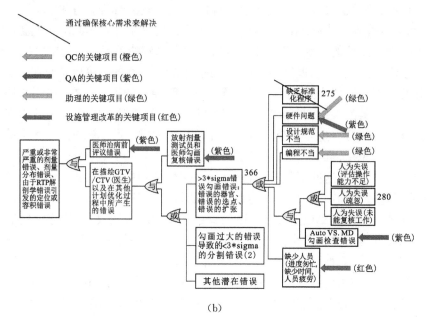

(b)

(a) 用于步骤 RTP 解剖失败的故障树的一部分,涉及＞3σ 轮廓化误差的 FM;此故障位于红色框中,其右上角有 RPN(366);黑色数字是完整 FTA 的行号(附录 E)。(b)所示的故障树包括 QM。

图 6　高风险 RTP 解剖 FM

　　绿色线标注的错误模式表明较老的 IMRT 计划或者传输系统存在潜在的问题。红线表示问题最好的解决方式是安排更完善的培训,建立清晰的沟通模式(包括表格和清单),并建立协议、策略、过程和预期的结果。用红色箭头标注的事项表明,这些问题可以通过提供适当的设备(行政资源及综合决策)来解决;绿色箭头标注的则需要全面的调试。在 156 个可能引发不能探测到的放射治疗计划错误的原因中,有 133 项最起码可以从上述的方案中得到部分的解决。剩余的 23 项,大部分是使用者的错误,可以通过对子过程末端的波状图进行同行评议来解决。

9.2.3.3　FTA 的建议使用方法

　　虽然第 9.3 小节和第 9.4 小节部分和附录 G 中讨论的大多数分析和由此而来的 QM 措施只从 FM 和 FMEA 中就可以得出,但是 FTA 形象地示出了错误从一个处理步骤到另一处理步骤的传播,有助于确定哪些结构发生了变化,并且找出 QC 和 QA 措施最优位置。

　　为了达到最高的效率,尽可能整合提出的 QC 步骤。在 QC 的设定过程中,从故障树中查找多次出现的错误源头可以使得设定更加有效。如图 6(b)中所示的步骤"剂量学家/MD 预计划轮廓检查"可以被概括为包括初始治疗计划指令和"RTP 解剖轮廓勾画"的输出的检查。在制订计划前做一个检查,可以避免因为错误的影像数据、不正确的轮廓或者不切实际的治疗预期而浪费精力。另一个例子是,"设备缺陷"这一源错误可以通过一项全部门范围内的预防性维护计划来解决,这个计划应当涵盖所有与临床相关的硬件和软件设施。如果一个单独的步骤出现了错误,这种错误又会导致下游流程中出现不同错误的话,预防这种错误可以减少一些相关错误发生的可能性。人们也可以检查故障树和进程图来寻找质量评价活动中可能涵盖的多种潜在错误的联系点。第三个例子在第 9.3 小节中进行了详细的讨论,在那里不仅有解决第二等级的错误类型的 QM 方案,同时也有等级较低但

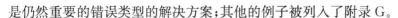
是仍然重要的错误类型的解决方案;其他的例子被列入了附录 G。

9.3 IMRT QM 程序的风险指引设计

9.3.1 高等级错误类型的讨论

在整个旨在提高质量、强化安全性的计划中,下一步是要利用 FTA 和 FMEA 风险和过程导向信息来为被研究的进程设计一个 QM 程序。在本节中,根据使用 TG-100 FMEA 和 FTA 的风险分析开发的 IMRT QM 计划的重要部分,按照本报告第 6 节概述的程序在下面详细描述。

工作组按照附录 G 中的风险优先数将 216 个错误模式降序处理,其中每个错误模式特定描述相关的 QC 措施并且讨论使用这些措施的原因。如果对一个给定的错误模式所应用的 QC 策略也能解决较低危险的错误模式,我们会重新审视原先较高风险等级的错误模式的分项,使得附录 G 不像第一眼看过去那样繁杂。

但是,为了使读者们能够理解基于风险分析的 QC 计划设计的原理,我们给出了 216 个错误模式里的 8 个例子以供分析,见于报告的第 9.3.2~9.3.4 小节和第 9.4.1~9.4.5 小节中。这一节和附录 G 的目标,是希望能够给那些想要设计 QA 和 QC 方案来解决严重的错误模式的科室提供一条捷径。下面介绍的个体化措施只是临床科室可能会做的措施的例子,并不是临床科室应当或者必须照搬的规范化信条。即便一个科室想要使用 TG-100 QM 方案,也要分析自己的技术情况和临床特点,从而基于此来定制本科室的 QM 方案。

9.3.2 FM ♯1

等 级	RPN	步 骤♯	进 程	步 骤
♯1	388	♯31	4. 其他 CTV 定位的治疗前成像	6. 图像正确解释

FM:肿瘤或正常组织的解释不正确

等级最高的危险包括在勾画 GTV、CTV 或者有剂量限制的正常组织时,对治疗前的诊断图像(包括 PET、MR 等)进行了错误的解读。列在 FTA 中的源错误包括使用者训练不善以及跨学科交流不足。例如,假设放射科医师称患者的 PET-FDG 报告上显示其腹主动脉旁有一个阳性的淋巴结,但是放射肿瘤医师错误地认为这个淋巴结的高信号是由炎症组织所引起的,从而会导致把 GTV 勾画在错误的椎体旁。

这一问题引发的思考和许多其他的高等级错误一样,向我们揭示一个非常重要的事实:只靠放射物理师是不可能建立起完善的 QM 方案的。有效 QM 需要每个专业的成员的参与,特别是与潜在的失败有关的专业知识人员。本报告所描述的方法的完整的应用程序需要每个人的参与放射肿瘤学的过程。读者应该记住,任务组写这份报告只有 1 个医生参与,小组其他成员有数位放射治疗物理学家和 1 位工业工程师。

这个特定的错误类型揭示了一连串由医生主导的行动和决定的特征:

• 他们通常是推动下游规划的关键,如果执行不准确,有很大的可能性引起系统误差;

• 物理师、放疗技师、护士等往往缺乏医生主导过程中对图像的判读的能力,一旦这一过程发生错误,难以对错误进行识别或修正;

• 在传统的医师主导的控制-指挥模式中,辅助人员几乎没有足够的支持和鼓励来挑战医生的决定。随着越来越多的单位实行改革来强调安全的重要性，这一现象有可能发生好转。

如果物理师或放射技师意识到这一问题的发生或者在科室文化允许的情况下，应当就这一问题提请放射治疗医师加以注意。然而，这一问题的主要破解之道有赖于医生团体。

至少有 3 项途径可以解决图像判读错误的问题。

（1）同行评议

直接解决 FM ♯1 需要在整个过程中加入医师复核。FTA 表明，在制订重要的计划前由处方医生对靶区进行 QA 检查可能是防止这个错误发生最有效的方法。对靶区有意义的同行评议需要显示的靶区描述是基于成像研究，以及治疗计划和模拟的 CT 片。鉴于这个错误巨大的 RPN 价值，花费客观的精力来组织实施这样的同行评审是有必要的，因为不这样做的话，这些错误可能不会被发现。

（2）对读片足够的训练

表Ⅺ表明训练不足可能是所有查明的原因中第三大错误源头。然而，读片的人可能会认她或他对图片的认识是正确的。保证训练在临床过程经常有困难，所以应设定一个制度政策，要求专家在一个特定的成像模式中建议新员工阅读所有图像。能降低这种风险的重要组成部分包括：由 ASTRO 或者其他专业教育机构提供的医学培训，部门内同行基于实际病例进行的分析回顾。

（3）改善跨部门交流

FM ♯1 的一个潜在原因是影像学报告不能提供放射肿瘤学家所需要的信息，这些信息包括肿瘤定位诊断和分期。通过与影像科医师交流这些信息，放射肿瘤学家可以减少错误，提高这些成像过程的价值 RT 过程。此外，与放射科医生良好的沟通是一个低成本和高效的途径，可使放射肿瘤学家更专业地掌握功能或分子图像。

9.3.3 FM ♯2

等 级	RPN	步 骤♯	进 程	步 骤
♯2	366	♯58	7. RTP解剖	勾画 GTV / CTV(MD)和其他结构

FM：$>3\sigma$ 轮廓误差，错误的器官，部位或外扩

FM ♯2 是非常大的轮廓误差（超过预期 3 倍的勾画错误），这些错误可以用来进行评估和分析，基于故障树，可用来创建 QM 程序。图 6(a) 是 IMRT 故障树的一个部分（从附录 E），其中一步"描绘 GTV/ CTV(MD)和其他结构"的失败可能导致计划或优化失败。这个图只显示占主导地位的中间和基本事件导致"$> 3\sigma$ 错误勾画错误：错误的器官、错误的选址、错误的扩张"事件。

与 FM ♯1 一样，放射肿瘤学家是唯一所需专业知识的人员来对大多数放射治疗目标和其他重要结构进行轮廓勾画，而且应该带头发展 QM 这一步骤。然而，许多 FM 会导致这种类型的失败，这意味着有很多不同的方法来避免或缓解这个错误。

在图 6(b)、(a) 里错误树上最有效位置的 QM 步骤是由线或箭头标注的（关键是左上角的数字）。这些 QM 步骤如下所述。

（1）同行评议

和第一级的 FM 一样,对组织轮廓进行同行评议是拦截这种错误的最有效的方法。以下是实施这种评议的几个方法。

① 在住院医师培训计划的设置中,让主治医生审查和编辑由住院医师绘制的轮廓,主治医师重点关注轮廓如何匹配"标准的治疗"的定义。

② 较大的放射肿瘤学团体可以通过网络同行评议系统为较小的团体或者单个的放射肿瘤医师提供指导和帮助。

③ 同行评议系统已经根据临床试验团体(如肿瘤放射治疗组织、RTOG)所使用的正式协议进行了发展,同时,ASTRO 已经发展出了教育计划,比如在 ASTRO 会议上组织的特别轮廓讲学会。各科室也还应该鼓励对涉及治疗计划的技师和物理师进行培训,同时通过内部培训(高年资的技师培训低年资的,医生培训全体物理师)以及参加由专业组织提供的研习班,提高工作人员发现和预防轮廓勾画错误的能力。

④ 医学物理师和技师应当确保放射肿瘤医师学会正确使用轮廓勾画软件,而且,在将来也能够协助参与发展新技术,如自动分割程序,这可以减少出错的概率。这些程序,在起步阶段就已经展露出大有可为的希望。而使用的程序可能会降低轮廓误差的可能性,并提高检测错误的概率,它们也可能为新的 FM 打开通路。

但是,考虑到错误模式和潜在的错误原因巨大的数目,单靠一个检查可能使整个过程处于很大的风险中,除非上游的致错原因也被解决。此外,当轮廓错误发生相对频繁的时候,同行评审可能并不总是一个效益够好或足够有效的方法。因此,下述的 QM 步骤也被推荐实行。

(2)标准化的程序

缺乏统一的程序和训练可以显著地增加观察者间分割可变性,即勾画误差,超出成像模式固有的水平。如一个关于在 CT 上勾画前列腺边界错误的早期研究显示,医生之前存在巨大的差异性(对前列腺体积的勾画有 10%~20% 的标准差)。然而,当观察者们在一些基本问题上达成共识,比如"我们是否对前列腺和边缘进行了多余的勾画""我们如何界定前列腺的顶点和 CT 上不可见的其他边界"等,或者观察者们有机会在训练案例中得到纠正时,差异会变得极小(2%~4%)。EORTC/RTOG 指定的用于头部和颈部肿瘤的淋巴结区勾画指南是一个相当好的例子,这个例子表明出版的指南可以作为机构间勾画共识和协作训练的基础。编写部门指南应当被视作位置特定协议的一部分而加以发展。这些指南也可以作为物理师和技师拦截错误勾画的依据。

(3)消除硬件故障、设计缺陷、编程缺陷

这些潜在的故障原因通过周期性的 QA 和系统的预防性维护,在计划试运行期间、其他勾画软件或者短暂的软件/硬件故障期间得到最好的探测和补偿。充足的调试不仅能够保证设备能像厂商所说的那样运行,而且可以测试出设备能够使用的范围,尤其是在正常使用范围之外的情况。调试可以确定设备可靠使用的限制,以及由错误使用所导致的问题的类型。通过临床过程的改变,调试还给提供了一个弥补软件设计失误的机会。例如,如果计划系统的手动勾画软件过于缓慢,以至于物理师不耐烦甚至不愿进行复核,使用不同的软件来进行这项工作会更加合适。

(4)防止出现人为失误(粗心大意,不正确的操作评估,不能复核自己的工作)

尽量减少损害患者治疗的人为失败的概率(与训练和明确定义的程序无关而发生的随

机执行错误)通常需要通过添加并行活动来对过程的输入或输出进行操作的冗余 QC 或 QA 检查。例如,"不能复核自己的工作"这一问题可以出使用独立的自动化的勾画程序进行复核来加以解决。在图 6(b)中,一个自动的勾画程序可以被用来检查医生的勾画,这种检查是通过与技师的复核或者其他医生的同行评议的比较,从而标记重大的差异来实现的,因此来拦截下游的人为错误。但是,在临床治疗中阻止人为差错需要大量的资源,以及可以从不可能中发现可能的 QC 措施的创造性。对轮廓勾画的同行评议是解决问题的最优解,但是一个经验丰富的放射剂量测试员或者物理师可以检查轮廓勾画的一致性,标记许多潜在的问题(比如重叠勾画、正常结构的精度)。物理师和放射剂量测试员应当被鼓励去查问那些和他们见过的病例类似但是勾画结构不同的结构设置。

(5)避免匆忙设定和设备不良

设定匆忙可能有操作员方面组织不力以及管理层人员安置不当或者治疗前更换模具有关。尽量减少此类故障需要管理层和医疗人员为员工提供足够的时间和资源设施保证,以实现其使命。基于这个保证,所有员工都有义务及时完成任务。

错误利用正确的布尔数来描述结构(等级♯29、♯46、♯59 和♯104 以及 RPN230、219、205 和 168)也可以通过错误等级♯2 的 QM 措施来解决。FM♯104 与软件错误相关联,但是其他的全都与人的错误有关,如错误的结构结合、定义的布尔组合含糊不清或使用了不正确的布尔操作符。因为这些错误可以发生在任何一种情况下,防止这些失败最好的办法是包括布尔组合的过程,包括创建标准化的结构,用示例清单的标准化特有的协议来检查病人前(IMRT 治疗计划示例清单表Ⅳ),拦截这些错误的 QA 检查可以被纳入放射剂量测试员/主治医生计划前轮廓检查中。

9.3.4 FM ♯3

等 级	RPN	步 骤♯	进 程	步 骤
♯3	354	♯209	12.每天执行治疗计划	治疗计划执行

FM:LINAC 硬件故障;错误剂量/ MU;MLC 叶片运动不准确,平坦度/对称性,能量等

射线和光栅几何传输错误和治疗机器故障一起共同组成了第三高等级的错误类型(记住,FMEA 风险评估假设没有特定的 QA 程序进行)。因为在这种情况下,任何硬件传输错误本质上都是无法觉察的,这么高的 RPN 结果,凸显出周期性 QA 在减少机器硬件故障的风险方面的重要性。下面是一个简短的讨论,完整的部分收录在附件 G 中。

现在大多数机器的 QA 指南只是笼统地要求总的累计剂量的剂量分布传输误差不能超过 5%,或者所有起作用的光栅和剂量在正交时不超过 5 mm。然而,大多数这样的建议是基于 TG 成员的共识,而不是正式的误差传播分析或特定于终端的基本原理。值得注意的是,报告(如 TG-40)并不总是指定是否表示的不确定性是指 1 或 2 个标准差($k=1$ 或 2)。鉴于目前技术的广泛应用为病人治疗,一组 QC 公差和测试频率可能既无必要,也不足以保护病人免受"错误剂量"或"不正确位置"错误或适当地评估风险。下文例举两个简单的例子说明问题。

① 假设每天在线图像引导放射治疗(IGRT)是用于给定机器上所有的病人。对于这种情况,可以减少对传统(在±2 mm 内)定位光学距离指示器(ODI)、灯光野和十字线的

QA 频率,当前的 TG-142 报告对这些参数的 QA 建议可能过频了,使 QA 资源效率低下。

② 另一方面,现行的 TG-142 指南建议对 MLC 的定位误差进行评估是按月进行的,这个要求可能太宽松了,因为 MLC 的错误可能会使整个疗程都出现问题。

TG-100 设想最终直线加速器的故障模式的 QM 被设计来降低加速器效能不足的风险,这个风险会导致病人的方案超过位移和剂量容许的误差。在此,我们介绍一个实现这一设想的途径,这个途径是关于加速器 QA 的频率和容差的,我们以输出剂量(Gy/MU)为例,其次是简短评论其他参数。这个方法在附录 G 中讨论得更加细致。

9.3.4.1 容差的确定方法和直线加速器输出 QA 测试的频率

1. 定义 QM 目标

对目标的总剂量传输和位置的精度必须与科室可接受质量的愿景和公认的治疗标准相符合。下面的例子中,目标是"没有一个病人的剂量分布误差高于 5%"(和 TG-40 及 TG-142 一致)。

2. 确定 QM 目标性能参数的敏感度

就剂量/MU 的敏感度而言,一些剂量错误是与某个给定的参数错误呈线性关系,比如剂量/MU 控制中的校准误差,这种的关系被称作敏感度 1。但是,其他的错误需要特殊的敏感度分析(如输出是否和剂量率要求的那样稳定、机架角度和 MU/段)。这些参数能够影响总的剂量传递精准度,但是剂量测定的影响取决于机架角度、输出和机架角度之间的关系、MU/段和典型计划的剂量率的特征。

3. 确定直线加速器处于最大误差临界点时仍然是可操作的

加速器的连锁,可以在参数超过容差时停止操作,是非常重要的。然而,最近对称连锁的失效,突出了依赖于这个系统的困难。大多数的加速器连锁可以被设置取消,如果有人(如一个工作人员或物理师)调整了他们设定的限定基准线,那么就要考虑两个情况:在一个典型的现代情形中,机器的连锁是由剂量输出误差超过 5% 触发的;在极端情况下,短暂的和持久的剂量输出误差达到 40% 都有可能不触发机器连锁。虽然一些机器的连锁模式不会允许这么大的误差出现,但是有报道指出,售后服务中有一个零件被错误调整了,连锁也被设置接受了新的标准。因此,也不是不可能发生的例子被选作展示。

4. 确定达到所需误差的监测的频率

在一个 n 分次的疗程中,病人可以接受 n 分次出现剂量输出错误,每次错误的量是 $q\%$。如果治疗的其他方面没有问题而且 $n \leqslant An/q$ 的话,不受不超过 $A\%$ 的剂量精确度限制。

图 7 是描述可能输出误差的分次的数目和其中的误差(n 比 q)在 35、10 和 5 分次中的关系($n=35,10,5$),$A=5\%$ 和 1.6%。

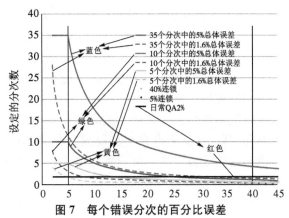

图 7 每个错误分次的百分比误差

选择 $A=5\%$ 是一个宽松的容差,因为剂量输出不是治疗中错误的唯一来源;公差 1.6% 是一个更现实的目标,承认其他的剂量测定的不确定度来源,在附录 G 中进行了详细讨论。这个例子中没有考虑放射生物学的影响。在这个简化的示例中,如果在给定的机器上最短的疗程是 35 次,同时假如机器的连锁允许输出误差可达 40%,每 4 d 1 次的输出检查就足以达到最差 5% 的剂量精准度要求。更短的疗程需要更频繁的测量输出;对于一个典型的 10 个分次的姑息疗程,每天进行检查是有必要的,而且,严格来讲,对少于 8 分次的治疗来说,甚至每天检查都不足以保证没有病人的剂量输出错误超过 5%。当然,如果机器连锁能够防止治疗剂量输出误差为 5%(如果相信这些连锁可靠的话),输出检查将是不必要的。但是,假如输出计量误差必须要更小(例如 1.6%,以便治疗中其他来源出现误差),我们的简化示例预测日常检查甚至更为频繁的检查对短期治疗计划(比如少于 5 个分次)是需要的,即使机器的连锁能阻止治疗期间输出错误超过 5%。附录 G 中有关于这一点更详细的讨论。

图 7 是以给定误差递送的分次数目作为每个错误分次的剂量百分比误差的函数绘制,在 35、10 和 5 分次的治疗过程中,允许的总剂量误差为 5% 和 1.6%。紫色和深蓝色的垂直线的交错在文中讨论了:在误差达 40% 时表现为弱关联,如果输出误差超过 5% 则断开关联。红色水平线为 2 分:对于低于此行的情况,简单的模型要求每天或更频繁的输出检查。

5. 建立行动级别和阈值。

上述分析是一个简化的模型,它可以保护平均病人免受体现最坏情况的"异常值",而不管这些情况是多么不可能。然而,QM 还应当基于机器变化性的概率分布,通过选择动作水平(例如超过该参数被重新调整的误差)来寻求最小化剂量递送的总体平均不确定性。对于表现出显著随机变异性但低于固定阈值水平的线性加速器参数,可以使用过程控制图和其他统计技术来区分潜在趋势与日常统计波动。

9.3.4.2 其他剂量学和几何性能指标

1. 能量和射野平坦度/对称性

选择采样频率需要灵敏度分析和与可操作 LINAC 可能表现出的平坦度或能量的偏差有多大的评估。对于许多机器,在不伴随机器输出故障或持续努力重新调试机器的情况下,不可能发生 $>10\%$ 的能量或对称误差。典型的对称连锁限制为 4%。因为对称性是射野一侧上的剂量和相反侧上的剂量之间的差异,4% 的对称性值意味着任一侧上的剂量相对于基线为约 2%,或者对称性剂量灵敏度为 0.5。每月监测通常意味着检测在每个月内,而不是检查间隔不超过 30 d。这允许病人在每月检查后开始治疗依然可以获得一个单元操作对称误差为 4% 的完整治疗(如 35 个分次)。然而,剂量将仅有 2% 的误差。一种潜在的严重 FM 是将射束能量的移动与良好预期的(但误导的)努力相匹配以重新调试直线加速器,使得其在没有触发连锁的情况下操作。这种在几个单位中发生的行为可能导致显著的剂量误差。如果转向意外地改变,可能发生类似的故障,产生严重不对称的射束,其中来自剂量监测室每侧的电流的比率设置为新的基线。因此,涉及射束重新调整或转向的任何干预应该在将直线加速器返回临床使用之前触发对射束特性的独立检查。

简单的非特异性测试对于检查 FM ♯3 是非常有用的;验证一个大的浅深光束的恒常性是所有光束能量敏感的高度敏感检查,包括深度剂量。

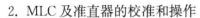
2. MLC 及准直器的校准和操作

对于 MLC 问题,靶区的漏照或正常组织的过度暴露可能是比机器输出的移位更显著的临床误差。对于患者模式特异性 MLC 验证依赖耗时测量的常见做法不能适当地减轻由于机器性能引起的剂量输送误差的所有风险(细节见附录 G)。如果进行这样的测量,它们应该与定期的 MLC QA 测试结合,其设计为全面的跨越临床实践的范围并且以合理设计的频率执行。这些困难的问题在附录 G 的 FM ♯153 中进一步讨论。

建立基于风险的通用 MLC QA 程序需要知道与多种可能的 MLC FM 相关的 QM 目标,例如随机定位误差(特定叶片)、系统偏移(整个叶片匣子)、校准误差、部件磨损、驱动 MLC 到或超过其机械限制或能力的规定强度变化,以及补偿重力或机架角度效应的问题。虽然随机叶片错误具有小的影响,系统叶间隙校准或匣子定位误差(影响整个叶库)可以显著影响传送精度。已经表明 1 mm 系统误差可以导致 dMLC 和静态 MLC(sMLC)的剂量误差为 5% 或更多。使用导致图 7 的方法,可以确定执行测试以保持 1 mm MLC 定位容差的频率。注意,适当的 MLC QA 测试的细节因制造商和系统设计而异。

3. 其他参数

可以以类似的方式分析其他机器操作参数,例如辐射对机械等中心重合和偏移。

9.4　来自 TG-100 分析的其他观察结果

- 附录 G 包含了关于这个主题的更详细的讨论。
- 表Ⅻ提供了关于与本报告中的 IMRT 分析相容的各种 QA 测试的频率的 TG-100 过程结果的说明性实例。
- 除了执行定期的质量保证之外,开发主动监测治疗执行的能力至关重要。在每个分次期间对剂量测定、MLC 运动、患者设置和运动以及其他问题的自动检查将有助于保持准确的递送,但是在大多数设备(需要大量开发努力的领域)中缺乏这种能力。几个学术机构已经开发了内部监测软件,因此这些能力在技术上是非常可行的,并且应该成为 Linac 和治疗管理系统供应商的商业开发的高优先级项目。
- 如果治疗师在进行中仔细监测治疗,则可以有效地检测许多递送错误。ACR (42)建议在"标准时间表"下每个治疗单位配备两名治疗师,并指出更长的时间或重的患者负荷可能需要附加治疗师。新出版的 ASTRO 文件 78(第 14 页)指出:"对于任何常规外照射治疗,建议至少有两名合格的工作人员在场",管理者应认真对待这些建议。由警报治疗师进行监测可防止机器性能危及患者安全的情况,包括在 IMRT 治疗期间验证 MLC 运动,在 sMLC 段之间或在 dMLC 递送期间动态地验证,迅速对明显异常的机器行为做出反应,并通知物理师所有特殊或异常的机器行为。物理师有责任认真地对待这些报告,在调用时做出反应,并调查报告的问题。因为注意治疗是治疗师的主要功能,所以控制台区域、工作流程和部门策略应当被设计成最小化注意力消失的干扰和其他路径。

下面给出了额外的 5 个排名最高的 FM 的讨论。

表Ⅻ TG-100 分析的 IMRT 进程建议对加速器 QA 进行检查

治疗单元参数		测试频率(TG-100)	测试频率(TG-142)	测试示例
单位输出	剂量稳定性	至少每 3 或 4d(正常疗程分次),每日几个分次处理	每日	探测器在模体的某深度处测量
	相对于监视器单元数量的剂量线性	调试或大修后(见第一部分调试),至少进行 1 次,最好是独立重复验证	每年	探测器在模体的某深度处测量,IMRT 与正常交付
	剂量率函数的剂量稳定性	调试或大修后,至少 1 次,最好是独立、重复验证	每月	检测器在模体某深度处测量,在使用的所有剂量率下评估剂量学稳定性
	相对机架角度的剂量稳定性	调试、检查偏转线圈或射束对准修理后,至少 1 次,优选独立的重复验证	每年	使用水平或 180°定期执行剂量测定一致性测试
	小机器跳数(MU)设置的稳定性	调试或大修后,至少 1 次,最好是独立、重复验证。也限制使用稳定 MU 的范围,在主射束调整后检查		探测器在模体的某深度处测量
射束特征	平面度和对称性(射束轮廓)	调试,然后与带有离轴检测器的测量设备一起进行输出稳定性检查	每月	1D 或 2D 探测器测量;对于检查,每个轴一个离轴点
	射束能量	调试,然后使用平坦度执行输出稳定性检查	每年(电子线每月)	1D 或 2D 探测器测量;对于检查,每个轴一个离轴点
准直器	MLC 的定位和校准	每日操作检查,至少每周 1 次的栅栏或类似的 IMRT 相关测试	每周栅栏,每月非 IMRT 模式和 IMRT 叶位置精度	首选基于影像的检查。如果成像不可用,请使用带有模板的光场
	MLC 与机架方向的一致性	调试和 QA 检查,频率取决于调试确定的灵敏度	每月	首选基于影像的检查,光场(如果精度有效)
	MLC 运动速度(如果与 IMRT 交付方法相关)	调试,然后例行确认速度和治疗精度。基于风险分析所需频率尚不清楚	每月	首选基于影像的检查,光场(如果精度有效)
	二次准直器的精度	调试,然后用输出检查观察	每日	准直器阴影与使用大、小光射野的模板相比
射束定位	机架角度的精度	对于单中心治疗,每月可能是足够的。对于离轴或 VMAT 型 IMRT 递送,可能需要每周或每天	每月	光野与墙壁和地板上的标记或气泡水平的一致性
	准直器角度的精度	对于复杂的 IMRT 和 VMAT 治疗,每周或甚至每日检查都很重要		与地面或气泡水平标记的一致性

426

续表

治疗单元参数		测试频率(TG-100)	测试频率(TG-142)	测试示例
射束定位	治疗床位置的精度/一致性	信息不足,无法指定,取决于所使用的设置类型。基于特定设施的历史和使用以及是否正在使用 IGRT	每年的治疗床旋转,治疗床翻转不解决	读数与治疗床的一致性,定位将十字线(机架朝下)依次放置在桌子上的两个标记上,并且使用 ODI 上的两个设置
	激光灯精度	如果激光灯被用来摆位,频率取每天;如果所有的摆位都是通过 IGRT,频率由放射治疗机构自行确定	每日	墙壁和地板上的一致性标记

9.4.1　FM ♯11

等　级	RPN	步　骤♯	进　程	步　骤
♯11	283	♯40	6. 初始 Tx 计划指令	指定目标和结构描述的图像

FM:指定不正确的图像集(即 4D CT 的相位错误,错误 MR 等)

　　指定要用于靶区描绘的图像集,特别是当它们在放射肿瘤科外获得时,是规划过程中难以检测(高 D)误差的严重潜在来源。在许多中心,该过程主要有主治医师或住院医师使用放射学 PACS 回顾患者的成像检查。然后识别期望的图像集,并且将其研究编号传递给予适当的放射学技术人员联系的剂量师,并请求他们将期望的 DICOM 数据集输出到 RTP 文件服务器中。存在许多潜在的错误源,包括不正确的 ID 号的传播(在治疗师、剂量师、医师和放射技术员之间的)错误通信以及放射技术专家将导出不正确的图像集的可能性。由于用于计划的 MR 和 PET 成像研究的数量和种类越来越多,剂量师和物理学家不能单独验证导入计划系统的次级图像集的正确性。只有当医生注意到选择了不正确的数据集时,才会检测到错误。

　　改变过程以减少该故障模式的可能性的方法包括以下 4 点。

　　1. 获得一个现代 PACS,允许医生直接下载期望的图像集。解决方案的这一部分需要高级管理决策,如果实施,则消除了错误沟通的机会。

　　2. 在 IMRT 计划之前扩展患者工作的特定站点协议(例如,表Ⅳ的检查清单包括用于每个主要临床站点和呈现的技术因素,如 MR 脉冲序列、对比度、患者位置、体积),这将为验证选择用于规划的图像数据集提供基础。

　　3. 开发并要求医生完成一个在线表格,不仅识别 PACS 图像集的 ID,而且还确定所需的程序和成像技术的日期。

　　4. 要求剂量师验证导入的次级数据集是否与项目"2"和"3"一致。

　　如 FTA 所示,在从 PACS 服务器(其中全部技术信息可用)导入 DICOM 图像到 RTP (其中完全 DICOM 报头信息在所考虑的设施的模型中不可审查)之前进行的 QC 检查降低了差错的概率。

　　该表是一个分析放射治疗过程中实施 TG-100 可能后果的典型例子。基于风险 TG-100 方法意味着一旦调试测量完成并被独立证实,现在每年进行的某些测试将不再必要。

独立验证的调试应包括在最初的一组测量和独立验证作为稳定的评价,以及复议程序后,在一段时间内进行测量。

对 FTA 的综述表明许多初始规划指导误差路径可以通过相同的策略管理:剂量师通过与治疗方案进行比较来对计划过程的输入进行 QC 检查,而计划的更全面的下游物理学检查对最终的 QA 检查使用相同的信息。例如,为了使次级到主要图像配准中的错误可检测(FMEA 步骤 43,登记 23),治疗方案文档应当指定要用于给定临床部位的标准配准过程(该图像集是主要的,使用的配准类型,例如手动、自动、哪些界标对准等)。这使得主治医生负责请求和记录医学指示的标准程序的差异。应当注意,主图像集选择误差不限于必须输入附加的次级成像研究的情况。具有多个 CT 模拟数据集(如用于改变医疗状况的重复检查、自适应重新计划或校正模拟误差)并不罕见。可以用该策略拦截的其他错误包括目标和约束(FMEA 步骤 22,等级 140)和治疗计划方法/参数(FMEA 步骤 45,等级 84)的不正确规定。治疗方案可以实施为要插入患者图表中的患者特定形式。默认或标准选择(如 DVH 规划或评估约束)将以该形式打印,因此如果医师想要修改这些值,则删除默认数字,并且手动写出医生指定的数字。这消除了具有简单空白的表格的转录误差特性。另一方面,它引入了错误地使用默认值的潜在失败,因为医生忽略了改变。

9.4.2　FM ♯14

等　级	RPN	步　骤♯	进　程	步　骤
♯14	278	♯44	6. 初始 Tx 计划指令	运动和不确定性管理 (包括 PTV 和 PRV)

FM:指定错误的运动补偿 Tx 协议,指定的边缘大小与运动管理技术不一致,指定的占空比和呼吸相位与门控边界不一致

对于采用复杂方法进行呼吸运动管理的机构,关于 4D 运动管理的详细和全面的政策是临床程序的一个例子,应当在适当的肺或上腹部肿瘤位点特异性方案中详细记录(表Ⅳ的例子清单)。该协议应包括 4D 与 3D 计划 CT 的指示、使用特定呼吸传感器或替代呼吸运动标记的指示、门控与自由呼吸治疗的标准,以及用于内部目标体积(ITV)创建的图像(MIPS、慢 CT、呼吸相 CT 最接近平均)、剂量计算和用于生成参考数字重建的射线照片(DRR)。没有具体的政策,没有办法确保使用正确的方法。在注册 4D 图像时直接涉及多个问题,例如治疗师在执行每日门控射线照片和参考 DRR 的在线注册时使用哪些界标,预期或要求的准确性以及当期望不可实现时该做什么,所有这些都应在本协议中处理。在 RTP 解剖步骤结束时,用于计划的注册的显式检查是重要的 QA 步骤,并且是表Ⅴ"为治疗计划准备患者数据集"的示例核对表的一部分。审查 FTA 和 FMEA 潜在故障"等级♯14,步骤 44""指定错误的运动补偿 Tx 协议"揭示涉及运动补偿的故障的 4 种不同的错误情形:

① 医生指定不正确的方法来进行不确定性管理(如无法对无框架 SRS 治疗命令分次内成像);

② 运动管理协议被正确地选择,但是计划规范(如 PTV 外扩范围)与协议不一致;

③ 医生正确地指定运动管理技术并且一致地指定其他计划/治疗方向,但是下游物理师、剂量师或治疗师动作与书面指令所基于的策略不一致(如错误的 CT 图像集用于生成参考 DRRs);

④ 运动管理,所有相关的计划指令和所有随后的技术动作与过程一致,但是与患者或相关患者群体的实际几何不确定性特征相比,运动管理技术不足或过于保守。

从情形"①~③"产生的截取误差可以通过作为上述那些的一部分的书面程序以及清楚地识别包括固定化、设置、内分割运动监测和规划程序的门控处理的指示的表Ⅳ、Ⅴ的示例检查清单来实现。治疗方案允许剂量师对治疗计划和后续步骤的输入执行 QC。此检查应检测已建立的政策的差异,并提供一种机制,用于与主治医师协商合规或记录的差异。任务组还建议将运动和不确定性管理技术的审查纳入治疗计划的物理学评审中。

情形"④"不是由于随机过程误差或错误,而是由于运动管理过程的不充分调试引起的系统误差。关于附录 G 中的步骤 205(等级 8)讨论减少运动管理故障的发生率。

9.4.3 FM ♯24

等　级	RPN	步　骤♯	进　程	步　骤
♯24	240	♯189	11. 首次治疗	设置治疗参数

FM:错误的 Tx 配件(缺少/不正确的 bolus,挡块)

等级 24 是初始治疗(第 1 天治疗)出现的第一个 FM。包括在单一治疗过程中计划变化的第 1 天:示例包括响应同行评审或患者变化而进行的限光筒、射野变化,以及与正在进行的治疗同时引入新的治疗部位。随着适应性放射治疗范例变得更加普遍,每个患者的第 1 天会话的数量可能增加。与几个早期的 FM 一样,有意义的是,查看流程树的整个第 1 天部分(FMEA 电子表格中的步骤 174~189)和相关联的故障树。注意,在"第 n 天治疗"FM 中考虑可能在其他治疗天发生的失败。

第 1 天治疗的主要关注是建立或验证将在整个治疗过程中重复的治疗参数,因为在第 1 天未检测到的错误可能成为影响许多或所有治疗的系统性错误。在与第 1 天治疗相关的 QM 程序中必须处理许多问题,包括以下。许多这些问题在表Ⅶ的实施例清单中描述的第 1 天治疗清单中得到解决。

• 可以在第 1 天的治疗期间远离围绕治疗准备过程的标准流程和检查的参数(例如治疗床位置、从患者参考标记的偏移)和治疗附件(例如组织补偿膜)被定义或添加到计划。第 1 天 QM 必须验证这些添加的正确性,并确保它们在治疗过程中正确地继续。

• 治疗前的整个治疗交付脚本的 QM 检查至关重要。执行这些检查的"时间、方式和人员"取决于用于准备、计划下载以及第 1 天设置和验证的过程的细节。但在所有情况下,QM 体系必须确保计划的所有部分在治疗前得到验证。

• 必须确认选择了正确的患者和正确的治疗计划。联合委员会要求超时过程解决,虽然没有具体的指导意见,每次治疗都需要超时,但这是一个好主意。在超时期间,确认患者的身份和治疗部位,特别是偏侧性,并且指示和传达对治疗有影响的患者状况的任何变化。还确认已经在递送系统中打开了正确的文件,并且在纸质或电子记录中正确地下达指令,并且已经解决了治疗中规定的改变(具有适当的签名)。特别是在第 1 天,放射肿瘤学家参与超时过程是防止偏离医生意图的保护。

• 整个第 1 天治疗过程应由书面的部门程序组织,清楚地识别在治疗前要验证的参数,并且应该是所有新医生、物理师、剂量师和治疗师的培训的一部分。所有参与的工作人员应该了解患者的治疗计划和相关的治疗参数容差。与每个患者的治疗相关的个体应该被清楚地识别。

• 患者或附件的初始成像会话和合成标记可以为整个治疗过程设置患者位置的标准。每个单位应该制定描述患者位置和治疗等中心的第1天成像、建立和验证过程的策略。患者定位误差需要通过适当的图像引导策略来纠正。对于一些疾病部位,是指传统的每周射野正交成像。通过适当的训练和协议,由放射肿瘤学家基于图像引导与离线审查的治疗师实施的每日定位校正可以提高设置精度。然而,如果在大多数治疗中仍然未校正不正确的等中心位置,或者在第1天程序期间错误识别或误解解剖结构,则可能导致高严重性治疗失败,表明需要QM程序来减轻这种风险。一种实用方法定义具有设定容差的治疗类别,例如,假设的方案可以允许前列腺患者作为一类,在DRR和束图像之间高达2 mm的差异,而肺部患者可以允许高达5 mm。预先定义这类患者消除了成像时的不确定性和可能的错误。

• 根据部门政策,每个子野(或其他形式的IMRT的等效物)的监视单元设置在第二个独立计算程序或测量的第一次处理之前被验证。假设验证方法在第1天或之前已经完全委托,医学物理学家仅需要检查独立检查是否在部门规定的容差内。

• 对于第1天和第n天治疗,人为因素"注意力不集中"经常被认为是失败的原因。治疗会话可以成为治疗师的重复练习,任何个人都难以在任何时候保持警惕。培训、政策和管理行动(足够的员工、允许短暂休息、机器之间的旋转、治疗师保持清醒)是部分解决方案,但额外的技术保护层将是一个更强大和更有效的方法。TG建议制造商开发解决这种验证的技术,例如通过治疗将实时MLC位置的记录与治疗计划中的模式进行比较的方法。

这些问题中的许多在表Ⅷ的实例检查清单中解决,其建议初始治疗日的QM检查。参见QM建议用于第n天治疗失败模式,因为这些类型的失败也可以在治疗的第1天发生。

9.4.4　FM♯32

等　级	RPN	步　骤♯	进　程	步　骤
♯32	229	♯207	12. 第n次治疗	Tx机器和外设 用于Tx的硬件设置

FM:在初始Tx之后发生的处方剂量(和MU)的变动未进入图表和/或治疗单元计算机

FM♯32说明了在人类和技术系统的边界出现的问题。除了FM♯32之外,还存在用于第n天Tx的具有高RPN值的多个其他FM,包括步骤208,等级34;步骤202,等级40;步骤206,等级42;步骤204,等级63;步骤203,等级152。更高级别的故障涉及不正确的数据用于治疗;所做的更改未正确输入或根本未输入到交付系统计算机,或不适当地更改。排名较低的故障涉及软件或硬件故障。许多人为失败具有相同的原因:缺乏标准化的程序,注意力不足,训练不足和缺乏沟通。

预防这些类型的问题需要使用技术和人为因素方法的控制管理。以下列表提供了一些建议的QM措施。

1. 对所有治疗系统、治疗计划参数与最初批准使用的参数进行独立检查。所有这些信息的质量检查是至关重要的,某种类型的检查早已成为每周物理检查的一部分,但每周检查对于一些低分割治疗显然不够。现代治疗包含许多治疗参数,因此开发强大的自动信息检查至关重要。

2. 标记治疗参数的变化并防止进一步治疗直到审查和批准的方法。关于主要治疗参数这样的特征存在于至少一个现代治疗管理系统中,其应当成为通用特征。

3. 确保日常治疗与批准的处方和计划的一致性的程序至关重要。通常,这是医学物理师和(或)剂量师每周图表评审的重要部分(参见实施例清单表Ⅷ),并且是治疗师的单独每周评审,这两者都应该包括检查每日治疗记录的一致性与医生最新的处方。此检查还应验证所有处理是否已正确记录在常规记录中,无论是纸质、电子还是组合记录。

4. 引起对计划外更改的以及未显示的预期更改注意的方法。如果是口头订单或文档记录不清,则检测未履行的更改记录通常很困难。特别是在电子和纸质组合环境中,如果没有既定和统一的程序,这些问题可能相对普遍。对于任何系统、电子图表、纸质图表或其组合,必须严格设计和遵循进行更改和触发对更改的适当 QA 检查的过程。虽然每周纸质和(或)电子图表检查的常见 QA 做法(也与计费和 TG-40 的建议相关)有助于检测其中的一些故障,但这种检查对于许多临床情况是不够的。

5. 传播关于治疗系统的非标准行为的警告或让患者到适当的站点进行及时调查,不应允许异常状况持续足够长时间以对任何患者产生不利影响。

6. 最好建立电子文档和程序"允许",以便通过适当的状态执行更改批准。

排名较低的失败包括治疗单元计算机没有正确地加载患者的治疗文档(在第 1 天这样做之后)或者文档损坏了。假设该损坏不会使治疗停止或触发软件消息,这种失败可能是极其难以察觉的。治疗师监测可能检测到不正确的 MLC 运动,但许多情况不会明显。检测或防止这种问题的许多能力依赖于良好的软件设计。例如,使用文件校验来确认文件的有效性可以增加这种问题的可检测性,并应该鼓励。涉及自动监测的其他开发(参见第 3 节中的"治疗实施期间的实时 QA")也将解决该 FM。

9.4.5 FM ♯153

等 级	RPN	步 骤♯	进 程	步 骤
♯153	130	♯203	12. 第 n 次治疗	Tx 机器和外设 用于 Tx 的硬件设置

FM:MLC 文件(叶片运动)损坏

我们的例子解决了更低级别的故障模式。这个问题,虽然排名第 153,但是一种高严重性故障模式,涉及用于控制传递 IMRT 计划所需的 MLC 叶片运动的 MLC 文件的损坏。这种损坏可能表现为一个不可读的文件,这可能会阻止在这一步骤的失败,或者它可以作为一个空文件用于治疗。最危险的情况包括第 n 天的计划修订,如最近报告的一个案例40,其中 MLC 轨迹在修订计划的传递期间丢失,由于 MLC 轨迹信息缺失,开放视野用 IMRT 的 MU 治疗,导致患者严重过量。还有在先前治疗但未改变的计划中的错误叶片运动的轶事(但未记录)报告。对于这种失败发生,MLC 文件必须被机器接受为有效,但包含不正确的叶片序列集合。尽管发生的可能性较低,但是这种差错显然可能发生,即使它们的真实频率是未知的。由于其高严重性排名,QM 程序应该重视 FM ♯153。在任何临床使用之前测试所有的通量模式以确定其正确的行为和结果的强度分布是至关重要的。虽然一些机构已经取代了计划检查用于物理计划交付,但这种检查必须伴有 MLC 的通用性能的严格 QA。即使有了这些,机构有义务验证这种检查组合可以真正确定基于给定 MLC 描述的治疗正确性。在没有这种验证方法的情况下,任何新的通量模式的物理交付和它们的正确性的确认,当在机器上治疗时,由此任务组推荐。我们还注意到,预处理验证没有解决潜在的第 n 天交付问题。每天检查叶片模式可以提供对患者最严重差错影响的保护,但对于在任何给定时间甚至 1/3 的患者进行 IMRT 治疗的设施,该检查将消耗大量时间并且在临床上不可行。TG 敦促供应商提供自动化工具,以避免这种日常问题(如使用校验和或其他自动检查,自动比较 EPID 剂量或从 MLC log-反向计算的剂量与来自 TPS 的相应计算或与预处理数据),这可能证明 MLC 描述是相同的,并且每天不变。还需要对与患者的治疗相关的所有病变的类似的自动检查。目前,没有广泛可用的程序来防止这种潜在的失败。

9.5 QM 计划组成部分

基于 FMEA 或 FTA 分析中产生的所有信息设计和实施 QM 计划是一项庞大而复杂的任务,其细节高度依赖于单位中计划和治疗流程的实施,以及所施用的治疗的类型。因此,QM 计划应该根据每个中心使用的相关过程、病例组合、方法和设备进行个性化,并且不希望一个标准的 QM 指南和方法集合适合每个临床。

然而,本工作中提出的分析突出了一组通用的 QM 要求和需求。为了有效地涵盖已经确定的 QM 任务,已经清楚的是,将适当的 QA、QC 和程序任务纳入一组建议将有助于组织 QM,以帮助提高对于用 IMRT(和其他类似技术)治疗的患者(注:这些检查建议作为起点,供考虑并纳入每个单位确定的 QM 计划。这些建议不完整,也不适合所有情况)的安全性和治疗质量。

表中的大多数项目可以在其他指导文件中找到。然而,TG 认为以列表形式和它们在典型临床中可能发生的顺序收集这些项目是有用的处理。TG-100 对我们的流程以及直观和经验提供了一个值得欢迎的现实检查,指导当前社区医院的最佳实践。

FMEA 和相关 FTA 的一般结果之一是明确需要定义特定的治疗计划和治疗协议,作为模拟、计划和治疗实施期望、方法和 QM 程序的基础。所使用的方法的一般标准化和记录解决了计划和治疗过程中许多最关键步骤的最常见的故障模式,并且是避免训练和过程中断的关键方法。表Ⅳ的示例检查表总结了应该为每个临床位点特异性预处理后处理方案定义的问题、程序、决定和 QM。

FMEA 和 FTA 建议的许多 QM 程序已被分组为在过程的关键点发生的检查集合,已为这些集合创建了示例检查清单。

表Ⅴ的示例检查表处理与由 TG-100 FMEA 建议的用于计划的患者数据集的准备相关的问题。这些项目应在从解剖定义任务转移到治疗计划之前得到确认或验证。这种相对新的和不常见的检查有时被并入最终计划检查中,或者在治疗的第一周之后由更下游的同行评审会话(如图表查房)来解决。IMRT 使得该检查至关重要,因为患者解剖模型或初始指令中的问题可能导致 IMRT 计划的严重错误,并且在 IMRT 计划过程结束时纠正这些错误是非常低的,并且通常不太可能,因为大量的工作必须重做。这对于低分割治疗甚至更重要,这可能在下一个图表完成之前完成。所有解剖结构和初步计划指南应主要由医生检查,但也由计划者检查,以确保患者的准确模型用于计划。

计划/治疗过程中的下一个逻辑检查点发生在治疗计划结束时,因为该计划被批准、启用和准备用于治疗。治疗计划检查一直是标准 QM 计划的主要内容,也是 TG-100 批准的建议。表Ⅵ的示例清单列出了作为计划检查的一部分要确认或验证的许多问题。重要的是要注意,这不仅仅是对计划机械参数(如 MU、机架角度等)的简单检查。计划满足治疗计划指令目标的能力和计划安全交付的能力必须由某人(通常是物理师)审查,独立于批准使用计划的医生和设计计划的计划优化者。医生对临床使用计划的审查、评估和批准的指导也是任何良好 QM 过程的关键部分。

在众多纸质图表和手动治疗摆位的日子里,确保在图表中写入正确的治疗计划信息是患者开始治疗的充分准备。然而,在现代放射治疗中,在评估和批准治疗计划之间发生的过程中存在许多步骤,并且在第 1 天实际将该计划递送给患者。准备详细的治疗处方,传递(以及可能转换)到治疗管理系统上,然后到计算机驱动的治疗传递系统都发生在患者到达之前。还存在涉及将患者设置用于他们的首次治疗(包括设置的确定)的复杂过程,并且通常使用图像引导来定位患者,记录患者的位置和治疗计划的正确性。表Ⅶ的实施例清单描述了必须以某种方式结合到第 1 天处理过程中的问题。

最后,在整个患者的治疗过程中需要对治疗进展进行常规检查。虽然这通常被称为"每周图表检查",但此检查涉及的不仅仅是图表(电子或纸质)。治疗信息的准确性、治疗信息的剂量学记录、图像引导决定的文件和正确性,在治疗过程中必须定期地被确定,否则显著的错误可以在治疗期间继续或传播,从而导致不可恢复的伤害。在表Ⅷ的实施例清单中描述了许多待确定的问题,尽管在特定治疗方案的这些检查中当然可以包括更广泛的项目。例如,对于用运动管理治疗的患者(例如门控或呼吸控制或植入的标志物),以及需要没有列在表Ⅷ的实施检查清单中的额外检查。所有第 n 天检查的频率也至关重要。10Gy/次的低分次治疗需要在每次治疗时检查,因为许多错误发生不止一次,可能导致显著的和不可恢复的毒性。同样重要的是要注意,用于这些检查的方法需要大量的新发展,因为用当前的治疗管理系统有效地完成这些检查通常是相当费时和费力的。许多新的特性和技术在这里是必要的,使这些检查是完整和有效的,因为需要。

9.6 摘要和结论:IMRT 的例子

为任何复杂技术(如 IMRT)的临床使用创建和维护完整的 QM 程序需要详细分析、改进、开发越来越有效的 QM 措施,以及持续关注细节和实现安全有效的患者治疗的总体目标。

在第 9 节和附录 G 中,我们使用 FM、FTA 和 FMEA 来研究 IMRT 的通用计划和治疗过程,以说明如何将这些通用工具应用于复杂放射治疗技术,并制定更全面的 IMRT QM 计划,通过更有效地利用现有资源,更有效地提高质量。分析的一般性质和任务组机制不能为任何单一特定临床实施提供完整的指导。然而,任务组的建议应该是个别机构的指南,因为它们将这些技术应用于其各自的过程。

第 6 节描述的 FMEA 和 FTA 方法用于确定最可能的故障点,并构建用于一个示例通用 IMRT 治疗过程的模型 QM 程序。分析失败的类型和原因及其相对严重性(S)、发生可能性(O)和缺乏可检测性(D),由 TG 成员分配被用于通过风险和严重性来管理失败模式。然后分析 FM 的排序列表,以确定或至少识别将减轻那些 FM 的 QM 步骤。

除了分析产生的许多 QM 建议外,还确定了一些关于质量的"关键核心组成部分"。它们在 QM 程序中的缺失显著增加了实际发生的大部分 FM 识别的可能性。任何安全和高质量的 IMRT 计划必须包括的关键核心组件是:标准化程序;充分的员工培训;工作人员之间的沟通清晰。

除此之外,其他对治疗质量至关重要的组件包括:维护硬件和软件资源;充足的工作人员、物理和计算机资源。

无论部门的处理过程或方法如何,TG 期望每位物理学家根据自己的事件经历或近似事件,识别出本工作中未考虑的各种潜在 FM。这些问题必须包括在未来的分析中,以便 IMRT(和其他技术)的 QM 计划在防止安全和质量问题方面继续变得更成功。辐射治疗团队的所有成员必须继续提高 QM 计划的质量,并持续更新和增强 TG-100 为其自身的 IMRT 实践建议的 QM,以及将方法扩展到其他类型的外部束和近距离放射治疗。

10 结论

现代放射治疗技术使得能够向临床靶体积递送高度适形的放射剂量分布,同时保护周围的正常组织。然而,这种改进伴随着复杂性、价格和潜在风险的增加。价格和风险增加的一个主要组成部分是先进技术放射治疗计划、放射治疗和临床工作的复杂性,以及由此产生的 QM 的时间和资源支出。从已发表的文献和本文所述的工作可以清楚地看出,存在许多造成剂量不确定性的误差来源,这些误差可能潜在地伤害患者或否定治疗益处。

现代放射治疗规划及其准确和安全递送的复杂性源自许多因素,包括①辐射治疗由许多复杂的子过程组成,每个子过程具有各自的不确定性和风险,并且必须准确地执行和安全地处理以防止错误传播;②现代剂量投照技术(如 IMRT、SRS、SBRT)比早期时代的相应技术(如三维适形放射治疗)具有更多的自由度(如子野序列)来操纵剂量分布,增加设备复杂性和潜在错误路径的数量;③现代治疗基于从医学影像导出的 3D 解剖模型进行计划设计,使得治疗递送精度高度依赖于影像质量和成像信息的正确解释和使用。严重靶区剂量过低或正常组织损伤的概率随着对剂量适形性和正常组织避免的需求的增加而增加。减少这些潜在的错误途径,从而避免影响治疗质量或降低患者伤害风险只能通过精心设计和记录的临床工作实现,不仅包括物理师,而且包括整个专业团队,包括医生、剂量师、治疗师、护士、管理员以及以设备的正确操作和正确执行计划和治疗过程为目标的质量管理程序。

TG-100 同意以前公布的 QA 指南和团队共识,QC 测试程序和放射治疗计划以及治疗系统性能的容差限制,应该由从患者输送的辐射剂量的总体不确定性(随机和系统)降低到小于 5% 的要求来决定。TG-100 工作的一个目的是,目前的 QA 指导通常不会花费足够的努力来防止对个体患者造成非常高风险的低概率"灾难性"事件(随机或零星事件)或患者群体事件(系统事件)。偶发性灾难性事件(如没有 MLC 叶片移动的 IMRT 射野的治疗)可能需要用户和设备接口之间的交互,并且通常可能由上游用户的差错引起,这导致非常错误地输入数据通过计划/治疗过程而不是通过一个设备本身的错误功能传播。在本报告中提出的面向过程的 QM 试图避免和检测这样的事件是最近几个 AAPM 任务组(TG-59、TG-56 和 TG-135 的面向过程的部分)的传统中的一个重要优先事项,其涉及治疗安全。继续开发和应用本报告中讨论的基于风险的 QM 方法,用于临床放射治疗过程将有助于提高放射治疗过程的整体安全性和质量,并且可能有更有效的方法来减轻整个 RT 过程中的安全危害和质量限制。

致谢:TG-100 协作组对 Paul Medin 表示诚挚的感谢,他在工作组活动的早期阶段做出了许多贡献。协作组还要感谢 Li Zeng、Silas Bernardoni、Andrew Dolan 和 Bo Zhao 对本报告中提出的 FMEA 和 FTA 的帮助。特别感谢质量保证小组委员会、治疗物理委员会、科学理事会、专业委员会、实施 TG-100 报告的特设委员会的所有审查人员，以及许多同仁对文件进行的审查。

附录 A

应用风险评估、工业 QM 工具和技术的指南——执行过程分析和风险评估

1 定义流程

(1) 组建一个来自组织的跨职能团队来选择一个过程。选择一个可以通过分析显著改进的过程。选择有问题、复杂、困难和新的过程，这是潜在的危险等。

(2) 组建一个熟悉该过程的交叉功能团队。所有参与过程的个人都应该被邀请成为团队的成员。获得尽可能多的不同视角的过程是重要的。

(3) 开发流程图、过程表或流程树。

整个过程的可视化或"图片"可以是非常有用的。参与分析（或过程）的人可以看到他们在整个过程中做了什么，并且了解他们所在过程的上游和下游做了什么。这种知识和洞察力经常导致创造性的过程改进想法。

2 使用 FMEA 对过程进行风险评估

理想情况下，开发流程树的相同的交叉功能团队应该参与 FMEA。每个 FMEA 团队都应该有一个促进者，最好是一个不密切参与审查过程的人。

表 1 传统 FM 和 FMEA 工作表

过程步骤	潜在故障模式	原因	影响	当前质控措施	发生原因	检测潜在故障的能力	潜在故障的影响	*RPN*	纠正措施

表 1 示出了常规的 FMEA 形式。大多数组织使用此表格或此表格的修改版本来指导他们的 FMEA 组织。执行 FMEA 的步骤如下。

(1) 列出流程树/流程表/过程图中定义的每个流程步骤。

(1) 识别每个过程步骤的每个潜在 FM。FM 被定义为故障发生的方式，观察到的或者过程步骤不能满足其预期目的的方式。该过程中的每个步骤可以并且通常确实具有若干不同的 FM。

　　(3) 识别每种 FM 的潜在原因。每个 FM 可以并且通常确实具有几个潜在原因。使用根本原因分析工具(如鱼骨图或亲和图)可有助于完成此步骤。

　　(4) 识别每个 FM 的潜在影响或结果,如果它们发生并且未被检测到。通常,对于每个 FM 有 3 个级别的效应。

- 局部效应:过程步骤级的 FM 的影响。
- 下游效应:FM 对正在分析的过程步骤下游的下一步的影响。
- 终极效应:正在分析的整个过程的终点处的 FM 的影响。

　　注意:用于定义 FM 的效果的规定方法需要识别 3 种不同的效果水平。然而,许多组织只识别最终效果。这是一种可接受的替代做法,与确定 3 种效应水平的规定方法相比,可以减少混淆。

　　(5) 标志当前过程控制。过程控制有 3 个基本类别,已经采取的行动将起如下作用。

- 防止发生 FM 的原因。
- 在产生 FM 之前检测 FM。
- 如果发生 FM,则审查结果的严重性。

过程控制的示例包括检查和其他 QC 措施,如培训、工作指南和性能监控。

　　(6) 确定过程步骤将失败并导致一些问题的可能性。使用有助于该可能性的 3 个独立因素来进行该确定。

- 发生:发生 FM 的原因并导致 FM 的可能性。
- 检测:在发生 FM 时,在导致任何显著或严重的末端故障之前,不会检测到 FM 的可能性。确定从 FM 导致的最终结果的严重性。
- 严重性:特定 FM 的最终效果的严重性,假定发生了 FM。

　　3 个因素中的每一个以从 1~10 的等级排列,10 级是最坏的情况。TG-100 开发了与其流程相关的定制排名量表(见表 Ⅱ)。

　　(7) 计算每个 FM、原因和效果组合的 RPN。RPN 是 3 个因素($S \cdot O \cdot D$)的乘积。高 RPN 表明工艺弱化或潜在危险的工艺步骤。

　　(8) 标识具有最高 RPN 和严重性值的流程步骤。此步骤没有标准的规定。

　　具有高严重性等级的过程步骤,FM 组合也需要校正动作,即使它们各自的 RPN 可能相对低。具有严重终末效应的过程步骤需要评估潜在的纠正行为,而不管其发生的可能性或其可检测性。即使发生故障模式的概率和其未被检测的可能性很低,但是总有很小的机会可能发生并且不被检测,从而导致严重的结束效应。

　　(9) 制定和实施额外的过程来控制这些步骤。失效的模型,将会导致高 RPN 或严重的结果。这些新的过程控制应重点关注能做些什么。

- 减少或消除 FM 的原因。
- 在发生一个非常严重的影响之前能够检测到增加的概率 FM。
- 如果一个失效的模式发生了,中和一下严重程度。

　　如果过程有障碍,团队将会有错误的理解,这些障碍应该与 FMEA 联系起来。每个 FMEA 的影响将会成为不受欢迎的障碍群,然后列出每个 FM 群的下一级。每个失败的 RPN,从 FMEA 引起的反应组合,应该被记录在这些失效群里(在群的最低级),以故障树/FMEA 组合图提供 FMEA 分析的视觉表示。它允许组完成分析,以查看故障树中的关键节点,其中纠正措施可以防止传播 FM 导致不期望的事件或结束效应。该故障树/ FMEA 图还使得更容易地看到在 FM 中最频繁出现的原因,这可能指示组织弱点。例如,如果与培训不足相关的高 RPN 的原因较多,则组织应考虑对其培训计划进行重大改进。

附录 B

用于 IMRT 治疗计划的 PM、FMEA、FTA 和 QM 设计的介绍性练习

1　过程映射

1.1　学习目标

这个练习的目的是为 IMRT 治疗计划开发一个简单的流程图,时间跨度开始于剂量师从医生处接收最后的感兴趣区域轮廓,至该计划准备好进行治疗结束。

1.2　执行

1. 指南过程

下面是一个粗略的指南,可以作为本练习的大纲,以及一些创建有用的流程图的提示。

(1)决定要映射的进程。过程的规模是一个重要的关注点。映射整个外部放射肿瘤学过程,例如一个大型项目,可能需要几个星期。

(2)组成一个团队并确定一个团队领导。一般将包括所有专业团体的代表,但在本练习的上下文中,这不大可能。

(3)创建初始流程图。制作第一稿并不试图捕获整个过程,而更详细地描述工作流通常是有用的。

(4)迭代映射。优化流程图,根据需要添加详细级别。

(5)使用流程图作为 FTA 和 FMEA 练习的基础。

2. 有关创建有用的流程图的提示

(1)从患者的角度来看过程通常是有用的。

(2)对于临床过程,需要一个多专业团队来开发有效的流程图。

(3)确定的子过程的数量应该是满足目标的最小数量。

(4)流程图的相关用户应该对子过程的含义有着相同理解。

(5)选择正确的细节水平。太普通的流程图会失去其实用性,而太详细的流程图会变得难以管理,使工作人员失去了大局。

(6)不要挂在花哨的图形上。这在创建图的过程中有价值。

2 FM 和 FMEA

2.1 练习目标

在这个练习之后,团队应该能够执行基本的 FM 和 FMEA,并识别给定过程的风险或危险(图1)。

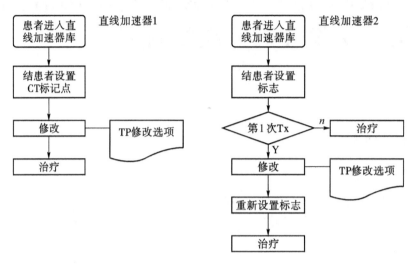

图 1 流程图示例

2.2 练习概述

该团队将在下面的调强(IMRT)的流程树段中识别的步骤完成 FMEA(图2)。"评估计划"将用于生成 FMEA 和 FTA 示例。

步骤如下。

1. 形成一个团队。熟悉被分析过程的团队总是比个人产生更高质量的 FMEA。

2. 从治疗计划流程树段中选择一个步骤,并使用下表对该步骤执行 FMEA。

3. 执行 FMEA(图2)

(1)列出您的团队选择的流程步骤。

(2)识别过程步骤可能失败的方式(失败模式),至少列出4个。为了最小化混乱,您的团队应该使用一致的过程来识别 FM。例如:总是在特定过程故障方面定义 FM;对于治疗特定规定剂量的辐射 FM 应该包括治疗到错误位置的剂量、太少的辐射治疗以及太多的辐射治疗。

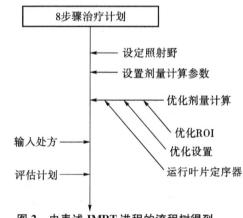

图 2 由表述 IMRT 进程的流程树得到的治疗计划分段

(3)对于您确定的 FM 之一,列出可能导致 FM 的几个原因。重要的是,列出可能发生的原因,而不是将分析限制为您的团队认为可能发生的 FM 的原因。FM 的典型原因包括但不限于以下几点。

① 缺乏正式和书面的程序、工作指南或工作方法。

② 培训不足。

③ 由于其他任务需要注意,无法完成任务的时间。

④ 设备或软件故障。

⑤ 工作环境压力大。

(4) 识别 FM 发生时可能导致的潜在影响。重要的是确定 FM 的最坏可能的结果。您的团队不应考虑影响发生的可能性。由于放射治疗中的许多失败模式,可能发生非常严重的影响。

(5) 列出当前正在使用和正在使用的所有过程控制。有 3 类过程控制。

① 减少发生 FM 的特定原因可能性的控制。实例包括但不限于:ⅰ 操作培训或认证;ⅱ 书面程序和工作指导;ⅲ 过程清单;ⅳ 统计过程控制(SPC)。

② 在产生严重影响之前检测 FM 的控制。所有类型的在线检测是最常用的检测控制。实例包括但不限于:ⅰ 过程决策的同行审查;ⅱ 下游进程检查。

③ 修正可能由 FM 导致的不良后果的控制。这种类型的控制通常难以在放射治疗中执行。发生 FM 和产生的潜在非常严重的影响之间的时间非常短,并且一旦发生 FM,损坏通常是不可避免的。

(6) 判断当前控件的有效性通过

① 定义将发生 FM 的特定原因的可能性。

② 定义当前控制在任何严重影响导致之前检测 FM 的概率。

③ 指定 FM 导致的影响的严重性。

④ 使用 TG-100 表(表 2)为发生原因,检测 FM 和效果严重性设定数值。

表 2　FMEA 表

过程步骤	潜在 FM	潜在 FM 的原因	潜在 FM 的影响	当前 QC	发生原因	FM 的可检取性	FM 影响的严重程度	RPN	纠正措施	纠正后的 RPN

(7) 通过 O、S 和 D 计算 RPN。

(8) 识别并列出新的过程控制将有助于提高:

① 防止发生 FM 的特定原因的可能性;

② 发生严重影响之前检测 FM 的概率。

(9) 根据以下方面估算推荐操作带来的改进

① 减少原因的发生。

② 改进 FM 的检测。

③ 通过乘以估计的发生率、推荐动作产生的检测等级,以及携带严重性等级,计算新的 RPN 值。

3 FTA

3.1 练习目标

在此练习之后,团队应该能够:从 FMEA 构建故障树;执行基本 FTA。

(二) 练习概述

在本练习中,团队将完成一个 FTA 的步骤,评估计划从上面构建的 FMEA。

(1) 形成团队

由参与流程树的开发并对流程树的各个步骤执行 FMEA 的成员组成的团队倾向于产生比单个个体更高质量的故障树。

(2) 执行 FTA

① 最左边的 FM 将是"治疗计划故障"。将会有比团队将要构建的更多的导致"治疗计划失败"的路径,但是团队现在不会考虑这些。

② 右侧的下一个框将开始团队开发的树的部分,并包含"未能评估计划"。当多个潜在故障可能导致独立故障时,右边的原因与左边的故障通过"或"门连接在一起。如果多个原因必须同时发生,使用"与"门将它们连接到故障。

③ 向右移动,从每个框中,继续添加可能导致每个失败的潜在原因的框。

④ 记得在到达单位控制端时停止通道。

⑤ 当团队在故障树上工作时,可以发现在 FMEA 上忽略的潜在 FM。将它们添加到树。

⑥ 将 RPN 和严重性分数添加到树的分支。

从这个故障树,团队现在将能够看到故障是如何传播的,并且可能对患者造成伤害。

4 QM 设计

4.1 练习目标

在此练习后,团队将:①了解如何解决在 FMEA 和 FTA 期间发现的潜在故障和故障原因。②了解如何建立 QM 计划。

4.2 练习概述

在本练习中,小组将解决在上述示例练习中创建的 FMEA 和 FTA 中为程序步骤确定的潜在 FM 和原因。团队也可能需要上面在示例练习中创建的流程图。

(1) 扫描 FTA 右侧故障的潜在原因。识别可能指示执行任务的资源分配不足的原因。应当通过增加支持的建议来解决这些问题。具体说明将要求哪些资源。

(2) 确定由于缺乏任何关键核心组成部分(培训、程序和政策以及沟通)造成的原因。即使这些是低得分的原因,因为潜在地,它们可能指示需要解决的设施中的一般问题。列出建议采取的行动以缓解原因。

(3) 再次,扫描潜在的 FM 和原因。特别注意:哪些具有较高的 RPN 或严重性值?是否有任何重新设计的过程,将消除这些潜在的故障或降低其 RPN 值(没有什么会降低严重程度)?如果重新设计看起来合适,是否会导致新的潜在故障或增加以前识别的 RPN 值?

（4）对于其余潜在 FM 和原因，从具有最高 RPN 值的框开始。

① 彻底调试会消除这种潜在的 FM 吗？

② 如果不可以，在这一点上，必须通过 QM：QA、QC 或两者的结合来解决。ⅰ最有可能的是，QC 将与特定步骤相关联，与原因并行地作为"QC 中的失败"进入故障树，并且通过"与"门进入结果潜在故障模式。ⅱ QA 将在原因之后的下游工作。设计 QA 使其可以覆盖多种原因或潜在故障模式是有效的。将 QM 步骤添加到故障树：指定推荐的工具和方法，并注意工具的强度根据安全医疗实践研究所的排名；对于 QA 步骤，估计应该执行测试的频率。

（5）对于具有下一最高排名 PRN 值的框，继续如步骤 4 中的练习。继续寻址框，直到 RPN 和 S 值如此之低，以至于不值得使用资源来防止它们的影响。但是，请确保处理严重性值为 4 或更大的所有潜在故障。

参 考 文 献

1. Schuller B W, Burns A, Ceilley E A, et al. Failure mode and effects analysis: A community practice perspective[J]. Appl Clin Med Phys, 2017,18(6):258-267.

2. Harry T, Yaddanapudi S, Cai B, et al. Risk assessment of a new acceptance testing procedure for conventional linear accelerators[J]. Med Phys, 2017,44(11):5610-5616.

3. Ibanez-Rosello B, Bautista-Ballesteros JA, Bonaque J,et al. Failure mode and effects analysis of skin electronic brachytherapy using Esteya(©) unit[J]. Contemp Brachytherapy, 2016,8(6):518-524.

4. Abuhaimed A, Martin C J, Sankaralingam M, et al. Evaluation of cumulative dose for cone-beam computed tomography (CBCT) scans within phantoms made from different compositions using Monte Carlo simulations[J]. Appl Clin Med Phys, 2015,16(6):346-364.

5. Chen S, Yi B Y, Yang X,et al. Optimizing the MLC model parameters for IMRT in the RayStation treatment planning system[J]. Appl Clin Med Phys, 2015,16(5):322-332.

6. Kim Y. Dosimetric impact of source-positioning uncertainty in high-dose-rate balloon brachytherapy of breast cancer[J]. Contemp Brachytherapy, 2015,7(5):387-396.

7. Kumar A S, Singh I R, Sharma S D,et al. Performance characteristics of mobile MOSFET dosimeter for kilovoltage X-rays used in image guided radiotherapy[J]. Med Phys,2015,40(3):123-128.

8. Candela-Juan C, Vijande J, García-Martínez T,et al. Comparison and uncertainty evaluation of different calibration protocols and ionization chambers for low-energy surface brachytherapy dosimetry[J]. Med Phys, 2015,42(8):4954-4964.

9. Abuhaimed A, Martin C J, Sankaralingam M,et al. Investigation of practical approaches to evaluating cumulative dose for cone beam computed tomography (CBCT) from standard CT dosimetry measurements: a Monte Carlo study[J]. Phys Med Biol, 2015, 60(14):5413-5438.

10. Oliveira S M, Teixeira N J, Fernandes L,et al. Dosimetric effect of tissue heterogeneity for (125)I prostate implants[J]. Rep Pract Oncol Radiother,2014, 19(6):392-398.

11. Noel C E, Santanam L, Parikh P J, et al. Process-based quality management for clinical implementation of adaptive radiotherapy[J]. Med Phys, 2014,41(8):081717.

12. Mason J, Al-Qaisieh B, Bownes P, et al. Investigation of interseed attenuation and tissue composition effects in (125)I seed implant prostate brachytherapy[J]. Brachytherapy,2014,13(6):603-610.

13. Sumida I, Yamaguchi H, Kizaki H, et al. Evaluation of imaging performance of megavoltage cone-beam CT over an extended period[J]. J Radiat Res, 2014,55(1):191-199.

14. Robinson J, Opp D, Zhang G,et al. Evaluating dosimetric accuracy of flattening filter free compensator-based IMRT: measurements with diode arrays[J]. Med Phys, 2012,39(1):342-352.

444

15. Tan S S, Gao G, Koch S. Big Data and Analytics in Healthcare[J]. Methods Inf Med, 2015,54(6): 546-547.

16. Viceconti M, Hunter P, Hose R. Big data, big knowledge: big data for personalized healthcare[J]. IEEE Biomed Health Inform, 2015,19(4):1209-1215.

17. Hansen M M, Miron-Shatz T, Lau A Y, et al. Big Data in Science and Healthcare: A Review of Recent Literature and Perspectives[J]. Yearb Med Inform, 2014,15(9):21-26.

18. Issa N T, Byers SW, Dakshanamurthy S. Big data: the next frontier for innovation in therapeutics and healthcare[J]. Expert Rev Clin Pharmacol, 2014,7(3):293-298.

19. Raghupathi W, Raghupathi V. Big data analytics in healthcare: promise and potential[J]. Health Inf Sci Syst,2014,7(2):3.

20. Lomax A, Grossmann M, Cozzi L, et al. The exchange of radiotherapy data as part of an electronic patient-referral system[J]. Int Radiat Oncol Biol Phys, 2000,47(5):1449-1456.

21. 郑西川,孙宇,于广军,等.基于物联网的智慧医疗信息化10大关键技术研究[J].医学信息学杂志, 2013,34(1):10-14,34.

22. 王立波,王季,田甜,等.浅谈我国医院信息化的现状和发展趋势[J].吉林医学,2013,34(1):195-198.

23. 黄正东,肖飞,郭雪清,等.基于信息化平台的数字化医院架构研究[J].华南国防医学杂志,2012,26 (4):362-366.

24. 许健,查佳凌,尤超,等.医疗信息化集成平台在医院的建设与思考[J].中国医院,2012,16(2):5-8.

25. 俞磊,陆阳,朱晓玲,等.物联网技术在医疗领域的研究进展[J].计算机应用研究,2012,29(1):1-7.

26. 陈敏,曾宇平,王春容.基于医疗信息技术的医疗质量管理研究[J].中国医院管理,2011,31(2):52-54.

27. 王晓丹.当前医疗信息化存在的问题及对策研究[J].医学信息学杂志,2011,32(1):44-47.

28. 何坤,高新云,罗晓明,等.医院信息化建设与管理的思考[J].现代医院,2011,11(1):140-141.

29. 王帅,苏维.我国区域医疗信息化发展现状、存在问题及对策研究[J].现代预防医学,2010,37(22): 4241-4243.

30. 孙中海,孙卫,王继伟.区域协同医疗服务新模式的探讨[J].中国卫生质量管理,2010,17(4):15-18.

31. 徐庐生.近十年来医院信息化的发展[J].中国医疗器械信息,2010,16(3):1-8.

32. 汪鹏,李刚荣,周来新,等.建广义数字化医院,走区域医疗信息化之路[J].重庆医学,2009,38(13): 1566-1567.

33. 杜方冬,孙振球,饶克勤.我国医院信息化建设水平的实证分析与发展对策探讨[J].情报杂志,2009,28 (5):42-47,59.

34. 马中立,张凌.医院信息化对医院现代化建设的作用[J].中华医院管理杂志,2006(5):350-351.

35. 迟宝兰,梁铭会,曹德贤.医院信息化建设的经验与教训[J].中国医院,2003(12):13-17.

36. 温川飙.轻量化基层中医院HIS的研究与应用[D].成都:电子科技大学,2013.

37. 李晖.医院物资管理系统的设计与实现[D].广州:华南理工大学,2012.

38. 王琦.基于HIS的心电信息系统应用研究[J].重庆医学,2012,41(26):2779-2781.

39. 陈丽欣,张荣霞,张昭.C/S与B/S混合软件体系结构在医院信息系统设计中的应用[J].医学信息(中旬刊),2010,5(6):1584-1585.

40. 刘涛.HIS在医院管理中的应用与体会[J].中国病案,2009,10(5):39-41.

41. 夏冉.医院收费信息的数据分析和挖掘研究[D].苏州:苏州大学,2008.

42. 吴德贻.浅谈医院HIS系统的应用管理和开发[J].中国医疗器械信息,2008(9):88-90.

43. 夏彬.HIS医院管理系统医嘱错误原因分析及对策[J].家庭护士,2008(26):2433.

44. 张京.基于Web Service的医院信息系统的设计与实现[D].成都:电子科技大学,2006.

45. 曹广琦,张侃.医院信息系统数据安全现状与对策[J].中国医学装备,2006(4):25-26.

46. 李包罗. 医院信息化建设过程中的两个核心问题[J]. 当代医学,2005(Z1):66-67.

47. 仝选甫,王海东. 医院信息系统(HIS)建设的几点思考[J]. 中医药管理杂志,2003(4):24-27.

48. 李敬兆. 实用计算机技术[M]. 徐州:中国矿业大学出版社,2010.

49. 韩玉民,车战斌. 计算机技术概论[M]. 郑州:河南科学技术出版社,2008.

50. 林观生,何映虹. 计算机技术基础[M]. 广州:广州出版社,2004.

51. 张少军,谭志. 计算机网络与通信技术[M]. 第2版. 北京:清华大学出版社,2017.

52. 毛京丽,董跃武. 数字通信技术与应用[M]. 北京:人民邮电出版社,2017.

53. 舒娜,白凤山. 现代通信技术[M]. 武汉:武汉大学出版社,2016.

54. 张艳红,李小莹,王力红,等. 电子病历的质量控制[J]. 中国病案,2015,16(12):13-14.

55. 张晔,张晗,赵玉虹. 电子病历辅助临床决策[J]. 医学信息学,2015,36(6):7-12.

56. 马锡坤,杨国斌,于京杰. 国内电子病历发展与应用现状分析[J]. 计算机应用与软件,2015,32(1):10-12,38.

57. 穆芳洁. 国内外电子病历的发展概况及思考[J]. 中国病案,2014,15(9):40-42.

58. 刘保真,刘志国. 电子病历的发展现状和发展趋势[J]. 医疗卫生装备,2014,35(6):105-108.

59. 赵学英. 电子病历应用现状分析与改进措施[J]. 中国病案,2013,14(8):52-54.

60. 李鹏,李昕. 浅析我国电子病历的发展现状[J]. 中国病案,2013,14(5):46-47.

61. 王博,刘丕楠. 电子病历临床应用中存在的问题与对策[J]. 中国医院管理,2013,33(1):71-72.

62. 李杨,金昌晓,夏志伟,等. 电子病历疾病模板控制在病历质量管理中的作用[J]. 中国医院管理,2012,32(3):30-32.

63. 陈金雄. 电子病历与电子病历系统[J]. 医疗卫生装备,2010,31(10):1-4,7.

64. 李亚,杜蒙蒙,黄晓平,等. 电子病历与医院信息系统的关系[J]. 医学信息(上旬刊),2010,23(10):3523-3525.

65. 李娜. 国外电子病历档案发展现状[J]. 档案学通讯,2010(5):87-90.

66. 苏军霞,柯尊彬. 电子病历应用中面临的问题及发展需求[J]. 现代医院,2010,10(7):118-120.

67. 陈丽欣,张荣霞,刘燕超. 电子病历的现状及发展[J]. 中国误诊学杂志,2009,9(10):2285-2286.

68. 王阳萍,杜晓刚,赵庶旭,等. 医学影像图像处理[M]. 北京:清华大学出版社,2012.

69. 聂生东,邱建峰,郑建立. 医学图像处理[M]. 上海:复旦大学出版社,2010.

70. 袁仁松,刘广月,傅长根. 临床影像技术学[M]. 南京:江苏科学技术出版社,2003.

71. 何亚奇,唐秉航,梁健雄. 小型医学影像存储与通信系统的临床应用[J]. 放射学实践,2004,19(1):18-20.

72. 徐巑,吴勇,贾克斌. 数字医学影像与通信的重要标准-DICOM标准[J]. 中国医学影像技术,2003,18:9.

73. 朱彤. 医学影像存储与传输系统的设计与应用[J]. 医疗装备,2005,18(12):15-16.

74. 余建明,石明国,付海鸿. 放射医学技术[M]. 北京:中华医学电子音像出版社,2016.

75. 刘林祥. 放射医学技术[M]. 北京:人民卫生出版社,2017.

76. 张云亭,于兹喜. 医学影像检查技术学[M]. 北京:人民卫生出版社,2010.

77. 江捍平. 美国卫生信息工作标准HL7——跨医疗卫生体系信息交换理论入门[M]. 北京:科学出版社,2005.

78. 贾克斌. 数字医学图像处理,存档及传输技术[M]. 北京:科学出版社,2006.

79. 田新智,王东,单玉顺,等. 放射治疗信息管理系统的设计与开发[J]. 医疗装备,2011,24(11):1-5.

80. 赵金早. 医院放射治疗网络系统的安全方案[J]. 中国管理信息化,2011,14(12):42-44.

81. 农雅晴,莫莉,廖福锡. 西门子放疗局域网在放疗技师工作站的应用[J]. 医疗卫生装备,2011,32(2):127-128,132.

82. 朱伟清,莫丽云,全力.放疗科医学信息系统建设[J].哈尔滨医药,2010,30(6):31.

83. 刘向华.放疗病人信息管理系统的设计与实现[J].电脑知识与技术,2010,6(11):2817-2818.

84. 高军,陈广涛,殷旭东.Varis放疗网络系统在临床工作和科室管理中的应用[J].中国医疗设备,2008,23(12):59-60.

85. 余冬兰,丛燕,王奎健.基于LEADTOOLS的DICOM标准医学图像通讯的研究[J].中国医学物理学杂志,2007(1):17-21.

86. 刘浩,刘宗藩,马栋辉,等.放疗计划管理系统设计与实现[J].医学信息,2006(5):779-780.

87. 陈克敏,赵永国,郭冰.放射科数字化建设的现状与发展趋势[J].诊断学理论与实践,2005(2):168-170.

88. 刘洋,邬杨,刘俊辰,等.大数据在医疗领域的应用和展望[J].现代肿瘤学,2017(10):1678-1681.

89. 董诚,林立,金海,等.医疗健康大数据:应用实例与系统分析[J].大数据,2015(2):78-89.

90. 范美玉,陈敏.基于大数据的精准医疗服务体系研究[J].中国医院管理,2016,36(1):10-11.

91. 汪鹏,吴昊,罗阳,等.医疗大数据应用需求分析与平台建设构想[J].中国医院管理,2015,35(6):40-42.

92. 王潇,张爱迪,严谨.大数据在医疗卫生中的应用前景[J].中国全科医学,2015,18(1):113-115.

93. 张振,周毅,杜守洪,等.医疗大数据及其面临的机遇与挑战[J].医学信息学杂志,2014,35(6):2-8.

94. 俞国培,包小源,黄新霆,等.医疗健康大数据的种类、性质及有关问题[J].医学信息学杂志,2014,35(6):9-12.

95. 刘晓亮,王坤,马军.大数据时代的卫生信息化建设思考[J].中国卫生信息管理杂志,2014,11(1):43-46.

96. 许德泉,杨慧清.大数据在医疗个性化服务中的应用[J].中国卫生信息管理杂志,2013,10(4):301-304.

97. 蔡佳慧,张涛,宗文红.医疗大数据面临的挑战及思考[J].中国卫生信息管理杂志,2013,10(4):292-295.

98. 周光华,辛英,张雅洁,等.医疗卫生领域大数据应用探讨[J].中国卫生信息管理杂志,2013,10(4):296-300,304.

99. 高汉松,肖凌,许德玮,等.基于云计算的医疗大数据挖掘平台[J].医学信息学杂志,2013,34(5):7-12.

100. 刘鲲翔,杜丽娟,丁雪.大数据技术在数字出版中的应用前景展望[J].出版发行研究,2013(4):9-11.

101. 姚志洪.医疗卫生信息化十大视点[J].中国卫生信息管理杂志,2012,9(3):11-17.

102. 屠海霞,徐杰丰,陈国锋,等.区域性基层医疗心电图远程会诊中心的建设模式与应用效果[J].中华急诊医学杂志,2015,24(6):685-687

103. 陈敬志.基于云计算的移动医疗系统的设计和实现[D].徐州:中国矿业大学,2016.

104. 黄波.基于云计算的医疗联合体信息化建设研究[D].北京:北京交通大学,2014.

105. 严恺.基于云计算的移动医疗系统研究[D].长沙:中南大学,2014.

106. 李炜.云计算技术在医院信息化建设的应用探讨分析[J].信息技术,2014(4):142-145,148.

107. 王珍,窦鹏伟.基于云计算的医疗信息化建设探索[J].无线互联科技,2013(1):187-188.

108. 陆忠芳.基于云计算的移动医疗服务平台的研究与开发[D].杭州:浙江理工大学,2013.

109. 马鸣,童振.云计算模式区域医疗卫生信息化平台建设探索[J].医学信息学杂志,2013,34(1):19-24.

110. 岳红丽,张侃.云计算在区域医疗信息化中的应用探索[J].计算机与现代化,2012(8):141-143,147.

111. 顾宏明.基于云平台的移动医疗健康服务系统的设计与实现[D].北京:北京邮电大学,2012.

112. 李包罗,李皆欢.中国区域医疗卫生信息化和云计算[J].中国数字医学,2011,6(5):19-23.

113. 陈华林.云计算在医疗行业的应用[J].科协论坛(下半月),2011(3):61.

114. 常盼盼.云计算在医疗信息系统中的应用与思考[J].医学信息(中旬刊),2010,5(9):2579-2580.

115. 周迎,曾凡,黄昊.浅谈云计算在医疗卫生信息化建设中的应用前景[J].中国医学教育技术,2010,24(4):350-353.

116. 胡新平,张志美,董建成.基于云计算理念与技术的医疗信息化[J].医学信息学杂志,2010,31(3):6-9.

117. 刘凡茂.基于云计算的乡镇卫生院信息化研究[D].长沙:中南大学,2009.

118. 方华.云计算在医疗中的应用[J].中国医疗器械信息,2008(8):63-64.

119. 陈祖林,彭渝,石兵,等.远程会诊医疗数据采集系统的研发与应用[J].中国数字医学,2013,8(1):66-68.

120. 王鹤霖.信息技术在医院信息化管理中的应用[J].计算机光盘软件与应用,2013,16(1):40-41.

121. 田玉兔,李晓康.远程医疗会诊车在处置突发事件中的应用[J].医疗卫生装备,2011,32(9):89-90,103.

122. 徐庐生,唐慧明.从信息技术看我国远程医疗的发展[J].中国医疗器械信息,2006(1):33-37.

123. 刘云.医院信息安全实用技术与案例应用[M].南京:东南大学出版社,2016.

124. 谢小权,王斌,段翼真,等.大型信息系统信息安全工程与实践[M].北京:国防工业出版社,2015.

125. 薛矛,薛巍,舒继武,等.一种云存储环境下的安全存储系统[J].计算机学报,2015,38(5):987-998.

126. 厉颖,韩殿国.网络安全管理技术研究[J].软件导刊,2013,12(2):127-129.

127. 廖菁,杨建萍,朱文勇,等.远程医学教育系统的研究与应用[J].实用医院临床杂志,2011,8(6):203-205.

128. 陈昊,李书章,陈黎明,等.基于体域网的远程家庭医疗健康监护平台的构建与应用[J].中国社会医学杂志,2011,28(5):300-302.

129. 冯登国,秦宇,汪丹,等.可信计算技术研究[J].计算机研究与发展,2011,48(8):1332-1349.

130. 王凤芹.远程医疗监护系统中 ZigBee 技术的应用[J].吉林工商学院学报,2011,27(2):94-96.

131. 程少平,王宏,庄严.海上远程医疗实现方式的探讨[J].中国数字医学,2008(6):72-73.

132. 陈晨.操作系统安全测评及安全测试自动化的研究[D].北京:北京交通大学,2008.

133. 彭双和.信息系统认证体系结构及相关技术研究[D].北京:北京交通大学,2006.

134. 张焕国,赵波.可信计算[M].武汉:武汉大学出版社,2011.

135. 郭乐深.信息安全工程技术[M].北京:北京邮电大学出版社,2011.

136. 冯登国,赵险峰.信息安全技术概论[M].北京:电子工业出版社,2009.

137. 刘建伟,王育民.网络安全技术与实践[M].北京:清华大学出版社,2005.